ENT[耳鼻咽喉科] 臨床フロンティア

Clinical Series of the Ear, Nose and Throat

Frontier

実戦的
耳鼻咽喉科検査法

専門編集　小林俊光　東北大学

編集委員　小林俊光　東北大学
　　　　　髙橋晴雄　長崎大学
　　　　　浦野正美　浦野耳鼻咽喉科医院

中山書店

【読者の方々へ】

本書に記載されている診断法・治療法については，出版時の最新の情報に基づいて正確を期するよう最善の努力が払われていますが，医学・医療の進歩からみて，その内容がすべて正確かつ完全であることを保証するものではありません．したがって読者ご自身の診療にそれらを応用される場合には，医薬品添付文書や機器の説明書など，常に最新の情報に当たり，十分な注意を払われることを要望いたします．

中山書店

シリーズ刊行にあたって

　この《ENT 臨床フロンティア》は，耳鼻咽喉科の日常診療に直結するテーマに絞った全10巻のユニークなシリーズです．従来の体系化された教科書よりも実践的で，多忙な臨床医でも読みやすく，日常診療の中で本当に必要と考えられる項目のみを，わかりやすく解説するという方針で編集しました．

　各巻の内容を選択するにあたっては，実地医家の先生方からの意見や要望を参考にさせていただき，現場のニーズを反映し，それにきめ細かく応える内容を目指しました．その結果，もっとも関心が高かった「検査」，「処置・小手術」，「急性難聴」，「めまい」，「薬物療法」，「口腔・咽頭・歯牙疾患」，「風邪」，「のどの異常」，「子どもと高齢者」，「がんを見逃さない」の10テーマを選びました．

　内容は臨床に直ぐに役立つような実践的なものとし，大病院のようなフル装備の診断機器を使わなくてもできる診断法，高価な機器を必要としない処置，小手術などに重点をおきました．また最新の診療技術や最近の疾患研究などの話題もコラムやトピックスの形で盛り込みました．記載にあたっては視覚的に理解しやすいように，写真，図表，フローチャートを多用するとともに，病診連携も視野に入れ，適宜，インフォームドコンセントや患者説明の際に役立つツールを加えました．

　各巻の編成にあたっては，テーマごとにそれぞれのスペシャリストの先生方に専門的な編集をお願いし，企画案の検討を重ね，ようやくここに《ENT 臨床フロンティア》として刊行開始の運びとなりました．また，ご執筆をお願いした先生方も，なるべく「実戦重視」の方針を叶えていただくべく，第一線でご活躍の方々を中心に選定させていただきました．

　このシリーズは，耳鼻咽喉科診療の第一線で直ぐに役立つことを最大のポイントとするものですが，実地医家や勤務医のみならず，耳鼻咽喉科専門医を目指す研修医の先生方にも広く活用していただけるものと大いに期待しております．

2012 年 5 月吉日

小林俊光，髙橋晴雄，浦野正美

序

　耳鼻咽喉科・頭頸部外科において，検査は診療の中心的位置にあり種類も多彩です．それらの検査法を網羅した良書は，すでにいくつかあり，中山書店からも大系《CLIENT 21》で『機能検査』や『画像診断』が刊行されております．

　一方，本書は「実戦的耳鼻咽喉科検査法」として，超多忙な耳鼻咽喉科開業医や第一線の勤務医の先生方に役立つ検査法を抽出し，わかりやすく解説したものです．

　忙しい診療現場は戦場のようでもあります．そこで，時間をかけずに正しい診断に至り最適な治療方針を決定するために，最低限行うべき検査法に絞るとの趣旨で編集にあたりました．したがって，検査法を網羅するのではなく，①手間暇がかからず，②大がかりな装備を必要とせず，③被検者の負担も少ない検査法に重点を置きました．

　執筆は臨床現場で活躍する専門家に依頼し，できるだけ図や写真を多くし，解説は簡明で検査法を理解するために必要なものに限りました．

　コンテンツの並べ方も工夫し，画像診断は巻頭に配置し，診療で扱う実際のＣＴ・ＭＲＩと対照しやすいようにしました．

　新しい検査法だけでなく，古くからある検査法についても従来の教科書にはない実戦的な使用法が多数示されております．

　コラム，アドバイスなどでは，新しい疾患概念と検査所見，検査機器の紹介，疾患の動向，ちょっとした診療のコツなどが，経験豊富な執筆陣によって惜しみなく披露されております．また，巻末には便利な解剖イラストが付録として付いておりますので，これをコピーしてインフォームドコンセントの際に利用することができます．

　本書によって，開業医，勤務医の先生方が，診療の合間に楽しみながら，検査法についての知識を増やし，診療の幅を拡げることができると思います．また，耳鼻咽喉科専門医を目指す方々にとっても，本書は有用な参考書となるでしょう．

　本書「実戦的耳鼻咽喉科検査法」を，皆様の診察室においていただき，活用していただければ幸いです．

　2012年5月

東北大学 耳鼻咽喉・頭頸部外科
小林俊光

ENT 臨床フロンティア
実戦的耳鼻咽喉科検査法
目次

第1章 画像からみる耳鼻咽喉科解剖（正常代表画像）

側頭骨 CT …………………………………………………… 吉田晴郎，髙橋晴雄 2
側頭骨軸位断像　2／側頭骨冠状断像　5／側頭骨三次元再構成像（多断面再構成法）　6

鼻部 CT，MRI ………………………………………………… 比野平恭之，洲崎春海 8
鼻部 CT　8／鼻部 MRI　11

頸部 MRI ………………………………………………………………… 家根旦有 12
MRI の特徴　12／MRI の撮影方法　13／基本的撮像法と正常解剖　16

Column　新しい画像診断装置の情報 ………………………………… 小川　洋 20

第2章 実戦的 X 線画像診断

耳 ………………………………………………………………………… 山本　裕 24
耳単純 X 線検査の種類と特徴　24／描出される代表的疾患　25

鼻 ………………………………………………………………………… 市村恵一 29
鼻副鼻腔疾患における画像の役割　29／単純画像の副鼻腔疾患診療における位置　30／撮影法の選択　30／読影のポイント　31

咽喉頭 …………………………………………………………………… 平林秀樹 33
単純 X 線写真の特質と適応　33／単純 X 線写真による正常解剖　33／症例にみる単純 X 線写真　34

第3章 新しい内視鏡診断

NBI による癌の診断 …………………………………………………… 松浦一登 38
NBI とは　38／機器の紹介　38／表在性病変に対する考え方　39／NBI による診断の流れ　42／観察時の工夫　42／治療　44

良性疾患，とくに小児における利用法 ……………………………… 工藤典代 45
内視鏡の種類　45／内視鏡で耳をみる　45／鼓膜のみかた　46／内視鏡で鼻をみる　47／内視鏡で上咽頭をみる　48／内視鏡で喉頭をみる　49／気管切開孔から気管を観察する　50

Column　ちょっとした内視鏡観察のコツ ………………………… 浦野正美 51

第 4 章　耳管機能をみる

実戦的耳管機能検査法—鼓膜形成術前の耳管機能評価 ……… 小林俊光　54
鼓膜形成術の適応判定としての耳管機能検査　54

Column　容易なパッチテストの方法は？ ……………… 渡辺知緒, 欠畑誠治　60

第 5 章　聴覚機能をみる

音叉による聴力検査の実際 ……………………… 立木　孝, 米本　清　64
音叉　64／外来初診時に行う音叉による難聴の定性的検査　64／音叉による難聴の定量検査　67

実戦的オージオグラムの読み方 ……………… 佐藤伸矢, 東野哲也　68
難聴の程度　68／オージオグラムの聴力型　69／難聴の種類（感音難聴, 伝音難聴, 混合難聴）と鑑別　69／感音難聴病態　71／伝音, 混合難聴病態　72／聴力改善手術におけるオージオグラムの変化　73

Column　低音障害型オージオグラムの鑑別
——耳管開放症を忘れないで!! ……………………… 小林俊光　75

実戦的ティンパノメトリー ……………………………… 小林俊光　77
滲出性中耳炎：貯留液の量と存在部位を推定する　77／鼓膜穿孔のある耳にも使ってみる：上鼓室疎通性の判定　77／ピークが陽圧だったら　79／「ピークの高さ」を読む　80／異型のティンパノグラム　81

アブミ骨筋反射検査（SR）の利用法 …………………… 土井勝美　82
健常者のSR　83／伝音難聴の診断　84／他覚的聴力検査　84／内耳性難聴の診断（メッツテスト）　84／後迷路性難聴の診断（reflex decay）85／顔面神経麻痺の診断　86／脳幹障害の診断　87／神経・筋疾患の診断　87

語音聴力検査のコツ …………………………………… 佐野　肇　88
語音弁別検査　88／語音了解閾値検査（語音聴取閾値検査）　92／マスキング　94

開業医が行える他覚的聴覚検査 ………………………… 小川　郁　95
耳音響放射（OAE）検査　96／聴性脳幹反応（ABR）検査　100／聴性定常反応（ASSR）検査　101／アブミ骨筋反射（SR）検査　102

Column　ASSRを理解する ……………………………… 青柳　優　104

実戦的耳鳴検査法 ……………………………………… 柘植勇人　106
臨床の現場における耳鳴検査の目的　106／実際の検査法　107／耳鳴問診票　107／Tinnitus Handicap Inventory（THI）　110／固定周波数ピッチマッチ検査, ラウドネスバランス検査　111

感音難聴の鑑別診断のための検査の組み合わせ ……………………………… 井上泰宏　115
自覚的聴力検査（聴覚心理検査）による鑑別　115／他覚的聴力検査を用いた鑑別　118

Column　機能性難聴の検査と心因性難聴診断のコツ ……………………………… 沖津卓二　123

後迷路性難聴を疑ったときに行う検査 ………………………………………… 川瀬哲明　125
後迷路性難聴を疑うきっかけ　125／後迷路性難聴の診断や聴覚能評価に有用な検査　126

Column　auditory neuropathyとは ………………………………………………… 吉田尚弘　134

実戦的補聴器適合検査 …………………………………………………………… 杉内智子　136
補聴器の適合　136／「補聴器適合検査の指針（2010）」における音場聴覚検査　136／「補聴器適合検査の指針（2010）」の各検査項目の実際　138

第6章　平衡機能をみる

実戦的平衡機能検査
効率的かつ迅速に診断をするための検査とは ………………………………… 結縁晃治　146
まず問診票でめまい症状の全体像を把握　146／問診と検査を診察室で同時に行う　146／赤外線フレンツェル眼鏡を使用した頭振り眼鏡検査の活用　147／聴力検査・平衡機能検査は頻回に行う　147

耳鼻咽喉科診療所で行うめまい検査と病診連携 ……………………………… 重野浩一郎　149
耳鼻咽喉科診療所を受診するめまい疾患　149／ルーチンに行う平衡機能検査　150／診療所でも行える耳石器機能検査　150／簡単に行える半規管機能検査　152／病診連携を図る！　152

Column　後から判明してきた頭蓋内病変
　　　　　──退出する患者を呼び止めてわかったこと ……………………… 二木　隆　155

Column　知っておきたいオプションのめまい検査法
　　　　　──赤外線カメラ，重心動揺検査 …………………………………… 肥塚　泉　159

第7章　顔面神経機能をみる

実戦的顔面神経機能検査 ………………………………………………………… 古田　康　162
耳鼻咽喉科的一般診察の重要性　162／聴力検査・アブミ骨筋反射・平衡機能検査のポイント　163／血液検査・尿検査の目的と解釈　163／表情筋運動スコアによる重症度評価　164／電気生理学的検査は完全麻痺症例において必須の検査　164／画像検査は必要に応じて　165／流涙検査・味覚検査は補助的に　166

第8章 アレルギー・感染症の検査

実戦的アレルギー検査 ……………………………………………… 松原　篤　168
問診　168／前鼻鏡検査　168／鼻汁好酸球　169／特異的 IgE 抗体検査　170／検査法による鑑別診断　172

感染症に関する検査 ……………………………………………… 矢野寿一　173
感染症検査の意義　173／感染症検査の種類　173

Column MIC の結果から薬剤をどのように選択するか？ ……………… 矢野寿一　179

実戦的 STI 検査 ………………………………………………… 余田敬子　181
口腔・咽頭に関連する性感染症　181／口腔・咽頭に生じる性感染症病変　181／口腔・咽頭に無症候性に感染する性感染症　184／検査の選択と診断のポイント　185

Column 最近の STI の動向と耳鼻咽喉科開業医における診断上の注意点 ……………………………………………………… 余田敬子　190

第9章 味覚・嗅覚検査

実戦的味覚検査法 ………………………………………………… 冨田　寛　196
味覚障害患者の変貌　196／味覚障害診療の工夫　197／味覚異常の起こり方　200／味覚障害の診断の進め方　201／濾紙ディスク法実施における工夫　202／味覚検査の間隔　205／内服用亜鉛製剤の有効亜鉛量　205

実戦的嗅覚検査法 ………………………………………………… 三輪高喜　206
嗅覚障害の診断手順　206／障害程度の判定法　207／嗅覚域値検査　208／嗅覚同定能検査　208／静脈性嗅覚検査（アリナミンテスト）　209

第10章 呼吸機能をみる

鼻腔通気性の検査法 ……………………………………………… 竹内裕美　212
鼻腔通気度検査　212／音響鼻腔計測検査　215／ピークフロー検査　217／鼻腔通気性の評価における問題点　217

Column 心因性鼻閉症の診断における鼻腔通気度検査の有用性は？ … 竹内裕美　220

実戦的な睡眠時呼吸障害の検査 ………………………………… 鈴木雅明　222
簡易モニター　222／鼻咽腔ファイバースコピー　225／セファロメトリー（顎顔面形態規格写真）　226／質問紙　227／ビデオ撮影（小児において）　228／多点感圧センサーシート　228

呼吸機能検査 .... 小川浩正 230
ガス交換 230／換気：スパイロメトリー検査 230／気道可逆性検査 236／肺気量検査 237／肺拡散能検査 238

第11章 音声・言語の機能検査

実戦的音声機能検査 .... 香取幸夫 242
問診票と面接―VHIとGRBASスケール 242／喉頭ファイバースコープ検査と声の録音 245／空気力学的検査と音響分析 248

実戦的言語機能検査 .... 守本倫子 250
言語発達検査 250／構音の検査 252

第12章 嚥下機能をみる

実戦的嚥下機能検査 .... 西山耕一郎 260
社会背景 260／誤嚥を防ぐ嚥下のメカニズム 260／嚥下障害にて依頼受診した症例 260／嚥下障害の原因は？ 261／誤嚥例の症状 261／嚥下障害の診断の手順 262／嚥下機能検査法とその限界 262／嚥下内視鏡検査（VE）のポイント 263／対象症例 265／嚥下障害の対処法のポイント 265／専門施設へ紹介するポイント 267

第13章 頸部・甲状腺機能をみる

実戦的頸部超音波検査 .... 古川政樹，古川まどか 272
検査に関する基本事項 272／正常所見 275／代表疾患 276

甲状腺機能検査 .... 志賀清人 281
結節性甲状腺腫 281／びまん性甲状腺腫 284

付録　患者への説明用イラスト集 .... 浦野正美 287

聴覚・平衡機能 288
顔面神経の走行 289
頸部所見 290
嚥下のしくみ 291
CT所見 292

索引 293

■ 執筆者一覧 (執筆順)

吉田晴郎	嬉野医療センター耳鼻咽喉科
髙橋晴雄	長崎大学 耳鼻咽喉・頭頸部外科学分野
比野平恭之	昭和大学 耳鼻咽喉科学教室
洲崎春海	昭和大学 耳鼻咽喉科学教室
家根旦有	近畿大学 奈良病院耳鼻咽喉科
小川 洋	福島県立医科大学会津医療センター準備室
山本 裕	新潟大学 耳鼻咽喉科学教室
市村恵一	自治医科大学 耳鼻咽喉科学講座
平林秀樹	獨協医科大学 耳鼻咽喉・頭頸部外科
松浦一登	宮城県立がんセンター耳鼻いんこう科(頭頸科)
工藤典代	千葉県立保健医療大学健康科学部
浦野正美	浦野耳鼻咽喉科医院
小林俊光	東北大学 耳鼻咽喉・頭頸部外科
渡辺知緒	山形大学 耳鼻咽喉・頭頸部外科
欠畑誠治	山形大学 耳鼻咽喉・頭頸部外科
立木 孝	岩手医科大学名誉教授
米本 清	岩手県立大学社会福祉学部福祉臨床学科
佐藤伸矢	宮崎大学 耳鼻咽喉・頭頸部外科
東野哲也	宮崎大学 耳鼻咽喉・頭頸部外科
土井勝美	近畿大学 耳鼻咽喉科
佐野 肇	北里大学 耳鼻咽喉科
小川 郁	慶應義塾大学 耳鼻咽喉科・頭頸部外科
青柳 優	山形県立保健医療大学
柘植勇人	名古屋第一赤十字病院耳鼻咽喉科
井上泰宏	慶應義塾大学 耳鼻咽喉科・頭頸部外科
沖津卓二	東北文化学園大学医療福祉学部
川瀬哲明	東北大学大学院 聴覚再建医工学研究分野
吉田尚弘	自治医科大学附属さいたま医療センター耳鼻咽喉科
杉内智子	関東労災病院耳鼻咽喉科/感覚器センター
結縁晃治	ゆうえん医院めまい難聴クリニック
重野浩一郎	重野耳鼻咽喉科めまい・難聴クリニック
二木 隆	二木・深谷耳鼻咽喉科医院めまいクリニック
肥塚 泉	聖マリアンナ医科大学 耳鼻咽喉科
古田 康	手稲渓仁会病院耳鼻咽喉科・頭頸部外科
松原 篤	弘前大学大学院 耳鼻咽喉科学講座
矢野寿一	東北大学大学院 感染制御・検査診断学
余田敬子	東京女子医科大学東医療センター耳鼻咽喉科
冨田 寛	日本大学名誉教授/冨田耳鼻咽喉科医院
三輪高喜	金沢医科大学 耳鼻咽喉科・頭頸部外科
竹内裕美	鳥取大学 耳鼻咽喉・頭頸部外科学分野
鈴木雅明	帝京大学ちば総合医療センター耳鼻咽喉科
小川浩正	東北大学大学院 産業医学分野
香取幸夫	仙台市立病院耳鼻いんこう科
守本倫子	国立成育医療研究センター耳鼻咽喉科
西山耕一郎	西山耳鼻咽喉科医院
古川政樹	横浜市立大学附属市民総合医療センター医療情報部/臨床研修センター
古川まどか	神奈川県立がんセンター頭頸部外科
志賀清人	岩手医科大学 耳鼻咽喉科・頭頸部外科

第1章 画像からみる耳鼻咽喉科解剖（正常代表画像）

第1章 画像からみる耳鼻咽喉科解剖（正常代表画像）

側頭骨CT

側頭骨はCT検査の良い適応

- 側頭骨CT検査は，軟部組織などのコントラスト分解能はMRIに劣るものの空間分解能に優れ，コントラストがつきやすい骨組織かつ小さな構造物が多い側頭骨はCT検査の良い適応といえる．
- ここでは，側頭骨CTの正常代表画像について，その臨床的意義とともに述べる．

側頭骨軸位断像

■ 側頭骨頂部（❶）

- 内耳は，側頭骨岩様部内で2～3mm厚の硬い内耳骨包に囲まれており，❶でも前半規管周囲の厚い内耳骨包とその周囲の乳突蜂巣とは骨輝度で好対照を示している．
- 側頭骨鱗部と岩様部の蜂巣はKoerner's septum（❶）により分けられており，この構造は乳突削開術中にしばしば乳突洞底と間違えられる．

■ 外側半規管（内耳道上半部）のレベル（❷）

- 外側半規管はほぼ水平位のためリング状に描出される．
- 真珠腫性中耳炎など骨融解病変では内耳のうちこの半規管に最も骨融解が生じやすく，半規管の外側の骨が消失する所見がみられると内耳瘻孔が疑われる．

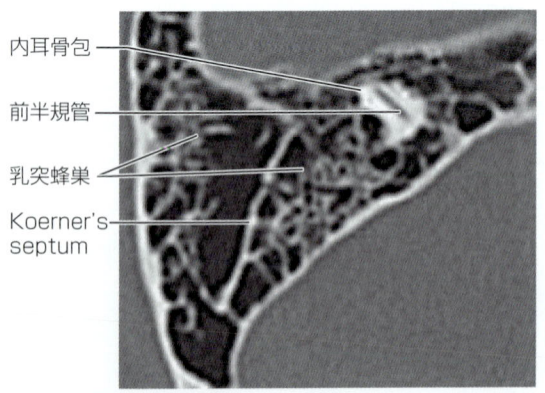

❶側頭骨頂部（軸位断像）

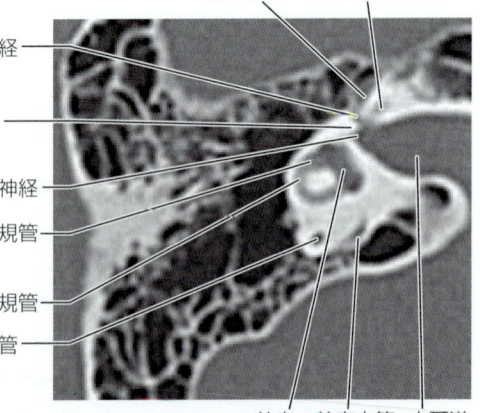

❷外側半規管(内耳道上半部)のレベル(軸位断像)

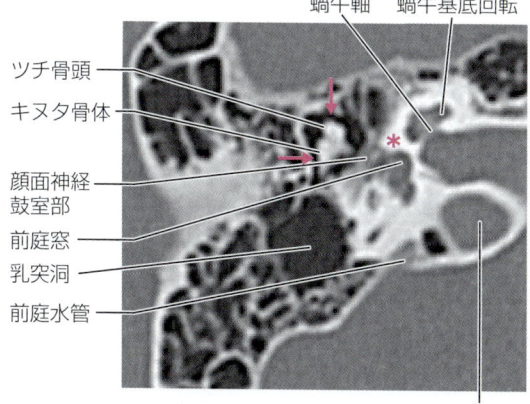

❸ 上鼓室（内耳道下半部）のレベル（軸位断像）　　❹ アブミ骨のレベル（軸位断像）

➡：硬化病変が形成されやすい部位．
＊：耳硬化症での脱灰部位．

- 内耳道内にはこのレベルでは顔面神経と上前庭神経が通っている．内耳道底の上方にはこの空間を前後に二分する垂直稜（Bill's bar）があり，顔面神経迷路部（❷）がその前方へ向かって膝神経節に至り，上前庭神経（❷）が後方へ向かう．上前庭神経は前半規管，外側半規管，卵形嚢に分布する．

■ 上鼓室（内耳道下半部）のレベル（❸）

- 蝸牛の回転数は 2.5～2.75 回転である．
- 耳小骨を固定する靱帯の周囲，鼓室壁との距離が近いツチ骨前部，キヌタ骨外側部では炎症などで硬化病変が形成されやすい（❸の➡）．真珠腫性中耳炎などではこれらの耳小骨の融解も早期からみられることが多い．
- このレベルの内耳道には後半規管と球形嚢に分布する下前庭神経と蝸牛神経があり，蝸牛神経は蝸牛軸を通って蝸牛内へ分布する．
- 前庭水管は内リンパ管と内リンパ嚢を中に含む管である．前庭水管拡大症の定義は前庭水管の中間点における管の幅が 1.5 mm 以上とされ，前庭水管が前庭起始部で明瞭に描出される場合も拡大症が疑われる．
- 内耳と鼓室との境はアブミ骨がはまる前庭窓（卵円窓）および蝸牛窓（正円窓）であり，後頭蓋窩とは内耳道，蝸牛小管で交通している．耳硬化症で特徴的な卵円窓前方（❸の＊）の脱灰所見は CT 上肉眼的には認められないことも多いが，CT 値では 90％で低下が認められるとされ，電子カルテ上での CT 値計測や拡大して観察を行うと軽微な脱灰像を見つけることができる．

■ アブミ骨のレベル（❹）

- このレベルでようやく外耳道外側部がはっきりと描出されるが，まだ鼓膜は描出されない．
- 耳小骨に付着する筋としては，鼓膜張筋とアブミ骨筋がある．前者は，耳

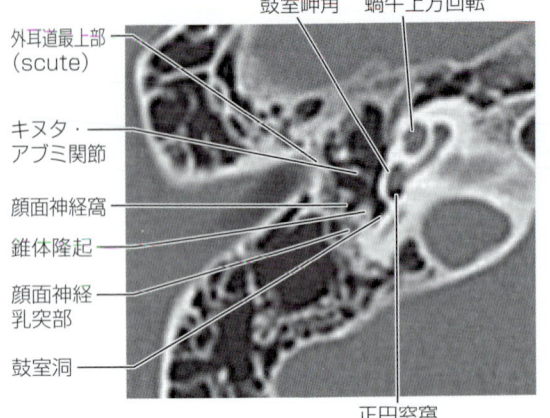

❺ キヌタ・アブミ関節のレベル（軸位断像）

❻ 耳管鼓室口のレベル（軸位断像）

管軟骨部上面に発しサジ状突起で直角に曲がったあとにツチ骨柄上部に付着する（三叉神経支配）．後者は，錐体突起からアブミ骨に付着する（顔面神経支配）．

● 真珠腫性中耳炎などでのサジ状突起の破壊はまれで，進行した真珠腫性中耳炎例の手術の際にはその直上内側を通過する顔面神経や，突起後方にある前庭窓小窩など重要部位を推定する重要な道標（ランドマーク）となる．

■ キヌタ・アブミ関節のレベル ❺

● 中耳炎での伝音難聴や中耳奇形では，キヌタ骨長脚～アブミ骨頭にかけての欠損による伝音連鎖離断が最も多いので，このレベルでは耳小骨を詳細に観察する必要がある．
● 錐体突起より外側の陥凹が顔面神経窩，内側の陥凹が鼓室洞であり，後者は内視鏡を用いても全体の観察ができない場合もある．
● アブミ骨がある卵円窓窩から鼓室岬角を挟んで後下方に正円窓窩があり，正円窓はこの深い陥凹の前上部に存在するが，手術中でも外側からは直視しがたい．

■ 耳管鼓室口のレベル ❻

● 外耳道直前には顎関節包があり，これを手術で開放しすぎると術後の瘢痕形成や開口時の雑音に悩まされることがある．耳管は，全長約 35 mm のうち，中耳側 1/3 は骨部，咽頭側 2/3 は軟骨部とされ，S 字状に弯曲した三次元的な走行をとる．耳管開放症例では，耳管内のガス像が骨部～軟骨部まで広く確認できる特徴がある．
● 頭蓋内静脈の主要な還流路である横静脈洞は，側頭骨内でS状静脈洞→頸静脈球を形成し，内頸静脈へと交通する．内頸動脈は，頸部から頸動脈管に入り上行し，蝸牛頂付近でほぼ直角に屈曲し，骨部耳管内側から破裂孔へ向かう[★1]．

★1 内頸動脈の骨部耳管との境界の骨壁は非常に薄く，時に骨欠損（生理的裂隙）もみられるため，手術や鼓室穿刺の際には注意を要する．

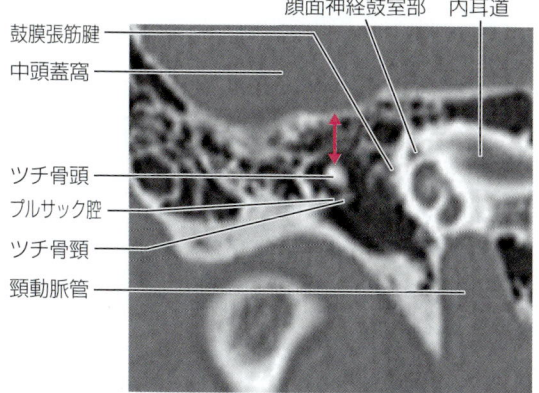

❼ ツチ骨頭のレベル（冠状断像）
↔：ツチ骨頭上端から中頭蓋窩底までの距離．

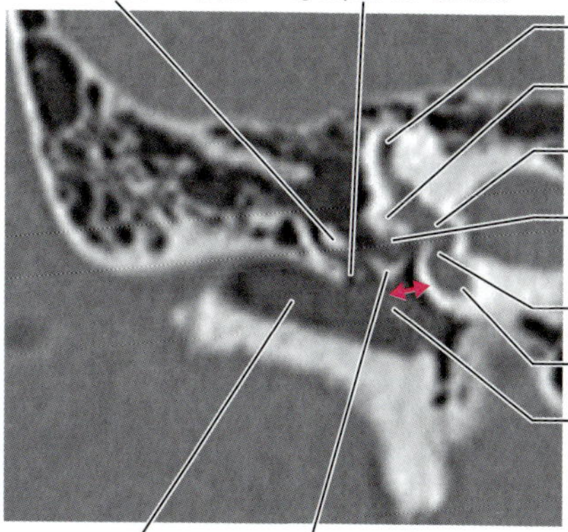

❽ キヌタ・アブミ関節のレベル（冠状断像）
↔：鼓膜から鼓室岬角までの距離．

- くも膜下腔と外リンパを連絡する蝸牛小管は，成人では蝸牛近傍が結合組織で埋まり，機能的意義は小さいと考えられている．しかし，蝸牛小管は舌咽神経の直上を走行するため，経迷路法などで内耳道と頸静脈管のあいだを削開する際に，深部下限の指標となる．

側頭骨冠状断像

ツチ骨頭のレベル（❼）

- 鼓室は鼓膜との位置関係から上・中・下鼓室に大別され，上鼓室はさらにいくつかの小窩に分かれる．これらは狭い空間であり，炎症により容易に閉鎖される可能性があり，鼓膜弛緩部に接する小窩（プルサック〈Prussak〉腔〈❼〉）は弛緩部型真珠腫の好発部位である．
- ツチ骨頭の上端から中頭蓋窩底までの距離は通常でも数 mm 程度と近く（❼の↔），中頭蓋窩は前方に向かうにつれて低くなるため，手術時の同部の削開時には注意を要する．

キヌタ・アブミ関節のレベル（❽）

- 鼓膜（❽）は，直径約 8〜9 mm でツチ骨柄が付着する臍部を中心とした円錐形をしている．
- 鼓膜から蝸牛鉤部の膨らみである鼓室岬角までの距離は通常 2〜3 mm とされ，鼓膜切開の際に鼓室粘膜を損傷しないように注意する（❽の↔）．
- 外耳道側からみると，顔面神経やアブミ骨などの重要構造は scute（上鼓室側壁）に隠れるようにあるため直達障害を受けにくい構造になっている．
- 真珠腫性中耳炎の鑑別には diffusion image を用いた MRI が特異度が高く有用とされるが，CT では冠状断で tympanic scute が消失，すなわち外耳道上内側が鈍になる所見が認められることも一つの指標となる．

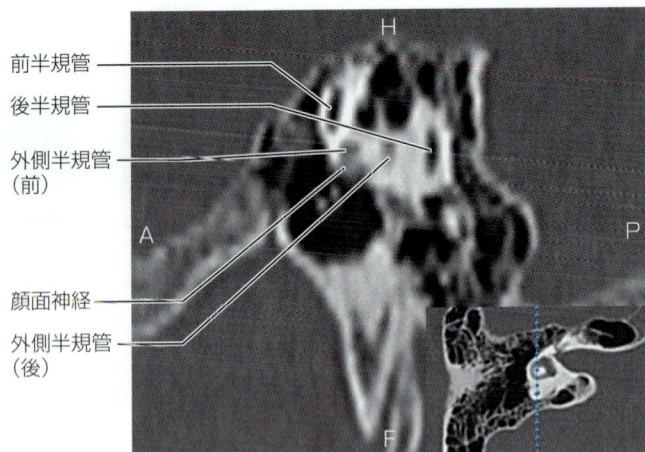

❾外側半規管（三次元再構成像）
右下の小画像は元画像と切断面（……）を表す.
H：頭側, F：足側, A：前方, P：後方.

★2
アブミ骨手術の際には、これらの位置関係や顔面神経水平部の下垂がないかも術前に確認しておく必要がある.

- アブミ骨はかなり下方に向いていて，アブミ骨底板は経外耳道的には全体の観察は困難であることがわかる．卵円窓（❽）にはまるアブミ骨中央部と卵形嚢の距離は2.2 mm，球形嚢の距離は1.7 mmあるが，前庭窓上縁と卵形嚢斑の距離はわずか0.3 mmとの報告もある[★2].

側頭骨三次元再構成像（多断面再構成法）

■ 外側半規管の前後断（❾）

- 3つの半規管の位置関係は，それぞれが直交するような位置で存在することと，外側半規管の向きを延長した線（Donaldson's line）上に後半規管のほぼ中央がくることをイメージすると理解しやすい.
- 外側半規管の高さでは，顔面神経はその下内側に存在するが，その下方の第2膝部にかけて外側半規管より外側に出てくる.

■ 顔面神経迷路部～水平部（❿）

- ❿は水平方向，垂直方向とも斜位をとり，一画面上に顔面神経の内耳道～第2膝部までの走行を描出した三次元画像である.
- 内耳道から分枝した顔面神経は，膝神経節までの短い迷路部（3～5 mm），外側半規管周囲で下方へ屈曲する（第2膝部）までの鼓室部（水平部，❿の➡），茎乳突孔までの乳突部（垂直部，⓫の➡）に分かれる．神経本幹からは，それぞれの部位から大錐体神経（❹），錐体隆起（❺）からアブミ骨筋とともに走行するアブミ骨神経，鼓索神経が分枝する.

> **Advice　中耳手術の際に注意すべきこと**
> 真珠腫などの中耳手術の際には外側半規管周囲を内耳骨包表面と平行に後下方へ削開を進めると顔面神経損傷の危険性がある．これを避けるには，半規管下面の骨は温存しつつ前上方からゆるやかに角度をもって削開するとよい.

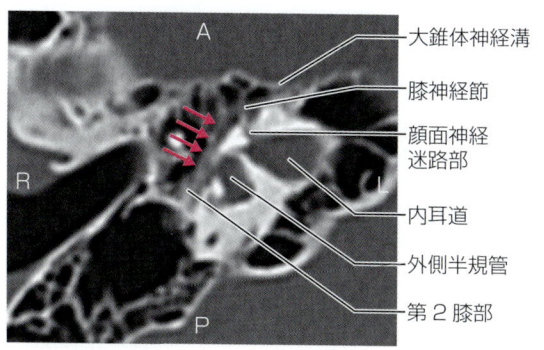

⑩**顔面神経鼓室部（三次元再構成像）**
➡：顔面神経鼓室部，A：前方，P：後方，R：右側，L：左側．

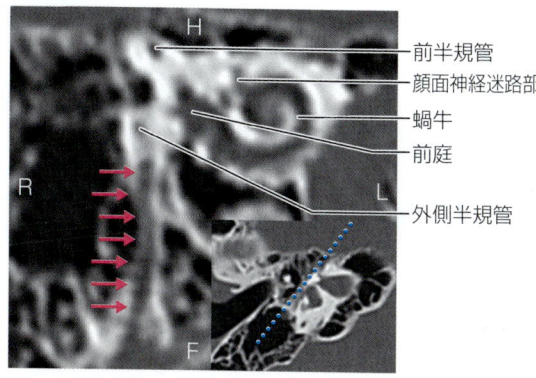

⑪**顔面神経乳突部（三次元再構成像）**
右下の小画像は元画像と切断面（……）を表す．
➡：顔面神経乳突部，H：頭側，F：足側，R：右側，L：左側．

- 真珠腫での障害部位は主に鼓室部（水平部，⑩の➡）であるが，同部は健常者でも生理的裂隙が3～11％に認められるとされる[1,2]．

■ 顔面神経乳突部（⑪）

- ⑪は⑩から顔面神経垂直部の走行に沿って斜め方向の断面をとり，一画面上に垂直部の走行を描出した三次元画像である．
- 顔面神経は，第2膝部で垂直方向に屈曲したあと，茎乳突孔に向けて側頭骨内を走行する．その位置は，茎乳突孔に向けてゆるやかに外側にカーブする，すなわち実際の手術では同部にかけて浅い位置に存在することに注目されたい．

> **ポイント**
>
> 　側頭骨CT検査は，耳鼻咽喉科日常臨床で頻繁に行われる検査の一つである．正しい読影および診断のためには，重要かつ複雑な構造を有する側頭骨の解剖を熟知するとともに，個々の画像が示す臨床的意義を理解しておくことが重要であるといえる．

（吉田晴郎，髙橋晴雄）

引用文献

1) Kakehata S, et al. Evaluation of attic retraction pockets by microendoscopy. Otol Neurotol 2005；26(5)：834-7.
2) Li D, Cao Y. Facial canal dehiscence：A report of 1,465 stapes operations. Ann Otol Rhinol Laryngol 1996；105(6)：467-71.

第1章 画像からみる耳鼻咽喉科解剖（正常代表画像）

鼻部 CT, MRI

- CT（computed tomography）は，1969 年から開発が開始され 1971 年には臨床応用された．一方，MRI（magnetic resonance imaging）は，1945 年に核磁気共鳴現象が発見されていたが，臨床応用されるようになったのは 1980 年代に入ってからである．
- いずれも，現在では US（ultrasonography；超音波検査）と並んで非侵襲的な画像診断法の中心をなしている．
- CT は鼻部領域では副鼻腔炎に代表される炎症性疾患の診断と程度の評価に有用であり，MRI は腫瘍性疾患の診断と進展範囲の決定に有用である．

CT は炎症性疾患，MRI は腫瘍性疾患の診断に有用

鼻部 CT

- ヘリカル CT（helical CT；スパイラル CT）の普及と発展により，検査するべき部位の体積全体のデータ収集が可能となった．このため高精度の三次元表示や任意の位置でのスライス画像再構成が容易となっている．
- 最近ではより空間分解能に優れたコーンビーム CT（cone beam CT）が市販されている．
- 通常は軸位，冠状断の 2 方向画像で十分であるが，手術症例の術前評価などではこれらに加えて矢状断があるとよい．

通常は軸位，冠状断の 2 方向画像で十分

■ コーンビーム CT による正常代表画像

- コーンビーム CT（Accuitomo®，モリタ製作所製）による正常代表画像を以下に示して，鼻副鼻腔領域における正常例の重要な解剖の要点を述べる．
- ❶は，左前頭洞の中鼻道開口面でスライスしたものである．冠状断では隠れているが，矢状断，軸位断で鼻前頭管が篩骨胞の前方から中鼻道に開口していることがわかる．同じ面で蝶形骨洞の自然孔が，中鼻甲介後方（上鼻道）に開口していることがわかる．中鼻甲介基板は篩骨洞を前後に分けている．
- ❷は，左上顎洞の中鼻道開口面（自然孔）でスライスしたものである．上顎洞自然孔が篩骨胞と中鼻甲介のあいだに開口していることがわかる．上鼻甲介は蝶形骨洞前壁に相当し，前篩骨動脈は前頭洞と前篩骨洞境界部の頭蓋底を走行する．
- ❸は，左視神経管でスライスしたものである．視神経管は通常，蝶形骨洞後方に位置するが，後部篩骨洞が蝶形骨洞を覆うように発達している場合

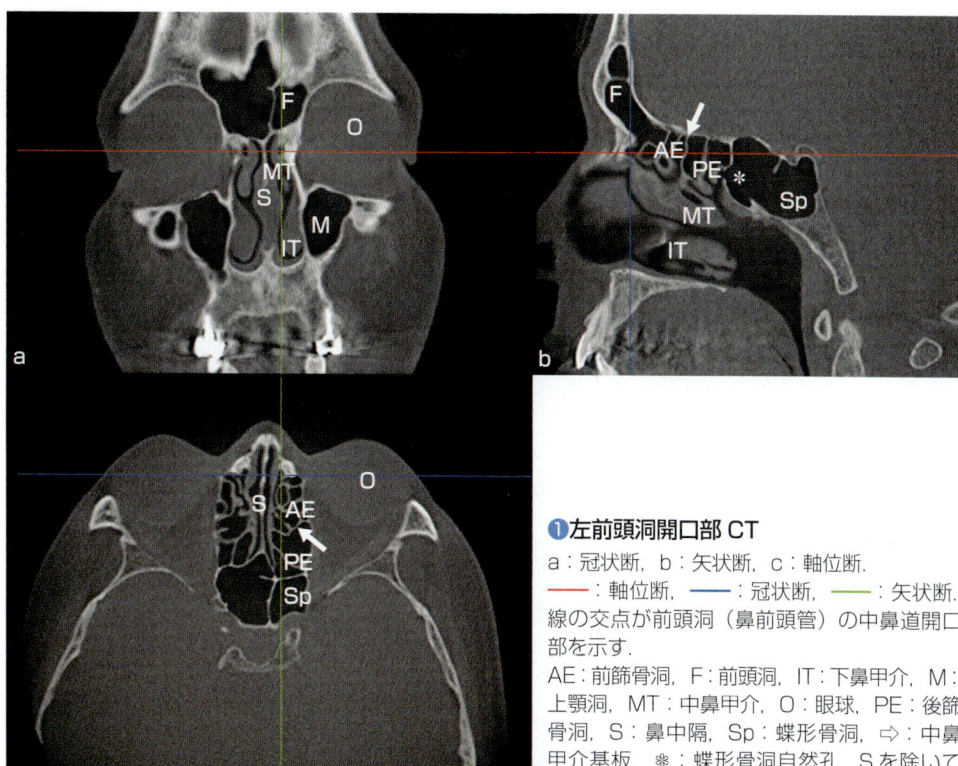

❶ 左前頭洞開口部 CT

a：冠状断，b：矢状断，c：軸位断．
──：軸位断，──：冠状断，──：矢状断．
線の交点が前頭洞（鼻前頭管）の中鼻道開口部を示す．
AE：前篩骨洞，F：前頭洞，IT：下鼻甲介，M：上顎洞，MT：中鼻甲介，O：眼球，PE：後篩骨洞，S：鼻中隔，Sp：蝶形骨洞，⇨：中鼻甲介基板，＊：蝶形骨洞自然孔．S を除いていずれも左側．

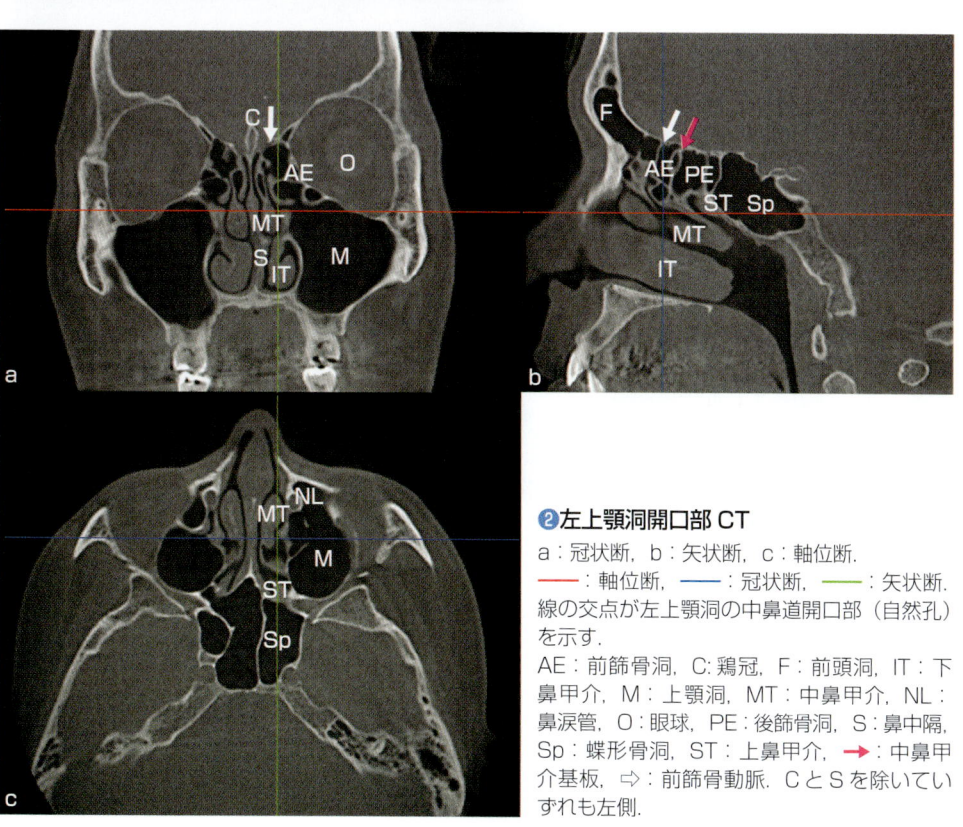

❷ 左上顎洞開口部 CT

a：冠状断，b：矢状断，c：軸位断．
──：軸位断，──：冠状断，──：矢状断．
線の交点が左上顎洞の中鼻道開口部（自然孔）を示す．
AE：前篩骨洞，C：鶏冠，F：前頭洞，IT：下鼻甲介，M：上顎洞，MT：中鼻甲介，NL：鼻涙管，O：眼球，PE：後篩骨洞，S：鼻中隔，Sp：蝶形骨洞，ST：上鼻甲介，➡：中鼻甲介基板，⇨：前篩骨動脈．C と S を除いていずれも左側．

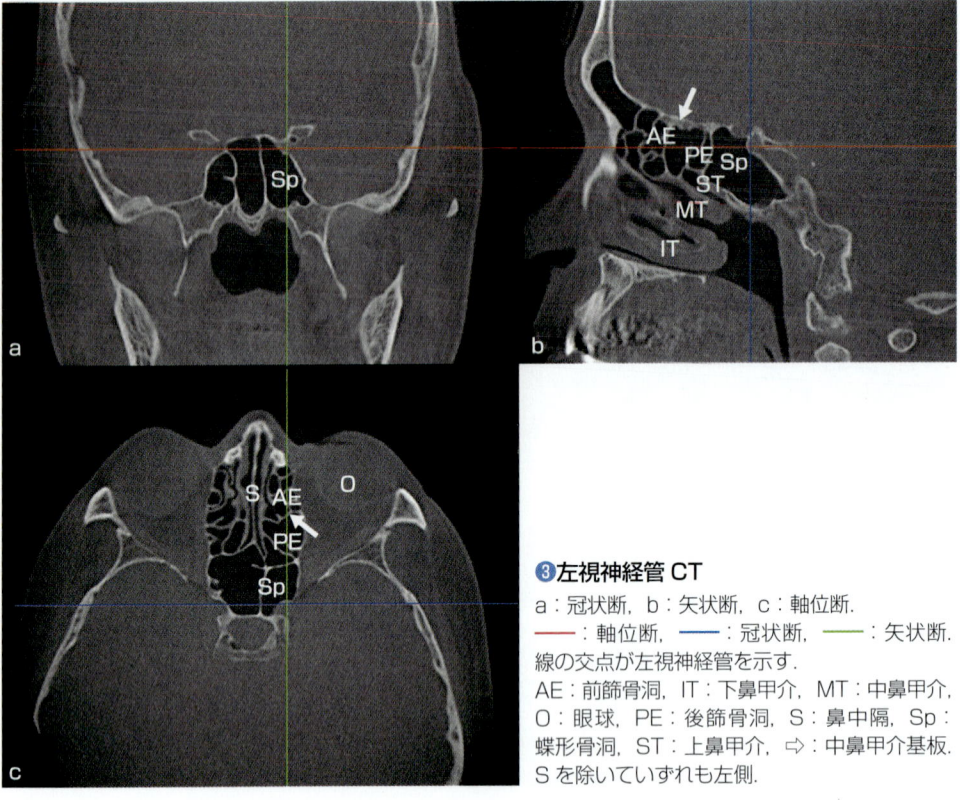

❸ 左視神経管 CT
a：冠状断，b：矢状断，c：軸位断．
――：軸位断，――：冠状断，――：矢状断．
線の交点が左視神経管を示す．
AE：前篩骨洞，IT：下鼻甲介，MT：中鼻甲介，O：眼球，PE：後篩骨洞，S：鼻中隔，Sp：蝶形骨洞，ST：上鼻甲介，⇨：中鼻甲介基板．S を除いていずれも左側．

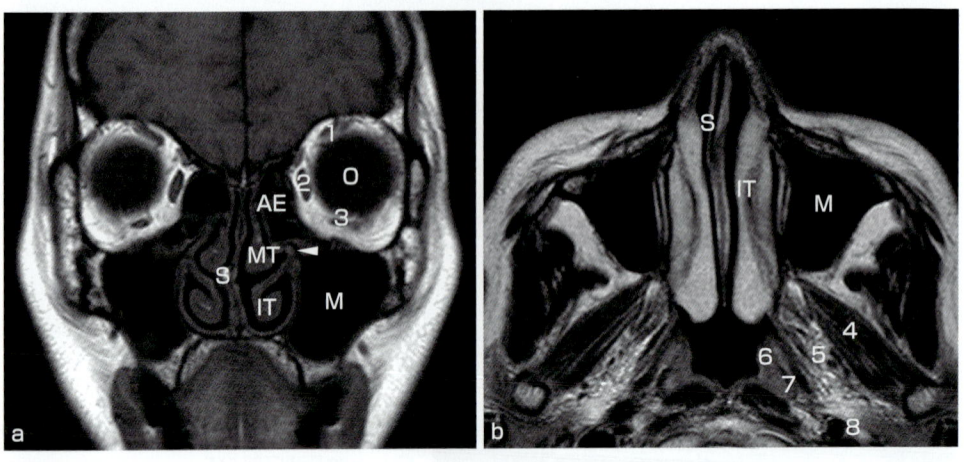

❹ 鼻部 MRI
a：冠状断（T1 強調画像），b：軸位断（T2 強調画像）．
AE：前篩骨洞，IT：下鼻甲介，M：上顎洞，MT：中鼻甲介，O：眼球，S：鼻中隔，▷：上顎洞自然孔，1：上直筋，2：内直筋，3：下直筋，4：外側翼突筋，5：内側翼突筋，6：耳管隆起，7：耳管，8：内頸動脈．S を除いていずれも左側．

は後部篩骨洞に存在するので注意が必要である．

鼻部MRI

- MRIは，CTが組織によるX線減弱度を利用した画像診断であるように，核磁気共鳴（磁場にさらされた原子核が特定の周波数の電波に共鳴して電波信号を自己発信する現象）を利用した画像診断法である．
- MRIの画像は組織が発する信号強度の違いにより主としてT1強調画像とT2強調画像があり，両画像を比較することにより粘膜，貯留液，腫瘍性病変などを鑑別する．
- 鼻部MRIでは骨壁，含気腔は無信号となるが粘膜がその輪郭を描出する．
- 粘膜や眼球など比較的水分の多い組織はT1強調画像（❹-a）で低信号，T2強調画像（❹-b）で高信号を示す．濃い粘液や脂肪組織は逆にT1強調で高信号，T2強調で低信号を示す．

（比野平恭之，洲崎春海）

頸部 MRI

- MRI（magnetic resonance imaging；磁気共鳴画像）は，撮像方法によって同じ組織がまったく異なる像として描出されるので，どのような方法で撮像されたかを確認することが必要である[*1].
- 実際の臨床においては，T1 強調画像と T2 強調画像を理解することが基本であり，解剖学的情報と併せて判断することが重要である．

★1
MRI では常に新しい撮像方法が開発され進化しており，一般臨床医がすべての撮像方法を理解することは至難の業である．一般的には T1 強調画像，T2 強調画像，脂肪抑制画像が MRI の基本である．

MRI の簡単な基礎的原理

- MRI は水素（^1H）原子核を対象としていて，信号はこの ^1H 原子核から放出される．
- 人体には水，脂肪，蛋白質，炭水化物，リン脂質，アミノ酸など多くの ^1H を含む分子があるが，MRI 信号として受信されるのは水と脂肪の ^1H からの信号のみである．したがって，MRI は「水と脂肪」をみていることになる[1]．

MRI の特徴[2]

MRI 検査の利点（❶）

- MRI は骨や人工物によるアーチファクトが少なく，任意の断面を得ることができる．
- MRI は CT と比べて軟部組織のコントラスト分解能（コントラストがよく似た軟部組織を区別する）に優れている．
- MRI は頸部間隙や頭蓋底付近の診断に有用である．
- 造影剤アレルギーや腎機能障害を有する患者でも有用である．
- 造影剤なしで血管を描出できる．
- X 線被曝がない．

❶ MRI 検査の利点と欠点

利点	欠点
・アーチファクトが少なく，任意の断面を得ることができる．	・体内に金属，ペースメーカーのある患者は禁忌．
・CT と比べて，軟部組織のコントラスト分解能に優れている．	・CT に比べて撮像時間が長く，空間分解能に劣る．
・頸部間隙や頭蓋底付近の診断に有用である．	・体動によって画像の明瞭度は低下する．
・造影剤を使用できない患者にも有用である．	・撮影のオプションが多く複雑である．
・造影剤なしで血管を描出できる．	・閉所恐怖症の患者は撮影不可能なこともある．
・X 線被曝がない．	

■ MRI 検査の欠点 ❶
- 体内に金属（磁性体），ペースメーカーのある患者は禁忌である．
- MRI は CT に比べて撮像時間が長く，空間分解能に劣る．
- 体動による影響を受けやすく，体動によって画像の明瞭度は低下する．
- 撮影のオプションが多く複雑である．
- 閉所恐怖症の患者は撮影不可能なこともある．

■ CT と MRI の使い分け
- 微細な骨構造は高分解能 CT が適応で，側頭骨，眼窩，鼻・副鼻腔，喉頭などの骨構造を観察するには CT が有用である．
- MRI は軟部組織一般，頭蓋底，唾液腺，咽頭間隙，神経原性病変の診断に有用である．

> CT は骨構造の観察に，MRI は軟部組織の診断に有用である

■ MRI オーダーにおける注意点
- CT と MRI では撮影方法がまったく異なり，CT の撮影時間は短時間であるが，MRI では撮影に時間がかかる．
- CT では 1 回の撮影だけで後からいろいろな断面の画像を再構築することが可能であるが，通常の MRI では T1，T2 撮影を含めて，はじめから撮影する断面（横断，冠状断，矢状断）を決めることが必要である[3] ★2．

> MRI では最初に撮影する画像と断面を決める必要がある
>
> ★2
> T1，T2 撮影に横断像，冠状断像，矢状断像をオーダーした場合 2×3＝6 倍の時間がかかることになる．

■ MRI で何をみるか
- MRI は軟部組織のコントラスト分解能が CT に比べて優れていることから組織間隙を評価しやすい．
- CT では脂肪層は黒く写るのでその存在がわかりにくいが，MRI では T1，T2 ともに脂肪組織が高信号に写るので組織間隙を判別しやすい．

> MRI は組織間隙を評価・判別しやすい

MRI の撮影方法

■ T1 強調画像と T2 強調画像 ❷
- T1 強調画像と T2 強調画像は通常ペアで撮影され，CSF（cerebrospinal fluid；脳脊髄液）が黒くなるのが T1 強調画像，白くなるのが T2 強調画像で，頸部では脊柱管内の CSF で判断する．
- T1 は純水★3 で最も低信号（黒）になり，粘稠な状態（粘液，脂肪）で高信

> ★3 純水
> さらさらな水．体内では CSF，尿などがこれに近い．

> **Advice** MRI の危険性──安全確認
>
> ペースメーカー，ICD（植込み型除細動装置），人工内耳は原則禁止．刺青，眉墨は火傷の可能性があるので注意が必要である．アイシャドーやネイルアートも外す．体内だけでなく酸素ボンベなど体外の金属にも注意が必要である．妊娠の有無も事前に確認する．補聴器や義歯も見落としやすいのでチェックが必要．

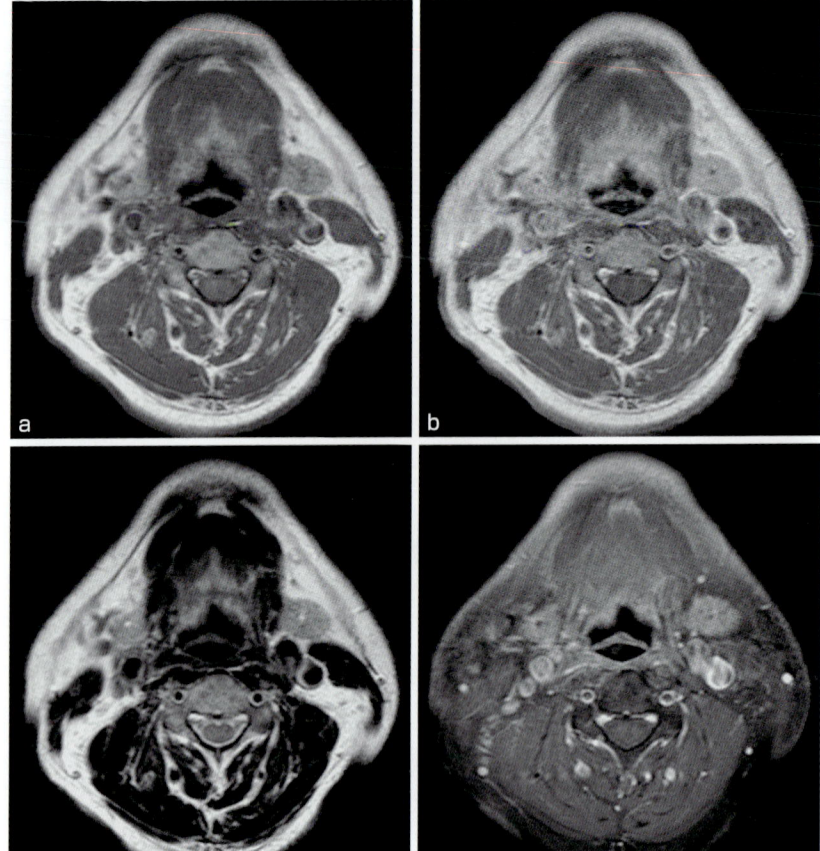

❷正常頸部のMRI横断像
a：T1強調画像．
b：造影T1強調画像．
c：T2強調画像．
d：造影T1強調画像（脂肪抑制画像）．

T1強調画像では脂肪は高信号，筋肉などは中等度信号，空気は無信号を呈する．T2強調画像では脂肪は高信号，筋肉は低信号，空気は無信号を示す．造影で粘膜などの軽度増強を認める．脂肪抑制画像では脂肪は低信号を示す．

号（白）になる．また，水分子と自由に混ざり合う常磁性体（メトヘモグロビン，メラニン，ガドリニウム造影剤）があると高信号になる．
- T2では粘稠な液体では低信号（黒）になり，蛋白質（筋肉，腱，線維化組織など）は低〜無信号になる．

■ 造影MRI（❷）
- MRIの造影剤は主にガドリニウム製剤（Gd製剤）が使用される．CTの造影剤と大きく異なるのは，造影剤の濃度と信号強度が必ずしも相関せず，造影剤そのもののdensityではなく周囲の^{1}Hの信号を変化させて画像コントラストを強調しているという点である．
- Gd製剤はCT用のヨード造影剤に比べて投与量が少なく腎毒性も低いと考えられていたが，最近，腎性全身性線維症の発生の要因にGd製剤の関連が指摘されている．

■ 脂肪抑制画像（❷）
- 大半の臓器，病変部分は水分子を主構成要素としており，脂肪はほぼすべてのMRIで高信号を示す．しかし，脂肪は水からの信号を相対的に弱めるの

脂肪はT1・T2強調画像で高信号，脂肪抑制画像で低信号

で，脂肪抑制画像が有用となる．
- 一般の撮影であれば皮下脂肪は高信号（白）であるが，脂肪抑制画像では低信号（黒）になる．

MRA ❸

- MRA（MR angiography；MR血管撮影）の最も重要な利点は，造影剤を使わずに血管を描出できることである．薬剤アレルギー，喘息，腎機能低下を有する患者にとって有用である．
- 細い血管の描出は難しく，経時的な血流の観察も困難である．
- 血管狭窄を閉塞と過大評価してしまうことがあるので注意が必要である．

> MRAの最大の利点は造影剤を使わずに血管を描出できること

拡散強調画像 ❹

- 拡散強調画像は，従来は中枢神経領域で超急性期の脳梗塞の診断に有用といわれてきたが，最近では頭頸部領域でも用いられるようになってきた．
- 拡散強調画像は水分子の拡散（diffusion）の程度を画像化したもので，通常の水は拡散が制限されていないので信号は低下するが，腫瘍や炎症あるいは粘稠な液体では水の拡散が制限されているため高信号となる．
- 正常組織では血管，筋肉，脂肪組織などの信号は抑制されるが，扁桃，リンパ節，末梢神経などの組織は高信号として描出される．
- T2強調画像などのほかの画像で見落とされやすい病変の拾い上げに役立つ．

> 拡散強調画像では，腫瘍や炎症，粘稠な液体で高信号となる

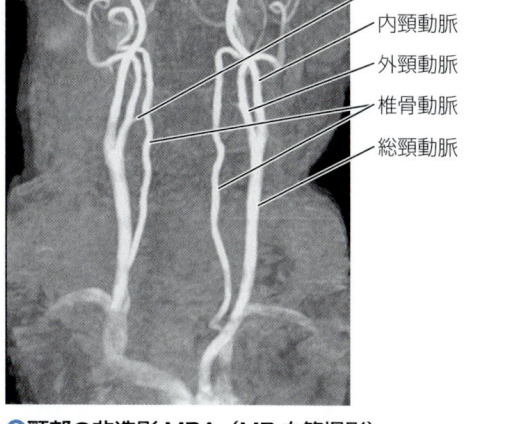

浅側頭動脈
上甲状腺動脈
内頸動脈
外頸動脈
椎骨動脈
総頸動脈

❸ 頸部の非造影MRA（MR血管撮影）
造影剤を使用せずこのように鮮明な血管を描出することが可能である．造影剤を用いないので，造影剤の過敏症や喘息患者にも有用である．

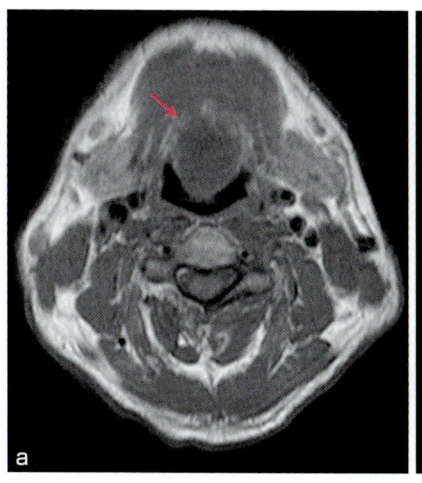
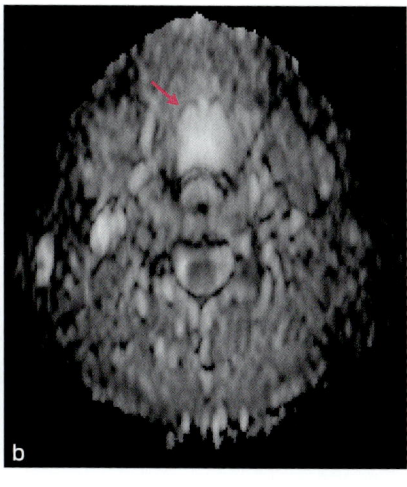

❹ 頸部の拡散強調画像
a：T1強調画像，b：拡散強調画像．
この舌根部腫瘍例（→）ではT1強調画像で低信号を示すが，拡散強調画像では高信号を示す．

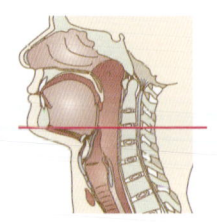
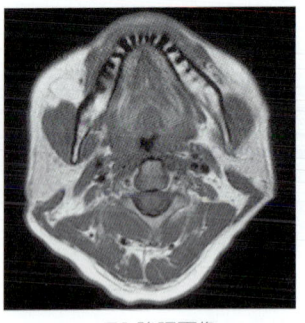
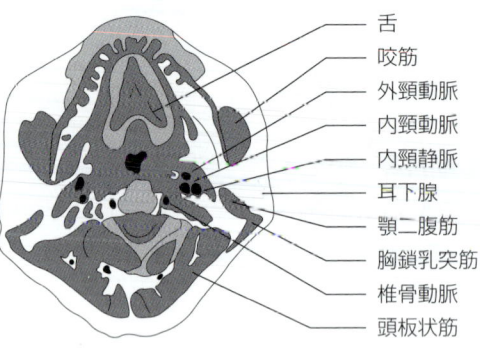

T1強調画像

舌
咬筋
外頸動脈
内頸動脈
内頸静脈
耳下腺
顎二腹筋
胸鎖乳突筋
椎骨動脈
頭板状筋

a　正常頸部のMRI横断像（下顎骨面）

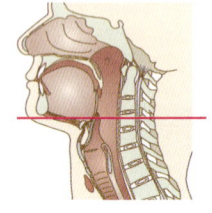
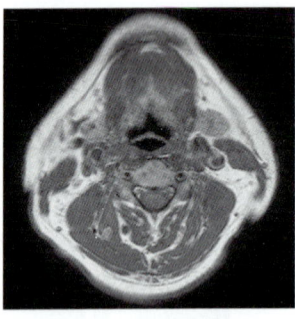

T1強調画像

舌根
喉頭蓋
顎下腺
総頸動脈
胸鎖乳突筋
内頸静脈
椎骨動脈
肩甲挙筋
頭板状筋

b　正常頸部のMRI横断像（喉頭蓋面）

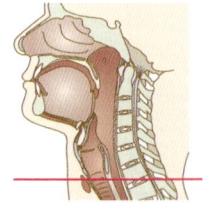
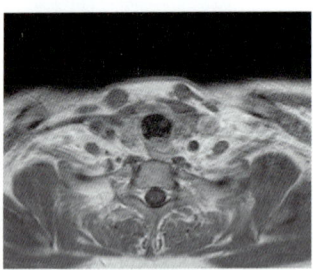

T1強調画像

気管
甲状腺
内頸静脈
総頸動脈
食道
肩甲挙筋
脊髄

c　正常頸部のMRI横断像（甲状腺面）

❺基本的撮像法と正常解剖

基本的撮像法と正常解剖[4]　❺

■上咽頭

- MRIは任意の断層で撮像が可能で，頭蓋底との関係を評価するには冠状断像が有用である．この領域の診断にはスライス厚5mm以下，できれば3〜4mmの高画質が望ましい．リンパ節の評価はCTのほうが有用である．
- T1強調横断像，T2強調横断像，造影T1強調横断像と冠状断像をオーダーする．

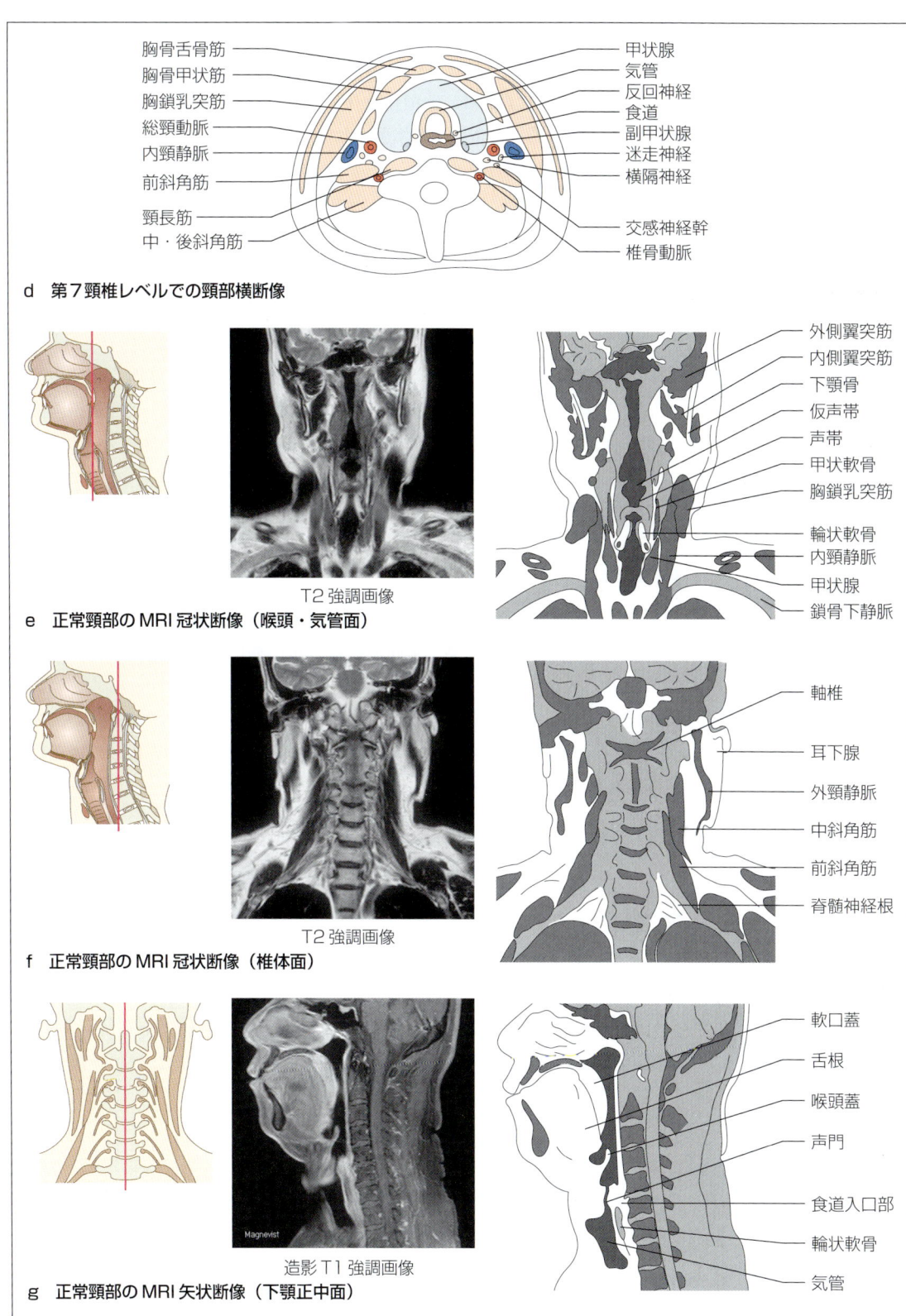

d 第7頸椎レベルでの頸部横断像

e 正常頸部のMRI冠状断像（喉頭・気管面）

f 正常頸部のMRI冠状断像（椎体面）

g 正常頸部のMRI矢状断像（下顎正中面）

⑤ 基本的撮像法と正常解剖（つづき）

■ 中咽頭

- MRIで舌と舌根は区別可能で，舌根の背側は舌扁桃組織に相当し，T2強調画像で高信号を呈する．軟口蓋はT1，T2強調画像とも中程度の信号強度を呈し，比較的よく造影剤で増強される．
- 基本は横断像で冠状断像も用いるが，舌根や中咽頭後壁の観察には矢状断像が有用である★4．

★4
良い画像を得るためには，できるだけ静かに呼吸し嚥下をしないこと，舌を動かさないことを被検者によく伝えておく．

■ 下咽頭

- 下咽頭の検査にはCTが選択されるのが一般的だが，輪状軟骨後部から頸部食道の解剖の描出にはMRIが優れている．
- T1強調画像では脂肪は高信号，粘膜は低〜中等度信号，筋肉などは中等度信号，液体はそれよりやや低信号，空気は無信号を呈する．T2強調画像では液体はきわめて高信号，粘膜は中等度信号，筋肉は中等度から低信号，脂肪は軽度高信号から中等度信号，空気は無信号を示す．
- 正常下咽頭粘膜はガドリニウム造影で軽度の増強を示す．

■ 喉頭

- T1，T2強調横断像に加えT1強調冠状断像および矢状断像を撮像する．冠状断像では喉頭室の評価，矢状断像は舌根，喉頭蓋，前喉頭蓋間隙の評価に有用である．
- 声門下はCTでは喉頭内腔の空気は直接輪状軟骨に接して認めるが，MRIのT2強調画像では粘膜およびこれに付着する粘液が薄い高信号の層として輪状軟骨内側面に沿うように認められる．
- 体動による画像劣化が問題で，喉頭，下咽頭のMRIでは約16％に診断価値がないと評価されている[2]．

■ 唾液腺

- 耳下腺，顎下腺，舌下腺はMRIで筋肉より高信号を示す．
- 耳下腺内の顔面神経はMRIで同定される場合もあり，通常は下顎後静脈の外側を走行し，T1・T2強調画像ともに線状低信号を呈する．
- 腺内導管の分枝はT1強調画像で線状低信号を示すが，T2強調画像で高信

> **Column　頸部間隙の解剖**
>
> 　頸部間隙を舌骨で分けると，舌骨上の主なものには傍咽頭間隙，頸動脈間隙，咽頭後間隙，耳下腺間隙，咀嚼筋間隙，咽頭粘膜間隙，椎前間隙があり，舌骨下では前頸間隙と後頸間隙などがある．
> 　口腔底には舌下間隙，顎下間隙，オトガイ下間隙があり，顎舌骨筋や顎二腹筋によって境界されている．
> 　頸動脈間隙，咽頭後間隙，椎前間隙などは頭蓋底から舌骨上，舌骨下を通じて胸腔に及ぶ．

号を呈する．
- 21％の頻度で副耳下腺を前方の咬筋表面に認める[2]．

■ 頸部間隙

- 頭頸部における病変の伝播は，腫瘍か炎症かを問わず疎組織から成る間隙を伝って広がることが多いので頭頸部領域の頸部間隙を理解することが重要である．
- 頸部間隙の診断には，舌骨上では軟部組織の分解能に優れるMRIが有用であり，舌骨下では動きがあることや下咽頭・喉頭，頸部リンパ節を含めて診断することからCTを優先することが多い．

〈家根旦有〉

引用文献

1) 荒木　力．MR画像の理解に必要な信号強度の基本．日本医師会雑誌 2008；137：945-50．
2) 多田信平，黒崎喜久編．頭頸部のCT・MRI．第1版．東京：メディカル・サイエンス・インターナショナル；2007．
3) 杉本太郎，大橋　勇．頸部腫瘍，血管のMRI．MB ENT 2010；122：54-62．
4) Möller T，Reif E 著．町田　徹，監訳．頭部・頸部．CT/MRI画像解剖ポケットアトラス　1．第3版．東京：メディカル・サイエンス・インターナショナル；2008．

Column

新しい画像診断装置の情報

　主要な医用画像診断装置（「モダリティ〈modality〉」といわれる）は，①X線診断装置，②X線CT装置，③核医学診断装置，④超音波診断装置，⑤MRI装置があげられる.

　X線診断装置，X線CT装置および核医学診断装置は放射線信号を直接画像化しており，放射線利用画像装置とよばれ，超音波画像装置とMRI装置は放射線以外の信号を画像化しているため，非放射線利用画像診断装置とよばれることがある.

　耳鼻咽喉科診療のなかでこれらの機器はその特徴を生かし利用されているが，本項では，これらのモダリティの進歩と最近のトピックスについてオフィスクリニックでも設置の可能なCT装置を中心に解説する.

X線CT装置におけるCBCTの位置づけ

　1990年代にヘリカルCTが登場し，1998年までに大部分のCTメーカーが1回転で4スライス以上撮像できる装置を開発した. このCTは多列検出器型CT（multidetector-row CT：MDCT），マルチスライスCT（multislice CT：MSCT）などの名称でよばれており，検出器の数が4列，16列，64列，256列，320列と増加し，より高速に広範囲のデータ収集が可能となっている.

　これらのCTの進歩により，等方性ボリュームデータ（isotropic volume data）が得られるようになり，多断面再構成画像（multiplanar reconstruction画像：MPR画像），三次元再構成画像（volume rendering画像：VR画像）における画質が著しく向上した.

　このような全身型汎用CTの研究開発がなされているなかで，コーンビーム（cone beam）とFPD[★1]を応用した頭頸部用に限定したCTが2001年ごろから歯科，頭頸部領域に臨床応用されてきた. これらのCTではX線管からX線をコーン状（円錐状）に投影し，従来のCT装置におけるX線の形状がファン状（扇状）に投影され，ファンビームCTとよばれることに対してコーンビームCT（CBCT）とよばれている.

CBCTの基本構造

　CBCTは対象を中心に，C-アームで連結されたX線源と二次元検出器がコーンビームを照射しながら回転し，画像情報を収集するものである.

　X線源と検出器が被検者の周りを回転し，検出器に二次元検出器を用いたことより体軸方向の移動が不要となったため，従来のX線CT装置と比較すると体軸方向の解像度に優れた画像が得られる.

　撮影された画像データが等方性ボクセルデータとなることからボリュームCTともよばれている.

　現在臨床応用されているCBCTは，X線照射野を限定すること（小さくすること）で臨床応用可能となっている. CBCTは限定した関心領域の撮影に特化することにより，高い空間分解能を有し，骨病変の描出に優れる低被曝線量X線画像診断装置という位置づけをもつことになった.

　MDCTと比較し，はるかに低価格で設置面積が少なくすむためにアメリカでは歯科，口腔外科，耳鼻咽喉科の診療所で普及が進んでいる.

　❶にわれわれが使用している装置の外観を示す.

CBCTにおける被曝線量

　CBCTによる被曝線量はMDCTと比較した場合かなり低いとされる. 両側上顎洞を同等の撮影視野（field of view：FOV）で評価した場合，撮影する機種による違い，撮影プロトコールの違いなどによりばらつきはあるものの，一般的なMDCTにおける実効線量は1～2 mSv，CBCTは0.2 mSvという報告がある[1)].

　CBCTによる撮影はMDCTによる撮影と比較すると，被曝線量が少ないものの，同じ機種による撮影でもFOV，撮影プロトコールにより被曝線量は変化し，広いFOVでより高解像度の画像を要求する撮影プロトコールになると被曝線量は高くなるこ

[★1] **FPD**　flat panel detector（平面検出器）. フラットパネル型のX線イメージセンサーであり，X線の強弱を変換する変換膜と電気信号を読み取る薄膜トランジスタ（thin film transistor：TFT）から構成されている.

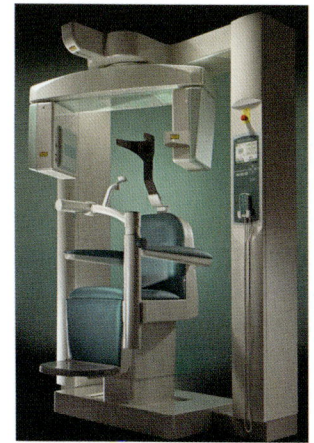

❶3D Accuitomo F17®（モリタ製作所製）の外観図
患者は中央の椅子に座り頭部を固定して撮影される．座位が保持できない患者は撮影できない．

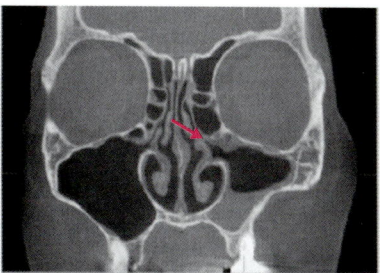
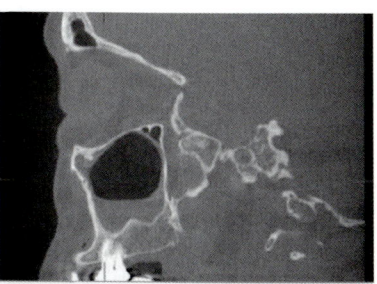
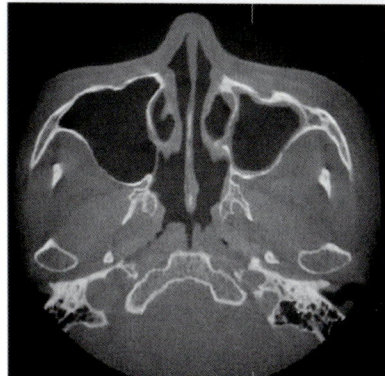
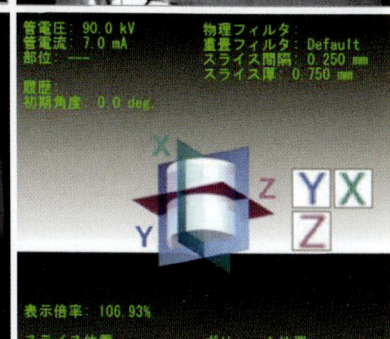

❷Accuitomo F17®で撮影した左急性副鼻腔炎症例
左上顎洞自然口の開存（→）が確認できる．歯科充填物によるメタルアーチファクトがほとんどみられない．1回の撮影で等方性ボクセルのボリュームデータが得られるため，三次元方向からの画像をPCモニターに表示することができる．この画像は基本の画像表示であるが，この画像データから容易にVR画像を作成し表示することが可能である．

とを念頭におく必要がある．

臨床応用

CBCTによる画像をMDCTによる画像と比較すると，歯の充填物によるメタルアーチファクトの影響を受けにくいことと，歯根，上顎洞底の微細構造を詳細に描出することから，歯性上顎洞炎に対する診断・治療の高い有用性が報告されている[2]．また，前頭洞への手術ナビゲーションや内視鏡下鼻内副鼻腔手術（endoscopic endonasal sinus surgery：ESS）後の術後評価への応用などが報告されている．

側頭骨領域において骨組織に対してきわめて空間分解能の高い画像が得られることから，専用の撮影プロトコールが開発され，多くの臨床応用の報告がなされている．中耳手術後におけるインプラントの評価，人工内耳後のインプラントの評価などの報告や，微細構造の詳細な評価，側頭骨外傷例における臨床応用，MDCTではとらえることのできなかった内耳における結合管の描出などの報告がなされている．さらに座位で撮影することの特性を利用し，耳管の評価を行った報告がなされている[3]．

❷にCBCTの画像例を示す．

核医学診断装置

単に病巣の位置を認識するガンマカメラから断層像を再構成するECT（emission computed tomography）へと開発が進み，γ線放射核種（Tc，Tl，Iなど）に多対応するSPECT（single photon ECT）と，陽電子を放出核種に対応するPET（positron emission tomography；ポジトロン断層撮影法）がある．

超音波診断装置

超音波診断装置は，人体に照射した超音波の反射強度と位相を用いて体内組織の断面像，動き，血流などをリアルタイムで無侵襲的に生体内組織の形態を可視化する技術として広く用いられている．

血流の可視化技術以外にも超音波診断装置の開発

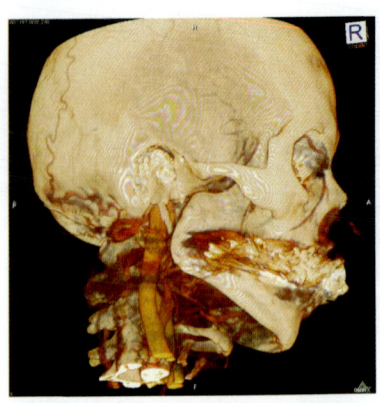

❸OsiriXを用いて作成したVR画像

造影剤を使用し，1mmスライス厚で撮影されたDICOMデータ（使用CT；Toshima Aquilion®）からOsiriXを用いてVR画像を作成した例．本症例は右外耳道癌に対し，側頭骨外側切除と下顎関節突起合併切除を施行した術後2年の状態である．歯科充填物による金属アーチファクトが存在している．高価なワークステーションを用いなくともパーソナルコンピュータで容易にVR画像が作成可能となった．

> **Topics** 他院で撮影されたDICOMデータの活用ツール
> ——OsiriX
>
> OsiriX（オザイリクス）は，医用画像の表示と画像を分析するために開発された高性能なDICOM[★4]ビューアである．簡易的なPACS[★5]としても利用できるApple社製Macintoshパーソナルコンピュータ専用のアプリケーションで，公式Webサイト（http://www.osirix-viewer.com/）からダウンロードして使用することができる．OsiriXは無償版／有償版ともに，日本国内では薬事法に基づく初期診断用の医療機器としての販売許可は得ていないため，画像閲覧やリサーチ，教育用として使用可能であるが，初期診断，診療手順や患者管理での使用は禁止されていることに注意が必要である[4]．❸にOsiriXを用いて作成した画像を示す．

が進んでおり，触診の可視化技術があげられる[★2]．

MRI装置

耳科領域ではグリセオール®投与前後の1.5テスラMRI画像や，鼓室内ガドリニウム投与後の3テスラMRIによる3D-fluid attenuated inversion recovery（FLAIR）画像により，内リンパ水腫の画像診断の報告がなされている．

一方でMRI画像装置の大きな進歩として，脳機能の分析に関する可視化技術があげられる．この技術は一般にfMRI（functional MRI）[★3]とよばれており，従来のMRIの傾斜磁場系，信号処理系などの性能を向上させ，脳機能の画像化を可能としたものである．

聴覚伝導路に関して，MRIの最新技術を駆使したイメージング解析が第111回日本耳鼻咽喉科学会総会で報告されている[8]．

（小川　洋）

引用文献

1) Alspaugh J, et al. Dose and image quality of flat-panel detector volume computed tomography for sinus imaging. In: Proceedings of the 49th Annual Meeting of the American Association of Physics in Medicine. 2007. p.22-6.
2) 佐藤公則．Conebeam CTによる歯性上顎洞炎の診断．耳鼻咽喉科展望 2007；50：214-21.
3) Kikuchi T, et al. Three-dimensional computed tomography imaging in the sitting position for the diagnosis of patulous eustachian tube. Otol Neurotol 2007；28：199-203.
4) 杉本真樹．医用画像解析アプリOsiriXパーフェクトガイド．エクスナレッジ；2011.
5) Ophir J, et al. Elastography: A quantitative method for imaging the elasticity of biological tissues. Ultrason Imaging 1991；13：111-34.
6) 三竹　毅ほか．Real-time Tissue Elastography技術の開発．医用画像情報学会雑誌 2006；2：70-4.
7) 山本悦治．MRIによる機能情報の可視化．生体情報の可視化技術編集委員会編．生体情報の可視化技術．東京：コロナ社；1997．p.59-80.
8) 高橋　姿．聴覚中枢伝導路のイメージング解析とその展望．第111回日本耳鼻咽喉科学会総会宿題報告．新潟大学耳鼻咽喉科；2010.

[★2] 1990年代にOphirらが提唱したelastographyなどが始まりとされ[5]，超音波による組織弾性の画像化（tissue elasticity imaging）技術を搭載した機器が臨床の場で使用されている[6]．
[★3] fMRI　fMRIは血液中に存在するヘモグロビンが，酸素飽和度に依存して常磁性と反磁性という2つの状態間を遷移する現象を利用したものである[7]．脳神経学の領域ではfMRIにより脳における運動野，体性感覚野，視覚野，聴覚野などの描出が行われている．
[★4] DICOM　Digital Imaging and Communications in Medicine（ダイコム）．医用画像フォーマットおよび医用画像機器間の通信プロトコールを定義した標準規格．
[★5] PACS　picture archiving and communication system（パックス）．医療画像処理における画像保存通信システム，もしくは画像保管通信システム．

第 2 章　実戦的 X 線画像診断

第2章 実戦的X線画像診断

耳

- 近年，耳鼻咽喉科領域の画像検査技術は急速に進歩している．
- 耳科領域では，高分解能CTやコーンビームCTの開発や普及により，側頭骨の微細構造や疾患による変化をX線検査により詳細に描出することが容易となった．またMRI検査では，分解能の向上により内耳の微細構造や脳神経の描出が可能になったばかりでなく，種々の撮像方法の開発によりCT検査では不可能な病変の質的診断が可能になっている．

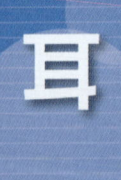

> スクリーニング検査としての有用性はいまだに大きい

- それに伴い最近では，病院での画像検査としての耳単純X線検査の有用性は薄れてきている感があるが，一般診療所で施行するスクリーニング検査としての役割にはいまだ評価すべき点が大きい．撮像時間が短く幼小児でも施行しやすいこと，被曝線量が小さいこと，撮影コストが低いことなどのメリットも多い．

　本項では改めて，耳単純X線検査の有用性をCT，MRI画像と対比しながら考察する．

耳単純X線検査の種類と特徴

> 側頭骨の三角錐構造を前方と外側から概観できる

- 代表的な耳単純X線撮像法には，ステンバース（Stenvers）法，シュラー（Schüller）法，ゾンネンカルプ（Sonnenkalb）法，Towne法がある．ここでは最も一般的なステンバース法，シュラー法について解説する．

◼ ステンバース法 ❶

- 側頭骨は外側面に三角形の底面を，錐体尖部に頂点をもつ三角錐型の骨組織であるが，ステンバース法はこの三角錐を前方から観察する撮像法である．
- 本法では，外側より内方に向かって，乳突腔，半規管，前庭，内耳道，錐体尖部を見ることができる．また上方の中頭蓋窩の底面である錐体上面のラインを外側から錐体尖まで確認することができる．

◼ シュラー法 ❷

- 側頭骨を外側より，つまり三角錐を底面側から観察した画像である．
- 錐体骨の後方限界であるS状静脈洞前縁，前方の顎関節と下顎関節突起後縁，上方の中頭蓋窩により，錐体骨外側面が三角形に描出される．その領域と重なり外耳道・鼓室，乳突洞，乳突蜂巣が含気腔として認められる．

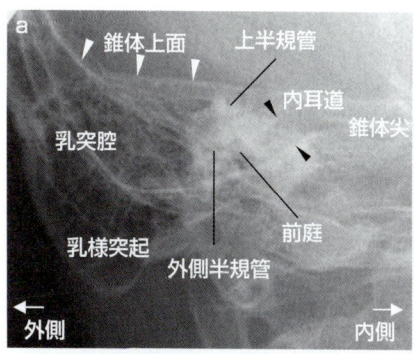

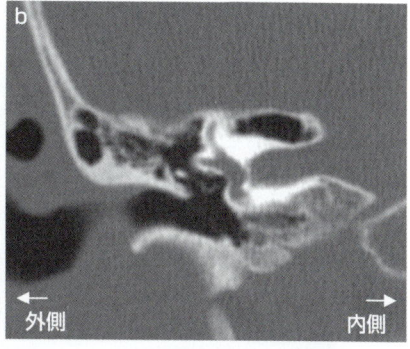

❶ ステンバース法と前額断 CT（正常例・右耳）

a：ステンバース法．錐体骨の概容が三角形として観察される．b の CT 画像と比較すると微細構造が理解しやすい．

b：前額断 CT．同一症例の前庭窓，内耳道レベルのスライス．鼓室腔，耳小骨，内耳骨包の構造が詳細に観察できる．

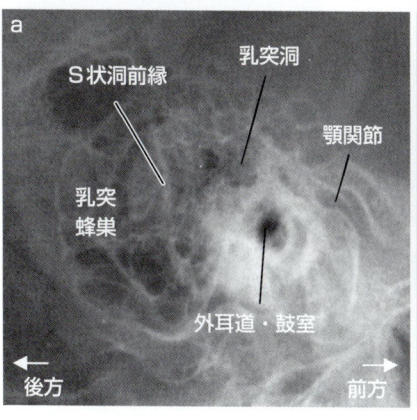

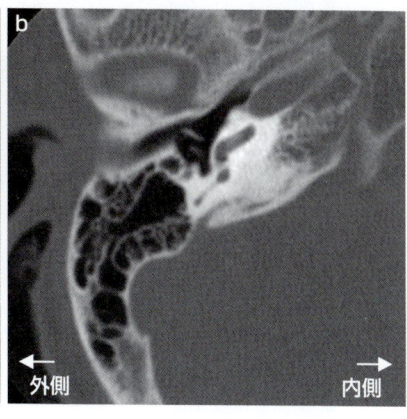

❷ シュラー法と軸位断 CT（正常例・右耳）

a：シュラー法．錐体骨を外側からの概観としてとらえることができる．この症例は乳突蜂巣の発育が良いため，S 状静脈洞の前縁よりも後方にまで蜂巣の発育がみられる．

b：軸位断 CT．同一症例の蝸牛基底回転レベルのスライス．発育，含気の良い乳突蜂巣，中鼓室，ツチ骨，キヌタ骨，後半規管などが描出されている．

- 乳突蜂巣の発育に関する報告は多い．
- シュラー法では乳突蜂巣の発育状況がよく描出されるため，X 線上の発育領域をそれを囲む四角形の面積で算出する矩形面積法により，発育状況を把握することができる[★1]．

★1
蜂巣は生後から 15 歳ごろまで発育すること，その間の中耳炎の既往により発育が抑制されること，その後の中耳炎性疾患の発生や予後と大きなかかわり合いがあることがわかっている[1]．

描出される代表的疾患

S 状静脈洞前方偏移，高位頸静脈球

- 頭蓋底の静脈還流系には解剖学的偏移が多く，時に疾患との鑑別が困難な場合や，手術治療の妨げとなることがある．とくに S 状静脈洞の位置や頸静脈球の高さには著しい個人差と左右差がみられる．
- S 状静脈洞の偏移は，シュラー法で前縁のラインの前方へ張り出しとして確認することができる（❸）．
- 高位頸静脈球は外耳道後下方の透亮像（❹）としてシュラー法で描出される．時に鼓膜から鼓室後下方の暗青色腫瘤として透見されることがあるが，滲出性中耳炎と見誤り鼓膜切開を施行すると多量の出血をきたしてしまう．本症の存在を念頭におき，鑑別が困難な場合はシュラー法での確認が重要である．

❸ 右S状静脈洞の前方偏移症例
a：シュラー法．S状静脈洞前縁のライン（▶）が前方に張り出している．
b：軸位断CT．S状静脈洞が乳突蜂巣内に突出している（★）．

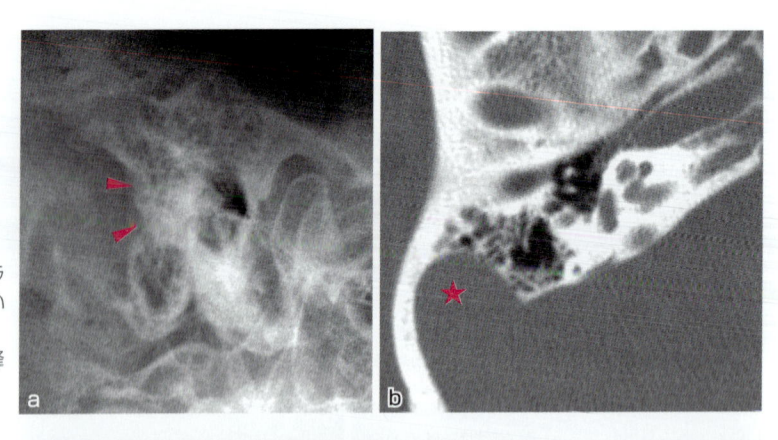

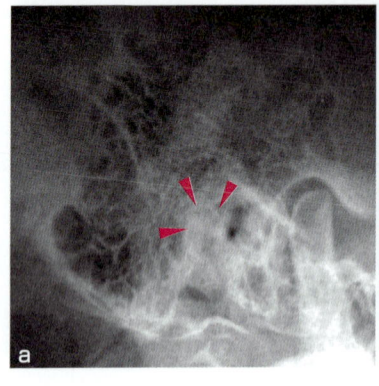

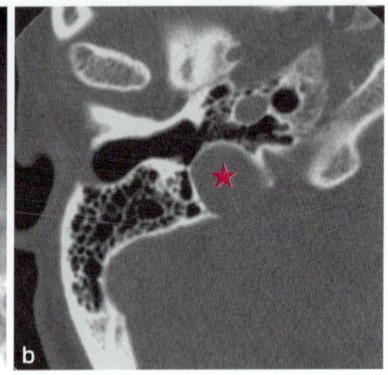

❹ 右高位頸静脈球症例
a：シュラー法．外耳道後下方の透亮像として描出されている（▶）．
b：軸位断CT．頸静脈球が下鼓室内に突出している（★）．

■ 中頭蓋窩の下垂
- 中頭蓋窩の高さは先天的な要因と乳突蜂巣の発育度による後天的な因子の両方に影響を受けるが，一般に蜂巣の発育不良例で下垂がみられる場合が多い．
- 前述のS状静脈洞前方偏移と合併した例は，乳突削開術が困難となる「危険性側頭骨」といわれる．
- ステンバース法で中頭蓋窩底部のラインの下垂を確認することができる．

■ 滲出性中耳炎

> シュラー法で中耳貯留液をすりガラス状陰影として確認できる

- 乳突蜂巣内のすりガラス状陰影として，シュラー法で中耳貯留液が検出される．
- とくに頻度が高い小児滲出性中耳炎では，乳突蜂巣の発育抑制例が多く（❺），その程度が小児滲出性中耳炎の予後に大きく影響する[2]ことがわかっており，本症の診断・治療におけるシュラー法の撮影意義は大きい．

■ 真珠腫性中耳炎

> 乳突蜂巣の発育抑制と骨破壊像がシュラー法で検出される

- 上鼓室，乳突腔の骨破壊による透亮像，中頭蓋窩の不明瞭化などの所見がシュラー法で得られる場合がある（❻）．
- 骨破壊所見は浸潤性ではなく拡張性である．
- 本症では乳突蜂巣の発育抑制が著しいものが多い．

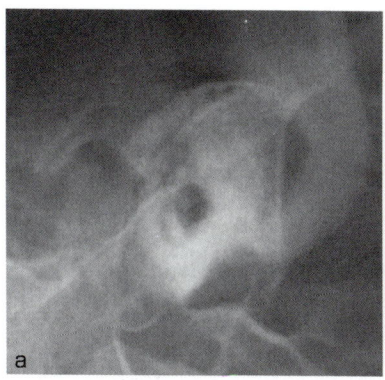

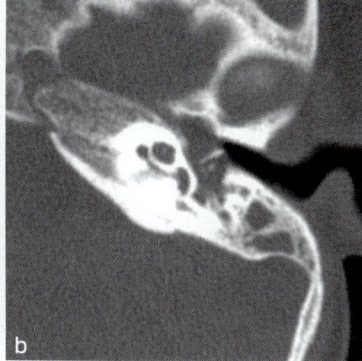

❺ **左滲出性中耳炎症例**
a：シュラー法．乳突蜂巣の発育抑制と貯留液のためすりガラス状で蜂巣構造がほとんどみられない．正常例（❷-a）と比較するとその差は著しい．
b：軸位断 CT．鼓室内，発育の悪い乳突腔内に骨破壊を伴わない軟部組織陰影がみられる．

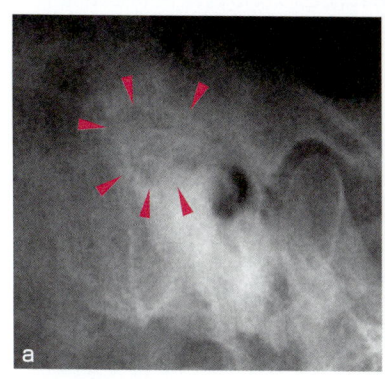

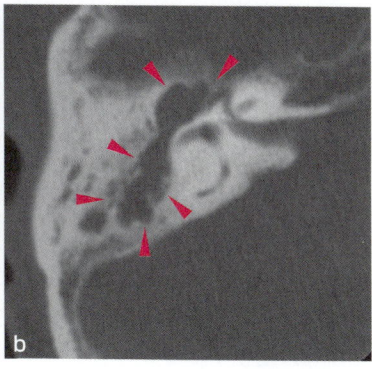

❻ **右真珠腫性中耳炎症例**
a：シュラー法．乳突洞に拡張性の骨欠損像がみられる（▶）．乳突蜂巣の発育は高度に抑制されている．
b：軸位断 CT．乳突洞に軟部組織陰影が充満し（▶），中頭蓋窩との境界の骨が不明瞭になっている．

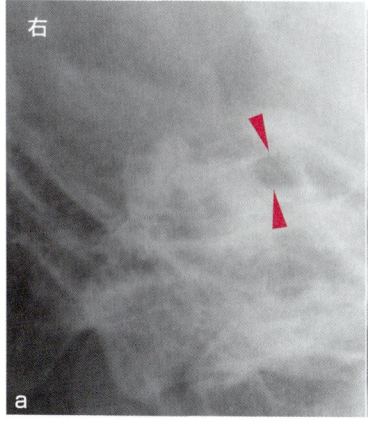

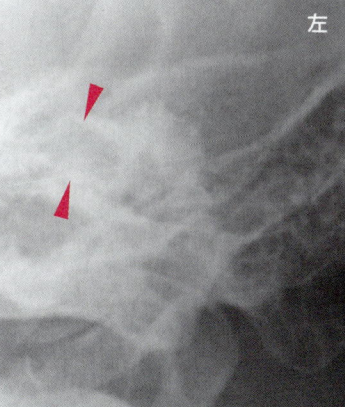

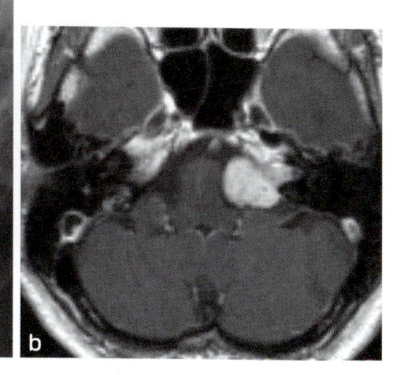

❼ **左聴神経腫瘍症例**
a：ステンバース法．左内耳道の上下径が右に比し拡大している（▶）．
b：MRI T1強調造影軸位断．左内耳道から小脳橋角部に突出する高信号病変を認める．

■ 聴神経腫瘍

- ステンバース法で内耳道の左右差として検出することができる（❼）．ただし，異常を指摘できる可能性があるのは，本症のために内耳道の骨が拡大した症例のみであることはいうまでもない．
- 正常な内耳道の垂直径計測値は4〜6mmとされるが，大きさ，形態には著しい個人差がある[3]．加えて撮像条件による見え方の差も大きい．

> ステンバース法で内耳道の骨の左右差を検出できる

❽ 右錐体部型先天性真珠腫症例
a：ステンバース法．錐体部上方に透亮像が認められ，錐体上面のラインと半規管の輪郭が不明瞭となっている（▶）．
b：軸位断CT．外側半規管前方の錐体部に骨破壊性病変が認められ（★），中頭蓋窩の骨が欠損している．

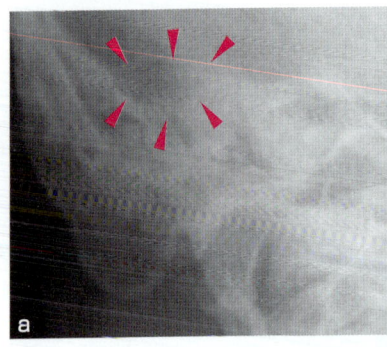

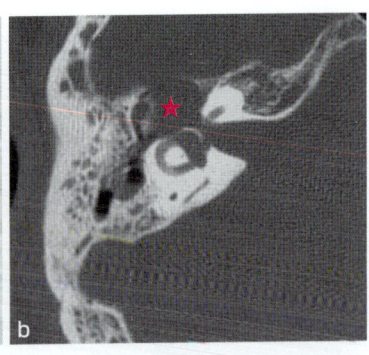

- 以上より，本法で内耳道径に左右差があればさらなる画像検査を積極的に行う根拠とはなるが，左右差がないからといって疾患を否定することはできない．

■ 錐体部病変

- 錐体部型真珠腫（❽），斜台錐体部髄膜腫をはじめとした骨破壊性病変をステンバース法で検出することができる．
- 錐体尖端部や内耳骨包に陰影欠損として骨破壊病変が描出される．とくに，鼓膜の異常所見に乏しい顔面神経麻痺症例や片側性の内耳機能障害症例では，スクリーニング検査としてステンバース法を施行する意義は大きい．

ステンバース法で錐体部の骨破壊性病変を描出できる

■ 外耳道悪性腫瘍

- 外耳道の不整な骨欠損像がシュラー法で，進展例では内耳骨包の破壊所見がステンバース法で得られる．
- 外耳道内に易出血性肉芽病変を認める症例では，骨破壊の有無のスクリーニングを行う意義は大きい．

　側頭骨高分解能CTの開発，MRIの撮像技術の進歩により，側頭骨疾患の質的な診断能力には革新的な進歩がみられる．またコーンビームCTの開発により，一般診療所でも高分解能CT装置が導入されつつある．このような状況下で，耳単純X線検査が診断確定に対して果たす役割は小さい．しかし，一般診療所で施行するスクリーニング検査としてはいまだ有益な点が多い．
　本項が，耳単純X線検査がもつ有用性を改めて認識する機会となれば幸いである．

（山本　裕）

引用文献

1) 今井昭雄．含気腔のX線学的考察．大内　仁ほか編．耳（臨床）(1)．臨床耳鼻咽喉科・頭頸部外科全書2-A．東京；金原出版；1986．p.48-65．
2) 髙橋　姿ほか．園児検診における滲出性中耳炎について．耳鼻咽喉科臨床 1985；78：1917-22．
3) 野村恭也ほか．内耳道．耳科学アトラス―形態と計測値．第3版．東京：シュプリンガー・ジャパン；2008．p.143-51．

第2章 実戦的X線画像診断

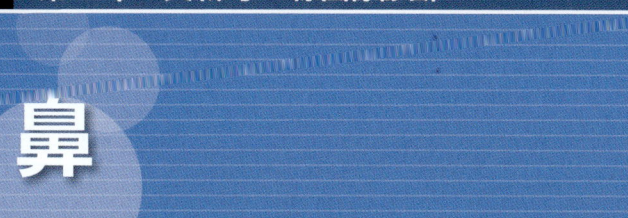

鼻

- 鼻副鼻腔領域で単純X線画像をどう使うかは悩ましい問題である．
- まず，急性副鼻腔炎や慢性副鼻腔炎の診断においては，内視鏡の普及により，問診と内視鏡所見があればこれらの診断は可能になっている．
- 手術を前提とした場合，近接臓器への進展評価を必要とする場合，腫瘍の疑いがある場合などでは単純写真より格段に情報量の多いCT，さらにはMRIの撮影が選択される．
- 2011年3月の福島原発事故以来，国民が放射線被曝に過敏になっている事情もあり，被曝を最小限にするといった要請からも，できれば被曝のある画像は避けたい．
- では，単純画像はもう不要なのであろうか？ 筆者が考えるには，問診所見と鼻鏡所見や内視鏡所見が乖離している場合，異物や外傷の場合，単洞あるいは限局性罹患が疑われる例（歯疾患の評価や上顎洞穿刺などの適応決定など）などではまだ存在価値はあると思われる．
- CT導入以前から耳鼻咽喉科医だった筆者らの年代までは，情報量が劣る単純撮影画像でもなんとか情報を引き出すために，解剖に熟知し，読影経験を積むことが要求された．もちろん，それをもってしても今のCT画像から得られる情報には遠く及ばない．が，情報が少ないからといって用いなければ，読影経験は減り，ますます読影力が低下するのは必定である．診断能力を磨くための一助として改めて単純画像の意義と読影法についてふれたい．

> 問診，鼻鏡，内視鏡所見が乖離している場合などに活用

鼻副鼻腔疾患における画像の役割

- 鼻副鼻腔領域の臨床において画像が必要となるのは，
  ①問診，局所所見から想定はされるが，確認できないでいる病変を実際に確認する
  ②病変の性質，進展範囲を評価して治療方針を立てる（炎症，囊胞，腫瘍など）
  ③手術実施の参考にする（アプローチ法，切除範囲の設定，副損傷の防止）
  ④治療効果を判定する
  ⑤視診できない部分の再発の有無を判定する
  といった場合である．実地医家に必要なのは①②が主であろうから，それに絞る．

❶副鼻腔炎の単純撮影診断

- 合併症のない急性副鼻腔炎は通常，症状と経過および前鼻鏡などの臨床所見で診断され，抗菌薬投与や充血除去などの保存的治療が行われる．通常では画像診断は必要としない．症状の強い場合はまず単純撮影の適応となるであろう．ただし，その場合，篩骨洞は病変が見逃される可能性を考慮すべきである（Ⅲ，B）．
- 慢性副鼻腔炎においても症状の強さ，合併症の有無により画像診断の役割は異なる．診断のみであれば臨床所見，前鼻鏡，内視鏡と単純撮影のみで十分とする報告がある（Ⅲ）．しかし，症状が強い，糖尿病などの合併症がある，保存的治療に抵抗性である，など内視鏡手術の適応が考えられる場合は単純撮影を省略し，最初からOTを考慮すべきであろう（Ⅲ，B）．
- 急性副鼻腔炎患者においてCTと比較した単純撮影（Waters法＋Caldwell法＋側面像）は，特異度は比較的高いものの，鋭敏度は上顎洞以外では低かった（Ⅲ，E2）．
- 慢性副鼻腔炎患者において単純撮影とCTの診断一致率は上顎洞，前頭洞で高く，篩骨洞で低かった（Ⅲ，E2），単純撮影は後篩骨洞で過大評価の傾向があり，前篩骨洞で過小評価される傾向があった（Ⅲ，E2）．
- 慢性副鼻腔炎患者における内視鏡手術との比較で，単純撮影は上顎洞における所見は一致率が高く，篩骨洞では一致率が比較的低かった（Ⅲ，E2）．
- Waters法のみと4方向の単純撮影を比較し，4方向の単純撮影でも上顎洞以外は診断率が良くなく，Waters単独と価値は変わらないとする報告もある（Ⅲ，E2）．
- 単純撮影を含む外来での検査はスクリーニング検査であり，高い鋭敏度が求められる．それゆえに単純撮影は敏感度が低く，急性副鼻腔炎が疑われる場合にはルーチンに行われるべきものではない（Ⅳ）．

（日本医学放射線学会ほか編．副鼻腔疾患の画像診断ガイドライン2007年版[1]より）

単純画像の副鼻腔疾患診療における位置

- 日本医学放射線学会および日本放射線科専門医会共同編集による『副鼻腔疾患の画像診断ガイドライン2007年版』[1]では，副鼻腔炎の単純撮影画像診断に関しての記載がある（❶）．❶の（　）内はエビデンスレベルと推奨度を示す．これらを十分に理解したうえで，単純撮影画像の利用法を検討したい．

撮影法の選択

> コールドウェル法とウォータース法が基本的組み合わせ

- 基本的組み合わせとしてはコールドウェル（Caldwell）法とウォータース（Waters）法であろう．顔面正位撮影（いわゆるPA法）は副鼻腔と錐体骨が重なるなど重複像が多くなり，診断的意義に乏しくなる．

■ コールドウェル撮影法（鼻前頭位撮影）（❷）

★1　OM line
眼窩側縁と外耳道入口部中点を結ぶ想定線．

- 鼻と前頭部を撮影台につけて，OM line[★1]はカセットに垂直にして，その線から15〜27°頭方でX線束を射入する．
- 錐体上縁が眼窩下縁に重なるので，篩骨蜂巣，天蓋，篩骨上顎板，側窩，眼窩内側壁，前頭洞などの読影に適する．篩骨洞上顎洞の境界である篩骨上顎板の薄い骨壁もみることができる．
- X線束をOM lineに0°で射入（頭蓋正面背腹方向）すると，錐体骨は両眼窩と篩骨洞に重なるので両者を観察することができないし，前頭骨や前頭洞下部を観察するにも適しない．

■ ウォータース撮影法（鼻顎位撮影）（❸）

- 鼻と下顎を撮影台につけて，OM lineから下方45°で投射する．

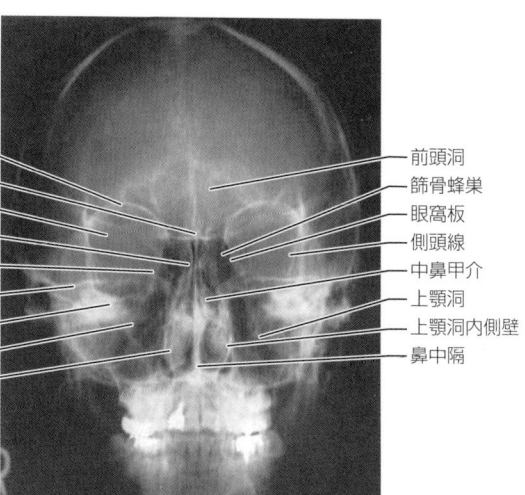

❷コールドウェル撮影法

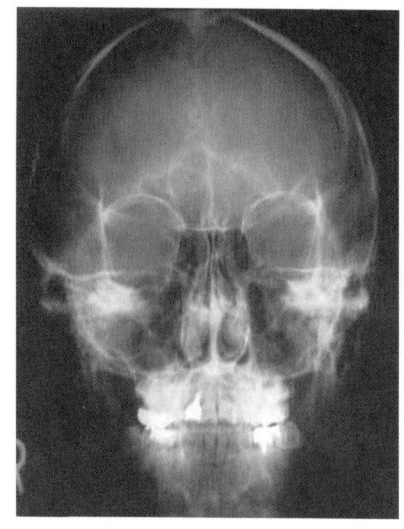

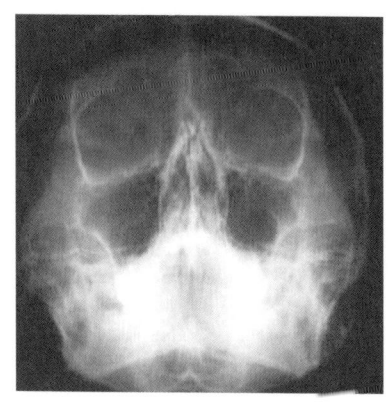

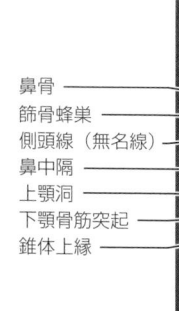

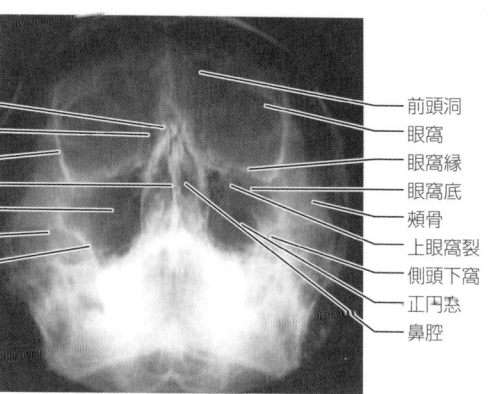

眼窩上縁
蝶形骨縁
眼窩
中鼻甲介
上眼窩裂
錐体上縁
眼窩下神経管
翼状突起気胞化
下鼻甲介

前頭洞
篩骨蜂巣
眼窩板
側頭線
中鼻甲介
上顎洞
上顎洞内側壁
鼻中隔

❸ウォータース撮影法

鼻骨
篩骨蜂巣
側頭線（無名線）
鼻中隔
上顎洞
下顎骨筋突起
錐体上縁

前頭洞
眼窩
眼窩縁
眼窩底
頬骨
上眼窩裂
側頭下窩
正円孔
鼻腔

- 錐体上縁が上顎洞下縁に重なり，上顎洞，前頭洞，眼窩下壁前縁，眼窩底，眼窩内側壁，頬骨弓をみるのに適する．
- 開口位で撮影したほうが口唇などの軟部陰影が少なく上顎歯槽突起部が鮮明となり，口腔内上縁に蝶形骨洞をみることができる．
- また，立位で撮影する利点は，急性副鼻腔炎の際の分泌物の貯留や外傷時の洞内出血に際して，ニボーを形成して診断を容易にする点にある．

読影のポイント

- まず写真が適正かどうかを判定する．
  ① 骨，軟組織，空気が見分けられることが第一である．
  ② 次いで，適正な角度から5°以上ずれていないことを確認するが，これには錐体上縁の高さが参考になる．この狂いで，錐体上縁が目指す構造物の情報をマスクしてしまう．
  ③ 次いで，対称性をみるが，正しい頭位で撮影され，正中線が合っている

❹左上顎洞炎　　　　　　　　　　　　　❺左前頭洞炎

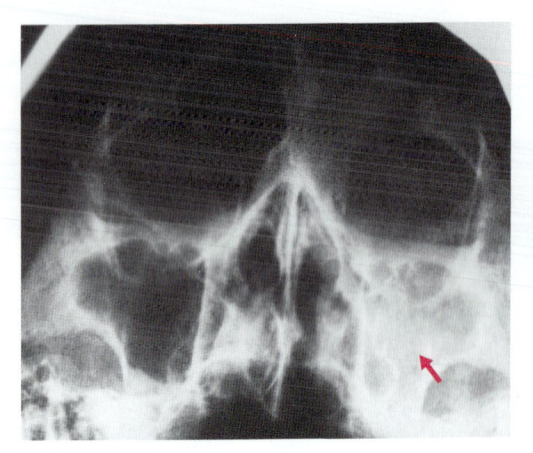

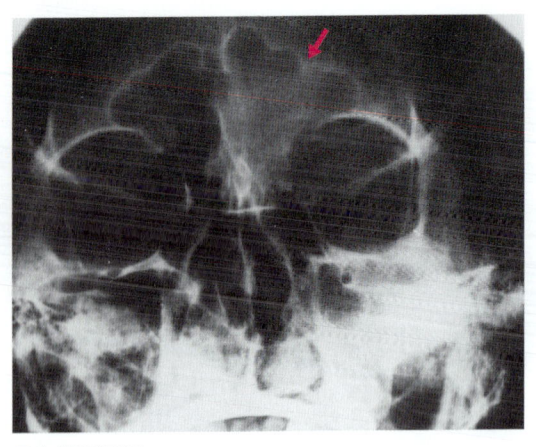

かをまず判定する．左右の下顎枝の幅が等しいか，第2頸椎歯突起と鼻中隔下部が重なっているかなどが基準となる．前頭洞，蝶形骨洞などは左右差が大きい．
●次いで，読影である．
①解剖構造の確認：画像にみられる線の正しい理解（❷，❸）．
②洞内陰影：分泌物あるいは粘膜肥厚による空気量の減少を意味する[★2]．高度な場合は，慢性副鼻腔炎で骨増殖があるときか，悪性腫瘍で骨吸収のないときを考える．限局性壁在性の陰影の場合には，貯留嚢胞，浮腫，歯根嚢胞などを考える．液面形成は貯留液の存在を示す（❹，❺）．
③洞骨壁の変化：消失，菲薄化，変位は悪性腫瘍，嚢胞，拡張性の良性腫瘍などで，硬化は骨増殖性慢性副鼻腔炎，骨原性腫瘍，癌の骨転移などでみられる．
④重複像の知識：重複像としては，顔面正位での頸静脈結節と篩骨蜂巣，頸椎横突起と上顎洞，コールドウェル法での錐体と上顎洞などが有名であるが，解剖に熟知することが肝要である．
●篩骨蜂巣炎は粘膜肥厚をきたしやすいので軽い病変でも含気状態は障害されやすく，びまん性病変となる．前頭洞は上方のみならず後方にも進展するので，空気含量の差により前後壁間が薄いほど暗く写るので，一見病変に差があるようにみえるので注意を要する．これは上顎洞にもいえる．蝶形骨洞の診断は周囲の骨組織が厚く，形態も複雑で，単純写真では困難なことが多い．

（市村恵一）

★2
含気度低下，粘膜肥厚，軟部陰影塊，液面形成，気腫，石灰化，骨化，異物などの形をとる．

引用文献

1）日本医学放射線学会，日本放射線科専門医会，医会（編）．成人副鼻腔疾患の診断に単純撮影は有用か．副鼻腔疾患の画像診断ガイドライン 2007 年版．http://www.jcr.or.jp/guideline/2007/pdf/406.pdf

第 2 章　実戦的 X 線画像診断

咽喉頭

- 画像診断は CT と MRI の出現でまさに革命的に進歩した．しかし，全体像を一挙に観察しうる単純 X 線写真は今なお重要で，正しい画像解剖と病的所見の知識が必要である．

単純 X 線写真の特質と適応

- 単純 X 線写真（以下，単純写真）は，骨化喉頭軟骨と下咽頭軟部組織の観察を行う．
- 咽頭・喉頭腔はその空気によって，気道のかなりの部分が単純写真でも同定できる．
- 適応としては，①喉頭の急性炎症，②喉頭，下咽頭良性，悪性腫瘍（進展範囲のおおまかな同定），③喉頭運動障害，④異物，⑤甲状腺腫脹（石灰化），⑥幼小児の喘鳴の原因精査などがあげられる．

単純 X 線写真による正常解剖（❶，❷）

- 輪状軟骨，甲状軟骨，披裂軟骨はいずれも硝子軟骨であり，成人では骨化を認める．
- 側面像で，喉頭蓋谷，喉頭蓋，喉頭室がよく描出される．喉頭蓋谷には常に含気があるとは限らず，舌根部は舌扁桃のため，表面が粗であることが多い．それに対し，喉頭蓋はその表面が常に平滑であり，喉頭蓋喉頭面は滑らかに前連合へ移行する．喉頭室はレンズ状の透亮帯とし

> **Advice**　椎体前面の軟部組織の計測値
>
> 咽頭後部軟部組織（postpharyngeal soft tissue：PP）は第 4 頸椎レベルで計測し，正常で 6 mm 以下，PP に咽頭筋が加わった輪状軟骨後部軟部組織（postcricoid soft tissue：PC）は 9 mm 以下である．
>
> 気管後部軟部組織（retrotracheal soft tissue：RT）は気管後壁，食道前・後壁と椎体前面の軟部組織の和を表しており，甲状腺峡部の高さでの気管狭窄部で計測する．成人男性で 15 mm，女性で 13 mm 以上で異常を疑う必要があるとしている．

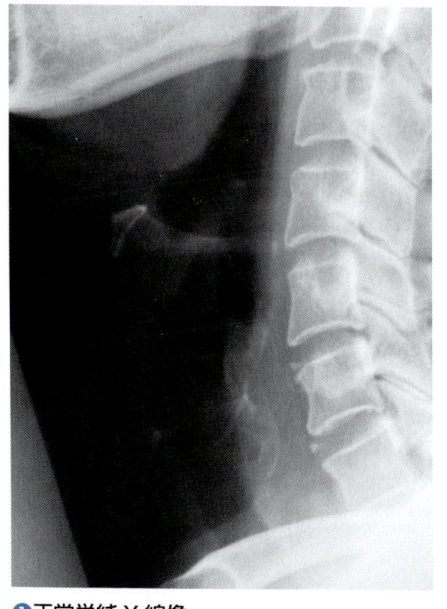

❶正常単純 X 線像

❷咽頭側面計測

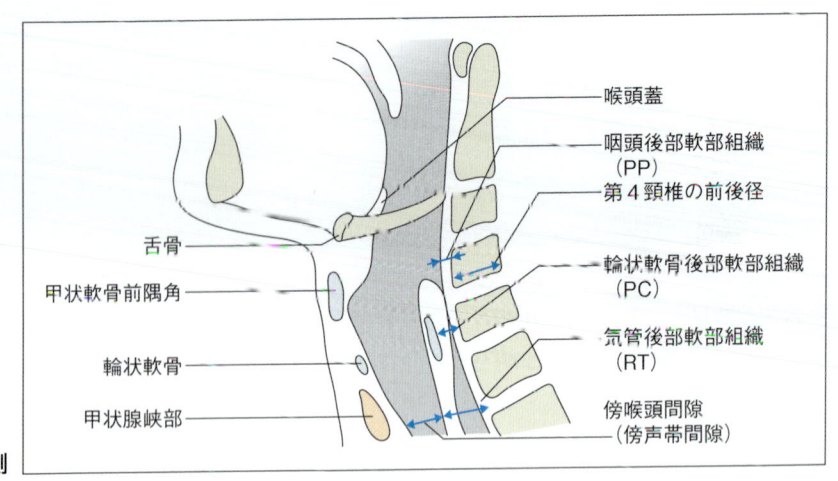

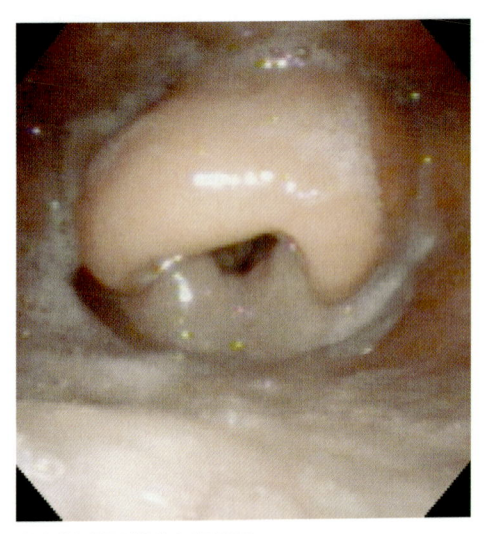

❸急性喉頭蓋炎内視鏡像

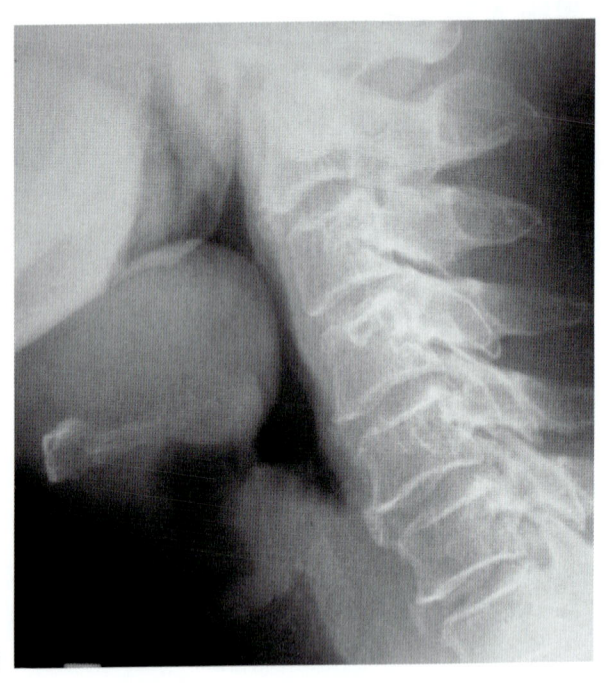

❹急性喉頭蓋炎 X 線側面像

★1
片側の声帯麻痺のある場合, このレンズ状の形態が崩れて, ∞状となることがある.

て甲状軟骨前縁に接して認められる[★1]. 普通, 喉頭では側面像で透亮として同定できるのは喉頭室のみである.
- 前後像では頸椎と重なり合うが, 気管の変異や, 発声させての撮影で麻痺の有無や声門下狭窄が観察できる.
- 側面像では多くの情報が得られる. 多田[1)]は, 単純写真側面像で椎体前面の軟部組織を観察する指標として❷で示した計測値を示している.

症例にみる単純 X 線写真

急性喉頭蓋炎

- 急性喉頭蓋炎（acute epiglottitis）は, 間接喉頭鏡検査や喉頭内視鏡検査を

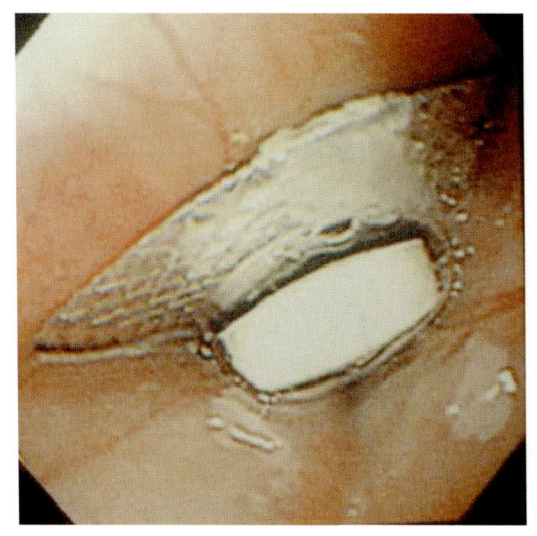

❺PTP X線側面像

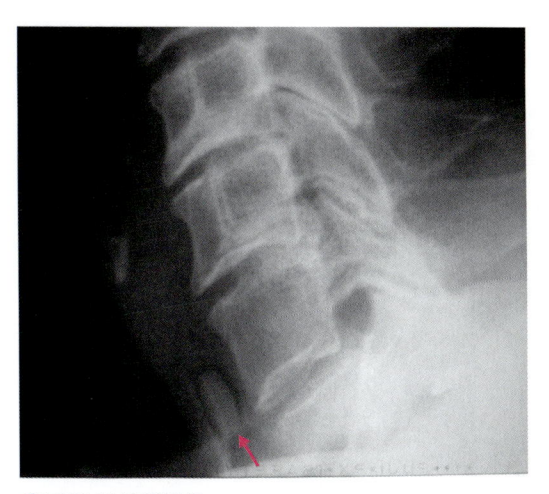

❻PTP X線正面像

❼PTP 内視鏡像

行えば比較的簡単に診断できるが（❸），一般診療所を訪れた患者が見逃されることが後を絶たない．
- 舌圧子で咽頭を観察しただけでは診断できないが，写真（❹）のように喉頭側面像があれば腫大した喉頭蓋を描出できる．

■ 下咽頭 PTP[*2] 異物

- 薬をパッケージごと飲み込む患者は高齢者だけでなく，比較的若い症例も見受けられる．
- 頸部食道に陥頓すると喉頭内視鏡では確認できないが，側面像で空気とのコントラストで異物が描出できる（❺）．しかし正面像でははっきりしない（❻）．上部消化器内視鏡が必要となる（❼）．

★2 PTP
PTP（press-through-package）シート，PTP包装シートともよばれ，錠剤やカプセルの包装として用いられる．プラスチックにアルミなどの金属を貼りつけたもの．

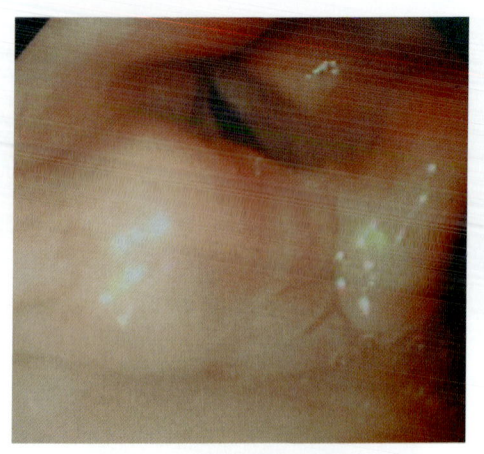

❽ 下咽頭頸部食道癌初診時内視鏡像

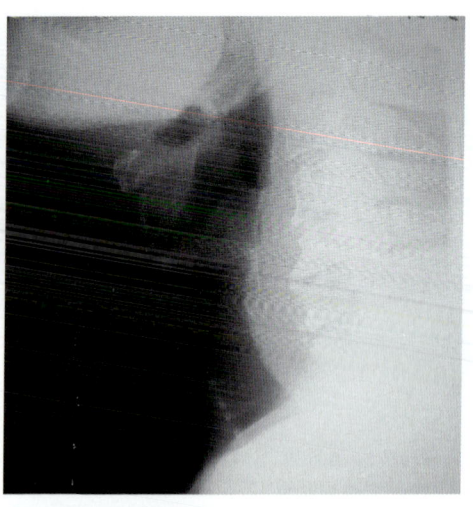

❾ 下咽頭頸部食道癌初診時 X 線像

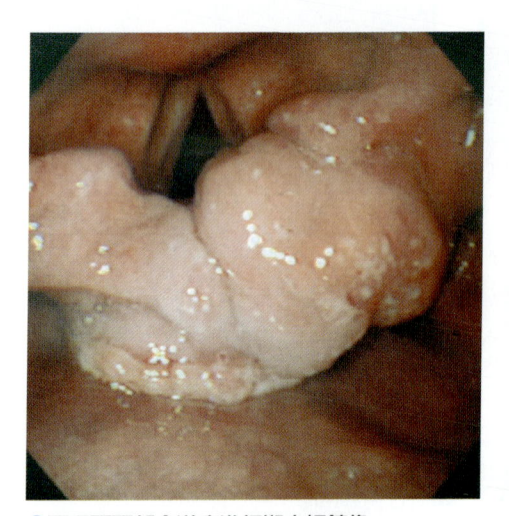

❿ 下咽頭頸部食道癌進行期内視鏡像

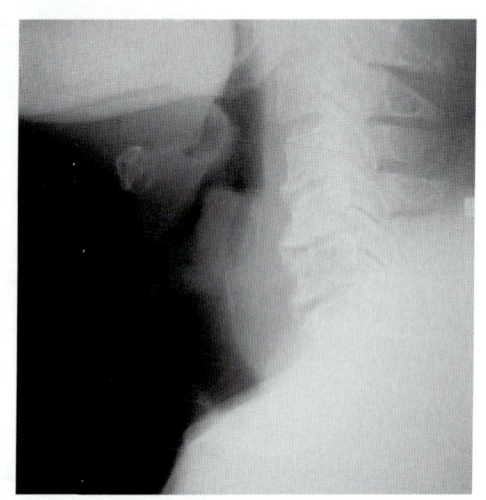

⓫ 下咽頭頸部食道癌進行期 X 線像

■ 下咽頭頸部食道癌

● 咽喉頭のつかえ感で受診，初診時の喉頭内視鏡（❽），喉頭 X 線検査（❾）で確認できず．1 年半後に進行して来院（❿，⓫）．進行すれば容易にわかるが，早期に診断できなかったことが反省させられる症例である．

(平林秀樹)

引用文献

1) 多田新平．喉頭・下咽頭の X 線検査．安河内浩編．頭頸部．1 版．放射線医学双書 4．東京：近代出版；1975．p.31-6．

第3章 新しい内視鏡診断

NBIによる癌の診断

NBIとは[1)]

■ 開発の歴史

- 狭帯域光観察（narrow band imaging：NBI）は，画像強調観察の一つであり，「光デジタル法」に分類される画像強調手法である．
- その開発は経内視鏡分光測定システムの研究に端を発し，1994年に始まった「がん克服新10カ年計画」のなかで国立がんセンター東病院と東京工業大学，オリンパスによる産学共同研究からNBIは生まれてきた．
- NBIを用いれば，白色光下では観察困難であった微細血管像のコントラストが格段に向上することがわかり，日本のみならず世界各国の医師による精力的な研究により医学的有用性が示されることとなった．
- こうした技術開発により，2006年にオリンパスよりNBIを搭載した次世代内視鏡システムが製品化され発表された．

■ 原理

- NBIでは，血液中のヘモグロビンに吸収されやすい狭帯域化された2つの波長（青色光：390～445 nm／緑色光：530～550 nm）の光で粘膜表面を照らして観察する．
- 光には波長の違いによって物体内に入り込む深さ（深達度）が異なるという特徴があり，415 nmと540 nmでは粘膜組織への伝播深度が互いに異なる．415 nmの狭帯域光は粘膜表層の毛細血管像をとらえて茶系の色調で示し，540 nmの狭帯域光は表層下の血管像をとらえてシアン系の色調で描写している．これにより表層の毛細血管と粘膜微細模様を強調して表示することができる（❶）．

機器の紹介（❷）

- オリンパスから2012年3月現在発売されている耳鼻咽喉科向けのNBIの機種とその特徴は以下のごとくである[★1]．
  ・ENF-VH®：ハイビジョン画像対応，広視野角（110°），先端外径φ3.9 mm
  ・ENF-V3®：先端外径φ2.6 mm（最細径モデル）
  ・ENF Type VQ®：視野角90°，先端外径φ3.9 mm
  ・ENF Type VT2®：鉗子チャネルあり（処置用），先端外径φ4.8 mm

NBIは「光デジタル法」に分類され，毛細血管の観察に有用

★1
これらのシリーズでVH®とV3®は2011年秋の新製品である．

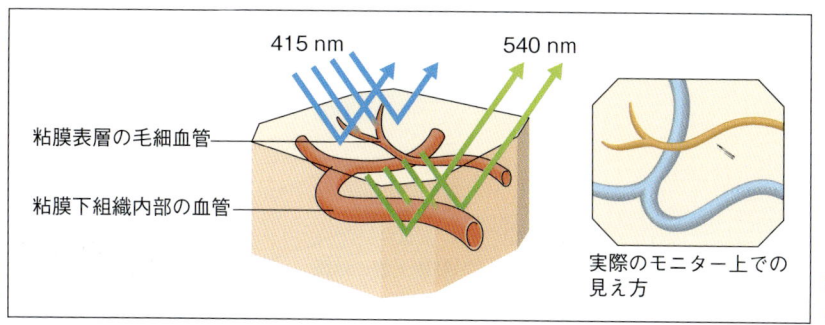

❶NBIの原理
（画像協力：オリンパス）

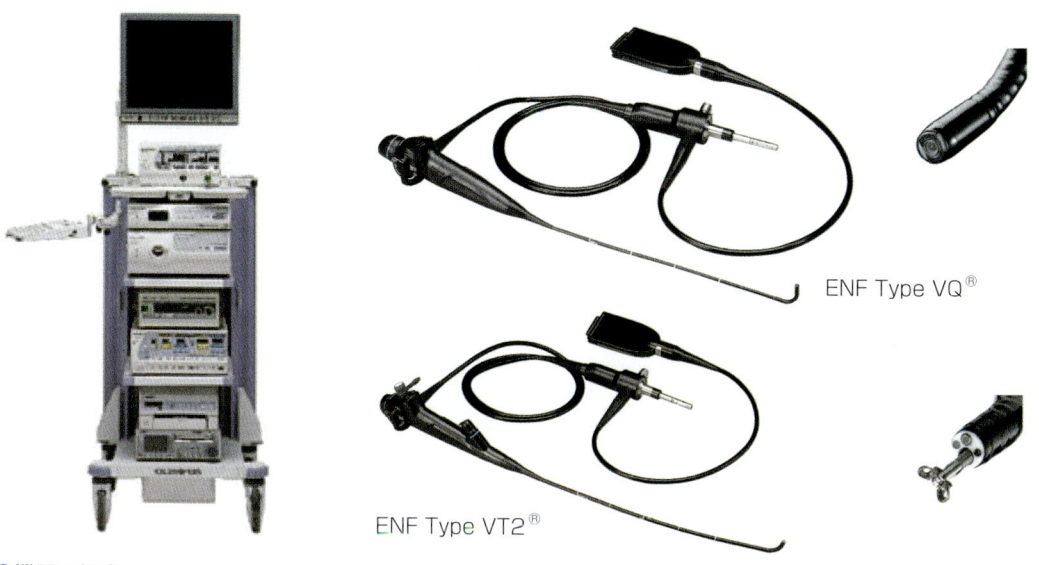

粘膜表層の毛細血管
粘膜下組織内部の血管
実際のモニター上での見え方

ENF Type VQ®
ENF Type VT2®

❷機器の紹介

（写真提供：オリンパス）

表在性病変に対する考え方

なぜ毛細血管の観察を行うのか？

- 癌は自らの細胞を増殖させるため，血液から多くのエネルギーを集める．血管がない場合には，その周辺に自らが毛細血管をつくりだしてエネルギーを吸収しようとする（血管新生）．このため，癌が拡大すると毛細血管が増え粘膜表面が込み入った模様に変わる．こうした粘膜表面の毛細血管のパターン変化によって，病変部の質的変化を診断することが可能となってきている．
- 現在，頭頸部表在癌に対する内視鏡的異型度診断は，食道において確立されている診断基準が用いられてきている．

内視鏡診断を行う際のtechnical term[2]
上皮乳頭内血管ループ（IPCL）

- 正常粘膜の観察では，粘膜筋板の直上に接するように存在する樹枝状血管

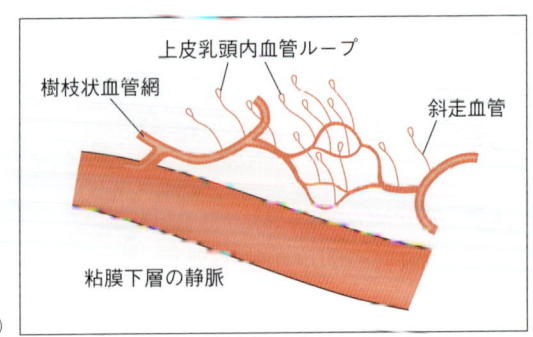

❸ 食道上皮内〜粘膜下の血管構造
(井上晴洋ほか. 日本消化器病学会雑誌 2007[2] より)

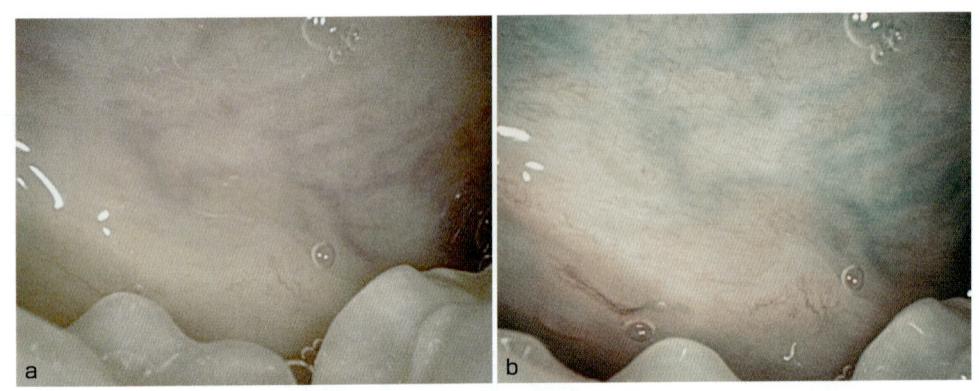

❹ NBI 内視鏡による粘膜表層の血管の観察例（ENF Type VQ®使用）
a：通常光，b：NBI．

網から IPCL（intraepithelial papillary capillary loop；上皮乳頭内血管ループ）は垂直に立ち上がってくる（❸）．
- NBI によって，樹枝状血管網は緑色に観察され，IPCL は褐色のループ状の線として浅層に観察される（❹）．

領域性を有する茶色い変化（well demarcated brownish area）
- 粘膜表層の毛細血管増生は brownish area として認識される（❺）．

IPCL パターン分類
- 井上らによって示された食道に対する内視鏡的異型度診断が汎用されており，type Ⅰ（正常粘膜）から type Ⅴ（上皮内癌）までに分類される（❻）[2]．これにより組織の性状診断および表在癌の深達度診断が行われている．

■ 頭頸部表在癌の定義
- 日本頭頸部癌学会および表在癌研究会での試案では，「癌進展が上皮下層にとどまる癌でリンパ節転移の有無は問わない」とされている．このため，表在癌は必ずしも早期癌ではないことに注意が必要である（❼）．

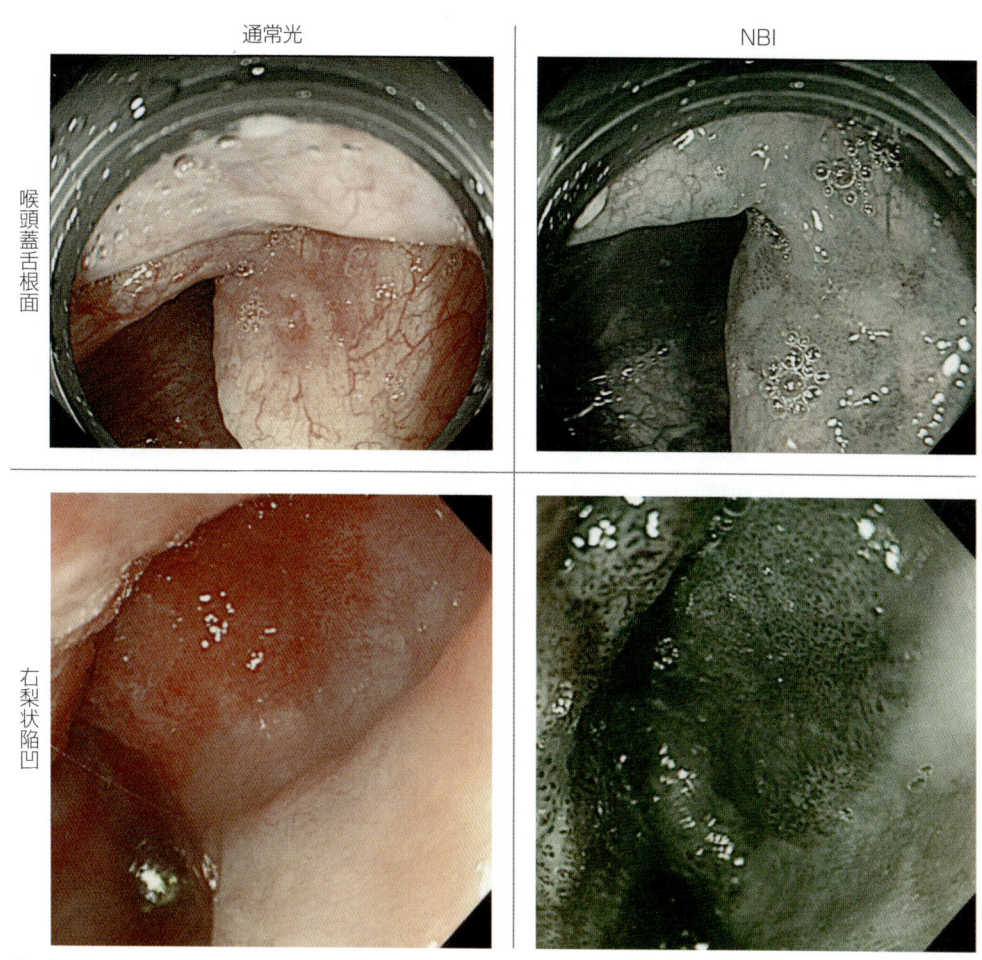

	通常光	NBI
喉頭蓋舌根面		
右梨状陥凹		

❺ well demarcated brownish area

所見	IPCLのタイプ			深達度	治療
	type I				なし
	type II				
	type III				フォローアップ
	type IV				
	type V	m1	type V-1	m1	EMR/ESD
		m2	type V-2	m2	
		m3	type V-3	m3sm1以深	診断的EMR/ESDまたは外科的切除
		sm	type V-N	sm2以深	外科的切除

❻ 食道におけるIPCLのパターン分類と治療方針

(井上晴洋ほか．日本消化器病学会雑誌2007[2]を基に作成)

NBIによる診断の流れ[3]（❽）

- ① brownish area の有無をみる.
  → 癌であれば病変内のどこかの辺縁に領域性が認められる．角化傾向の強い病変は丈の低い白色扁平隆起として認められる．
  ② IPCL の異型血管（井上分類 type III 以上）増生の有無をみる.
- 上記①②でいずれも所見が認められれば，癌と診断される．
- 一方，境界明瞭な brownish area が認められても異型血管がみられない場合には，メラノーシス（melanosis）であることが多く，異型血管がみられても brownish area が境界不明瞭である場合は，炎症性変化であることが多い．また，丈の低い扁平白色病変であっても表面が乳頭状構造を示すものは乳頭腫と診断される．

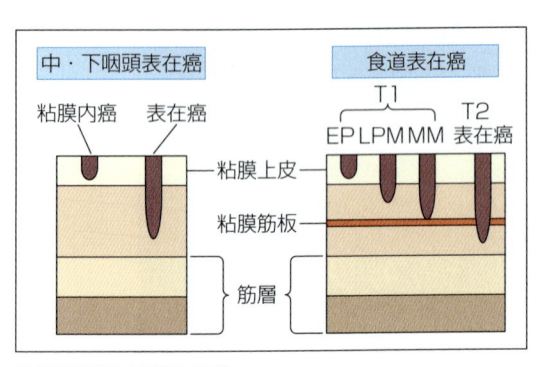

観察時の工夫

■ 唾液の除去

- 口腔・咽喉頭には唾液などの分泌物の付着が多く，これが観察の大きな妨げとなる．観察の前に，上を向いて行う「ガラガラ」うがいと1〜2口の水を飲んでもらうことで，ある程度の唾液は除去できる．
- VT2®以外のスコープには鉗子チャネルがなく

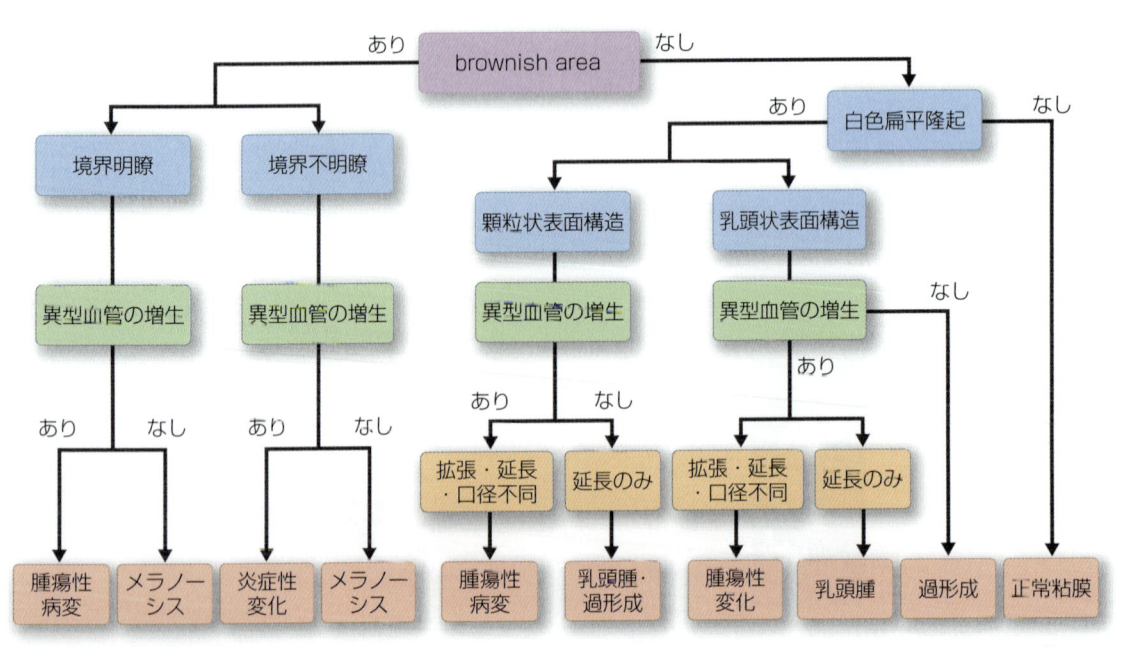

❼ 頭頸部表在癌の定義

❽ NBI による診断の流れ

（武藤 学．NBI 内視鏡アトラス．南江堂；2011[3] より）

吸引などの処置ができないので，不十分な観察しかできない場合には消化器内視鏡医による観察が望ましい．

■ NBI観察を先に行う

● NBIで先に観察するか，白色光で先に観察するかについてはMutoらが検討を行い，NBIで先に観察するほうが有意に癌を認識することができることを示している[4]ことから，NBIで観察することを第一とし，その後白色光での観察を続けるのがよいと考えられる．

■ 後壁の観察

● 消化器内視鏡医は患者を側臥位として経口的にファイバーを挿入すること

> **Advice** 消化器内科からの紹介患者について──注意点
>
> 　消化器内科での内視鏡検査は耳鼻咽喉科用ファイバーよりも画像の質において高精度である（❾）．このため消化器内科で視認された病変が，耳鼻科では確認できない場合がある．その場合には癌専門施設等への紹介などを考慮し，適切な患者振り分けをする必要がある．
> 　また，カラーアトラスの発刊などが相次いでいることより，これらを利用して表在性病変を診る「眼」を養っておく必要がある．

ENF-VQ®/V2®
観察深度 5〜50 mm

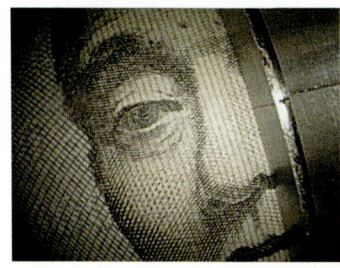

VQ：φ3.9 mm

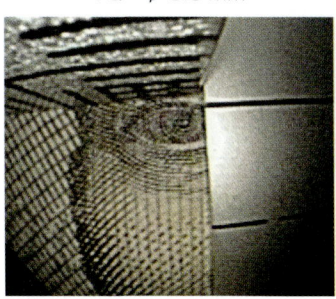

V2：φ3.2 mm

GIF-XP260N®
観察深度 3〜100 mm

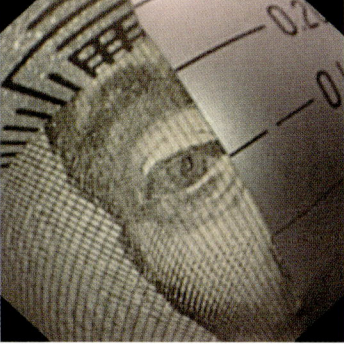

φ5.0 mm

GIF-H260Z®
観察深度 7〜100 mm

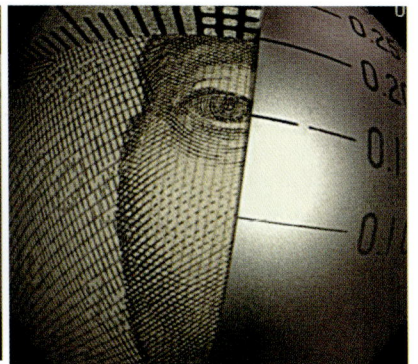

φ10.8 mm

❾ **各内視鏡の観察深度 10 mm における違い**
ENF-V2®（オリンパス製）：耳鼻咽喉科用．視野角90°，先端部外径φ3.2 mm．
GIF-XP260N®（オリンパス製）：消化器内科用．超小型CCDを採用し，先端部外径φ5.0 mmの極細スコープ．
GIF-H260Z®（オリンパス製）：消化器内科用．ハイビジョン対応CCDと，光学85倍ズーム機能をもち，拡大観察画像が可能なスコープ．

から，咽頭後壁の病変によく気がつくが，われわれは経鼻でファイバーを挿入することから，咽頭後壁は接線方向となり観察が不十分になる．このことより，必要に応じて経口的にファイバーを挿入する必要がある．

治療

- 表在性病変の場合，過剰治療を回避するため内視鏡的咽喉頭手術（endoscopic laryngo-pharyngeal surgery：ELPS）[5]などが行われている．
- ELPSでの適切な切除には視野・術野の確保と有効なカウンター・トラクションが必要であり，キャップ法★2や彎曲鉗子法★3，ダブル・スコープ法★4などが考案されている[6]．

（松浦一登）

★2 キャップ法
胃・食道表在癌の切除時に病変の粘膜下層に生理食塩水を注入し，隆起した粘膜病変を内視鏡先端につけたフード内に吸引して引き込み，スネアをかけて切除する方法．井上らが開発した．近年，咽頭領域にも導入された．

★3 彎曲鉗子法
複雑な形態を示す咽喉頭腔を彎曲喉頭鏡により一つの筒状の空間とし，上部消化管内視鏡による明瞭な視野の下で彎曲鉗子と高周波電気メスを用いて腫瘍切除を行うELPSの原法．佐藤・大森によって開発された．

★4 ダブル・スコープ法
ELPS原法における彎曲鉗子の代わりに，経鼻的に挿入した耳鼻咽喉科処置用内視鏡から鉗子を出して病変部の把持を行い，上部消化管内視鏡からの切除デバイスを用いて手術を行う方法．松浦らによって提唱された．

引用文献

1) 後野和弘．NBIの原理と歴史．武藤　学ほか編．NBI内視鏡アトラス．東京：南江堂；2011. p.2-7.
2) 井上晴洋ほか．NBI画像による咽頭・食道扁平上皮領域における内視鏡的異型度診断および内視鏡的深達度診断：IPCLパターン分類．日本消化器病学会雑誌 2007；104：774-81.
3) 武藤　学．診断体系．武藤　学ほか編．NBI内視鏡アトラス．東京：南江堂；2011. p.26-7.
4) Muto M, et al. Early detection of superficial squamous cell carcinoma in the head and neck region and esophagus by narrow band imaging：A multicenter randomized controlled trial. J Clin Oncol 2010；28：1566-72.
5) 佐藤靖夫ほか．下咽頭表在癌の手術治療：内視鏡的咽喉頭手術（ELPS）の経験．日耳鼻会報 2006；109：581-6.
6) 松浦一登ほか．ダブル・スコープ法による内視鏡的咽喉頭手術（ELPS）について．頭頸部癌 2010；36：466-72.

第3章 新しい内視鏡診断

良性疾患，とくに小児における利用法

- 内視鏡は内部や奥の方を観察することを目的に開発された光学機器である．内視鏡は機器本体に光学系を内蔵し，奥の方や臓器内部の様子を画像として手元でみる．その画像をモニターに映し出す，それを記録するということを可能にした．
- 額帯鏡では観察しえなかったものが画像として患者側にもみることができ，他の医療者もみることができるようになったことは，患者側にとっても医療者にとっても非常に有益なことである．
- 医学光学の進歩を実感するが，日常臨床で使用するには，①使いやすい機器を選ぶ，②機器の扱い方に慣れる，③機器でみた画像に見慣れる，④そのうえで診断や治療に生かす，という手順が必要である．

内視鏡の種類

- 耳鼻咽喉科領域で使用する内視鏡は硬性内視鏡，軟性内視鏡に大別される．これらは光ファイバーを使用したファイバースコープであるが，使用する内視鏡の型により，硬（曲がらない直型）か，軟（曲がる）かを区別している．
- ファイバースコープのほかに電子スコープ[★1]がある．
- デジタルマクロビュー®（ウェルチ・アレン製）は，耳鏡を取り付けるヘッドにレンズとCCDカメラを内蔵した内視鏡（電子スコープ）の一種である．みたい対象物に接近しないでも観察できる利点がある．

内視鏡で耳をみる

内視鏡の種類と特徴

- 鼓膜鏡は硬性内視鏡の一種であり，耳垢や耳毛を避けて鼓膜に接近し，鼓膜全体を視野に入れることができる．視野角が広く，額帯鏡ではみえない範囲まで観察できる．
- 鼓膜鏡はファイバースコープや電子スコープで観察記録もできる．視野角は広い．
- デジタルマクロビュー®は，本体を鼓膜に接近せずに，鼓膜観察ができ記録ができる．スペキュラ（耳鏡）の太さや厚さにより，視野に制限が生じる．消毒の点からはスペキュラを一人一人交換でき，感染をもたらす心配は少

★1 電子スコープ
先端に小型のCCDカメラをつけた内視鏡のことである．

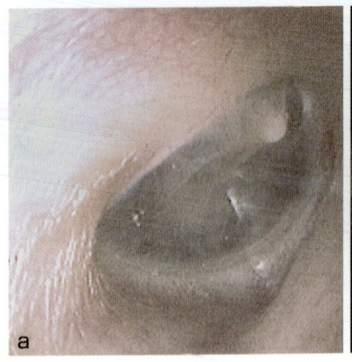

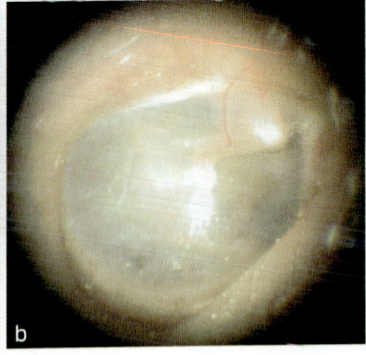

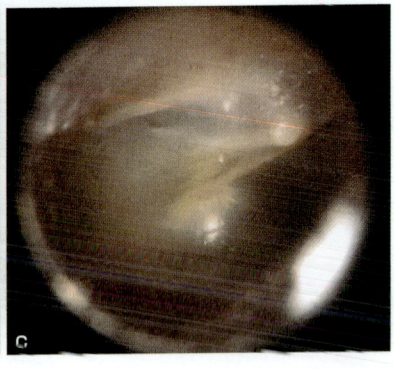

❶内視鏡でみた正常鼓膜
a：電子スコープ，b：硬性鏡，c：デジタルマクロビュー®（ウェルチ・アレン製）．

ない．

- 3つの方法でみた鼓膜を❶に示した．電子スコープ（❶-a），硬性鏡（❶-b），デジタルマクロビュー®（❶-c）による正常鼓膜である．光源の種類がキセノンかハロゲンかによって，明るさや色調に若干の相違が生じる．色調は光源の種類を知ることと，使用している内視鏡に慣れることが重要である．

■ 持ち方・使い方（❷）

> 耳介の持ち方を工夫し内視鏡を外耳道に接しないよう把持

- 外耳道に内視鏡や耳鏡が接すると患児が痛がるので，内視鏡が患児に接しないように把持する．
- そのためには耳介の持ち方を工夫し，外耳道をみやすいように展開する．
- 耳介の持ち方は，内視鏡を持たない手（多くの場合は利き手ではない手）の第3，4指で耳介を挟み，後上部に引っ張り上げるようにすると，硬性内視鏡でみやすくなる（❷）．
- ファイバースコープや電子スコープで観察するときは先端を鼓膜に近づけすぎない[★2]．

★2
先端は光ファイバーで内視鏡をつけっぱなしておくと熱くなっているから気をつける．

鼓膜のみかた

> 鼓膜全体をみて急性炎症や滲出性中耳炎を診断

- 鼓膜のみかたは鼓膜全体をみて急性炎症（鼓膜の発赤，鼓膜の膨隆，光錐の減弱，鼓膜混濁，耳漏の有無）や滲出性中耳炎（貯留液線，鼓膜緊張部や弛緩部の陥凹，鼓膜の菲薄化や石灰化）の診断を行う．
- 鼓膜を透見して鼓室内をみる．すなわち鼓室に貯留している貯留液や含気の状態，mass，耳小骨の傾きなどをみる．

★3 針状鏡
径の細い硬性鏡．

- 針状鏡[★3]で，鼓膜切開孔や鼓膜の穿孔部から直接，耳小骨や鼓室粘膜の状態を観察することも可能である．患者が動かずに協力できること，外耳道の径が内視鏡の径よりも太く操作できる余裕があること，硬性鏡が挿入できるように外耳道を直に保つことが条件である．

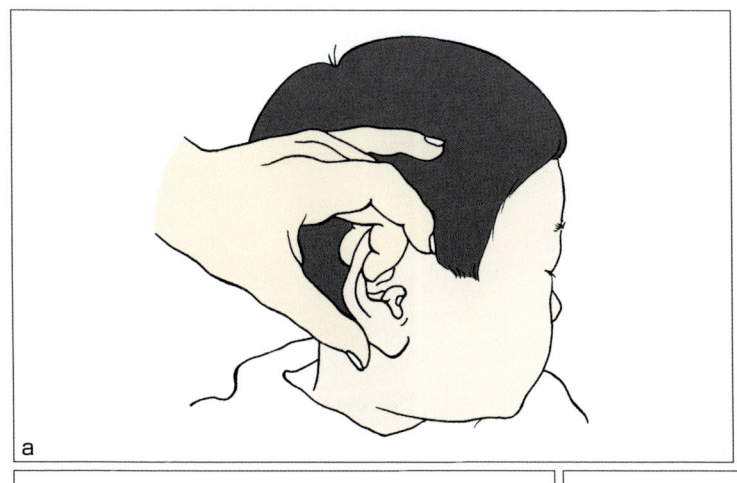

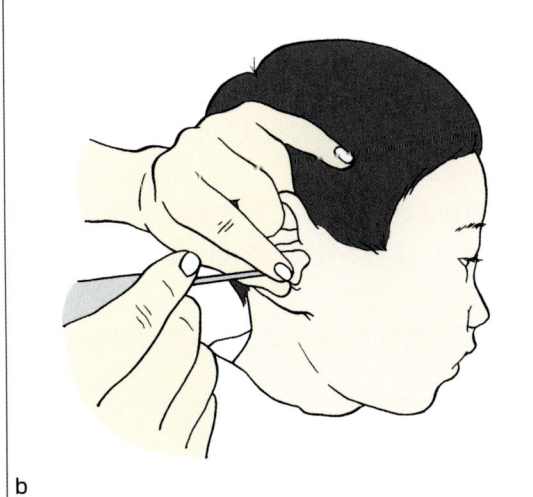

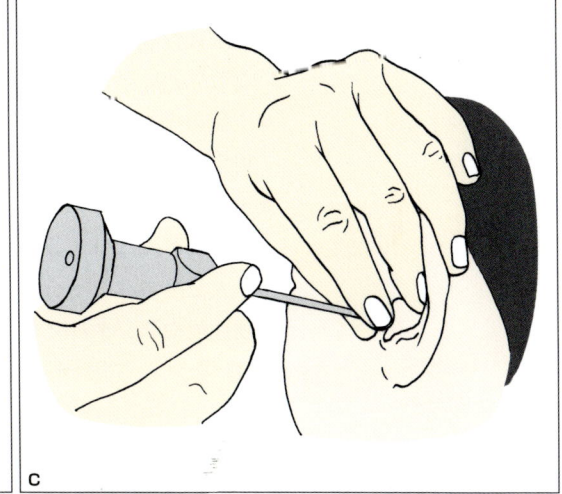

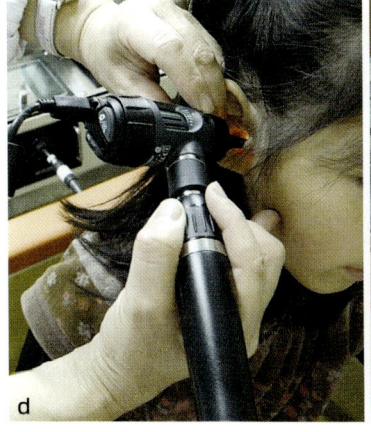

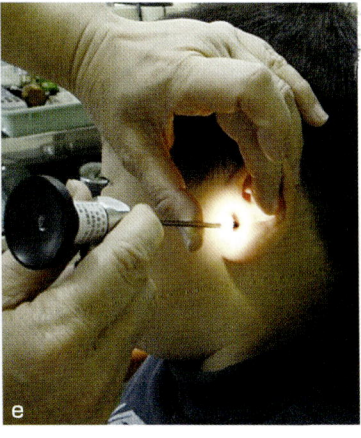

❷ 内視鏡での鼓膜観察時の耳介の持ち方
a：第3,4指で耳介を後上部に牽引する．
b：右耳をみる，c：左耳をみる．
d：デジタルマクロビュー®で右耳をみる．
e：鼓膜鏡で左耳をみる．

内視鏡で鼻をみる

内視鏡の種類と特徴

- ファイバースコープ，電子スコープ，硬性内視鏡，軟性内視鏡がともに使用できる．軟性内視鏡は硬性鏡では到達しにくい局所の観察も可能である

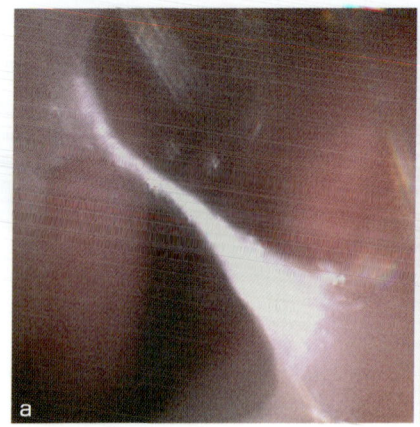

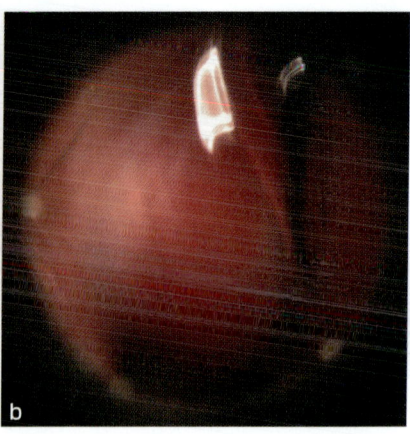

❸ 内視鏡でみた鼻腔写真
a：電子スコープでみた下鼻甲介と漿液性鼻汁．
b：デジタルマクロビュー®でみた下鼻甲介と水性鼻汁．

が，硬性鏡も斜視鏡を使用し，硬性鏡の太さを変えることで観察が可能になる．
- 上記の内視鏡での観察後はすべて消毒が必要になり，連続して内視鏡を使用するには，本数をそろえる必要がある．
- デジタルマクロビュー®でも鼻腔を観察することができる．鼓膜をみた後で，スペキュラを装着したまま，鼻腔を観察した後にスペキュラを一人一人交換することで清潔が保たれる．
- 硬性鏡やデジタルマクロビュー®を使用する際には，前鼻鏡で内視鏡の方向づけをすると視野が良くなる．

■ 内視鏡を使った鼻腔観察

- 内視鏡で鼻腔観察をする前に，鼻腔粘膜の色調と腫脹の度合いをよく観察しておく．表面麻酔と粘膜収縮を目的にキシロカイン®（リドカイン塩酸塩）・アドレナリン液を噴霧すると色調が変化し，元の色調は観察できなくなるからである．
- ❸に鼻腔の内視鏡写真を呈示した．❸-aは電子スコープの写真であり，❸-bはデジタルマクロビュー®でみた鼻腔写真である．
- 粘膜の色調，浮腫の状態，鼻汁の有無と性状，鼻汁の流出部位，中鼻道，上鼻道の観察，総鼻道の通気の程度，総鼻道から観察できる上咽頭などをみる[★4]．
- 小児期では新生物のなかで多いのは鼻茸である．観察できれば有茎性かどうか，どこから発生しどの方向に成長しているかなどをみる．

内視鏡での鼻腔観察の前に鼻腔粘膜色調と腫脹の度合いを観察

★4 幼児では総鼻道に食い込むように成長している咽頭扁桃が時々観察される．

内視鏡で上咽頭をみる

- 硬性鏡では総鼻道に沿って後鼻孔方向に内視鏡を進めると上咽頭が観察できる．軟性内視鏡でも同様である．ただし，デジタルマクロビュー®では上咽頭までは観察できない．

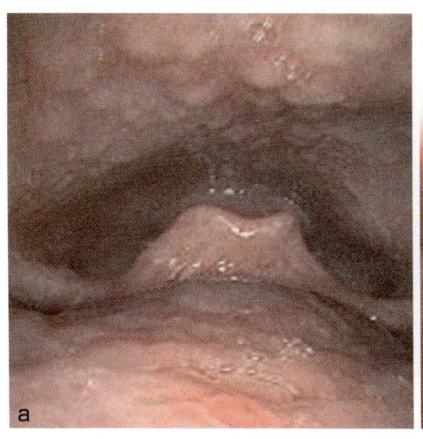

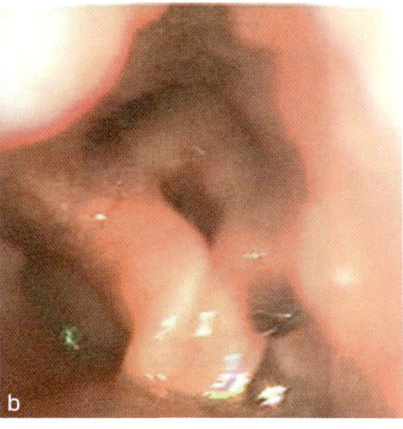

❹喉頭内視鏡写真（電子スコープ）
a：舌根部嚢胞のため喉頭蓋が圧排されている．
b：喉頭蓋が極端なΩ型である．

内視鏡で喉頭をみる

内視鏡の選択と使い方

- 軟性内視鏡を用いる．小児で最も問題になるのは内視鏡の径である．体重3kg程度の正常の新生児であれば径3mm程度の内視鏡は鼻腔を十分通過し，喉頭の観察が可能である．逆に3mm程度の内視鏡が通過しないようであれば，狭鼻（鼻腔が狭い）が疑われる．
- 吸引チャネルや鉗子チャネルが装備された内視鏡は径が太くなり，小児の鼻腔には向かない．吸引が必要であれば，多用途吸引チューブを用い鼻腔から吸引するか，口腔内から吸引する．この際，吸引チューブの太さは6〜8fr程度にする．片側の鼻腔を内視鏡，もう一方を吸引チューブで鼻腔を占拠してしまうと呼吸ができなくなるからである．

> 小児に使用する内視鏡の径には十分な注意が必要

内視鏡での喉頭のみかた

- 喉頭入口部に唾液の貯留がないか，喉頭蓋谷，梨状陥凹が観察されるか，喉頭蓋の形，脆弱の有無，喉頭内腔の展開，披裂部の浮腫の有無，声帯の運動，声門から観察できる声門下の状態をみる．
- ❹は喉頭内視鏡写真である．❹-aは喉頭蓋が観察できるが，喉頭蓋谷が展

Column　急増した上咽頭腫瘍疑い患者⁈

軟性内視鏡で喉頭や鼻咽腔を観察する，という診療スタイルが耳鼻咽喉科診療所に浸透しだしたとき，「上咽頭腫瘍疑い，精査依頼」の紹介状を持った患者さんが毎日のように来院した．今まで間近でみることができなかった上咽頭が，内視鏡で手に取るようにみえるのである．分葉状でモコモコした隆起のある上咽頭が映し出され，「これはヘンだ，上咽頭癌かもしれない」と直感したに違いない．正常の成人でもアデノイド様組織が観察されるのである．「これは正常所見と思われます．定期的に経過観察のうえ，増大傾向などがありましたら，再度受診させてください」と何度となく返信を書いているうちに，所見に慣れたのか，紹介されてこなくなった．きっと内視鏡の画像に見慣れたのだろうと思う．

❺気管切開孔からの内視鏡検査
（気管カニューレから内視鏡を挿入）
a：ファイバースコープでみた気管肉芽.
b：電子スコープでみた気管からの出血点.

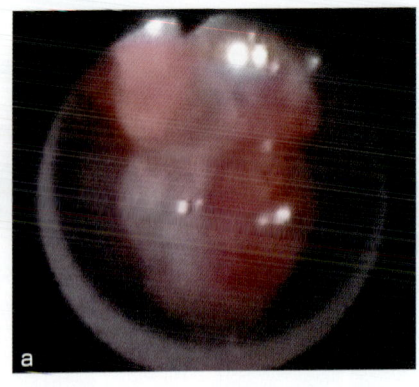

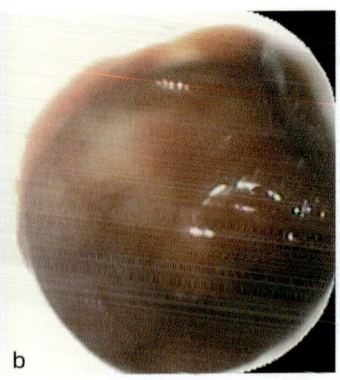

開できない，舌根部嚢胞の症例である．❹-b は喉頭蓋が極端なΩ型をしており，吸気に十分な空間が保てない喉頭脆弱症例である．喉頭蓋の動きは静止画像では得られないので，ビデオ（ムービー）で記録に残す．
- 喉頭脆弱症ではヒラヒラした喉頭蓋が吸気時に喉頭内腔に吸い込まれるような動きや，披裂部の余剰粘膜とも思える粘膜が吸気時に喉頭内腔に引き込まれる状態が観察される．

内視鏡での嚥下の観察

- 喉頭蓋谷や喉頭入口部，披裂部に唾液の貯留があると嚥下機能障害が疑われる．
- 小児では喉頭内視鏡時に泣いていることが多く，嚥下機能が十分でないと吸気時に唾液が喉頭から気管に流下する様子が観察される．

気管切開孔から気管を観察する

- 気管カニューレよりも径の細い内視鏡を使用する．気道を保つためである．
- 気管カニューレを引き抜きつつ内視鏡で観察するが，カニューレがそのまま抜けてしまい，呼吸困難にならないように助手が管理する．カフが膨らんでいるときはカフ圧を下げ気管への圧迫をなくした状態で，カニューレを引き抜きつつ気管壁を観察する．
- 気管切開の後期合併症に気管肉芽，気管腕頭動脈瘻がある．それらの診断や早期発見，予防のために，気管切開孔からファイバースコープや電子スコープを挿入し，気管内部を観察できる．❺に気管切開孔からみた気管肉芽と気管からの出血点を示した．

（工藤典代）

参考文献

1. 工藤典代．子どものみみ・はな・のどの診かた．東京：南山堂；2009．

Column

ちょっとした内視鏡観察のコツ

　今日の耳鼻咽喉科外来診療においては，内視鏡は必需品といえる．内視鏡には軟性鏡と硬性鏡があるが，軟性鏡については高い普及率であり，最近は従来のファイバースコープのほかにCCDを内蔵した電子内視鏡を常備している施設も多い．

　耳鼻咽喉科外来では決められた時間で数多くの患者を診察することが求められ，また耳，鼻，咽頭・喉頭は別々に観察する必要がある．そのため，硬性鏡をうまく使いこなすことができれば，効率良く所見をとることができると思われる（❶）．

　電子内視鏡を所有している施設では，ユニバーサルタイプのCCDカメラヘッドを追加することにより，電子内視鏡と同じ光源とモニターシステムで硬性鏡を使用することができる．さらに，画像ファイリングシステムを併用することにより，内視鏡画像を効率的に管理することができ，また，近年急速に普及してきている電子カルテとの連動も可能である．

中耳内視鏡の汎用

　耳用には鼓膜鏡とよばれる，0°の直視型で外径が2.7〜3 mmで，長さが6〜11 cm程度のものが使いやすい．通常は経外耳道的に鼓膜の観察に用いるが，乳幼児の鼻咽腔内視鏡としても使用が可能である．急性副鼻腔炎を発症した乳幼児では，高率に急性・滲出性中耳炎を合併していることが多いので，鼓膜を観察しておくことは重要である（❷）．

　また診察中に静止ができず暴れる子どもでは，なるべく短時間に効率良く所見をとることが大事である．そのため両耳，両鼻腔，咽頭を連続して観察し，画像ファイリング装置があればそれに記録する．

　処置用顕微鏡では少しの体動で大きく視野がずれるが，内視鏡は左手で耳介を後上方に牽引し，右手で外耳道に挿入してしっかり保持していれば，患児が不意に頭部を捻転してもその動きについていける．

　経外耳道的な手術操作が必要な場合は処置用顕微鏡下に行うことが多いが，外耳道が彎曲していて死角が生じる場合は内視鏡を併用するとよい．ただし，内視鏡を長時間使用し，温度が高くなると温度眼振を生じ，めまいがすることがあるので注意が必要である．

鼻咽腔内視鏡の喉頭への応用

　鼻副鼻腔観察用の鼻腔鏡の0°の直視型は外径4 mm，長さが17〜20 cmくらいのものが使いやすい．鼻腔内部と副鼻腔自然口の観察とともに口腔，咽頭の観察にも適している．

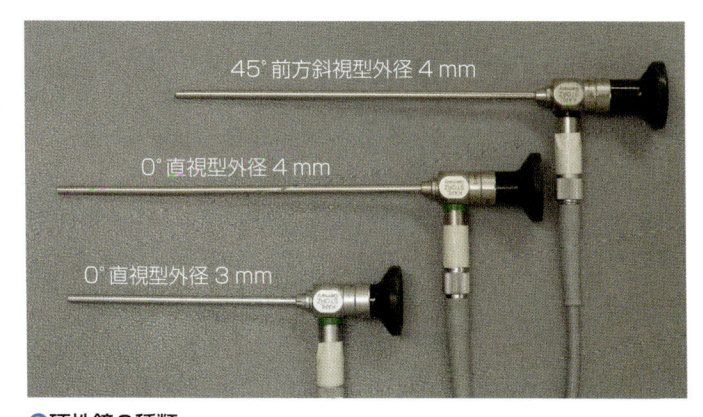

❶ 硬性鏡3種類
耳用に0°直視型外径3 mm，鼻用に0°直視型外径4 mm，喉頭用に45°前方斜視型外径4 mmの3本があると便利である．

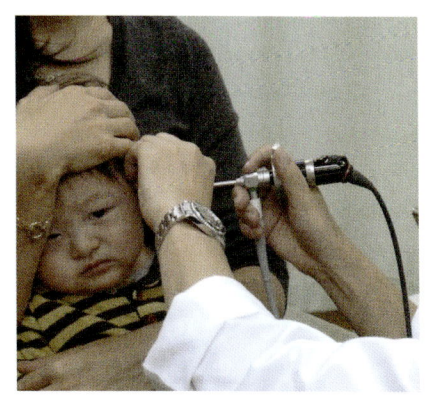

❷ 乳幼児に対する中耳内視鏡
乳幼児の狭い外耳道でも所見がとりやすい．

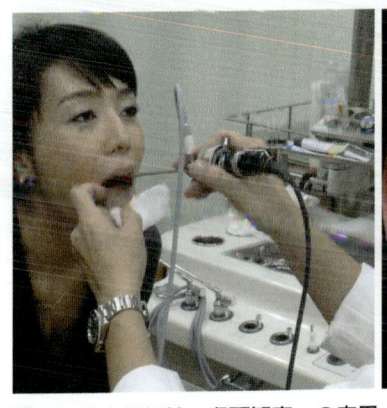

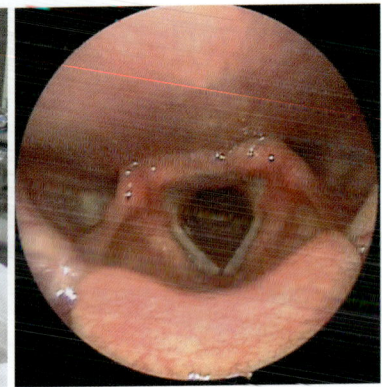

❸45°前方斜視鏡の喉頭観察への応用
喉頭・下咽頭の観察が効率的にできる.

鼻腔の観察のみの場合は左手に鼻鏡を保持して鼻孔を広げ,右手に内視鏡を持って鼻腔に挿入する.鼻腔内で操作が必要な場合は左手に内視鏡を保持し,右手に鉗子などを操作する.操作をする場合は軟性鏡よりも硬性鏡のほうが有利である.

鼻出血の止血処置,副鼻腔炎手術後の処置,下鼻甲介に対するレーザー手術や鼻茸切除手術,異物の除去術,鼻腔内の生検術など応用範囲が広い.

このサイズでもう1本あると便利なのが,45°の前方斜視型内視鏡である.これは副鼻腔自然口を介して副鼻腔内部の観察に用いることもできるし,斜視部を下方に向けて経口的に咽頭に挿入すると喉頭を観察することも可能である.

喉頭を観察する場合は間接喉頭鏡を使用するのと同じイメージで行う.

患者に椅子に深く腰掛けてもらい,おじぎをするように上半身を前傾させ,さらに下顎を前方に突き出し,大きく開口して,舌を前方に出してもらう.左手でガーゼなどを用いて舌を挟み,下方に牽引する.右手で内視鏡を持ち,咽頭に挿入する.

上顎中切歯のあいだに内視鏡を固定すると安定する.レンズ先端が曇るので舌に接触しないように注意する(❸).

操作に慣れれば局所麻酔は不要であるが,咽頭反射が強い場合は,4%キシロカイン®(リドカイン塩酸塩)スプレーで咽頭麻酔をする.

観察は舌根部から開始し,喉頭蓋を経て喉頭腔に達する.声帯前連合まで観察できればよいが,頸部の伸展が不良な症例では前方の観察がやや困難となる.

急性上気道炎の患者では,喉頭浮腫や急性喉頭蓋炎の合併の有無を確かめるため,喉頭の観察は不可欠であるが,軟性内視鏡では検査に時間がかかる.

感冒流行期などに数多くの患者を診なければいけない状況では,スクリーニング検査としては便利である.画像ファイリング装置がある場合は吸気と発声時に短時間に連続して撮影し,後でじっくりと画像を観察するとよい.この検査で十分な所見が得られない場合は,鼻腔からの軟性鏡検査を行う.

咽頭異物の摘出,喉頭小手術なども鼻咽腔内視鏡のときと同じように操作する.この場合は術者の両手はふさがるので,患者に自分の手で舌を下方に牽引してもらう.

鉗子はカールライネル氏式喉頭鉗子(万能鉗子)を用いるが,鼻手術用の西端氏式鋭匙鉗子の弱彎または強彎を逆手に持つ方法でも対応できる.

〈浦野正美〉

第4章 耳管機能をみる

第4章 耳管機能をみる

実戦的耳管機能検査法
――鼓膜形成術前の耳管機能評価

- 耳管機能については未知の部分も多い．また，市販されている耳管機能検査装置の使い方と結果の解釈も一般には複雑かつ混沌としている部分がある．
- そこで，本項では，第一線の診療で耳管機能の評価が必要とされる場面の代表として，鼓膜形成術（乾燥している鼓膜穿孔耳〈❶〉）の術前検査法に絞って，耳管機能の評価法を紹介する．

鼓膜形成術の適応判定としての耳管機能検査

- 鼓膜形成術の適応決定に際して考慮すべき要因は耳管機能だけではないが，本項では，満たすべき耳管機能とその評価法を耳管機能検査装置を所有の有無に分けて述べる．

■ 耳管機能検査装置を所有していない場合
検査1：耳管逆通気検査（❷）
- 外耳道に加圧したときに鼻腔に圧が抜ける場合をパス（耳管狭窄なし），圧が抜けない，あるいは異常に高い圧を要するときには耳管狭窄と判定する．

検査2：開放耳管の検出
- 伝音難聴があると耳管が開放していても症状がないことが多い．このよう

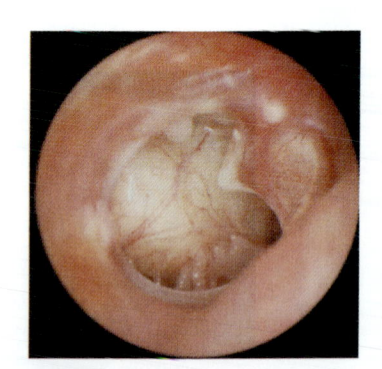

❶乾燥した鼓膜穿孔
鼓膜形成術前に耳管機能の評価が必要である．

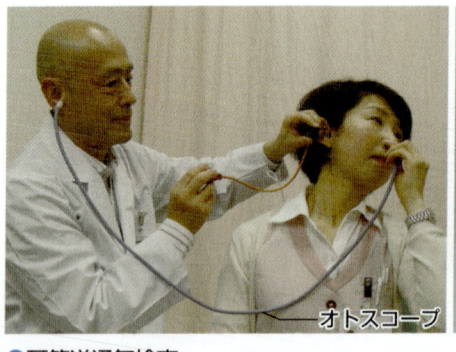

❷耳管逆通気検査
ブリューニングス（Brünings）耳鏡（右）などで外耳道を密閉して加圧する．鼻入孔部に入れたオトスコープ（ゴム管）で耳管経由の通気音（プシュという音）を検者の耳で確認する．あまり強い圧をかけすぎると内耳障害を起こすので，患者の反応をみながら注意深く行う．

な状態を筆者らは隠蔽性耳管開放症（masked patulous Eustachian tube）とよんで注意を喚起している（Kobayashi, 2009）[1]が，慢性中耳炎による鼓膜穿孔でもその約10％に隠蔽性耳管開放症が存在する．

- このような耳では，手術が成功して聴力が改善すると，耳管開放症の症状を呈することがある．頑固な自声強聴を訴えることもあり，患者のみでなく治療した側も術後に困惑することになる．したがって，開放耳管（隠蔽性耳管開放症）の存在を術前から知っておき，手術同意を得る際に患者に説明をしておくことが望ましい．
- しかし，症状がないうえに，鼓膜穿孔耳では鼓膜の呼吸性動揺は指標とならないから検出はなかなか困難である．
- 以下の3つの方法を行う．〔 〕内が陽性所見で，1つでもあてはまる場合は隠蔽性耳管開放症を疑う．必要があれば，耳管機能検査装置を所有する施設に精密検査を依頼する．
  ① パッチテスト時の患者の自覚症状に注意する〔パッチゲインがあったとき，自声強聴を訴えるとき陽性〕．
  ② 患者に「ナニヌネノ」と発声させ，患側外耳道に挿入したゴム管（オトスコープ）を介して漏れる音声を，検者の耳で聞く（❸）〔異常に大きな

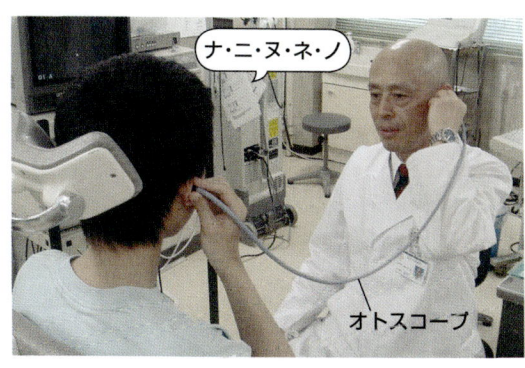

❸ 開放耳管の検出（発声音の経外耳道聴取）
患者に「ナニヌネノ」と発声させ，患側外耳道に挿入したオトスコープ（ゴム管）を介して漏れる音声を，検者の耳で聞く（異常に大きな音声が聞こえる場合に陽性と判定）．

Advice

Q＆A：耳管機能検査装置がないと耳管機能は調べることができないのでしょうか？そして，耳管機能検査装置は本当に有用なのでしょうか？

耳管機能検査装置を使っている方は，全国の耳鼻咽喉科医の1割にも届かないと思います．質問者がこの装置をもっていらっしゃる場合と，そうでない場合に分けて，耳管機能評価における耳管機能検査装置の位置づけを考えてみました．

1）耳管機能検査装置を所有していない場合
- 耳管機能の評価をあきらめないでください．装置はなくても，耳管機能の評価は，かなりの部分で可能です．
- 耳管機能検査装置は単純な器械で，魔法の装置ではありません．医師が原理と長所・短所を知って使いこなす，補助診断装置です．装置を所有していても，正しく検査結果が解釈されていないことも多いので（次項2)参照），他施設に検査を依頼して届いた結果をみる場合などに，報告書を過信しないようにしましょう．

2）所有している場合
- 装置から打ち出される記録をうのみにしていると，アーチファクトにより診断を誤ることも多いです．検査員に任せっぱなしでなく，時には検査に立ち会ってみてください．
- 検査は正しく行われても，解釈が誤っていることもあります．たとえば，音響法で能動的開大が記録されないと耳管狭窄型と判定していることがよくありますが誤りです（嚥下に伴って耳管開大が常に起こるものではないので，耳管狭窄と診断すべきではありません）．
- 耳管機能検査装置を使わない検査も行って，結果を確認する心がけが必要です．
- 原理と長所・短所を理解して使用すると，耳管機能の定量化，客観化に有用です．しかし，耳管機能は鼓膜所見，ティンパノグラムなどを含めて総合的に判断すべきで，耳管機能検査装置は一つの補助診断装置と考えるべきです．

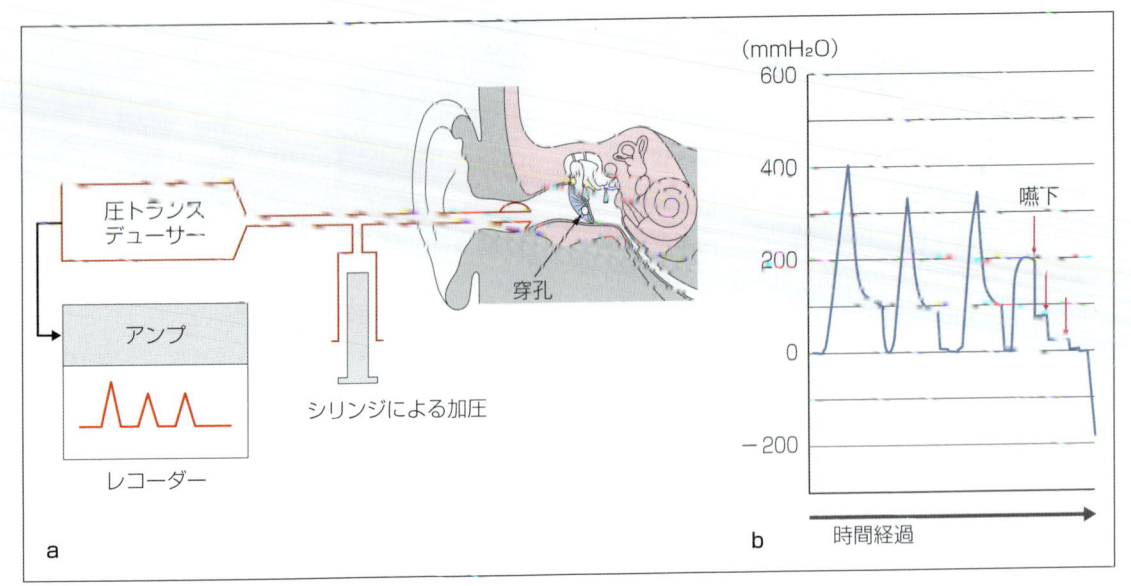

❹**穿孔耳に対する耳管機能検査装置（加圧減圧法モード）による検査**
a：測定法の模式図．鼓膜穿孔を通して中耳腔に加圧する．
b：受動的耳管開大圧（POP）の測定と陰圧テストによる能動的耳管開大の評価．本例では外耳道に加圧していくと 300～400 mmH$_2$O で耳管が開大し圧が解除されるので，POP は 350 mmH$_2$O とする（測定を 3 回繰り返している）．また，中耳に 200 mmH$_2$O の陽圧を負荷した後に，嚥下を行わせるとこの陽圧が解除されているので，能動的開大ありと判定できる．

(髙橋晴雄．機能検査．中山書店；2000[2] より)

音声が聞こえる場合に陽性〕．
③耳管通気を行う〔圧が異常に低い場合は陽性〕．

鼓膜形成術の適応判定と対応

- **耳管逆通気が通らない（通気音が聞こえない）**：耳管の器質的狭窄があり，鼓膜形成術は成功しない．術後に滲出性中耳炎やその他の耳管狭窄の症状を呈すると考えてよい．手術は延期して経過をみて検査を繰り返し，逆通気が改善すれば手術適応とする．何回繰り返しても同様であれば耳管閉塞で，穿孔の存在が必要な耳と考える．
- **開放耳管（隠蔽性耳管開放症）の疑い**：術後に耳管開放症による自声強聴が出現しうることを患者に十分説明し，術前に了解を得ておく．手術により聴力が改善して，耳管開放症の症状が出た場合には，耳管開放症に準じた治療を行う．

■ 耳管機能検査装置を所有している場合
検査 1：受動的耳管開大圧（POP）の測定

- 耳管機能検査装置（加圧減圧法モード）を用いて検査する（❹-a）．前項の逆通気検査の定量化ができる．
- 本検査では，外耳道に挿入した耳栓に圧リークがあると，耳管狭窄であっても「正常」範囲の測定値となりうる．逆に，正常のはずであっても耳栓

a-1　能動的開大あり　　　　　　　　　　　a-2　能動的開大なし

b　開放耳管の所見

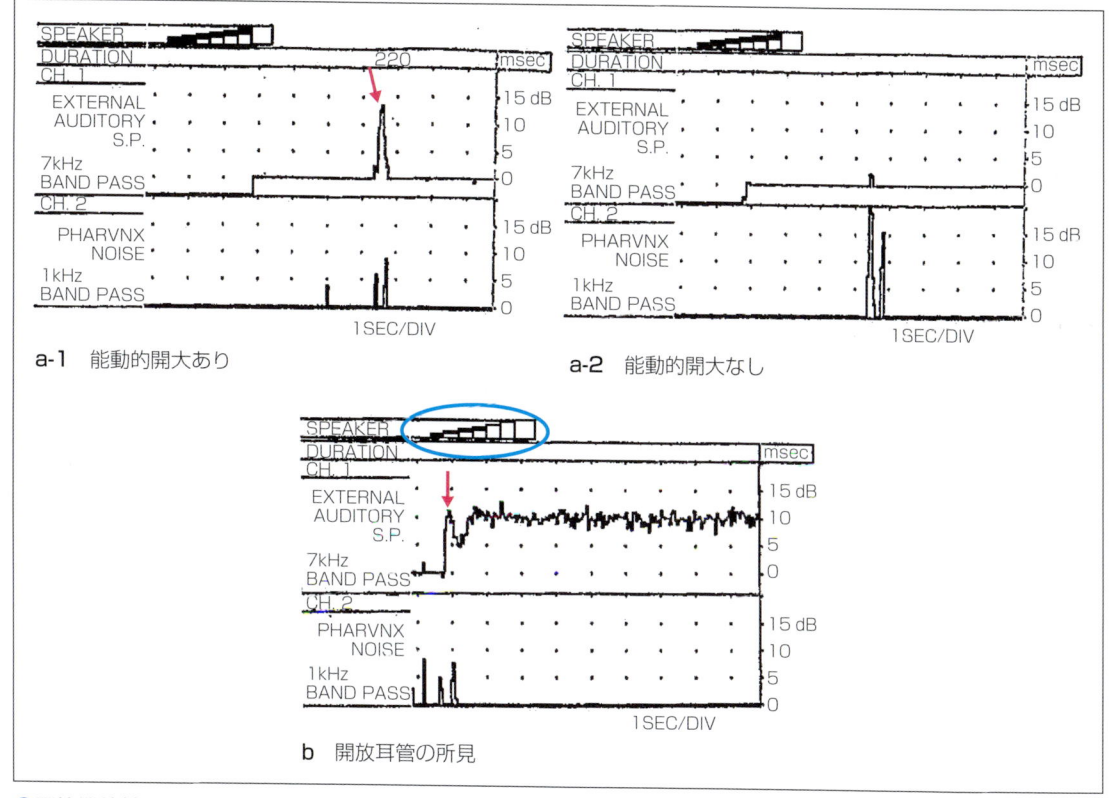

❺**耳管機能検査装置（音響耳管法モード）による検査**
a：嚥下時の能動的耳管開大を評価する．1は咽頭雑音（下段）と同期して，外耳道内音圧の上昇（上段：→）がみられ，耳管が開大した所見である．2は音圧上昇がなく，能動的耳管開大なしと判定される．
b：開放耳管．嚥下時に耳管が開放し，外耳道内の音圧上昇が起こったが（→），耳管閉鎖が起こらず，これが持続している．音源スピーカーの音圧レベルが低い（青線囲み）のも所見である．

(小林俊光，堀　容子．Audiology Japan 2007[3] より)

の向きなどで受動的耳管開大圧（passive opening pressure：POP）の異常高値が得られることもある．したがって，検査員に依存しすぎると解釈を完全に誤るので，常に疑いをもって検査結果をながめ，医師自らの手で逆通気検査（前述）を行って，確認する習慣が大切である．

検査2：能動的耳管開大の検査
● 以下の2つの方法を行い，どちらかの方法で能動的耳管開大が証明できればよい．
①加圧減圧法モードでの陽圧試験（❹-b）
②音響耳管法による嚥下時の耳管開大の検出（❺-a）

検査3：開放耳管の検出（前項の「開放耳管の検出」p.54参照）
● 前項の①パッチテスト，②発声音聴取，③耳管通気に加え，以下の④を行うことで，開放耳管の検出精度が向上する．とくにパッチゲインがなく，パッチ時の症状からは判定不可能な耳での検出に有用である．

実戦的耳管機能検査法　57

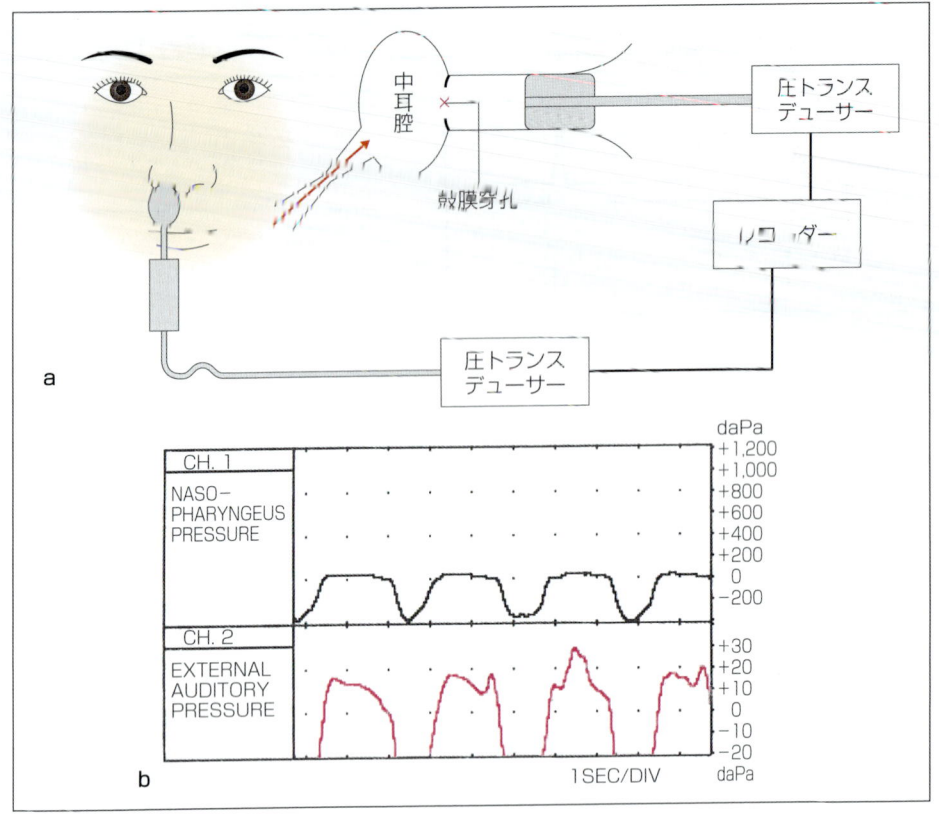

❻耳管機能検査装置（TTAGモード）による開放耳管の検出
a：穿孔耳で開放耳管を検出する目的でTTAGを使用するときの模式図．
b：上段は鼻孔においた圧トランスデューサーで計測される鼻咽腔圧の変化．下段は外耳道においた圧トランスデューサーで計測される外耳道・鼓室内圧の変化．深呼吸時に両者が同期して変化しているので，耳管が開放していることがわかる．
（a：小林俊光．堀　容子．Audiology Japan 2007[3]より一部改変／b：小林俊光，機能検査．中山書店；2000[4]より）

④耳管機能検査装置による開放耳管の検査：
　耳管機能検査装置の耳管鼓室気流動態法（tubo-tympano-aerodynamic graphy：TTAG）モード（❻）と音響法モードで検査を行う（❺-b）．とくに，TTAGモードで呼吸性の鼓室内圧変動がみられれば，開放耳管の確実な所見と判定する．

鼓膜形成術の適応判定と対応

- **能動的耳管開大がどちらか一方の検査で陽性**：自信をもって耳管機能には問題ないと判定できる．手術の適応と判定するためにあと必要なのは開放耳管の除外だけである．
- **能動的耳管開大がどちらの検査でも陰性**：この場合でも術後に問題が起こらないことが経験的に多いので，受動的耳管開大圧（POP）が正常範囲（200～800 mmH$_2$O）にあれば，理想的な状態とはいえないまでも，手術の適応としてよいと考える．ただし，開放耳管の除外は必要である．

- **受動的開大圧（POP）が 1,000 mmH$_2$O を超える場合**：耳管逆通気が通らない場合と同様に耳管狭窄と判定する．ただし，POP 測定ではアーチファクトも多いので，耳管逆通気検査（❷）を自分で行って確認する．術後に滲出性中耳炎やその他の耳管狭窄の症状を呈すると考えてよい．手術は延期して経過をみて検査を繰り返し，改善すれば手術適応とする．何回繰り返しても同様であれば，耳管閉塞で，穿孔の存在が必要な耳と考える．
- **開放耳管（隠蔽性耳管開放症）**[5]：これが検出された場合は，術後に耳管開放症による自声強聴が出現しうることを患者に十分説明し術前に了解を得ておく．聴力が改善して耳管開放症の症状が出た場合には，耳管開放症に準じた治療を行う．

（小林俊光）

引用文献

1) Kobayashi T, et al. Masked patulous Eustachian tube：An important diagnostic precaution before middle ear surgery. Tohoku J Exp Med 2009；218：317-24.
2) 髙橋晴雄．加圧減圧法．野村恭也ほか編．機能検査．CLIENT 21 2．東京：中山書店；2000．p.232-6．
3) 小林俊光，堀　容子．耳管機能検査．Audiology Japan 2007；50(4)：233-8．
4) 小林俊光．耳管開放症・閉鎖不全の検査．野村恭也ほか編．機能検査．CLIENT 21 2．東京：中山書店；2000．p.252-7．
5) 小林俊光．耳管開放症の新しい考え方．日耳鼻会報 2010；113：706-9．

Column

容易なパッチテストの方法は？

パッチテストとは

慢性穿孔性中耳炎の術式を決定するうえで欠かせない検査の一つとしてパッチテスト（patch test）がある[1]．これは，鼓膜の穿孔よりもやや大きく切り出したパッチを，鼓膜の穿孔を被覆するように当てて聴力の改善の有無をみる方法であり，さまざまな素材が用いられている．これにより聴力の改善が得られれば，鼓膜を形成するのみで同等の術後聴力が得られることが期待されるが，聴力の改善が得られない場合には，耳小骨の連鎖の異常などが疑われるため，一般には鼓室形成術を施行する必要がある．

パッチテストの材料

パッチテストは局所麻酔をせずに行われることが一般的であり，鼓膜にパッチをする際には被検者の感受性の違いにもよるが，一定の疼痛を伴う．また，鼓膜の穿孔の形状は必ずしも正円形ではなく，時に複雑な立体構造を呈している場合がある．そのため，硬度のあるセロファンなどの素材を用いてパッチテストを試みる場合，穿孔をうまく被覆できずに隙間が生じるため，パッチテストの結果があてにならないことを時に経験する．これまで当科ではセロファンを用いてパッチテストを行っていたが，近年はベスキチン®や綿花を使用してパッチテストを行うことが多く，比較的簡便で信頼性の高いパッチテストが施行可能である．❶に筆者らが実際に使用しているパッチの材料を示す．

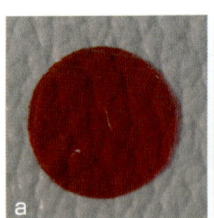

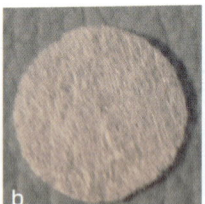

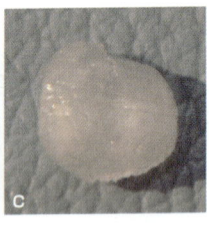

ベスキチン®W

ベスキチン®Wはキチンを不織布に加工した創傷被覆保護材であり，パッチテストや外傷性鼓膜穿孔における有用性が報告されて以来[2]，一般的に広く用いられている．筆者らはこれをあらかじめ径5mm程度に切り出したものを再滅菌しておき，使用するときにオフロキサシン（タリビッド®）耳科用液を滴下して湿らせ，鉗子で把持して顕微鏡下に穿孔に当てる．湿っていることと適度に柔らかい材質であることから，比較的しなやかに穿孔縁に密着し良好な状態でパッチテストが行える．

綿花を用いる場合

綿花を用いる際には，小綿球を適当な大きさにちぎってやや扁平に丸め，これにタリビッド®耳科用液を滴下して湿らせて，鉗子で把持して顕微鏡下に穿孔に当てる．乾いた綿花とは異なりしなやかに穿孔にフィットし，良好な状態でパッチテストが行えることが多い[3]．この方法は，綿花がセロファンやベスキチン®に比較して柔らかい素材であるために，痛みが少なく被検者の協力が得られやすいため容易に行えるという特徴がある．また，ベスキチン®に比較して，不整形で段差のある穿孔に対してもしなやかにフィットし，信頼性の高いパッチテストを行うことができる．さらに綿花は任意の場所を鉗子で容易に把持するこ

❶ パッチテストの材料
a：セロファン，b：ベスキチン®W，c：綿花．

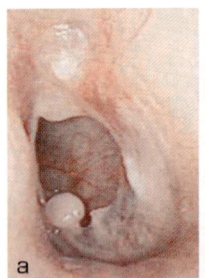

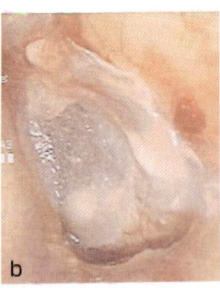

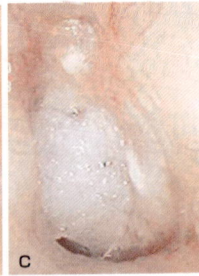

❷ パッチテストの実際
a：パッチテスト前．鼓膜穿孔は穿孔縁前方に石灰化病変を伴い，不整形である．
b：ベスキチン®Wを用いたパッチ．
c：綿花を用いたパッチ．

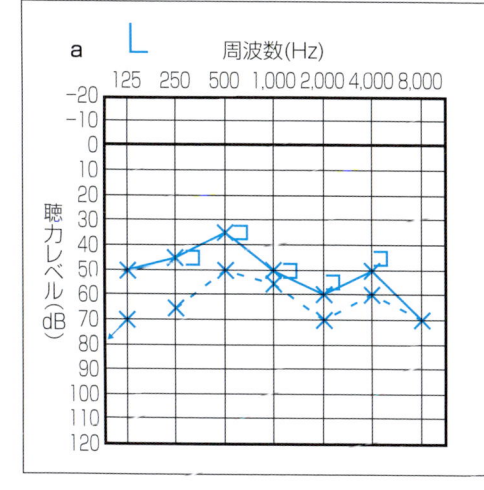

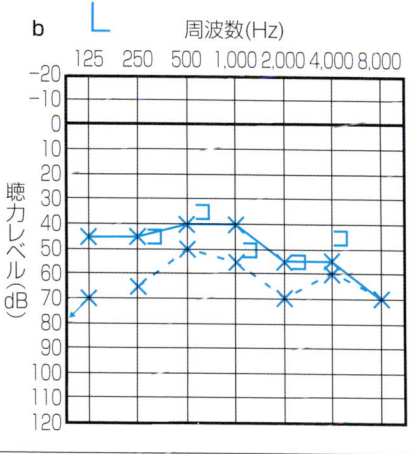

❸ パッチテスト前後のオージオグラム
a：ベスキチン®Wを用いたパッチテスト．破線がパッチ前の聴力像，実線がパッチ後の聴力像．
b：綿花を用いたパッチテスト．破線がパッチ前の聴力像，実線がパッチ後の聴力像．

とができるため，外耳道にあまり触れることなく穿孔に当てることができ，また外すときも吸引などを使用して容易に行える点で操作性にも優れている．

症例　慢性穿孔性中耳炎

61歳，女性．

所見：鼓膜所見（❷-a），ベスキチン®Wによるパッチ（❷-b），綿花によるパッチ（❷-c）をそれぞれ示す．またそれぞれの状態における聴力像を（❸）に示す．ベスキチン®Wを用いた場合のパッチ後聴力と綿花を用いた場合のパッチ後聴力は両者とも同等に良好であり，綿花を用いた場合でもベスキチン®Wに遜色なくパッチテストが行えることがわかる．

綿花を用いたパッチテストの信頼性と注意点

当科でベスキチン®Wを用いた場合と綿花を用いた場合のパッチテストの結果を4例で検証したところ，ベスキチン®Wによる125～4,000 Hzの改善した聴力の平均値と標準偏差は7.7±5.9 dB，綿花によるものは10.2±9.1 dBであり，両者のあいだに有意な差はなく，むしろ綿花による聴力の改善のほうがベスキチン®Wによるものに比較し大きい傾向にあった．これは，綿花が立体的に複雑な穿孔にもフィットして，良好なパッチ効果が得られたことが主な理由であると考えられる．綿花を使用したパッチテストは簡便であるにもかかわらず，他の人工被覆材に比較して遜色のない信頼性のある結果が得られるということがいえる．

注意点としては，いずれの材料を用いたパッチテストでもいえることであるが，パッチがうまく当たらずにパッチの効果が得られていない可能性があるということである．1回目のパッチテストで聴力が改善しなくても，再度パッチテストを行うと聴力が改善するということを時に経験する．パッチテストで改善が得られない場合，パッチがうまく当たっていない可能性を常に念頭において，必要に応じて複数回，場合により材料を変えて行うことが必要である．

セロファン，ベスキチン®などの人工被覆剤や綿花がパッチテストの材料として使用することができる．

綿花を用いたパッチテストは，比較的痛みが少なく簡便に行うことができ，結果の信頼性もある有益な検査法である．

（渡辺知緒，欠畑誠治）

引用文献

1) 中溝宗永ほか．パッチテストの適応と判定基準について．臨床耳科1988；15：29-33.
2) 杉内智子ほか．キチン膜の穿孔鼓膜への応用（第1報：外傷性鼓膜穿孔とパッチテスト）．Otology Japan 1993；3(5)：773-9.
3) 湯浅 涼．Q&Aによる鼓膜・鼓室形成術．東京：金原出版；2009．p.3.

第5章 聴覚機能をみる

第5章 聴覚機能をみる

音叉による聴力検査の実際

音叉

- 難聴の有無や程度，その性質を調べるにはオージオメータ（audiometer）を用いるが，外来診療時に医師が，とくに初めての患者に難聴があるかないか，その概略の程度や性質を知るには音叉（tuning fork）を用いることが多い．❶は，聴力検査用につくられた音叉の例である．
- 音叉は1711年にイギリスの音楽家 J. Shore によって発明されたという．1本の細長い金属柱を中央で折り曲げてU字型にし柄を付けたもので，一方の柱を軽く叩くと柱は振動して一定時間特定の周波数の純音を発生する．金属柱の太さ，重さ，長さなどを変えると，いろいろの周波数の純音を発生させることができるが，その音は，時間とともに減衰して比較的短い時間で聞こえなくなる．
- 音叉の減衰はdBスケールで直線的であり，したがって聞こえの善し悪しは聞こえる時間によってdBスケールで表すことができる．

音叉の音は減衰する

外来初診時に行う音叉による難聴の定性的検査

- 外来初診時に，難聴の有無や性質，両耳性の概略を把握するために，診察者は自分で音叉を持ってそれを駆動し，被検査者に聞かせてその応答を得，それからの検査や診断，治療に役立てる．
- 音叉には簡単に純音を発生できるという利点があるが，同時に発生させた純音のレベルを保持できない（絶えず減弱する）という性質があるため，その利用は限られる．

難聴の有無，概略を知ることができる

■ ウェーバー（Weber）法

- 1834年にE. H. Weberによって考案された．難聴の有無，左右差の概略を知るためのものである．
- 音叉を駆動して被検者の前頭部正中に当て，音叉の音がどこに聞こえるかを答えさせる（❷）．音叉は通常 A（108 Hz；❶-a）音叉を用いるが，c（128 Hz；❶-b 左）音叉や c^1（256 Hz）音叉でもよい．
- 被検者の答えは，
  ①正中に聞こえる，頭全体に聞こえる．
  ②右耳に聞こえる（右偏），

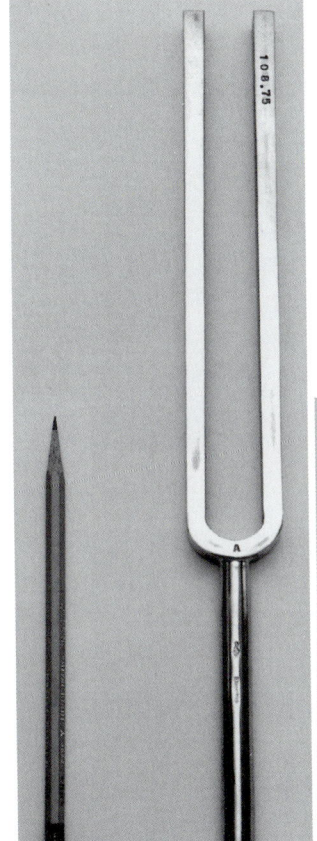

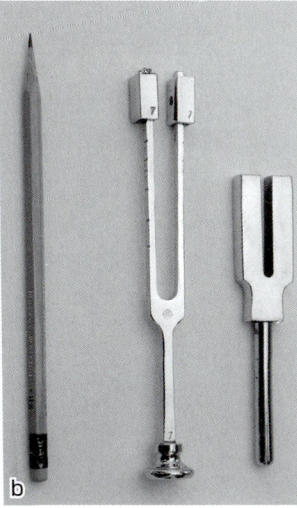

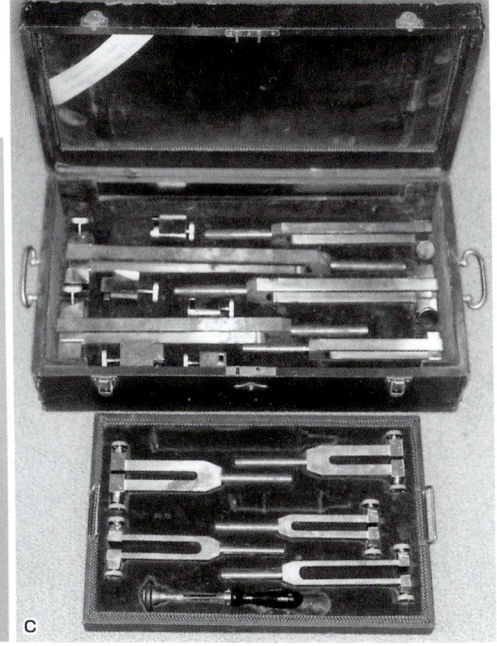

❶外来で使用する標準的な音叉
a：A(108 Hz)音叉．大型の音叉で全長 36 cm ある．
b：ルーツェ（Lucae）音叉．低音，高音の代表的音叉．左：c(128 Hz)，右：fis^4(2,896 Hz)．
c：Bezold-Edelmann の連続音列．10 本の音叉を示す．大型の音叉が多く，最大の音叉は長さ 39 cm，重さ 2.4 kg ある．

③左耳に聞こえる（左偏），

のいずれかになる．①の場合は両側正常か，両側に同種同程度の難聴があることを示す．②，③の場合は，偏ってきこえた側に伝音難聴があるか，両側性で程度の高い伝音難聴がある．あるいは偏って聞こえた側の反対側に感音難聴があるか，両側性で程度の高い感音難聴があることを示す．

- 両耳聴で音像が音の強い方へ偏るためには少なくとも 10 dB の左右差が必要とされる．ウェーバー法は左右の骨導値に明確な差があることを示すサインとしては価値が高い．

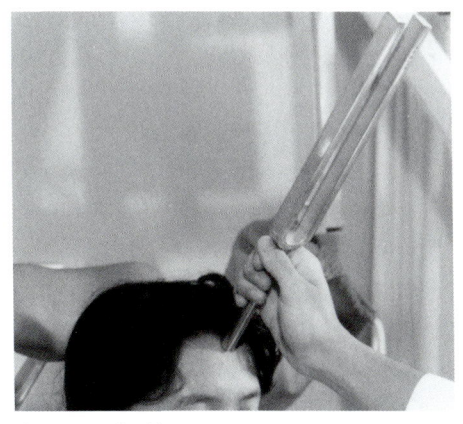

❷ウェーバー法
音叉の位置を示す．

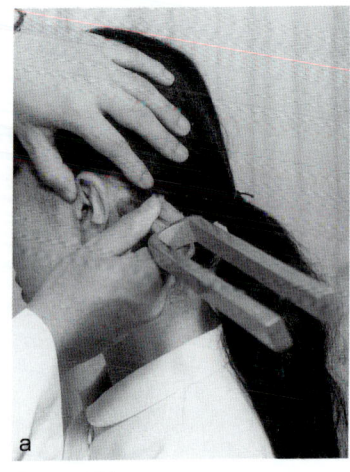

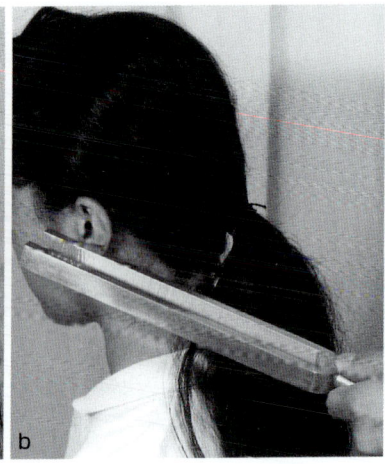

❸ リンネ法
a：はじめに乳突部に当てて骨導で聞く．
b：骨導が聞こえなくなったら，そのまま外耳道孔に移動して気導で聞く．

■ リンネ（Rinne）法

難聴の性質を知ることができる

- 1855年，A. Rinne による．気導聴力と骨導聴力とを比べることによって，伝音難聴か感音難聴かを知る検査である．
- 音叉を駆動して被検査耳の乳突部に当て（❸-a），聞こえるかどうかを確認する．聞こえるときは，聞こえなくなったら合図してもらう．合図があったらその音叉をそのまま被検者の外耳道口に持っていき（❸-b），聞こえるかどうかを尋ねる．聞こえるときは「陽性」で「正常か感音難聴」，聞こえないときは「陰性」で「伝音難聴」と判断する．通常はウェーバー法と同じ音叉を用いる．
- リンネ法が陰性となるには，15 dB 以上の気導骨導差（air bone gap：AB gap）が必要とされているが，陰性になった場合はそのエラーはきわめて小さいといわれる．
- リンネ法の評価にあたって多くの人が陰影聴取の危険性をあげている．そのために反対側の遮蔽も提案されているが，手技が煩雑になれば音叉検査の最大の利点である簡便さが失われてしまう．むしろ結果の判断によって解決するほうがよい．たとえば，聾の場合は気導聴力はまったく失われているのに，骨導聴力はわずかでも残っていることが多い．その場合，聾にもかかわらずリンネ法は陰性になるが，このような場合は「絶対陰性」とよんで普通の陰性と区別している．

■ シュワバッハ（Schwabach）法

難聴の程度を知ることができる

- 1885年，D. Schwabach による．被検者の骨導と検者の骨導とを比較する方法である．
- 音叉（ウェーバー法，リンネ法と同じもの）を駆動して被検者の乳突部に当

て，聞こえなくなったら合図させる．合図があったら，そのままその音叉を検者（診察者）の乳突部に当てて音が聞こえるかどうかを確認する．聞こえれば被検者の骨導聴取時間は短くなっているので「短縮」といって感音難聴とし，聞こえなければ同じく「延長」といって伝音難聴と判定する．
- いうまでもなく，検者の骨導が正常であることが本検査の条件であるが，音叉の音を聞き慣れている検者と初めての被検者との聞こえ方を比べることには問題があろう．その点，被検者自身の聞こえ方を対象とするウェーバー法，リンネ法とは少し性格が異なる．

■ その他の音叉による検査法

- そのほかに比較的よく知られた音叉検査法としては，ジェレ（Gellé）法（外耳道圧を高めて骨導音の減弱をみる），ビング（Bing）法（外耳道を耳栓で塞いで骨導音の増強をみる）などがあるが，電気的聴力検査の方法が発達普及した現在ではほとんど用いられなくなった．

音叉による難聴の定量検査

- 音叉による難聴の定量検査は，一定の強さで駆動した音叉の音をどのくらい聞き続けられるかという時間の長短で求められる（聴力起伏図）．
- 音叉の音の減衰は対数的で，時間で示される聴力損失値はオージオメータのdB尺度と変わらないので，現在ではその方法は不要になったといえると思う．

> 音叉は定量検査としては使わない

ポイント

- 音叉による聴力検査の価値は，患者との対話のなかで，短時間に難聴の有無とその性質の概略をとらえることができる点にあるといえよう．オージオメータによる精密で正確な聴力検査を行うことのあくまでも前段階としてとらえることである．その意味で，ウェーバー，リンネ，シュワバッハの3法は，オージオメータの発達した現在でもその価値を失わない．
- 医療は人に対する行動である．熟練した検査技術者に精密検査を指示する前に，医師が自ら行うこれらの音叉検査は，診断の正しい方向をとらえるとともに，正しい医師患者関係を構築するためにも役に立つものといえよう．

（立木　孝，米本　清）

第5章 聴覚機能をみる

実戦的オージオグラムの読み方

- 純音聴力検査（pure tone audiometry）はわれわれ耳鼻咽喉科医にとって最も基本的な検査の一つで，診療上多くの情報を提供してくれる．術前の評価で手術適応を決定したり，身体障害者認定や労働災害認定を行ったりと，常に正しい評価が求められる．しかし，実際に評価するにあたりいくつかの注意点がある．
- 1つ目は，聴力検査時に検耳に与えた音が反対耳に伝わるクロスヒアリング（cross hearing；交叉聴取）で，厳密には周波数別や被検者個人でその程度は異なるが，大まかに気導では対側耳に約50 dB減衰し，骨導では反対耳に減衰せずに伝わる．このクロスヒアリングを防ぐために反対耳には適切なマスキング（masking）が必要になる．マスキングが不十分だと反対耳の聴力を評価してしまい，実際より良い閾値となる．逆にマスキングが過剰だと検耳の聴力を妨害し，実際より悪い閾値となる．
- 2つ目は，対側耳に大きな気骨導差（気骨導差が40 dB以上）[1]のある高度な難聴の場合などで適切なマスキングができないケースがあることである．
- 3つ目は，純音聴力検査は自覚的検査であるため，被検者の協力なしでは成立せず，さらに意図的に操作できる可能性もあることである．
- 実際に純音聴力検査で得られた聴力図（オージオグラム〈audiogram〉）を評価するときには，適切にマスキングは行われているか，被検者の意図的操作が含まれていないかなど，絶えずチェックしながら評価する姿勢が必要である．
- さらに聴力の評価を純音聴力検査のオージオグラムのみで行うのではなく，耳所見や他の検査所見[*1]を総合的にとらえ，オージオグラムの背景にある病態の理解につなげたい．

> 聴力図の評価では，マスキングが適切か，被検者の意図的操作の有無などを絶えずチェックする

> ★1
> 音叉テスト，語音聴力検査，自記オージオメトリー，インピーダンスオージオメトリー，耳音響放射の所見や，画像所見，患者の訴えなど．

難聴の程度

- われわれの言語音を構成している周波数は主として500 Hzから4,000 Hzほどの音（言語領域）が関与している．一般的にこの会話域の閾値が30 dBに達すると難聴を自覚し，60 dBに達すると日常生活に障害を受け，90 dBを超えると聴覚を介してのコミュニケーションは不可能となるとされている．
- このことから，オージオグラムに気骨導差がなく，左右差がわずかで気導値が25 dB以内であれば正常と判断する．
- 気導値が30 dB以上ある場合は難聴と判定し，難聴の種類が感音難聴

> 気導値が30 dB以上ある場合は難聴と判定

(sensorineural hearing loss), 伝音難聴（conductive hearing loss）もしくは混合難聴（mixed hearing loss）なのかを判断する．
- また，気導値が 25 dB 以内であっても左右差のある感音難聴や気骨導差を認めれば聴力異常であり，とくに同側に耳閉感や耳鳴などの耳症状を訴える場合は原因検索や原因に応じての対応が必要になる．さらには高次医療機関での精査または加療が必要なのかなどの判断も要求される．
- ちなみに WHO（World Health Organization）では 500 Hz, 1,000 Hz, 2,000 Hz, 4,000 Hz の平均値が良聴耳で 25 dB 以下だと正常としているが，これは日常会話を中心に考え，コミュニケーションに必要な聴力レベルを示していると考えられる．
- われわれ耳鼻咽喉科医は，日常生活に支障を与えない 25 dB 以内の聴力異常にも絶えず注意を払い，適切な医療を提供するために難聴の背後に存在する病態の理解に努める必要がある．

オージオグラムの聴力型 ❶

- オージオグラムの聴力型は頻度順に，高音漸傾型（❶-a），水平型（❶-b），山型（❶-c），高音急墜型（❶-d），dip 型（❶-e），聾型（❶-f），低音障害型（❶-g）となっており[2]，ほかには頻度は低いが谷型（❶-h），S 型（❶-i），皿型（❶-j）などがある．
- これらの聴力型による特徴的な疾患は高音漸傾型の老人性難聴，dip 型の騒音性難聴，聾型のムンプス聾，低音障害型のメニエール（Ménière）病の初期発作時や急性低音障害型感音難聴などがある．典型的な老人性難聴の初期は高音漸傾型であるが，進行すると水平型に近づいていく．また，メニエール病では初期には低音障害型で変動するが，進行すると高音域に回復しがたい難聴が残り山型の聴力型を示す．しかし，この時期にも低音域は変動し，高音漸傾型の聴力型を示すこともある．さらに進行すると中音域も低下し水平型となり，ついには聾型になることもある．
- これらの例のように難聴の種類や時期によって聴力型は変化する可能性があることに注意が必要であり，代表的な聴力型から一元的に病態を理解することは困難であるが，専門家間で討論するときの専門用語として，また突発性難聴などの聴力予後の予想や検討を行うにあたり聴力型の理解は必須と思われる．

> 難聴の種類や時期により，聴力型が変化する可能性に注意

難聴の種類（感音難聴，伝音難聴，混合難聴）と鑑別

- 感音難聴のオージオグラムは気導値と骨導値がほぼ一致して上昇し，気骨導差はみられない（❷-a）．伝音難聴では骨導値が正常で気導値のみ上昇するため，気骨導差がみられる（❷-b）．混合難聴においては骨導値が上昇し，さらに気導値が骨導値以上に上昇している場合である（❷-c）．

> 気骨導差が感音難聴にはなく，伝音難聴，混合難聴にはある

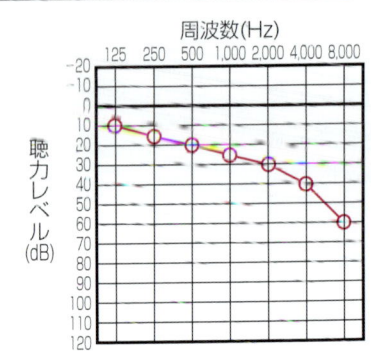

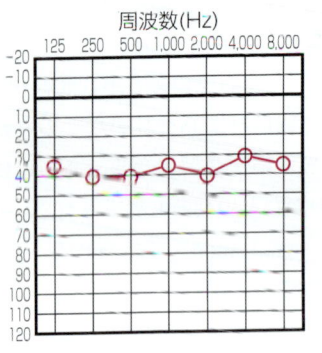

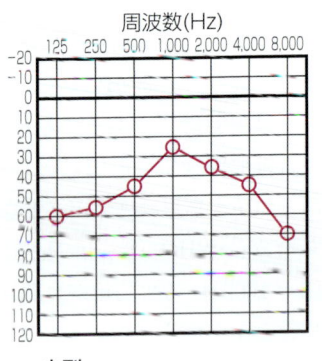

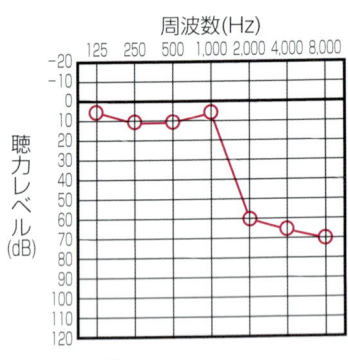

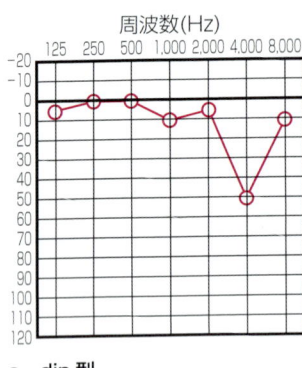

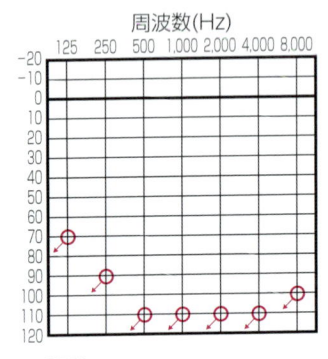

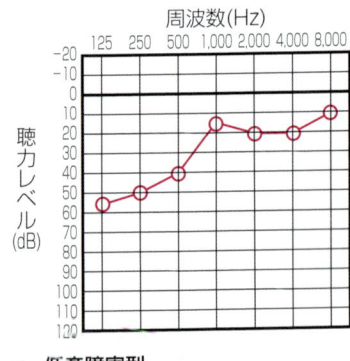

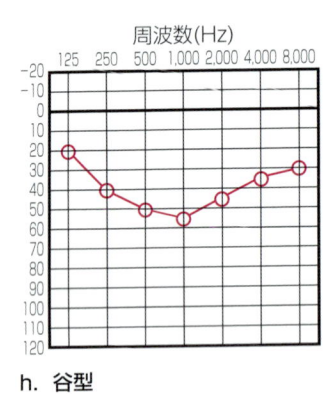

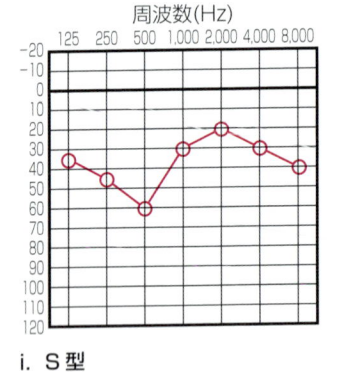

a. 高音漸傾型
b. 水平型
c. 山型
d. 高音急墜型
e. dip型
f. 聾型
g. 低音障害型
h. 谷型
i. S型
j. 皿型

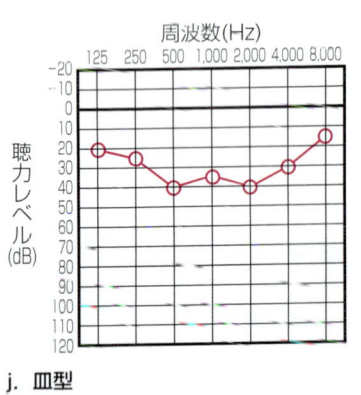

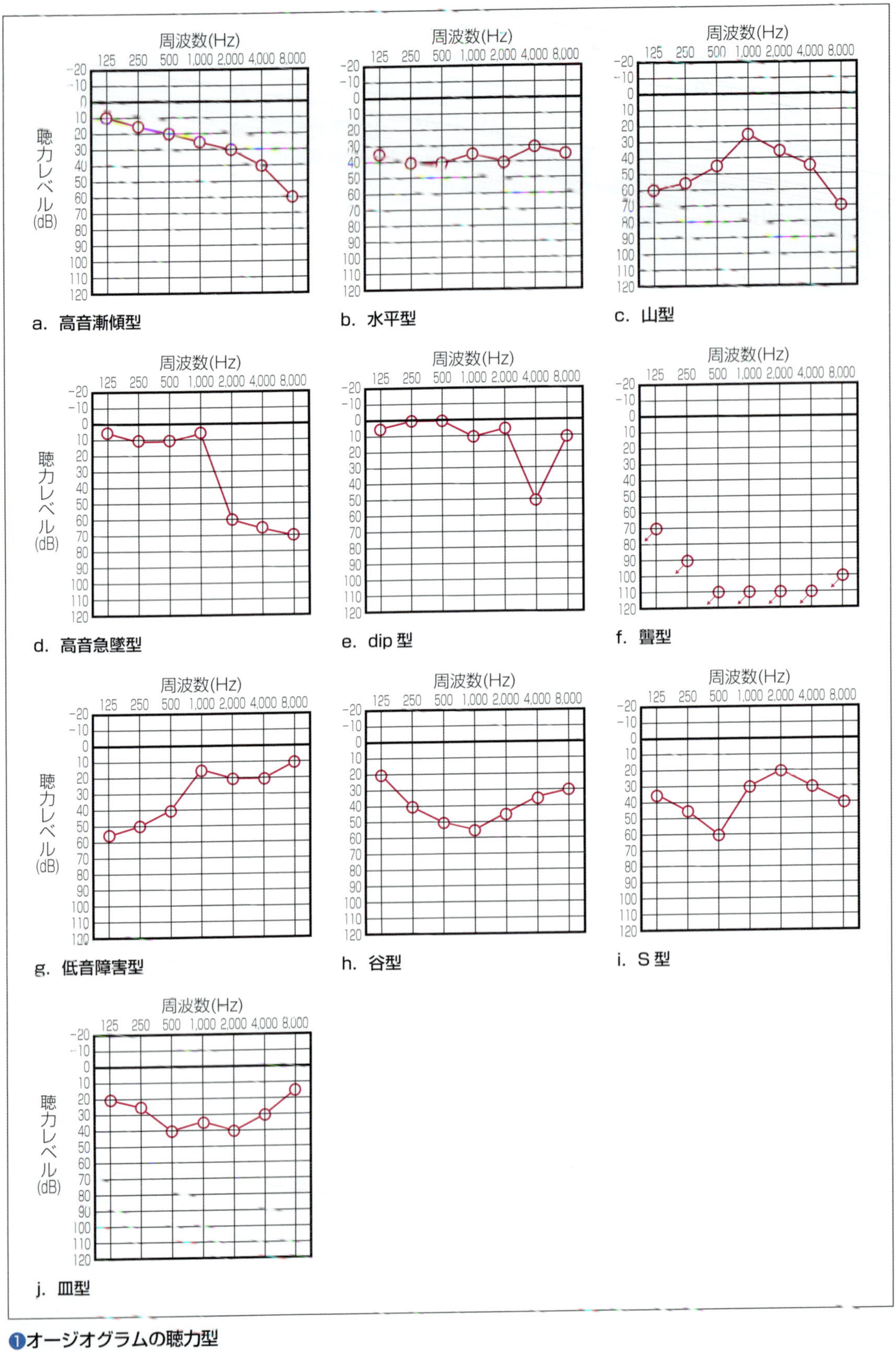

❶オージオグラムの聴力型

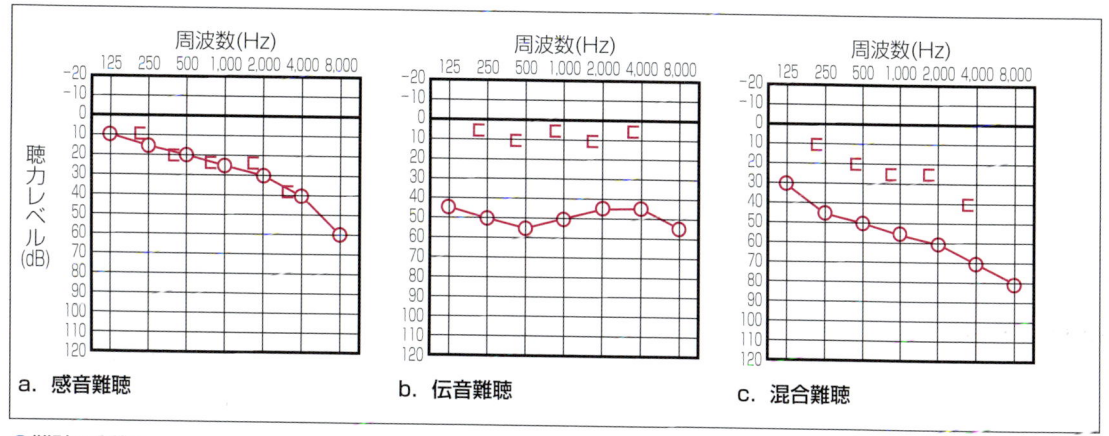

a. 感音難聴　　　　b. 伝音難聴　　　　c. 混合難聴

❷難聴の種類

- したがって伝音難聴も混合難聴も気骨導差を伴うことで共通するが，両者のあいだに厳密な線引きはない．
- 実際には，まず本当に難聴があるかどうか判断する必要がある．
- 機能性難聴や詐聴が疑われる場合，ある程度時間をあけて再度純音聴力検査を行いオージオグラムの再現性を検証することや，追加検査として音叉テスト，耳小骨筋反射，耳音響放射（otoacoustic emission：OAE），聴性脳幹反応（auditory brainstem response：ABR）検査などで確認することが重要である．
- オージオグラムに左右差がある場合，感音難聴と伝音難聴との鑑別にはウェーバー（Weber）試験が有効であるが，低音域の骨導値や気骨導差が影響し合うために，混合難聴の診断には注意を要する．

▶音叉テストはp.64，耳小骨筋反射はp.82，OAEはp.96，ABR検査はp.100参照．

▶ウェーバー試験はp.64参照．

感音難聴病態

- オージオグラムで気骨導差がない場合は感音難聴と判断する（❷-a）．
- その主な原因が蝸牛にある内耳性（迷路性）と蝸牛より中枢の聴覚伝導路にある後迷路性難聴に分けられ，オージオグラムでの両者の鑑別は難しいが，要素がオージオグラムに現れることもある．
- 内耳性は通常，水平型（❶-b），高音急墜型（❶-d），高音漸傾型（❶-a）のいずれかのオージオグラムを示すことが多いとされる[3]．また，内耳性難聴では補充現象（recruitment）陽性，比較的良好な語音明瞭度，OAEでの反応低下などが参考になる．
- 一方，一側性の皿型（❶-j），谷型（❶-h），dip型（❶-e）のオージオグラムを示す症例では約7％に聴神経腫瘍が見つかったとされ[3]，聴神経腫瘍をはじめとした後迷路性難聴を疑って精査する必要がある．
- また，後迷路性難聴では聴力レベルに比べ低い語音明瞭度，自記オージオメトリーでの刺激時間の経過とともに閾値レベルが上昇する一過性閾値上昇，アブミ骨筋反射での閾値上10dBで10秒間音刺激を行う減衰検査にお

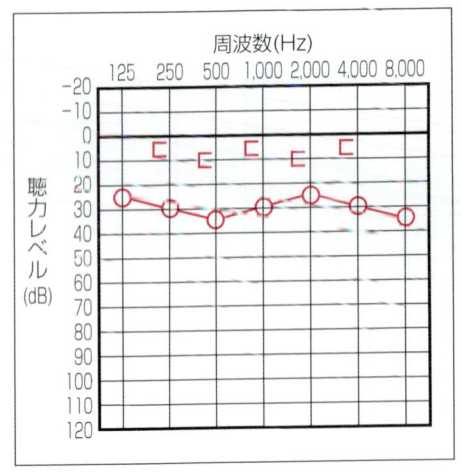

❸ mass curve

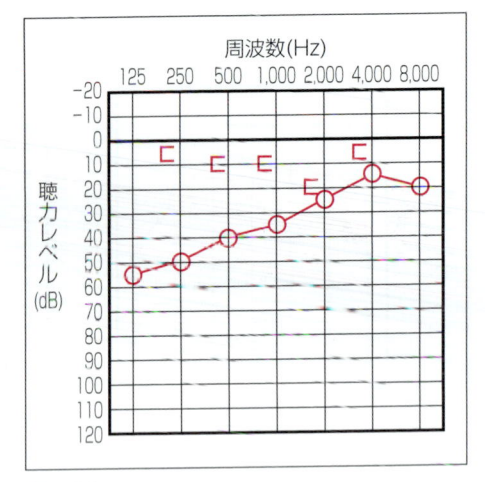

❹ stiffness curve

- ける筋反射波形の振幅減少などが参考になる．
- 蝸牛神経の脱髄などにより神経伝導速度の低下が病態と考えられているauditory neuropathy のオージオグラムは，原則として左右対称で低音障害型（❶-g），高音漸傾型（❶-a），水平型（❶-b）を呈するといわれる．語音聴力検査は著しく低下し，OAE は良好に誘発されるが，ABR は誘発されない[4]．

伝音，混合難聴病態

- オージオグラムで気骨導差がある場合は伝音難聴（❷-b）と判断するが，臨床的には骨導閾値の上昇も同時に認め，厳密にいえば混合難聴（❷-c）の形をとることが多い．
- 気骨導差が全周波数域に平均してみられる場合は，mass curve（❸）とよばれ，中耳伝音系の質量が増加したために生じた聴力損失と考えられる．一方，気骨導差が低音域に向けて拡大している場合は，stiffness curve（❹）とよばれ，中耳伝音系の硬さが増したため生じた聴力損失と考えられる．
- stiffness curve を呈する代表的疾患は耳硬化症であるが，患側の 2,000 Hz の骨導値が上昇することがあり，報告者の名前をとりカーハルトの陥凹（Carhart's notch．❹；2,000 Hz の骨導値）とよばれている．

> **Column　手術症例とオージオグラム**
>
> 手術症例であれば術前にオージオグラムと他の所見から推定した病態（伝音難聴の成因）は執刀医として手術に関与する場合は手術所見（耳小骨固着の程度，骨破壊の程度など）をフィードバックすることで，また執刀医として関与しない場合は情報提供された手術記事から病態を理解することでオージオグラムの理解を深め，このことを繰り返し行うことで実践的で正確なオージオグラムの読み方が身につくと信じている．

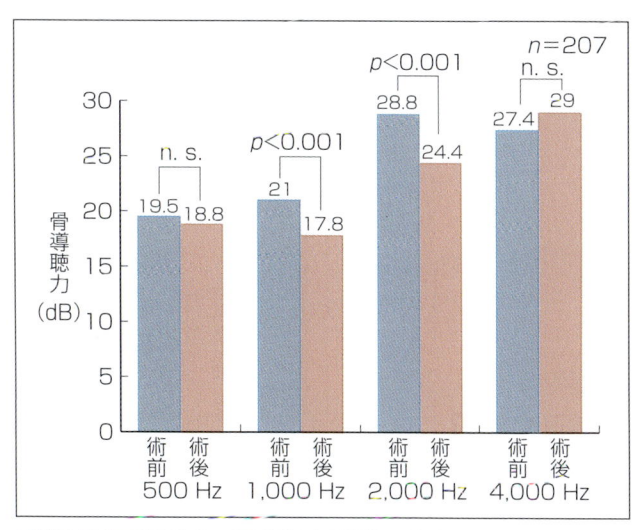

❺ 聴力改善手術前後の周波数別骨導値の変化
1,000 Hz, 2,000 Hz では有意に改善した.
n.s.：有意差なし.

- 2,000 Hz の骨導値の上昇は耳硬化症以外の鼓室硬化症など中耳伝音系の硬さが増えていると考えられる疾患でも認めることがある.
- 特殊な難聴として前庭水管拡大症や上半規管裂隙症候群などにより前庭窓や蝸牛窓以外に内耳と内耳骨包外を結ぶ第3の交通路が存在するとき気骨導差を呈することがある. 第3の内耳窓仮説によると典型例では骨導閾値の低下と気導閾値の上昇により低音域に気骨導差が生じるとされる[5]．
- いずれにしても気骨導差があるときは, 鼓膜所見や画像所見などを総合的にとらえ, 実際の気骨導差が他の所見と一致するのか[★2], 混合難聴の場合はさらに感音難聴の成分が他の所見と一致するのか[★3] を検討する.

★2
鼓膜穿孔の大きさ, 真珠腫の進展度, 鼓膜癒着の程度, 鼓室硬化症の程度など.

★3
年齢, 騒音歴, 家族歴, 中耳炎の罹患期間, 内耳への炎症の波及, 内耳瘻孔の有無など.

聴力改善手術におけるオージオグラムの変化[6]

- 聴力改善手術後の骨導値は, 術前の骨導値と比較して改善することがあるので注意が必要である.
- 当科にて初回の聴力改善手術を行ったすべての疾患を対象に207耳の手術前後の骨導値を検討すると, 周波数別の骨導値では, 500 Hz の平均は術前 19.5 dB, 術後 18.8 dB でやや改善したものの有意な変化は認めなかった. 1,000 Hz の平均は術前 21 dB, 術後 17.8 dB で有意に改善していた ($p<0.001$). 2,000 Hz の骨導値は術前 28.8 dB, 術後 24.4 dB で有意に改善していた ($p<0.001$). 4,000 Hz の平均は術前 27.4 dB, 術後 29 dB とやや悪化していたが, 有意な差は認めなかった (❺).
- 術後6か月から12か月の期間および術後1年以上との期間で純音聴力検査を施行した117耳を対象に術前後の骨導値の経時的変化を検討すると, 骨導値（3分法）の平均は, 術前では 23.6 dB, 術後6か月から12か月では 21.9

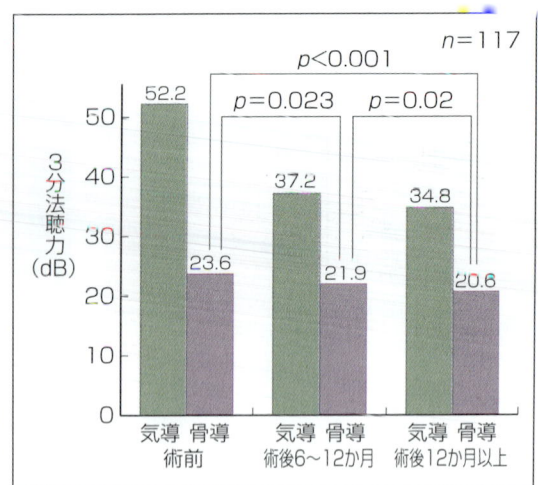

❻ 聴力改善手術前後の経時的気骨導値（3分法）の変化

dB，術後1年以上では20.6 dBといずれの期間も有意に改善していた（❻）．
● 疾患別には耳小骨の固着がある耳硬化症や鼓室硬化症で術後に骨導閾値が改善する傾向が高かったが，聴力改善手術を行ったすべての疾患で骨導閾値の改善を認めた．これらの結果から，聴力改善手術後の骨導閾値は2,000 Hzを中心に1年以上の期間で改善する可能性があることを認識して術後経過観察を行うべきと考えられる．

（佐藤伸矢，東野哲也）

引用文献

1) 松平登志正．聴力検査による伝音難聴と感音難聴の鑑別．ENTONI 2009；107：1-6.
2) 村井和夫．急性低音障害型感音難聴．耳鼻咽喉科・頭頸部外科 2002；74：843-50.
3) 橋本　省．純音聴力検査3－蝸牛神経性疾患．JOHNS 1999；15：19-22.
4) 井上泰宏．後迷路性難聴と聴覚検査．臨床検査 2003；47：1117-23.
5) 坂本幸士，山岨達也．内耳疾患による伝音難聴．JOHNS 2010；26：1055-7.
6) 佐藤伸矢ほか．伝音再建手術による骨導聴力への影響．Otology Japan 2012；22（in press）．

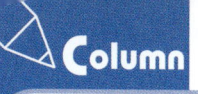

Column

低音障害型オージオグラムの鑑別
——耳管開放症を忘れないで!!

　耳管開放症（patulous Eustachian tube）の聴力は教科書的には正常とされる．しかし，実際はしばしば低音障害型オージオグラムを呈する．したがって，
　①低音障害型感音難聴
　②耳小骨固着（奇形，耳硬化症）
　③上半規管裂隙症候群
などに加えて，
　④耳管開放症
も低音障害型オージオグラムの鑑別に加えておく必要がある．
　低音障害型オージオグラムの成因に関して，以下の2つの異なる耳管開放症の病態がある．

耳管が実際に開放しているとき

　耳管開放症の患者では低音域を中心とした伝音難聴をきたすとの報告は，以前よりみられる[1,2]．耳管狭窄処置や，耳管が閉鎖する臥位で検査を行うと聴力閾値が改善することから（❶），耳管が開放していることに由来すると推察される．その機序は，開放している耳管経由で鼻咽腔の呼吸音，心拍音などの体内雑音が中耳に入り，外耳道から与えた検査音（純音）の聴取が妨害されるため，閾値上昇が起こると考えられる．したがって，この低音障害型オージオグラムは耳管開放症の患者で常に得られるオージオグラムというものではなく，症状があるとき，つまり実際に耳管が開放しているときに限られる．

　閾値上昇が低音部を中心に起こるのは，鼻咽腔に発生した体内雑音の高周波数成分は耳管のような細い管を通過しにくいのに対して，低周波数成分は通過し中耳に伝播しやすいため，外耳道から与えた検査音（純音）の聴取がとくに低音域で妨害されるためと考えられる．

　このようなオージオグラムの多くは伝音難聴であるが，低音部の骨導閾値の測定は，第一線の臨床現場では必ずしも信頼性が高くないこともあり，混合難聴，感音難聴のパターンをとることもあり，日常臨床で頻度の高い他疾患（低音障害型感音難聴，メニエール病，耳硬化症，上半規管裂隙症候群など）との鑑別が必要である．事実，これらの診断名で加療された既往のある耳管開放症患者は少なくない．逆に，これらの疾患が症状（耳閉感，自声強聴など）の類似性から耳管開放症と誤診されていることも多い．

鼻すすりで鼓膜が内陥しているとき（❷）

　耳管開放症の一部の患者では，鼻すすりによって耳管が閉鎖（ロック）して，自声強聴などの症状から解放され楽になる．そのため，無意識に鼻すすりが継続される[3,4]．これらの患者では，鼻すすり後に

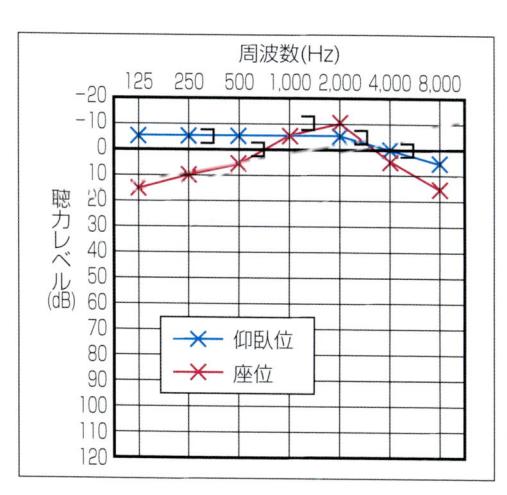

❶耳管開放症における低音障害型オージオグラム
臥位で検査を行うと閾値が改善する．

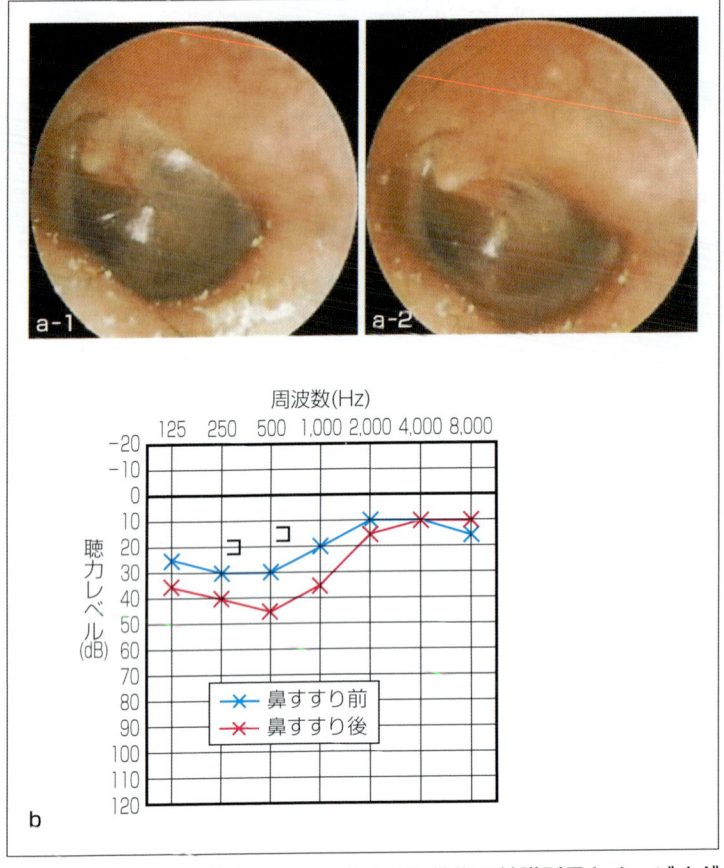

❷ **鼻すすり型耳管開放症における鼻すすり前後の鼓膜所見とオージオグラムの変化**
a：鼓膜所見．1：バルサルバ（Valsalva）後，2：鼻すすりロック後（内陥）．
b：鼻すすり前後のオージオグラム．鼻すすり後に軽度難聴となる．

中耳腔陰圧のため鼓膜が内陥し，そのために軽度難聴を呈する（❷-b）．低音部の閾値上昇が大きいが，患者は難聴を訴えないので注意が必要である．むしろ，嚥下で耳管が開くと正常聴力に戻るが，鼓膜内陥時の聴力に慣れているため，患者は正常聴力をかえってうるさく不快に感じて，鼻すすりを継続する．耳管開放症の患者でC型またはB型のティンパノグラムがみられた場合には，鼻すすり癖を疑ってみる．

前述したどちらの病態もオージオグラムは可逆性であるが，これとは別に，耳管開放症が感音難聴のリスクファクターであるとする報告もある．長期にわたる鼓膜動揺による内耳障害が推察されているが，さらに検討が必要である．

（小林俊光）

引用文献

1) Ogawa S, et al. Patulous eustachian tube. Arch Otolaryrgol 1976；102：276-80.
2) 木原彰春ほか．耳管開放症の体位による聴力変動．Otology Japan 2001；11：584-8.
3) 小林俊光ほか．鼻すすり型耳管開放症．JOHNS 2007；23：1194-6.
4) 小林俊光．耳管開放症の新しい考え方．日耳鼻会報 2010；113：706-9.

第5章 聴覚機能をみる

実戦的ティンパノメトリー

- ティンパノメトリー（tympanometry）は，耳鼻咽喉科医のほとんどが使用している簡便な中耳診断装置であるが，本項では，診療の幅を広げるティンパノグラム（tympanogram）（❶）の利用法を紹介する．

滲出性中耳炎：貯留液の量と存在部位を推定する（❷）

- 滲出性中耳炎ではCT所見との対応をみると，一般に貯留液量が多いとB型，少ないとC_2型のことが多い（❷-a）．しかし，まれにB型でも液がなかったり，A型でも液が存在することもある．
- 側頭骨に注水して行ったモデル実験の結果をみると，その理由がわかる．中耳貯留液の分布によってさまざまなティンパノグラム型を呈しうる（❷-b）．液があってもA型を呈しうるし，貯留液が乳突洞口をふさぐと液量は少なくともB型となる．

鼓膜穿孔のある耳にも使ってみる：上鼓室疎通性の判定（❸）

- 通常の非穿孔耳では，ティンパノグラムの基線（base）は「外耳道容積」を示す．鼓膜に穿孔があると，直線状のティンパノグラムとなり，基線（base）は「外耳道容積＋中耳腔容積」になる（❸-a）．
- この値が2mLを超える場合には中鼓室から上鼓室への疎通性が良好で上鼓室以降にも含気があり，5mLを超える場合には乳突蜂巣の発育も良好と判定できる（❸-b）．

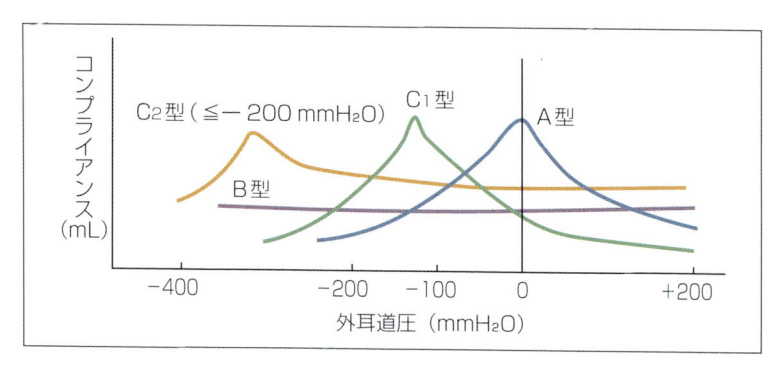

❶ティンパノグラムの型分類
（沖津卓二，小林俊光．ティンパノグラムアトラス．中外医学社；1987[1]より）

❷ 滲出性中耳炎

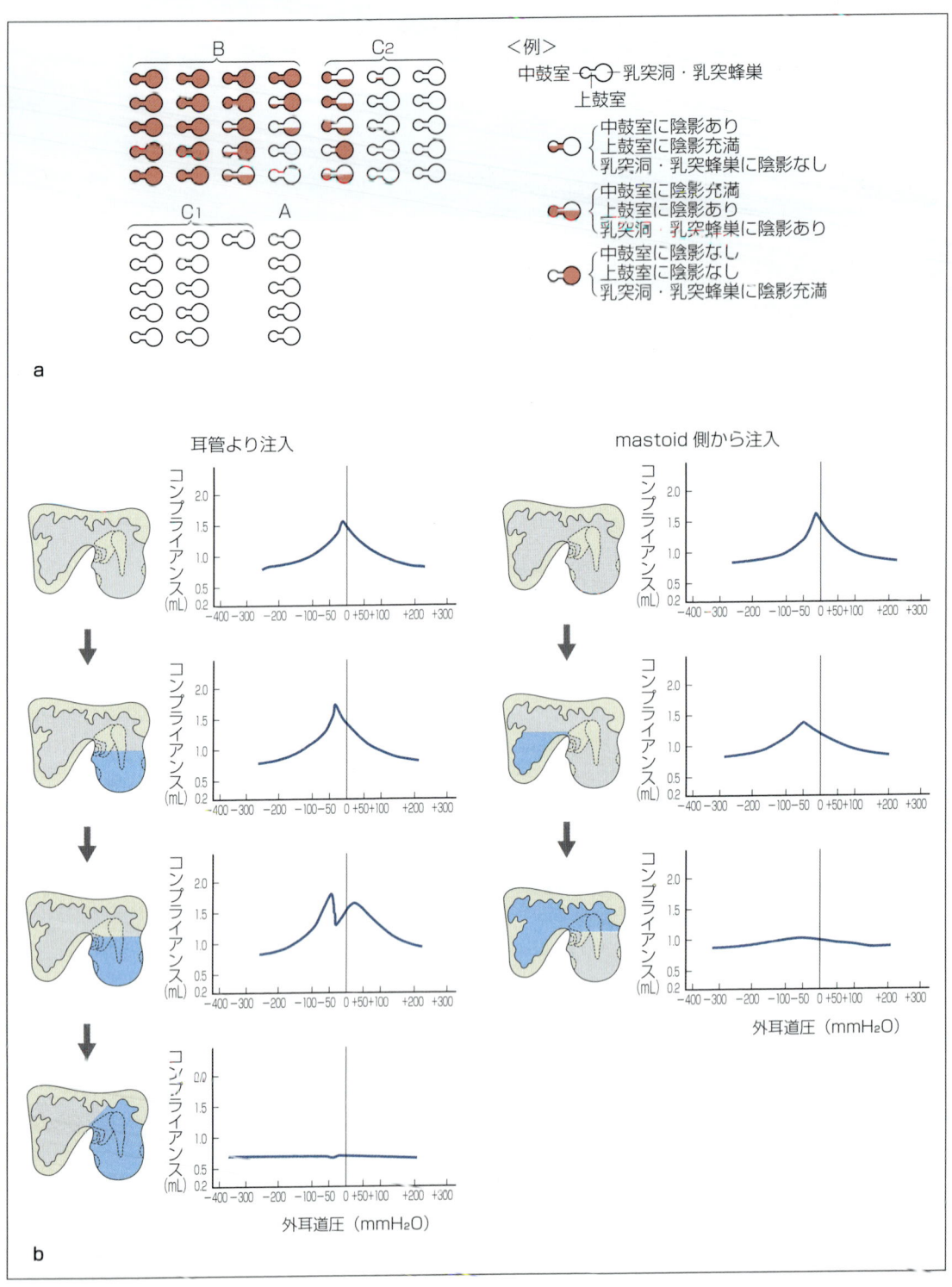

a：滲出性中耳炎51耳におけるティンパノグラム型とCT所見．
b：側頭骨を用いた注水実験．耳管から注入した場合も，mastoid側から注入した場合も液が上鼓室に達するまではA型のティンパノグラムをとるが，上鼓室に達するとB型となる．
(a：沖津卓二，小林俊光．ティンパノグラムアトラス．中外医学社；1987[2]／b：沖津卓二，小林俊光．ティンパノグラムアトラス．中外医学社；1987[3]．遠藤里見ほか．日耳鼻会報 1983[4] より)

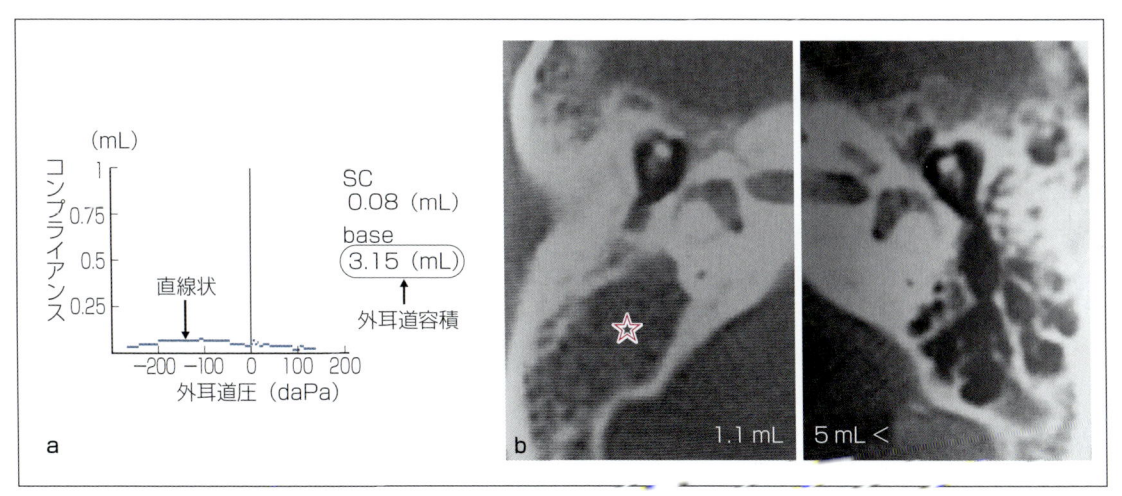

❸ 鼓膜穿孔のある耳での利用法

a：鼓膜穿孔のある耳では直線状のティンパノグラムとなる．通常は1mL程度の基線（base）の示す「外耳道容積」が中耳腔容積が加わるため，大きくなる．SC：static compliance.
b：CT所見との比較．右耳（向かって左）は「外耳道容積」が1.1mLと小さい．CT所見では，乳突洞は軟部組織陰影（☆）で満たされ含気腔が狭い．左耳（向かって右）は5mL以上の「外耳道容積」．CTを行わなくても，このように上鼓室疎通性が簡単に推測できるため，鼓膜形成術前などのスクリーニングとして有用である．

(沖津卓二, 小林俊光. ティンパノグラムアトラス. 中外医学社；1987[5] より)

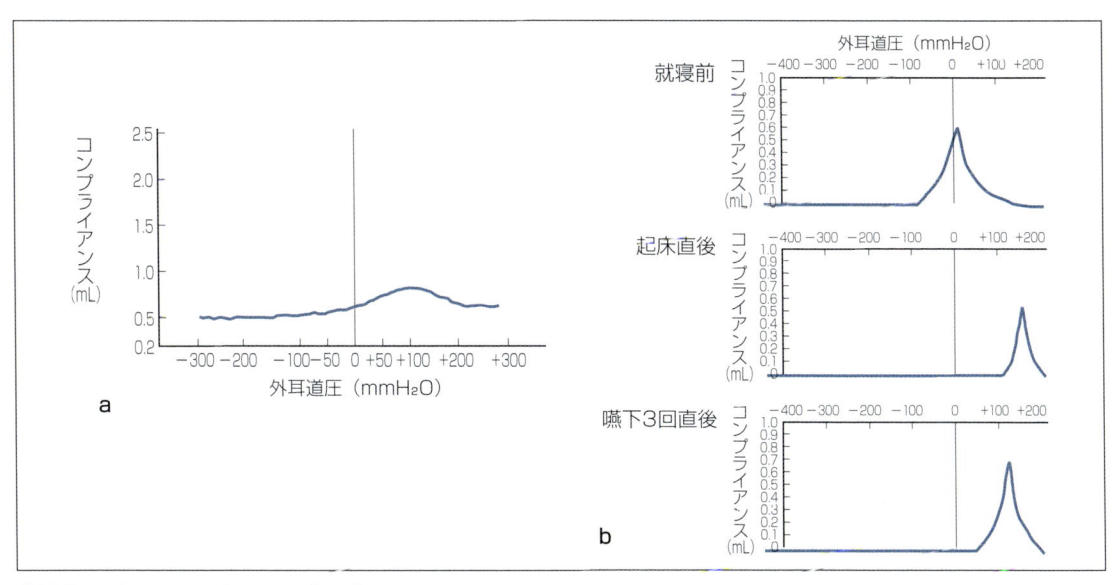

❹ 陽圧にピークのあるティンパノグラム

a：急性中耳炎（今朝から耳痛）のティンパノグラム．
b：起床直後のティンパノグラム．上：就寝前，中：起床直後，下：嚥下3回直後．起床直後には陽圧を呈する．嚥下で陽圧が減っている．

(a：沖津卓二, 小林俊光. ティンパノグラムアトラス. 中外医学社；1987[6]／b：沖津卓二, 小林俊光. ティンパノグラムアトラス. 中外医学社；1987[7] より)

ピークが陽圧だったら （❹；❻-c 参照）

● 急性中耳炎の初期（❹-a），鼻をかんだ直後，耳管通気直後，起床直後（❹-b）などにみられ，中耳腔が陽圧になっていることを意味する．

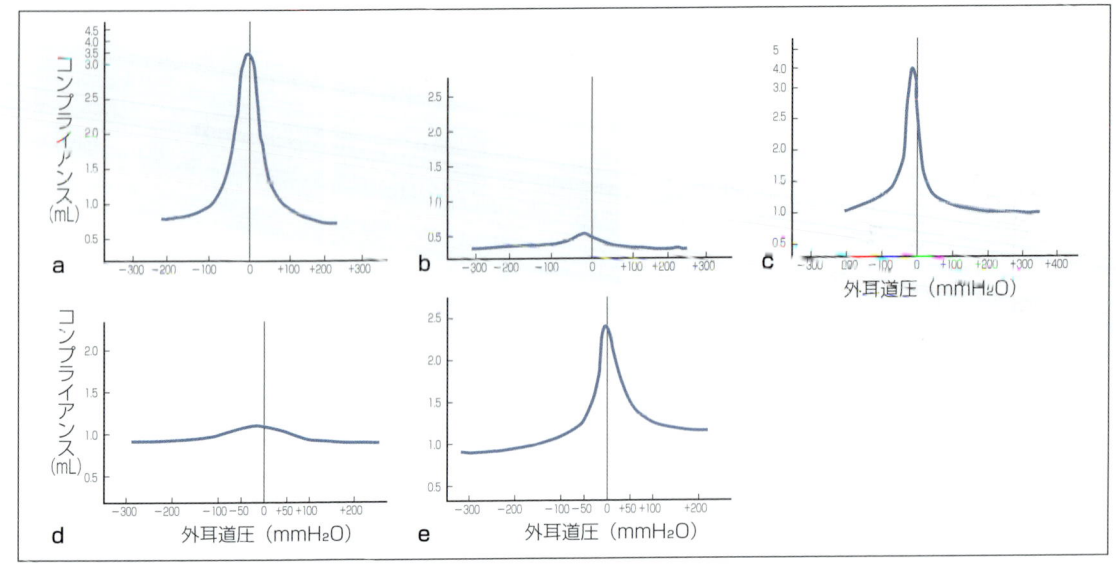

❺ティンパノグラムのピーク高の異常
a：ピークが高く，耳小骨連鎖離断（卵円窓欠損とアブミ骨遊離）であった例．
b：ピークが低く，耳小骨連鎖固着（ツチ骨固着）であった例．
c：鼓膜の萎縮性瘢痕のためピークが高い例．
d：ピークは低いが離断（キヌタ・アブミ関節）であった例．トリーチャー・コリンズ（Treacher Collins）症候群で，含気腔がきわめて小さいためピークが低いものと思われる．
e：ピークは高いが固着（アブミ骨底）であった例．鼓膜が薄いためと思われる．
a，bはピークの高さによる診断どおりに離断と固着であった例であるが，c，d，eは鼓膜の萎縮性瘢痕や中耳腔容積によるピークの高さの変化を示しており，耳小骨連鎖状態を診断する際の注意点を示すものである．
(a, b, d, e：沖津卓二，小林俊光．ティンパノグラムアトラス．中外医学社；1987[8]／c：沖津卓二，小林俊光．ティンパノグラムアトラス．中外医学社；1987[9]より）

- 32耳に行った検討では，起床直後には平均 $29 \pm 50\,mmH_2O$，洗面あるいは朝食後には $-22 \pm 47\,mmH_2O$ であり，起床直後にピークが約 $50\,mmH_2O$ 陽圧側にあった．
- **鼓膜に小穿孔**があるときにもまれに陽圧のティンパノグラムがみられる（❻-c 参照）．

「ピークの高さ」を読む（❺）

- A型のティンパノグラムのうち，ピークが高い A_D 型（❺-a）は耳小骨連鎖の離断，ピークが低い A_S 型（❺-b）は固着を考える所見とされる．
- しかし，ティンパノメトリーは鼓膜を介して中耳を診断するものであるから，鼓膜の影響を真っ先に受ける．したがって，ピークが高い場合には，鼓膜が薄いのではないかとまず考えて鼓膜所見を確認する．鼓膜が正常なのに，他側よりもピークが高いようであれば，離断を疑う．しかし，複数の奇形がある場合があるので，ティンパノグラムで診断可能なのは鼓膜に最も近い異常であることを銘記しておくことが必要である．

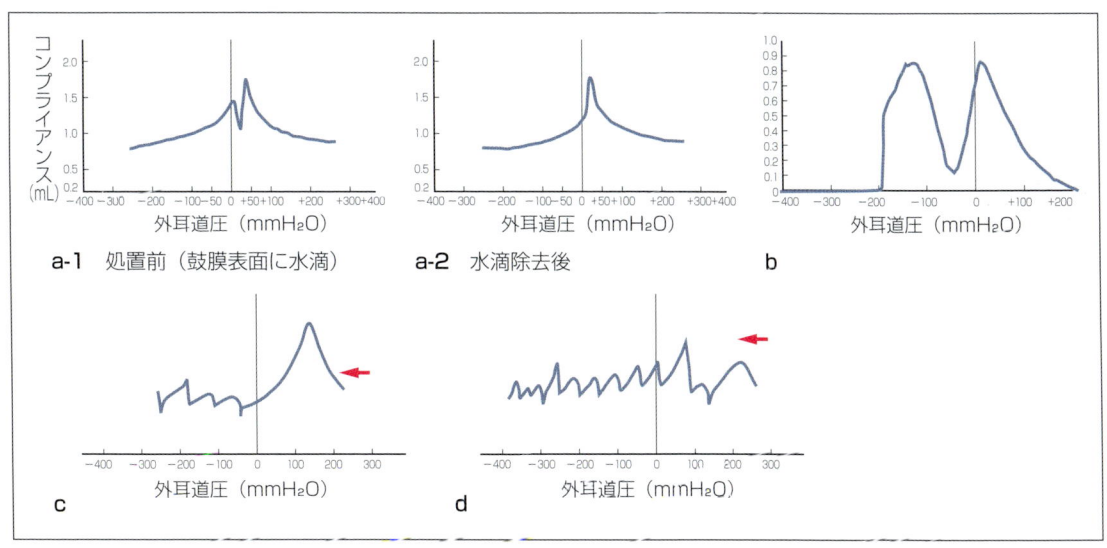

a-1　処置前（鼓膜表面に水滴）　　a-2　水滴除去後　　b

c　　　　　　　　　　　　d

❻異型のティンパノグラム

a：鼓膜に水滴が付着しているとき得られたM型のティンパノグラム（a-1）．水滴除去後に正常化した（a-2）．

b：新生児では外耳道が軟らかいためにM型のティンパノグラムが得られることがある．

c, d：鼓膜に小穿孔があり，湿潤していたり肉芽があって，弁状に開閉する状況にあると鋸歯状のティンパノグラムになることがある．〔機序の解説〕外耳道への加圧中に弁が開き，中耳が陽圧になるとこれを反映して陽圧にピークが形成される．外耳道圧が陰圧方向に掃引され減少していくと，陽圧の中耳腔と陰圧化していく外耳道との圧差が次第に増大し，ついには小穿孔が開き，中耳腔圧は低下する．引き続き掃引を行う過程で中耳腔圧と外耳道圧の差が一定値以上に達するたびに小穿孔が開き，そのたびに中耳腔圧は低下し陰圧化していく．この小穿孔の開閉に一致してティンパノグラム上に細かいノッチが形成される．（➡は外耳道圧の掃引の方向を示す）．

(a-1, a-2, b：沖津卓二，小林俊光．ティンパノグラムアトラス．中外医学社；1987[10]／c, d：沖津卓二，小林俊光．ティンパノグラムアトラス．中外医学社；1987[11] より)

異型のティンパノグラム（❻）

● M型のティンパノグラム（❻-a-1, b），鋸歯状のティンパノグラム（❻-c, d）などがある．

（小林俊光）

引用文献

1) 沖津卓二，小林俊光．本書の使用に際して．高坂知節監．ティンパノグラムアトラス．東京：中外医学社；1987. p.1.
2) 上掲書．滲出性中耳炎（II）. p.24.
3) 上掲書．滲出性中耳炎（I）. p.20-1.
4) 遠藤里見ほか．滲出性中耳炎のティンパノグラム—モデル実験による考察．日耳鼻会報 1983；86：304-13.
5) 沖津卓二，小林俊光．鼓膜穿孔（I）．高坂知節監．ティンパノグラムアトラス．東京：中外医学社；1987. p.38-9.
6) 上掲書．急性中耳炎. p.10.
7) 上掲書．睡眠による変化. p.56.
8) 上掲書．耳小骨奇形（連鎖異常）. p.44-5.
9) 上掲書．鼓膜の萎縮性瘢痕. p.30.
10) 上掲書．M型のティンパノグラム. p.49-51.
11) 上掲書．鼓膜穿孔（II）小穿孔. p.40.

アブミ骨筋反射検査（SR）の利用法

耳小骨筋のっちARに関与するのは，主としてアブミ骨筋

一側の音響刺激で両側のアブミ骨筋が収縮を生じる

- 耳小骨筋にはアブミ骨筋と鼓膜張筋があるが，音響刺激により生ずる耳小骨筋反射（acoustic reflex：AR）に関与するのは主としてアブミ骨筋である（❶）．反射経路は，蝸牛-蝸牛神経-蝸牛神経核-上オリーブ核-顔面神経核-顔面神経-アブミ骨筋神経であり，一側の音響刺激で両側のアブミ骨筋に収縮が生じる（❷）．
- 検査耳（プローブ挿入耳）からの音響刺激は「同側刺激」，反対側（プローブ非挿入耳）からの音響刺激は「反対側刺激」である（❸）．
- 反射経路の神経機構，および中耳の伝音機構が正常に機能している場合，アブミ骨筋反射検査（stapedial reflex：SR）は陽性となる．通常のSRでは，アブミ骨筋の収縮により中耳コンプライアンスは低下するため，記録上は通常下向きに反応が出現する（❹）．
- 一方で，特殊な病態では音響刺激により逆向き反応（reversed reflex，on反応，on-off反応など）が出現することがあり，鼓膜の内陥，鼓膜張筋の収縮などがその原因として推測されている．

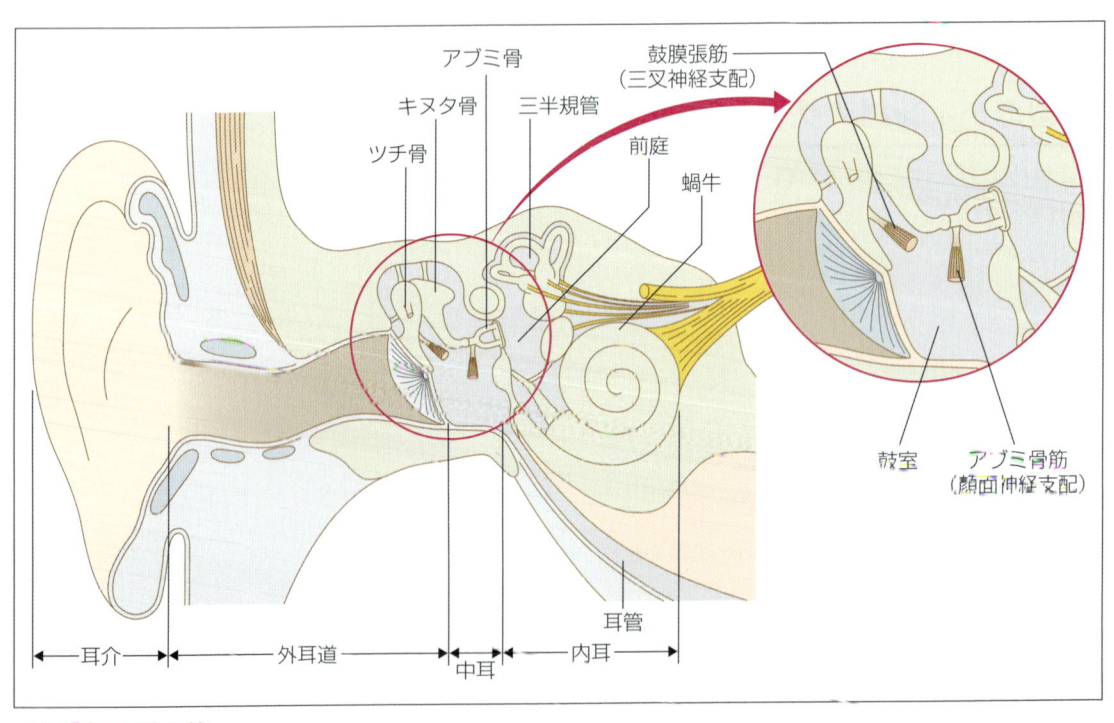

❶中耳内の耳小骨筋
アブミ骨に付着するアブミ骨筋は顔面神経支配，ツチ骨に付着する鼓膜張筋は三叉神経支配である．

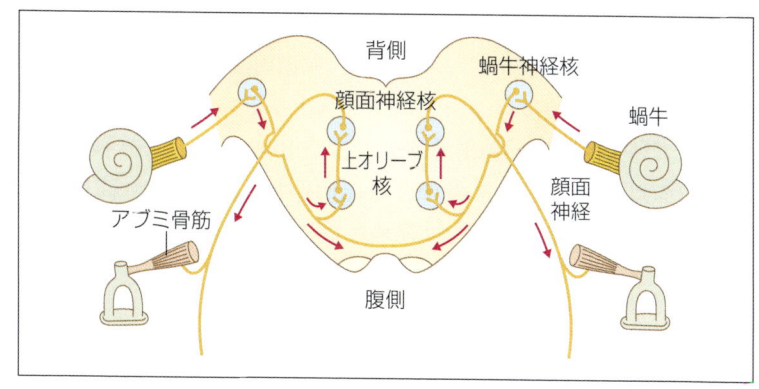

❷ アブミ骨筋反射の神経経路

反射経路は，蝸牛-蝸牛神経-蝸牛神経核-上オリーブ核-顔面神経核-顔面神経-アブミ骨筋神経である．蝸牛神経からは脳幹で交叉して反対側の上オリーブ核-顔面神経核へも神経伝達がある．

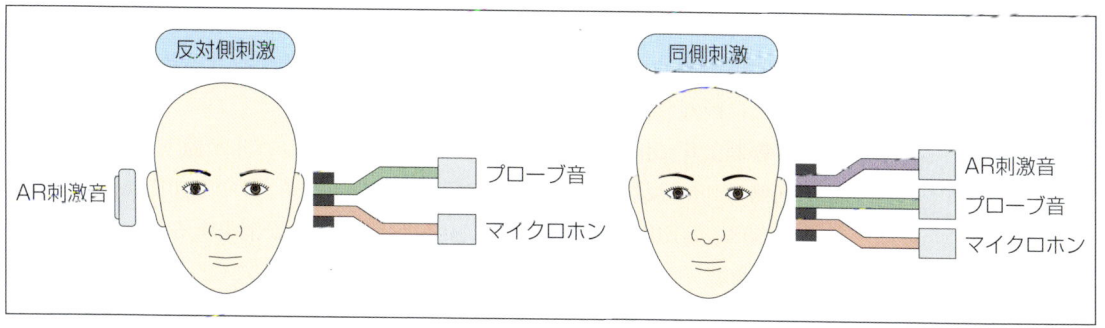

❸ SR（AR）の同側刺激と反対側刺激

検査耳（プローブ挿入耳）からの音響刺激が同側刺激，反対側からの音響刺激が反対側刺激となる．

（日本聴覚医学会編．聴覚検査の実際．南山堂；1999[1] より）

- SR の利用法としては，①伝音難聴の診断，②他覚的聴力検査，③内耳性難聴の診断（メッツ〈Metz〉テスト），④後迷路性難聴の診断（reflex decay），⑤顔面神経麻痺の診断，⑥脳幹障害の診断，⑦神経・筋疾患の診断などが知られている．本項では，健常者で観察される SR について述べたうえで，これらの各項目における SR 利用法について概説する．

健常者の SR

- SR の検出には，アブミ骨筋の収縮による中耳コンプライアンスの変化を観察するので，ティンパノグラム（tympanogram）が A 型もしくは C 型を示すことが必要である．
- 健常者における SR 閾値にはかなりばらつきがあるが，刺激周波数にかかわらず，おおむね 70〜110 dB の音響刺激で反応が得られ（❹），SR 閾値の左右差は両側聴力正常者では 10 dB 以内である．
- 幼小児の SR 閾値は成人と比較してやや高い傾向にあるが，成人後の加齢に

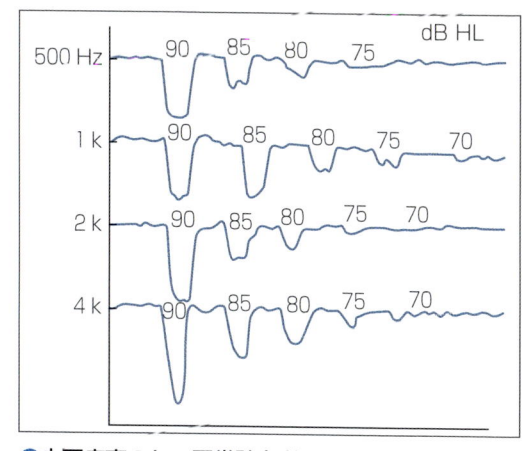

❹ 中耳病変のない正常聴力者の SR

SR 閾値はおおむね 70〜110 dB である．
（日本聴覚医学会編．聴覚検査の実際．南山堂；1999[1] より）

> SR の検出にはティンパノグラムが A 型か C 型を示すことが必要
>
> 両側聴力正常者では左右の SR 閾値差は 10 dB 以内

よる SR 閾値には大きな変化は認められない．
- SR 振幅は音響刺激の強さに応じて増大する．刺激周波数別では 2,000 Hz の音響刺激，年齢的には 20 歳代で SR 振幅が最大となる．
- decay test では，SR 閾値上 10 dB の音響刺激を 10 秒間与え，SR 振幅が反射開始後 50 % 以下に低下した場合を decay 陽性と判定する．高周波数（2,000 Hz，4,000 Hz）の音響刺激では健常者でも decay 陽性となる場合があり，低音刺激（250 Hz，500 Hz，1,000 Hz）が用いられる．

伝音難聴の診断

- 検査耳（プローブ挿入耳）の中耳に異常がある場合，ほとんど同側刺激および対側刺激による SR はともに消失する（耳硬化症や耳小骨離断など）が，まれに例外もある[★1]．
- 音響刺激耳に伝音難聴がある場合，同耳の聴力レベルが低下するにつれて，同側の SR，反対側の SR ともに陽性率は低下する（❺）．30 dB の伝音難聴では 50 %，50 dB の伝音難聴では 90 % の症例で SR が消失するとされる（❺）．
- 感音難聴（とくに内耳性難聴）では補充現象が出現するため，音響刺激耳の聴力レベルが大きく低下しても比較的高率に SR 陽性となるのとは好対照である．

他覚的聴力検査

- 純音聴力検査が一種の聴覚心理検査であるのに対して，SR は音響刺激による蝸牛神経-顔面神経の反射を検出することから，聴性脳幹反応（auditory brainstem response：ABR）や耳音響放射（otoacoustic emission：OAE）などと同様に，他覚的聴力検査の一つとして用いられる．
- 上述のとおり，伝音難聴では聴力レベルに応じて，感音難聴でも聴力レベルがかなり低下すると SR は消失するので，SR が陽性であれば，音響刺激の周波数における聴力レベルは保たれていることになる．
- ティンパノグラム，SR ともに比較的簡便に施行可能な検査であるため，幼小児での難聴の有無の診断や，心因性難聴，機能性難聴の聴覚スクリーニングとしてしばしば用いられる．
- 純音聴力検査で中等度～高度難聴の診断を受け，SR が正常で上記疾患が疑われる場合には，ABR，OAE，あるいは聴性定常反応検査（auditory steady-state response：ASSR）などの他覚的聴力検査が精密検査として追加されることになる．

内耳性難聴の診断（メッツテスト）

- 内耳性難聴で補充現象が陽性を示す症例では，聴力レベルがかなり低下しても SR が健常者と同様の範囲で出現し（❺），純音聴力検査の閾値と SR 閾値が

> 耳硬化症や耳小骨離断の診断では SR の確認が必須

> ★1 例外的に SR 陽性となる中耳奇形がある
> アブミ骨筋の収縮が鼓膜に伝わるときに SR 陽性となる．つまり，アブミ骨のアブミ骨筋腱付着部から鼓膜までが正常で可動性があることが必要である．したがって，アブミ骨脚の欠損などの中耳奇形でも SR 陽性となることがあるので，SR 陽性でも中耳奇形を完全に否定することはできない．

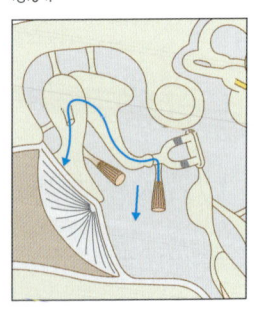

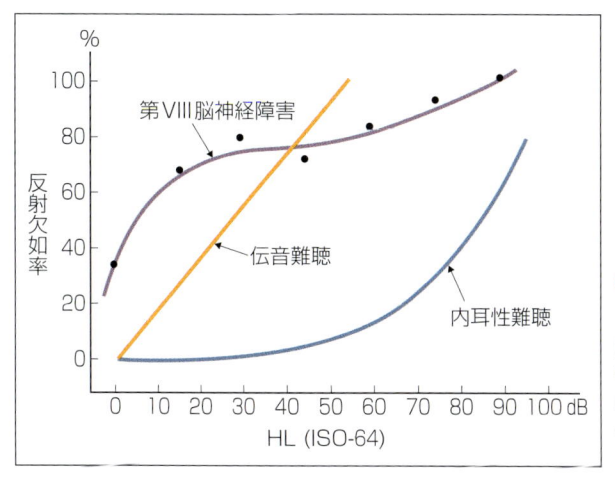

❺ **伝音難聴，内耳性難聴，第 VIII 脳神経障害における SR 閾値**
内耳性難聴では補充現象により聴力レベルが低下してもSRが陽性に出ることが多い．第VIII脳神経障害では逆に早期からSRが消失する．伝音難聴では聴力レベルに応じてSRも消失する．
(Jerger J, et al. Arch Otolaryngol 1974[2] より)

接近することになる．補充現象が陰性の感音難聴ではこのような現象はみられないことから，簡便に他覚的に補充現象を検出することが可能な検査ということで，最初の報告者の名前をとってメッツテスト(Metz test)とよばれる．

- 一般的には，純音聴力閾値と SR 閾値との差が 55 dB 以内の場合，もしくは高度難聴があるにもかかわらず健常者の SR 閾値内で SR 陽性となる場合は，メッツテストが陽性，すなわち補充現象が陽性と判定される．
- 補充現象の検出では，直接法として ABLB テスト (alternate binaural loudness balance test)，間接法としてベケシー (Békésy) 検査や SISI テスト (short increment sensitivity index test) などが知られているが，メッツテストの陽性率は，他の検査での陽性率と同等かより高率であり，純音聴力閾値を判定に用いることから純粋な意味での他覚的検査ではないものの，現在でも有益な検査と考えられている．

> メッツテストは簡便で他覚的に補充現象を検出可能な検査

後迷路性難聴の診断（reflex decay）

- 現在では，聴神経腫瘍に代表される後迷路性難聴に対しては，MRI 検査などの画像検査が最も重要な診断ツールとなっている．画像診断が確立される以前には，ABR を含めた種々の聴覚検査，および平衡機能検査の結果を総合的に判定して，後迷路性難聴の診断がなされた時代があった．
- 聴神経腫瘍を含む第 VIII 脳神経障害例では，内耳性難聴と異なり，聴力レベルが比較的良好なものでも SR 陽性率は大きく低下し，伝音難聴における聴力レベルに応じた SR の消失率と比較しても，より消失率が高い（❺）．
- 感音難聴で，聴力低下が軽度にもかかわらず SR が消失している症例では，第 VIII 脳神経障害が疑われることになる．
- 聴神経腫瘍が疑われ，かつ SR が検出される症例に対しては，reflex decay の有無が調べられた．上述のとおり，高周波数の音響刺激では順応現象による decay が認められるため，500 Hz，1,000 Hz の音響刺激を行い，両者で decay が確認された場合に reflex decay 陽性の判定がなされた．聴神経腫瘍

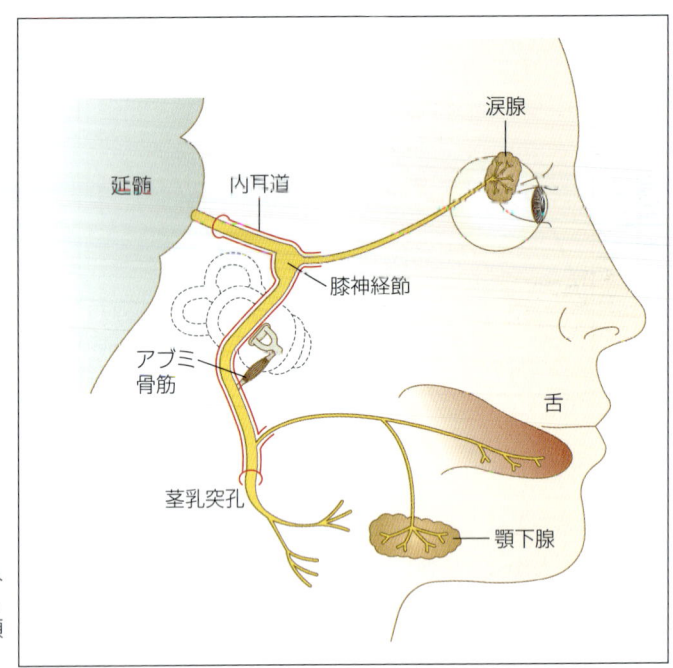

❻顔面神経からの神経分岐
脳幹の顔面神経核より内耳道から側頭骨内に入り，膝神経節で大錐体神経，アブミ骨筋神経，鼓索神経を順次分岐した後，茎乳突孔より側頭骨外へ出る．

症例での陽性率は，おおむね30％前後とされている．

顔面神経麻痺の診断

- 末梢性顔面神経麻痺の障害部位の診断に際しては，顔面神経からの神経分岐に対応した各種の機能検査が施行される．顔面神経の運動機能の評価と同時に，涙腺分泌を測定する**シルマー（Schirmer）検査**（大錐体神経），**味覚検査**（鼓索神経），そして音響刺激に対するSR（アブミ骨筋神経）が追加され，その障害部位の同定に有益である（❻）．
- アブミ骨筋神経の分岐部より中枢側の障害であればSRは消失するが，分岐部より末梢側の障害であればSRは正常に検出されることになる．麻痺が高度でありながら，SRが検出される場合には，耳下腺悪性腫瘍の可能性を否定しなければならない．

> SRは顔面神経麻痺の予後判定に有用

- もう一つのSRの臨床的意義としては，顔面神経麻痺の予後判定にSRが有用であることが知られている．顔面神経麻痺の発症後早期（発症後20日以内）にSRが回復する症例，SRが回復した時点での麻痺スコアが良好な症例では，顔面神経麻痺の予後自体も良好であることが報告されている．
- 顔面神経麻痺の回復過程において，神経の過誤支配により病的共同運動，ワニの涙[★2]や耳小骨筋性耳鳴を生じることがある．

★2 ワニの涙
食事をするときに涙が出る現象．ワニが獲物を食べる際に涙を流すとされていることに由来．

- 耳小骨筋性耳鳴では，顔面の表情筋運動に応じたアブミ骨筋の収縮が耳鳴の原因であり，重症例ではアブミ骨筋腱の切断術が必要になる．典型例では，表情筋運動（非音響刺激）により音響刺激時のSRと同様に中耳コンプライアンスが低下し，同時に純音聴力検査でも低音域で5〜10 dB程度の聴

力低下が確認される．

脳幹障害の診断

- 後迷路性難聴の診断の項でも述べたが，画像診断の確立以前に，脳幹障害の診断にもABRとSRの併用が有用であるとされた時代があった．
- SRの反射経路としては，蝸牛神経核から同側顔面神経核へ至る経路と，脳幹を交叉して反対側の顔面神経核へ至る経路が存在することから，同側刺激および対側刺激に対するSR検出の違いにより脳幹障害の診断が可能とされた．すなわち，同側刺激でSR陽性，対側刺激でSR消失の場合，ABR検査上の脳幹以降の異常波形と組み合わせて脳幹障害との診断がなされた．
- 現在では，画像診断により容易に診断可能となっている．

神経・筋疾患の診断

- 聴力正常の運動ニューロン疾患，重症筋無力症，筋緊張性ジストロフィー症などの神経・筋疾患では，SRの反射経路のうちの遠心路に障害を有するために，SR閾値は正常範囲内にあっても，SR潜時の遅延，SR振幅の動揺・減少などさまざまなSRの異常を示すことが報告されている．
- 治療による原疾患の症状の改善に応じて，こうしたSRの異常にも回復が観察される．

　1970年にJames Jergerにより"impedance audiometry"という用語が提唱され，1970年代後半〜1980年代前半にかけて国内外で広く，伝音難聴，感音難聴，顔面神経麻痺を含むさまざまな神経・筋疾患に対して同検査が施行された．SRの診断的価値に関する多くの貴重なデータは，現在に至るまでも本検査の有用性，信頼性を保障するものとして，いささかもその学術的・科学的な価値を失っていない．

　画像診断や他の機能検査の進歩により，最近はあまり解析されることのなくなった項目も存在するものの，伝音難聴の診断，他覚的聴力検査，内耳性難聴の診断，顔面神経麻痺の診断などにおいては，現在もSRの有用性は確固たる地位を維持している．

(土井勝美)

引用文献
1) 日本聴覚医学会編，立木　孝監修．聴覚検査の実際．東京：南山堂；1999．
2) Jerger J, et al. The acoustic reflex in VIIIth nerve disorders. Arch Otolaryngol 1974；99：409-13.

参考文献
1. 神崎　仁，野村恭也．インピーダンス・オージオメトリー：聴覚障害と神経筋弛緩への臨床応用．東京：中外医学社；1979．
2. 野村恭也，本庄　巌編．インピーダンス・オージオメトリー．東京：金原出版；1983．

第5章 聴覚機能をみる

語音聴力検査のコツ

- 語音聴力検査（speech audiometry）は，人が発声した語音を検査音として使用する聴覚機能検査であり，聴器の末梢から聴覚皮質までの機能を包括して評価できる検査である．人においては聴覚の最も重要な機能は語音の聴取であり，語音聴力検査は標準純音聴力検査に並ぶ重要かつ基本的な検査といえる．

> 語音聴力検査は標準純音聴力検査に並ぶ重要かつ基本的検査

- 検査法は大きく2つあり，語音弁別検査と語音了解閾値検査（語音聴取閾値検査）とに分けられる．語音弁別検査は語音を最高でどのくらい聞き分けられるかを調べる検査で，語音了解閾値検査は語音をある程度まで聞き分けられる音の強さ（レベル）を調べるもので，両者で用いられる語表は異なる．

> 標準純音聴力検査の結果を基にして語音レベルを設定

- 基本的には標準純音聴力検査を先に行い，その結果を基にして呈示する語音のレベルを設定していく．

語音弁別検査

- 検査語表は単音節（かな1文字）から成り，50音節で構成される57-S語表と，そのなかから20音節が抽出されて作成された67-S語表のいずれかの単音節語音表が用いられている（❶）．
- 当然語数の少ない67-S語表を用いたほうが検査時間は少なくてすむので，一般の臨床では67-S語表を用いることが多い．57-S語表は，語音弁別機能を詳細に評価したい場合や弁別能の小さな変化を知りたいときなどに用いるとよい．

> 一般の臨床では67-S語表を，詳細な評価には57-S語表を用いる

- 検査用のCDは日本聴覚医学会が作製頒布している[★1]．が，現在販売されているオージオメータでは録音された語表がすでに内蔵されているものが多い．

> ★1
> このCDを用いる場合にはCD再生機からオージオメータに外部入力して呈示する．

■ 検査の手順

- 外部入力で呈示する場合には，まず語表に録音されている「レベル較正用1,000 Hz純音」を再生し，CD再生機の出力調整器またはオージオメータの入力調整器を回してオージオメータのVUメータが0 dBをさすように調整する．この較正により，オージオメータのダイヤル目盛りが語音聴力レベルとして読み取れるようになる．
- レベルを一定に定めて20音節（67-S語表）または50音節（57-S語表）を

❶ 57-S 語表と 67-S 語表

57-S 語表

数字語表[語音了解閾値測定用]

```
5 2 4 3 7 6
7 4 6 5 2 3
2 7 3 6 5 4
3 5 2 4 6 7
6 3 7 2 4 5
4 6 5 7 3 2
```

ことばの語表[語音弁別検査用]

1表　ジラホオワエアニトテ
　　　バリカコケルロツヒミ
　　　メドシネクイウスユレ
　　　ソキズセヨガムナタサ
　　　ゴノヤモダフハマデチ

2表　ラヤハサエアカムクチ
　　　ルワオシバジテトダユ
　　　ケメイガゴツソミレウ
　　　ロヒマスヨドネモセズ
　　　タナキフコリニホノデ

3表　ソワフヤイヒクゴヨア
　　　ガマツエノケミチサタ
　　　ニナリキモトルコダユ
　　　ドレジハバラズデムネ
　　　シメカホスセテウロオ

4表　バネマデホワムノニハ
　　　ミウアクコヤフタジオ
　　　ソモキナケダシガレチ
　　　ズユリトカルドヨテセ
　　　メエヒゴスライロツサ

5表　ミヒダヤエソドニバコ
　　　ユモツズワクルスフメ
　　　レナホオトリケセシイ
　　　ヨハアマロタサガキカ
　　　ムチデウテジゴラノネ

67-S 語表

数字語表[語音了解閾値測定用]

```
5 2 4 3 7 6
7 4 6 5 2 3
2 7 3 6 5 4
3 5 2 4 6 7
6 3 7 2 4 5
4 6 5 7 3 2
```

ことばの語表[語音弁別検査用]

1表　アキシタニヨジウクス
　　　ネハリバオテモワトガ

2表　キタヨウスハバテワガ
　　　アシニジクネリオモト

3表　ニアタキシスヨクジウ
　　　オネバハリガテトワモ

4表　テネヨアキジハモシウ
　　　リワタクバトニスオガ

5表　ネアテヨハキモジリシ
　　　ワウバタトクオニガス

6表　ニクリモテアジハトガ
　　　ワネウオバスヨシタキ

7表　ワバスタニトリジアキ
　　　モネウシヨガハオテク

8表　テキワタガアモシトニ
　　　ヨハウバスネジリクオ

[注] 57-S ならびに 67-S 語表に用いられている単音節（67-Sは下線太字の音節）

ア　イ　ウ　エ　オ
カ　キ　ク　ケ　コ
サ　シ　ス　セ　ソ
タ　チ　ツ　テ　ト
ナ　ニ　ヌ　ネ　ノ
ハ　ヒ　フ　ヘ　ホ
マ　ミ　ム　メ　モ
ヤ　　　ユ　　　ヨ
ラ　リ　ル　レ　ロ
ワ　　　　　　　
ガ　　　　　　　ゴ
　　ジ　ズ　　　ド
ダ　　　　　　　バ

（神崎　仁ほか．Audiology Japan 2003[1] より）

❷ **最高語音明瞭度が得られる語音レベルと純音聴力との関係**

純音平均聴覚閾値レベル （dB HL）	最高語音明瞭度を得るレベル（dB SL）
10～19	50
20～29	50
30～39	40
40～49	35
50～59	30
60～69	25
70～79	15 or 20

HL：hearing level，SL：sensation level．
（高田敬子ほか．Audiology Japan 2000[2]より）

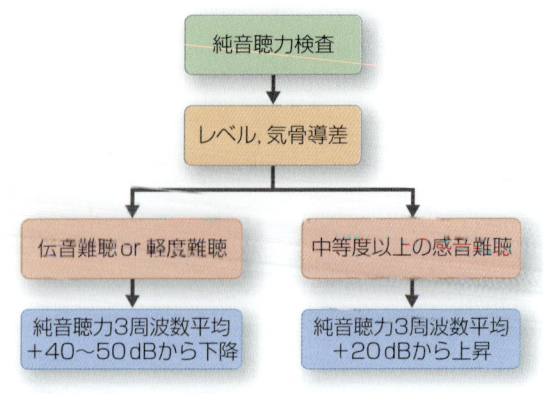

❸ **語音弁別検査の手順**
標準純音聴力検査を先に行い，難聴の種類，程度から語音レベルの呈示方法を判断していく．

★2
CDに録音された語表はそのまま再生すると3秒間隔で再生されるが，その間隔では検査についていけない被検者も存在する．その場合は1つの音節ずつ区切って呈示するようにする．

★3
その前に100％に達した場合を除く．

軽度難聴者や伝音難聴者には語音聴覚検査法[1]どおりに行う

呈示し，正答率を求める．この正答率を語音明瞭度とよぶ[★2]．回答は被検者に書き取らせるか，復唱させて検査者が記録するかのいずれかで行う．復唱の場合，被検者の発音が識別しづらい場合があるので，ひらがなの50音表を用意しておき選択してもらうとよい．

● 複数のレベルで呈示してそれぞれの明瞭度を測定するが，ピーク値を求める必要があるので少なくとも3つのレベルで測定することになる[★3]．健常者および伝音難聴者では純音聴力検査の500，1,000，2,000 Hzの3周波数平均聴力より40～50 dB程度強いレベルでピークに達するが，補充現象を有する内耳性難聴ではそれより弱いレベルでピークに達する場合が多い．感音難聴者における最高語音明瞭度が得られる語音レベルと純音聴力レベルとの関係を調査した報告より結果の一部を抜粋し❷[2]に示した．中等度難聴ではおおむね閾値上30 dB，高度難聴では閾値上20 dBで最高明瞭度が得られる場合が多いことがわかる．

● 語音レベルを変えていく具体的な手順としては，筆者の施設では検査の開始レベルを純音聴力検査の500，1,000，2,000 Hzの平均より20 dB上からスタートし，10 dBステップで上昇させて明瞭度が下がる（ロールオーバー）か，被検者がうるさくて不快に感じる直前のレベルまで行っている場合が多い．感音難聴者が対象であることが多いのでこの手順が実践的で時間の無駄がないと考えているが，語音聴覚検査法（2003）[1]では，純音平均聴力より40ないし50 dB上のレベルからスタートして10（～20）dBステップで下げていくように，と記述されている．軽度難聴者や伝音難聴者にはこちらの方法のほうがより効率的であると思われる．したがって，純音聴力検査の結果を参考にしてどのようにレベルを変えていくか，臨機応変に対応していくのがよい（❸）．

■ **結果の解釈**

● 結果は横軸に語音聴力レベル，縦軸に語音明瞭度をとったスピーチオージ

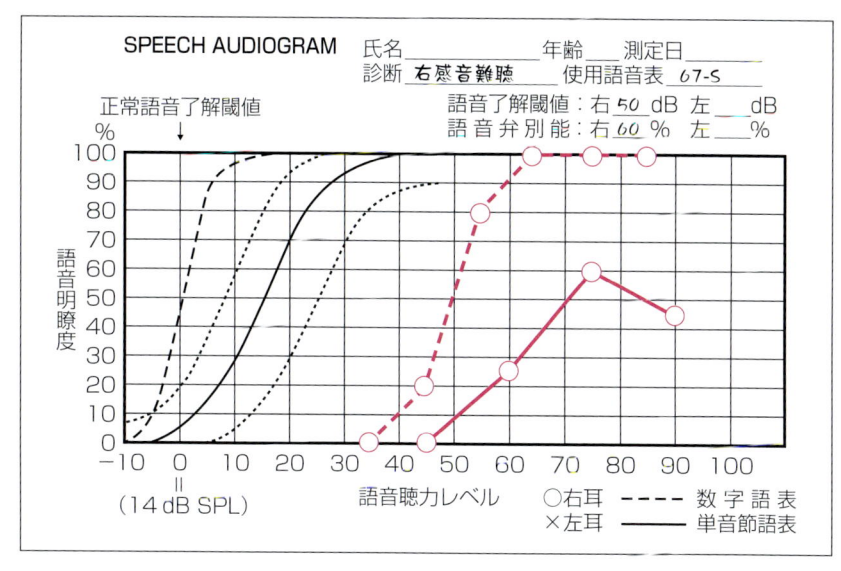

❹ **スピーチオージオグラムの例**

○に太い破線が数字語表，○に太い実線が単音節語表の結果である．左側の細い破線と実線は健常者の明瞭度曲線を示している．

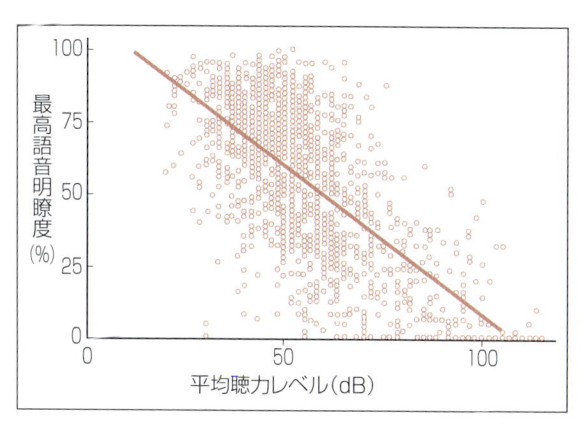

❺ **平均純音聴力と語音弁別能との関係**

負の相関関係が認められるが，とくに中等度難聴の範囲では語音弁別能のばらつきがかなり大きい．

（赤井貞康ほか．Audiology Japan 1990[4]より）

オグラムとよばれる図に記載する[3]（❹）．各レベルの明瞭度を実線で結んだものを語音明瞭度曲線とよぶ（実際は折れ線状である）．語音明瞭度曲線における最高値を最高語音明瞭度あるいは語音弁別能とよび，語音聴力検査の指標として最も重要な値になる．

- 語音弁別能が50％以下の場合には純音聴力の程度にかかわらず聴覚障害4級に認定されうるので，これを正確に検査することはきわめて重要である．
- 伝音難聴の場合は，語音明瞭度曲線が気骨導差の分だけ右方に移動するが，最高明瞭度は100％に達することが多い．感音難聴の場合には最高明瞭度が低下すると同時にロールオーバーがみられることが多い[★4]．
- 感音難聴症例における純音聴力と語音弁別能の関係については，ある程度の相関関係は認められるもののかなりの多様性を有している（❺）[4]．明らかな後迷路性難聴では語音弁別能が顕著に低下していることが多く，内耳障害と後迷路障害とが混合している老人性難聴などにおいて，両者の障害の占める割合によって大きな差が生じてくる可能性が考えられる．

> 最高語音明瞭度は語音聴力検査の指標として最も重要な値
>
> 語音弁別能50％以下の場合は聴覚障害4級に認定されうる
>
> ★4
> 感音難聴症例に対する補聴器フィッティングの際にはこの最高明瞭度が補聴効果の目標になり，また最高明瞭度を得る語音レベルと平均的な会話音レベルとの差が必要な補聴利得の目安となる．

語音聴力検査のコツ ● 91

数字のきこえ方検査用紙（語音了解閾値検査）／67-S 語表用

氏名 ○○○○○　　検査耳 (右耳) 左耳　　年　月　日検査　語音了解閾値 50 dB

きこえた通り横に書いて下さい

1行目	5	2	4			
2行目	7	4	6	5		
3行目	2	7	3	6		
4行目	3	5	2	4	⁶⁄₆	
5行目	6	3	7	2	4	
6行目	4	6	5	7	⁸⁄₃	
呈示レベル (dB)	85	75	65	55	45	35
明瞭度 (%)	100	100	100	83	17	0

ことばのきこえ方検査用紙（語音弁別検査）／67-S 語表用

氏名 ○○○○○　　検査耳 (右耳) 左耳　　年　月　日検査　語音弁別能 75 dB にて 60 %

きこえた通り横に書いて下さい

第 1 表　呈示レベル 90 dB　マスキング 50 dB　語音明瞭度 55 %

あ	き	し	ゕた	に	✕よ	じ	う	く	✕す
✕ね	ゕは	り	✕ば	お	て	✕も	✕わ	✕と	が

第 2 表　呈示レベル 75 dB　マスキング 35 dB　語音明瞭度 60 %

き	ゕた	よ	✕う	✕す	は	ば	て	やわ	✕が
あ	✕し	に	じ	く	✕ね	り	お	✕も	と

第 3 表　呈示レベル 60 dB　マスキング 20 dB　語音明瞭度 25 %

に			✕す	✕よ	く	じ	✕う		
お	✕ね	✕ば	✕は	り	✕が	✕て	✕と	✕わ	やも

第 4 表　呈示レベル 45 dB　マスキング＿＿ dB　語音明瞭度 0 %

❻語音了解閾値検査用紙の記載例

語音了解閾値検査（語音聴取閾値検査）

● 一桁数字リストを用いる（❶）．このリストでは「2, 3, 4, 5, 6, 7」の6つの数字がランダムに並び換えられた語表が6つ録音されている．当然単音節語表より聞き取りやすく，この語音を50％の確率で聞き分けられるレベルを求める検査である．

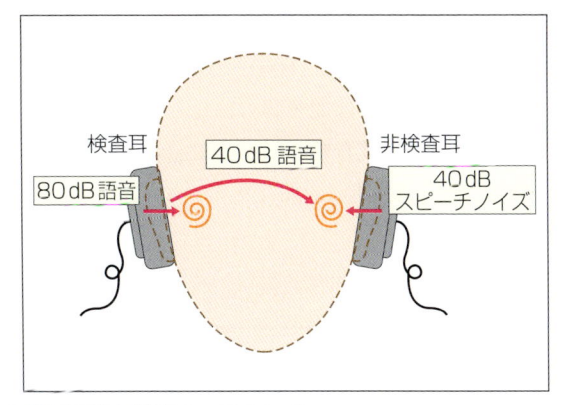

❼**語音聴力検査のマスキング**
語音レベル80 dB HL，気導受話器の両耳間移行減衰量40 dB，非検査耳の気骨導差0 dBと仮定した場合のそれぞれの内耳蝸牛に入る音のレベル．

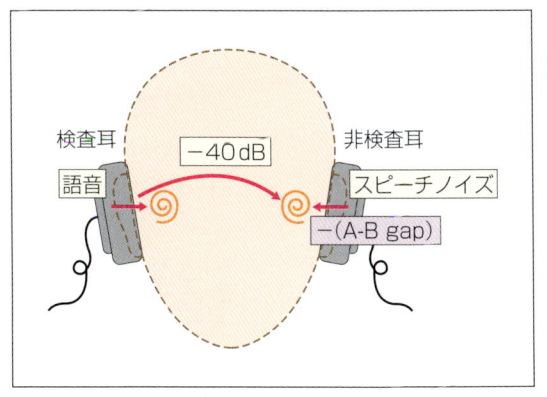

❽**語音聴力検査のマスキング**
非検査耳の蝸牛には検査耳の気導受話器から骨導経由で両耳間移行減衰量分減衰した語音信号が入り，非検査耳の気導受話器から気骨導差分減衰したスピーチノイズが入る．

検査の手順

- 1行目から6行目まで6つの数字語音を順番にレベルを下げながら呈示する．語音聴力検査用語表が内蔵されているオージオメータでは語音了解閾値検査を選択すると自動的にレベルが変化していくものが多いが，外部入力で呈示する場合には手動でレベルを変更していく必要がある．
- 自動，手動のいずれでもスタートレベルとレベル変化のステップを設定する．10 dBステップで行う場合は，純音聴力検査の500，1,000，2,000 Hzの3周波数平均聴力より30 dB上から，5 dBステップで行う場合は，その平均聴力より15 dB上からスタートする．一行6つの数字のなかで聞き取れる語音から聞き取れなくなる語音までが存在するはずである（❻）．
- 各呈示レベルでの明瞭度（正答率）をスピーチオージオグラム上に記録し破線で結ぶ．この破線が50％を横切ったレベルが語音了解閾値である（❹）．

> **Column** 語音聴力検査のマスキングについて具体例から理解すると
>
> 　語音聴力検査のマスキングは複雑でかつ必ずしも明確でない部分もあり理解が難しいので，具体例を用いてもう少し説明しておくことにする．たとえば，対側が正常の片側難聴者の難聴耳側に80 dBの語音を呈示した場合を想定すると，[語音呈示レベル－40] dBのスピーチノイズを非検査耳に呈示することにより，非検査耳の内耳には40 dBの語音と40 dBのスピーチノイズが同時に入ることになる（両耳間移行減衰量が40 dBで非検査耳に気骨導差がない場合，❼）．このとき語音として一桁数字語表が使われていたと仮定すると，非検査耳における明瞭度は50％になるはずである．単音節語表を用いた場合はどうなるかというと，実際には単音節語表の明瞭度へのスピーチノイズの影響についての明確な関係は明らかではない．しかし❹のスピーチオージオグラムから推測されるように，この場合の単音節語表の明瞭度はおおむね0％になり，マスキング効果はほぼ達成されていると考えられる．
> 　一方，非検査耳に気骨導差がある場合には気導受話器より呈示するスピーチノイズの効果がその分減衰するので，その気骨導差分の強さを加える必要がある（❽）．

■ **結果の解釈**
- 伝音難聴，内耳性難聴では純音聴力検査の 500, 1,000, 2,000 Hz の平均と語音了解閾値はほぼ一致する．機能性難聴では純音聴力に比して語音了解閾値が良好であり，逆に後迷路性難聴では純音聴力に比して語音了解閾値が明らかに低下することがあり，それぞれ鑑別に有用である．

マスキング

- 語音聴力検査は気導受話器を用いて検査を行うので，純音聴力検査と同様に気導受話器の両耳間移行減衰量を引いた音が反対側耳（の内耳）に陰影聴取される．両耳間移行減衰量は純音聴力検査と同様にその最低値の 40 dB であると考えると，［語音呈示レベル − 40］dB が反対側の骨導聴力閾値を上回る場合にはマスキングを考慮する必要がある．マスキングノイズにはスピーチノイズを選択する．オージオメータではスピーチノイズはダイヤルの目盛りの値まで健常者の語音了解閾値を低下させるように較正されている（実効マスキングレベル）．

- 語音聴力検査時のマスキングは，［語音レベル − 40 ＋マスキング耳の気骨導差］dB のスピーチノイズで対側耳をマスキングするようにと解説されている[1,2,5]．語音了解閾値検査の際はこのマスキング量では十分でない可能性があるのと，語音呈示レベルを変化させるためにかなり複雑になるが，上式の語音レベルを最大呈示レベルとして計算し，求められた値で語音呈示レベルの変化にかかわらず固定して行うとよい．

(佐野 肇)

引用文献

1) 神崎　仁，小田　恂．語音聴覚検査法（2003）．Audiology Japan 2003；46：621-37.
2) 高田敬子ほか．感音難聴耳の語音弁別検査における最適語音レベルの検討．Audiology Japan 2000；43：266-72.
3) 山下公一．語音聴力検査，日本聴覚医学会編．聴覚検査の実際．改訂 3 版．東京：南山堂；2009.
4) 赤井貞康ほか．感音難聴における聴力閾値と語音明瞭度の関係．Audiology Japan 1990；33：210-4.
5) ISO：8253-3：1996 Acoustic-Audiometric test methods -Part3；Speech audiometry.

第5章 聴覚機能をみる

開業医が行える他覚的聴覚検査

- 聴覚検査の多くは，純音や語音などさまざまな音響刺激に対する被検者自身の自覚的判断を検者に合図することによって行われる聴覚心理的な自覚的検査である．
- 被検者によっては，新生児や乳幼児または意識障害者のように検査音が聞こえても検者に合図ができない場合や，詐聴のように故意に合図をしない場合もある．このような被検者に対しては，被検者の自覚的な応答によらない客観的な手段で聴覚レベルを測定する必要があり，このための検査法が他覚的聴覚検査法である．

> 被検者の自覚的な応答によらない客観的な手段で測定

- 他覚的聴覚検査法は音響刺激により外耳から聴覚中枢に至る聴覚伝導路に生じるなんらかの誘発反応を検出するものであり，このような他覚的な聴覚レベル測定のみならず，反応の誘発経路の異常を検出する神経学的検査法としても広く臨床応用されている．
- 他覚的検査法として現在臨床において汎用されているものに蝸電図検査（electrocochleography：ECochG）と聴性脳幹反応（auditory brainstem response：ABR）検査，聴性定常反応（auditory steady-state response：ASSR）検査があるが，これらは検査音により内耳（蝸牛）から中枢側の聴覚神経伝導路に生じる聴性電気反応（auditory evoked electrical response）を検出する検査法である．耳音響放射（otoacoustic emission：OAE）検査は検査音により内耳（蝸牛）に生じる聴性音響反応（auditory evoked acoustic response）を測定する検査法である．一方，アブミ骨筋反射検査は顔面神経機能検査の一つであるが，顔面神経機能は正常の場合は音響刺激を受ける聴覚機能の評価ができるため他覚的聴覚検査法として利用される．
- これら他覚的聴覚検査法は最近では新生児聴覚スクリーニングに用いられるなど，その応用範囲は拡大しており，臨床の現場で活用すべき検査法である．
- 鼓膜または鼓室内に電極を装着する必要のある蝸電図検査を除くと，これらの検査はいずれも検査器機さえ備えれば開業医でも検査は可能である．

> 蝸電図検査を除き，器機を備えれば，開業医でも検査が可能

- 本項では他覚的聴覚検査法として比較的短時間かつ簡単に検査可能であり，一般の診療所でも施行できる耳音響放射検査を中心に，聴性脳幹反応検査，聴性定常反応検査，アブミ骨筋反射検査についても概説する．

耳音響放射（OAE）検査

耳音響放射とは[1]

- 耳音響放射とは，蝸牛で発生し，中耳を経て外耳道に放射されるさまざまな音響現象の総称である．
- 1978年にKempはクリックやトーンバーストなどの短音刺激の後に一定の潜時をもって外耳道で誘発耳音響放射（transiently evoked OAE：TEOAE）が記録されることを初めて報告した．

❶耳音響放射の種類

自発性放射	自発耳音響放射（spontaneous OAE：SOAE）
誘発性放射	誘発耳音響放射（transiently evoked OAE：TEOAE）
	歪成分耳音響放射（distortion product OAE：DPOAE）
	同時耳音響放射（stimulus-frequency OAE：SFOAE）

- さらに，2つの異なる周波数の連続音により刺激した際に外耳道内でこれら刺激音の周波数とは異なる周波数の歪成分が記録される歪成分耳音響放射（distortion product OAE：DPOAE）や，純音刺激により誘発される刺激音と同じ周波数の定常的な音響反応である同時耳音響放射（stimulus-frequency OAE：SFOAE）などの誘発放射が明らかになった．また，このような刺激音のない状態でも一定の周波数の音響が持続的に記録される自発耳音響放射（spontaneous OAE：SOAE）が生じることも報告された（❶）．
- これら耳音響放射のなかで他覚的聴力検査として応用されているのはTEOAEとDPOAEである[*1]．
- 基底板振動を感受する感覚細胞として内，外2種類の有毛細胞が存在する．内有毛細胞は主に求心性神経と，外有毛細胞は遠心性神経と結合しており，遠心性神経支配を受ける外有毛細胞には音響信号を中枢聴覚路に伝達する働きはないと考えられ，その生理的機能についてさまざまな推測がなされたが，KempによるOAEの発見と，その後のBrownellによる外有毛細胞の能動的運動性の発見により，現在では外有毛細胞を中心とした基底板の能動運動理論（active process theory）が提唱されている．
- OAEは外有毛細胞の能動的運動能により生じる基底板の振動が外リンパを介して逆に中耳・外耳道に伝達され放射される生体現象である．

耳音響放射の種類と測定法

- 測定法の詳細は各OAEで異なるが，測定に必要な装置は音刺激用のイヤホ

★1 発見当初はこれらOAEが共鳴現象などの受動的音響反応とも考えられ，多くの議論がなされたが，感音難聴耳における臨床研究やさまざまなモデル動物を用いた基礎研究により，現在ではOAEは蝸牛から発生する能動的な生体現象であることが確認されている．

Column　基底板の能動運動理論

音響刺激により外有毛細胞の能動的運動が誘発され，この能動的運動により基底板振動における進行波の振幅ピーク付近における振幅がさらに大きく鋭いものになり，聴覚閾値を低下させ周波数弁別能を高めていると考えられている．この外有毛細胞の能動的運動がOAEの源と考えられ，また，2つの音響刺激が同時に蝸牛に入った場合は，それぞれの音響刺激に対する外有毛細胞の能動的運動により結合音が生じ，それがDPOAEとして外耳側に放射されると考えられている．

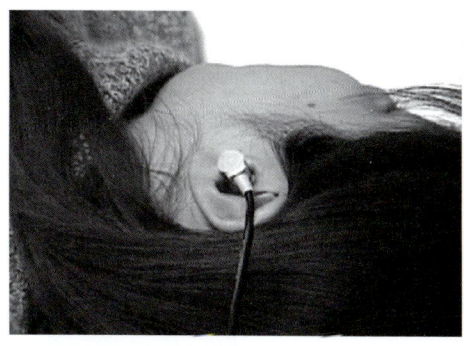

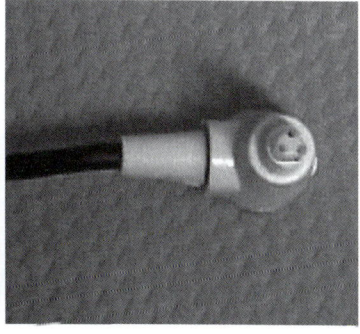

❷耳音響放射測定用プローブの装着

（小川 郁．Audiology Japan 2006[2] より）

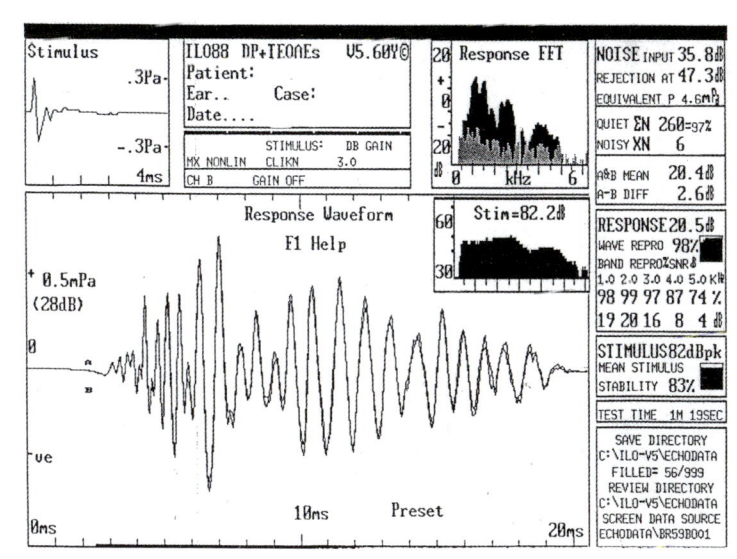

❸TEOAE の測定と記録

（小川 郁．Audiology Japan 2006[2] より）

ンと高感度のマイクロホンとを備えたプローブ（❷），および音発生装置，音響分析用スペクトルアナライザである．

- DPOAE の測定では2つの異なる周波数の刺激音を提示する必要があり，イヤホンも2つ必要である．したがって，通常のプローブには2つのイヤホンと1つのマイクロホンの計3つの孔がある．
- 音響反応を検出する測定法であり，当然のことながら騒音の少ない環境で測定すべきであるが，必ずしも規定の防音室で行う必要はない．診療所の診察室でも測定は可能である．

OAE は診療所の診察室でも騒音が少なければ測定可能

誘発耳音響放射（TEOAE）（❸）

- TEOAE は音響刺激より 10 ms 前後の潜時をもって記録される反応で，その検出には約 300 回の加算平均が必要である．この 10 ms 前後に出現する潜時の短い成分（fast component）に対して，潜時の長い成分（slow component）があり，おのおのが異なる入出力特性を有することから，発生機序も異なると考えられている．潜時の長い成分も記録するために音響刺激後 40 ms までの反応を記録する．
- TEOAE の潜時は刺激音圧により影響を受けないが，刺激周波数が高くなる

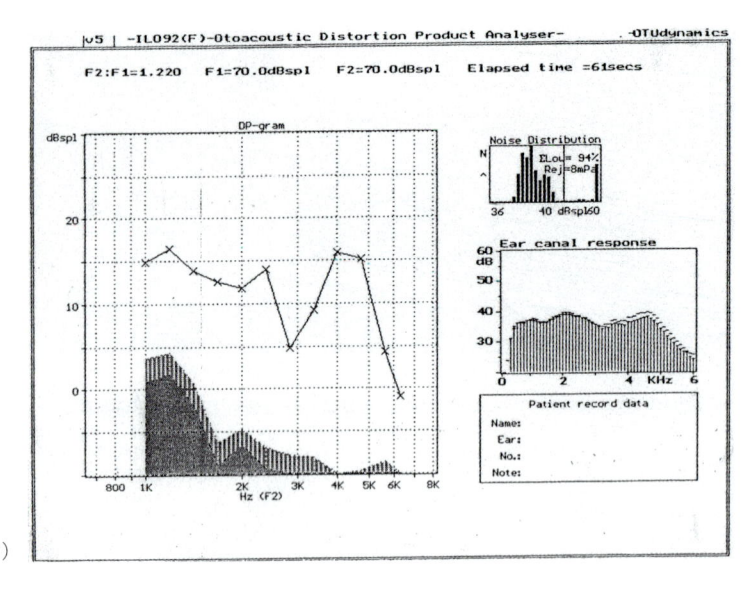

❹ **DPOAE 記録（DPgram）**
（小川 郁．Audiology Japan 2006[2] より）

と短縮する．
- 刺激音にトーンバーストを用いると，刺激音の周波数にほぼ一致したTEOAEが得られ，クリック刺激では広く，かつ不規則な周波数成分を有するTEOAEが生じる．しかし，クリック刺激によるTEOAEは安定性に優れ，スクリーニング検査として有用である．

<u>TEOAEは，低～中周波数域の聴覚の評価法として有用</u>
- TEOAEは主として1～2kHzの周波数成分から成り，これら中音域の聴覚評価に有用とされている．後述するようにDPOAEでは低周波数域の刺激音による反応が検出しにくいのに対して，TEOAEは低周波数音でも誘発されることから，低～中周波数域の聴覚の評価法として有用性は高い．

歪成分耳音響放射（DPOAE）

- 2つの異なる周波数の純音（周波数 $f1$, $f2$：$f1<f2$）で同時に刺激すると，外耳道内でその歪成分（$mf1 \pm nf2$：m, nは整数）が記録される現象がDPOAEである．
- この歪成分のなかでは $2f1-f2$ の周波数成分が安定して検出されるため，$2f1-f2$ を記録して分析することが多い．なお，$2f1-f2$ の発生部位は $f2$ 付近（正確には $\sqrt{f1 \times f2}$）の基底板と考えられている．$2f1-f2$ の音圧は $f1:f2=1:1.2$，刺激音圧は L1($f1$の音圧) $-$ L2($f2$の音圧) $= 5 \sim 15$ dB で最大となるため，このような条件に刺激音を設定する[★2]．このような条件の下で $f1$ と $f2$ を変化させ，各 $f1:f2$ の組み合わせにおけるDPOAEを記録してオージオグラムのように記載したものがDPgramである（❹）．DPgramでは $f2$ の値を基準にして記載するのが通例である．

★2
たとえば，$f1:f2=1:1.2$, L1=70 dB SPL, L2=60 dB SPL とする．

★3
低音域の測定限界は500 Hzであるのに対して，高音域では音響特性の優れたプローブを用いれば16 kHzまで測定が可能であるといわれている．

- 低周波数域ではノイズとDPOAEとのS/N比が小さく，正常耳でもDPOAEの検出率が低下する[★3]．
- 前述のTEOAEと比較した場合，1 kHz以下の低周波数域ではTEOAEが，2 kHz以上の中～高周波数域ではDPOAEのほうが臨床的有用性は高いとい

- 一方，刺激音の周波数（f1，f2）を一定にして，刺激音圧比（L1，L2）を一定のまま音圧を変化させて記録したものが入出力曲線（growth rate）である．この曲線は60 dB SPL付近に変曲点を有する二相性を示すことから，低音圧刺激と高音圧刺激ではDPOAEの発生機序が異なる可能性が考えられている．入出力曲線の変化からメニエール（Ménière）病などの病態診断の可能性が検討されている．

■ 耳音響放射の臨床検査としての特徴と臨床応用

- OAEの発生源が外有毛細胞を中心とした基底板能動運動であることから，他覚的，非侵襲的な蝸牛機能検査法としての応用が期待されている．臨床応用としては聴覚のスクリーニング検査に最も適している．
- OAEは純音聴力レベルが35 dB HL以上になると検出率が急激に低下することから，中等度以上の内耳性難聴では通常，耳音響放射は検出できない．このため，難聴の程度の診断や中等度以上の難聴における病態の診断法としては，特殊な疾患を除いてその臨床的意義は少ない．
- 臨床的にはさまざまな活用がなされている．

> 臨床応用としては聴覚スクリーニング検査が最適

新生児の聴覚スクリーニング

- これまでABRを用いて新生児の聴覚検査が行われてきたが，ABRは電極の設置や体動などによるノイズの混入を防ぐために睡眠下に検査を行う必要があるなど，聴覚スクリーニングとしては煩雑であった．
- OAEはABRの欠点を補う聴覚スクリーニング法として広く用いられているが，胎脂や羊水のような外耳の貯留液によっても反応が抑制されることなどの問題もある．
- 最近では後述するABRを応用した新生児聴覚スクリーニング専用の自動ABR検査装置が開発されており，難聴検出の鋭敏度，特異度が高く，聴覚スクリーニング検査として優れているが，OAEには検査時間が短く，ランニングコストも少ないなど，新生児のマススクリーニングとしての利点も多い．

> OAEは新生児のマススクリーニングとしての利点も多い

機能性難聴の診断

- OAEが正常聴力耳で高い検出率を有することから，機能性難聴のように，純音聴力検査で難聴を示すにもかかわらず，実際には聴覚路に器質的な異常がない場合には正常のOAEが検出できることが期待される．しかし，後述する後迷路性難聴を鑑別することはできないため最終診断はABRによらなければならない．

感音難聴の責任部位の診断

- OAEが検出できない場合は内耳になんらかの障害があることが推測できる．

一方，後迷路性難聴で蝸牛神経より中枢に障害があっても内耳の感覚器に障害がない場合は，たとえ難聴が高度であってもOAEは正常に検出される．すなわち，難聴が中等度〜高度であるにもかかわらずOAEが検出されるときには後迷路性難聴を疑わなければならない．

> 中等度〜高度難聴でOAEが検出されるときは後迷路性難聴を疑う

- 後迷路性難聴を呈する代表的疾患は聴神経腫瘍であるが，聴神経腫瘍における難聴の多くは内耳性難聴と後迷路性難聴が混在しており，OAEも検出されないことが多く，聴神経腫瘍の診断を目的とした応用の意義は少ない．
- 最近，原因不明の蝸牛神経障害による難聴（auditory neuropathyまたはauditory nerve disease）が報告されている．本疾患の診断根拠はABRが検出できないにもかかわらず，OAEは検出できることであり，OAEが臨床に導入されたことによって明らかになった新しい病態であるといえる．

聴性脳幹反応（ABR）検査

ABRとは[3]

- 音響刺激によって有毛細胞から聴覚中枢までの聴覚伝導路には電気反応が生じ，音響刺激後の潜時によって蝸電図，聴性脳幹反応，聴性中間反応，聴性緩反応とよばれる．これら聴性電気反応のうちで主に蝸牛神経と脳幹に生じる電位を頭皮上より記録したものがABRである．
- 音響刺激から10msのあいだに発生する6〜7個の電位により構成されるが，臨床的には最初の5個の電位をそれぞれⅠ〜Ⅴ波★4とよんで用いられる．
- ABRは意識や睡眠状態の影響を受けにくく，きわめて再現性の良い安定した波形が得られることが最大の利点である．
- ABRは各波の起源もほぼ明らかにされており，診断的価値がきわめて高く，難聴や脳幹障害の診断に幅広い臨床応用が期待できる．
- 最近では新生児の聴覚スクリーニングに自動化されたABR（自動ABR）検査装置が汎用されている．

> ★4
> Ⅰ波は蝸牛神経，Ⅱ波は蝸牛神経核，Ⅲ波は上オリーブ核，Ⅳ波は外側毛帯，Ⅴ波は下丘に起源するとされている．

> ABRは，きわめて再現性の良い安定した波形が得られる

> 自動ABRを新生児の聴覚スクリーニングに応用

ABRの測定法

- 電極を装着した被検者をシールドルーム内のベッドへ仰向けに寝かせ，ヘッドホンを装着し，安静閉眼状態で記録する．
- 覚醒，睡眠時どちらでもよい．ただし，新生児および乳幼児の場合は（体動によるアーチファクト防止のため）睡眠時に記録する．
- 音響刺激にはクリックが最も多く用いられるが，そのほか周波数特異性を問題とする場合はトーンピップやトーンバーストを用いる．
- 記録電極は脳波用皿電極を用い，電極の位置は乳様突起と前額部とする．
- 刺激頻度は原則として10〜30回／秒程度で，加算回数は500〜2,000回，記録用フィルタ帯域は2〜3,000Hzとするのが一般的である．

ABR の臨床検査としての特徴と臨床応用

- ABR は大きく他覚的聴力検査と神経学的検査として広く臨床応用されている.

他覚的聴力検査

- 乳幼児から高齢者まで施行可能で，とくに睡眠の影響を受けないことから乳幼児の他覚的聴力検査として有用である．また，成人でも機能性難聴や詐聴の確定診断のために不可欠な検査となっている．
- ただし，クリック刺激による ABR では 2,000〜4,000 Hz の高音域の聴力を推定することになり，低〜中音域の聴力の推定は困難であるという問題もある．この欠点を解決した検査法が後述する ASSR である．

> 成人では機能性難聴や詐聴の確定診断に不可欠

補充現象検査

- 感音難聴で ABR 閾値が上昇しているときに 80〜90 dB の高音圧刺激で正常に近い各波潜時が得られる場合は，補充現象が陽性と判定することが可能である．

神経学的検査

- 聴神経腫瘍に代表される後迷路性疾患の診断や術中聴覚モニタリングなど，神経学的検査としても広く活用されている．
- また，脳死判定の参考資料として施行されることもある．
- たとえば聴神経腫瘍ではⅠ〜Ⅴ波の潜時間隔が延長するのが特徴で，障害が高度になるとⅠ波以降の反応が消失する．

聴性定常反応（ASSR）検査

ASSR[★5] とは

- ASSR とは，繰り返し頻度の高い音響刺激に対する誘発反応で，反応波形の各波が干渉し合いサイン波状を示すのが特徴である．
- 正弦波的振幅変調音（sinusoidally amplitude modulated tone：SAM 音）による．
- 周波数ごとに閾値を求めるため，SAM 音のような周波数特異性の高い刺激音が用いられる．刺激頻度は変調周波数（MF）であり，覚醒時検査には 40 Hz，睡眠時検査には 80 Hz が用いられ，それぞれ 40 Hz ASSR，80 Hz ASSR とよぶ．

▶ p.104 参照．

★5　ASSR
ASSR は，周波数特異性の高い聴性誘発反応として主に乳幼児の聴力検査に用いられる．

ASSR の測定法

- ABR と同様の聴性電気反応であり，シールドルーム内のベッドで記録する．
- 周波数別に閾値を測定するため測定時間が長いのが問題となっていたが，最近は MASTER® (multiple auditory steady-state response) というソフト

を用いて4つの周波数のASSR閾値が一度に検査できるようになり（両耳多周波数同時検査），検査時間も短縮している．
- 片側刺激の場合はABRと同様に電極を設置するが，両耳多周波数同時刺激では関電極を前額部，不関電極を後頸部正中とする．加算回数は30～79dBでは32 sweep（512回）で，記録用フィルタ帯域は1～3,000Hzとする．

■ ASSRの臨床検査としての特徴と臨床応用

- ASSRはABRのように発生部位特異性のあるⅠ～Ⅴ波のような反応波形を検出するものではないため神経学的検査として行われることはなく，通常，他覚的聴力検査として臨床応用される．
- ABRに比べて他覚的聴力検査としては周波数特異性が高いことが最大の利点で，各刺激音で閾値を求めることで，純音聴力検査に対応する他覚的聴力検査を行うことができる．反応閾値と聴力レベルの差はABRと大差はない．
- 他覚的に500～4,000Hzの聴力閾値を推定できるため，小児難聴で補聴器をフィッテングする場合などに有用である．

> ASSRは，小児難聴で補聴器のフィッティングなどに用いる

アブミ骨筋反射（SR）検査

■ SRとは[4]

- 耳小骨連鎖の振動を制御するために鼓膜張筋とアブミ骨筋の2つの耳小骨筋があり，それぞれ三叉神経と顔面神経によって支配される．これらの耳小骨筋は強大音刺激によって収縮するが，鼓膜張筋反射の閾値は高く，通常の検査ではアブミ骨筋反射（stapedial reflex：SR）[★6]が検出されるため，耳小骨筋反射はSRと総称されることが多い．
- 強大音によってアブミ骨筋が収縮すると鼓膜と耳小骨から成る静的コンプライアンスが減少する．この静的コンプライアンスの変化を記録したものがSRである．
- SRは両側性に生じるため，反射を検出するプローブの反対側から音刺激をする場合を対側反射，プローブの同側から音刺激をする場合を同側反射とよぶ．
- 正常の反射閾値は80～100dBである．

▶ p.82参照．

★6 SR
SRは蝸牛神経を求心性線維とし顔面神経を遠心性線維とするため，両神経の障害を検出できる．

■ SRの測定法

- インピーダンス・オージオメータを用いて測定する．
- 通常の検査装置は自動化されており，プローブと音響刺激用のイヤホンを装着して，測定する周波数，刺激音圧，刺激側の設定をすると自動的に測定される．
- ただし，SRを正確に評価するためには，ティンパノメトリーでA型かそのほかの型かを確認しておくことが不可欠である．

■ SRの臨床検査としての特徴と臨床応用

- SRは蝸牛神経と顔面神経との障害を検出できるため，その臨床的応用範囲は広い．
- 顔面神経麻痺顔面の障害部位の診断として病変がアブミ骨筋神経より中枢の顔面神経にある場合にSRは障害され，アブミ骨筋神経より末梢の場合は検出される．
- 他覚的聴力検査としては，伝音難聴の診断として耳小骨の固着・離断がある場合で一般に25 dB以上の伝音難聴でSRは陰性となる．
- 補充現象検査としての活用も可能であり，補充現象がある場合は聴力レベルが55 dB HLまではSRは正常に検出される（メッツテスト〈Metz test〉）．
- 後迷路性難聴の診断法としても応用可能であり，閾値上10 dBで10秒間，音響刺激を持続的に与えた場合に生じるSRの振幅減衰を調べることで後迷路性難聴を疑うことができる（減衰検査〈decay test〉）．

ポイント

- 他覚的聴覚検査法は音響刺激により外耳から聴覚中枢に至る聴覚伝導路に生じるなんらかの誘発反応を検出するものであり，蝸電図検査，聴性脳幹反応検査，聴性定常反応検査などの聴性電気反応と耳音響放射検査などの聴性音響反応とがある．
- アブミ骨筋反射検査も広義の他覚的聴覚検査法に含まれる．
- 鼓膜または鼓室内に電極を装着する必要のある蝸電図検査を除くと，これらの検査はいずれも検査器機さえ備えれば開業医でも検査は可能である．

（小川　郁）

引用文献

1) 草刈　潤．耳音響放射．日本聴覚医学会編，立木　孝監修．聴覚検査の実際．改訂3版．東京：南山堂；2009．p.122-8．
2) 小川　郁．他覚的聴覚検査法としての耳音響放射検査．Audiology Japan 2006；49：219-26．
3) 市川銀一郎．聴性誘発反応．日本聴覚医学会編，立木　孝監修．聴覚検査の実際．改訂3版．東京：南山堂；2009．p.110-21．
4) 神崎　仁．インピーダンス・オージオメトリー．日本聴覚医学会編，立木　孝監修．聴覚検査の実際．改訂3版．東京：南山堂；2009．p.85-95．

ASSRを理解する

ASSR（auditory steady-state response；聴性定常反応）は，聴性誘発反応の一種で，周波数ごとの聴力を比較的正確に推定できる幼児聴力検査法として臨床応用されている．

ASSRとは？

ABR（聴性脳幹反応）など通常の聴性誘発反応では，刺激音の間隔は反応波形の出現する時間より長くするのが原則である．ABRは刺激音から0〜20 msのところに出現するので，刺激音間隔（刺激頻度）は100 ms（10 Hz）前後とするのが普通である．刺激頻度を高くすると，ある刺激頻度では各反応波形が干渉し合って一定振幅の正弦波状（❶-b）を呈するようになる．ASSRに関する報告は，Galambosら（1981）[1]がトーンピップを刺激音間隔25 ms（刺激頻度40 Hz）で与えた場合に正弦波状の反応が得られ，他覚的聴力検査法として有用であるとしたのが最初である．これは40 Hz ASSRとよばれるが，40 Hz ASSRは，覚醒時には良好な反応が得られるものの，睡眠時には反応の出現性が低下するため，睡眠時に検査しなければならない幼児においては有用ではないことがわかった．これに対し，Cohenら（1991）[2]は70 Hz以上の刺激頻度による反応は睡眠時にも減弱しないと報告し，Aoyagiら（1993）[3]は睡眠時幼児に対するASSRの至適刺激頻度は80〜100 Hz（80 Hz ASSR）であると報告した．したがって，成人に対する覚醒時の検査には40 Hz ASSRが，また幼児に対する睡眠時の検査には80 Hz ASSRが適している．

刺激音

刺激音としてはクリックやトーンピップでもよいが，一般的に正弦波的振幅変調音（sinusoidally amplitude modulated tone：SAM，❶-a）やこれに類似した刺激音が用いられる．SAMの搬送周波数（carrier frequency：CF）をfc（Hz），変調周波数（modulation frequency：MF）をfm（Hz）とすると，そのパワースペクトルは，fc－fm，fc，fc＋fm（Hz）の3か所に急峻なパワーを有するものとなり，トーンピップより周波数特異性が高い．このためASSRは周波数特異性の高い誘発反応となり，低音域の刺激音に対する反応性も比較的良いものとなる．現在，検査装置は2機種が市販されているが，一方は振幅変調を2度かけたAM^2，他方は振幅変調に同調させて周波数変調をかける混合変調（mixed modulation：MM）が採用されている．AM^{2}もMM

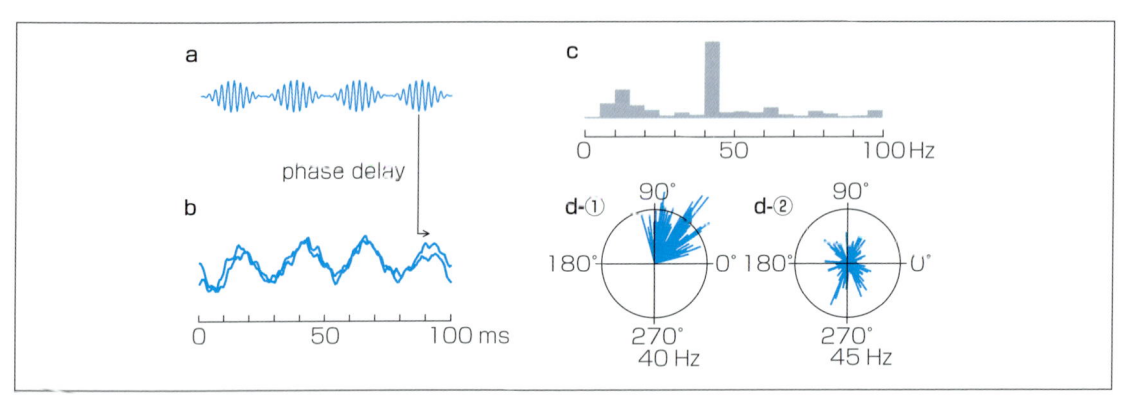

❶ ASSRの刺激音（a），反応波形（b）と解析法（c，d）
a：SAM（CF＝500 Hz, MF＝40 Hz），b：反応波形（加算波形），c：パワースペクトル解析，d：位相スペクトル解析（phase coherence法）．パワースペクトル解析ではMFに一致する周波数成分（40 Hz）のみ大きいパワーを示す．位相スペクトル解析では，加算前の波形のおのおのについて刺激音の変調波形と反応波形とのあいだの位相のずれ（phase delay）を解析する．d-①とd-②（vector view）では，ベクトルの数が加算回数を示し，ベクトルの長さが振幅，方向が位相を示す．反応成分である40 Hzの周波数成分（d-①）では，phase delayは10〜100°のあいだに集まっており，位相のばらつきは少ないが，雑音成分である45 Hz（d-②）では各波形ごとに位相が360°にばらついている． （Picton TWより提供）

も SAM よりは劣るが，トーンピップより高い周波数特異性を有している．

記録と解析法

頭頂部に関電極，耳介，乳突部，あるいは項部に不関電極を置いて記録される．波形が正弦波状を呈することから反応の検出にはフーリエ変換を用いたパワースペクトル解析(❶-c)や位相スペクトル解析(❶-d)などによる自動解析が応用される．パワースペクトル解析は加算波形を用いて解析されるが，反応の周波数成分と周囲の雑音成分のパワーを統計学的に比較して判定するものである．位相スペクトル解析(phase coherence 法)では，加算前，あるいは少ない加算回数で得られた複数の反応波形を対象として，各周波数成分における刺激音の変調波形からみた位相の遅れ(phase delay)が，波形ごとにどれほどばらついているかを解析する．反応成分において位相のばらつきが有意に少なければ，「反応あり」と判定される．

自動解析によって得られる ASSR の反応閾値は聴力レベルより 5～20 dB 大きく，そのパターンはオージオグラムをよく反映したものとなる．したがって，ASSR 閾値によって被検児のオージオグラムをおおよそ推定することが可能となる．ただし，覚醒時に検査した成人の 40 Hz ASSR 閾値と聴力レベルの差と比較して，睡眠時に検査した幼児の 80 Hz ASSR 閾値と聴力レベルの差は，平均値も標準偏差も大きい．この差は，ことに 500 Hz においては大きくなるが，これは「聴覚フィルタ」による現象と考えられる．詳細については，文献[4,5]を参照されたい．

MASTER®

複数の周波数について反応閾値を求めると検査時間が長くなることから，検査時間短縮のための工夫が考えられている．MASTE®(multiple auditory steady-state response の略)とよばれる多周波数同時刺激法もその一つである．4 つの周波数(500，1,000，2,000，4,000 Hz)の音を，おのおの 80～100 Hz の 4 つの別の周波数で振幅変調して 4 種類の SAM を作成し，これらをミキシングして複合 SAM を作成する．この音はコルチ器基底板においておのおのの CF に応じた部位を刺激するが，頭皮上より記録した反応波形のパワースペクトルではおのおのの MF に一致する周波数成分のパワーが大きくなる．左右の耳に与える複合 SAM の MF を変えておけば，従来法の半分程度の検査時間で左右耳の 4 周波数(合計 8 周波数)の聴力を推定することができる．これは市販の検査機器の一つに搭載されている．

検査時の注意事項

反応波形の出現性の関係から 40 Hz ASSR は覚醒時，80 Hz ASSR は睡眠時に検査を行う必要がある．80 Hz ASSR の起源は脳幹と考えられており，ABR と同様に auditory neuropathy spectrum disorder などにおいては難聴がないか，あるいは軽度であるのにもかかわらず無反応，あるいは聴力レベルと比べて反応閾値が極端に大きくなる．また，そのような疾患がない場合でも検査ごとに反応閾値が異なることもある．したがって，聴力レベルの推定にあたっては，必ず条件詮索反応聴力検査や聴性行動反応聴力検査など，ほかの検査法の結果とともに総合的に判断しなければならない．

将来の展望

最近，反応振幅と刺激音強度の関係の解析による補充現象測定への応用や電気刺激による SSR(ESSR〈evoked steady-state response〉)の検討が始まっている．前者は乳幼児における補聴器のフィッティングに，後者は乳幼児人工内耳症例のマッピングに有用となることが期待されている．また，語音による ASSR も検討が始まっており，補聴器のフィッティングや失読症・失語症への臨床応用が期待される．

(青柳　優)

引用文献

1) Galambos R, et al． A 40-Hz auditory potential recorded from the human scalp. Proc Natl Acad Sci U S A 1981；78：2643-7.
2) Cohen LT, et al． A comparison of steady-state evoked potentials to modulated tones in awake and sleeping humans． J Acoust Soc Am 1991；90：2467-79.
3) Aoyagi M, et al． Optimal modulation frequency for amplitude-modulation following response in young children during sleep． Hearing Research 1993；65：253-61.
4) 青柳　優．聴性定常反応の臨床応用．耳鼻咽喉科展望 2009；52 (6)：426-39.
5) Picton TW, et al． Human auditory steady-state responses． Int J Audiol 2003；42：177-219.

第5章 聴覚機能をみる

実戦的耳鳴検査法

- 耳鳴（tinnitus）は，「外部の音がないにもかかわらず音の知覚を生じる現象」と定義される．疼痛のように，なんらかの障害をもとにした表出現象と考えられるが，本質はいまだにとらえられていない．

- ところで，耳鳴患者への対応は時間を要することもあり，診療の現場ではおざなりであることも多い．その理由の一つは，「耳鳴は治らない」と医師自身が考えているからだと思う．筆者も以前はそうであった．しかしながら，耳鳴再訓練療法（tinnitus retraining therapy：TRT）[★1]の治療にかかわって以来，「耳鳴の音」は消えなくても「耳鳴の苦痛」をとることができることを多くの患者さんより学んだ．

- そこで，耳鳴診療の価値をTRTの発想から感じとっていただけるように，検査に絡めて記述するように心がけた．TRTの発想[1,2][★2]が理解できれば，軽症の慢性耳鳴患者の対応は専門外来でなくても可能であると考えている．

> 「耳鳴」は治らなくても，耳鳴の苦痛をとることができる

★1
TRTとは，1990年代からJastreboffが提唱している耳鳴の治療法[1]．

★2
TRTの本質は「脳の中にできた悪循環の回路を組み換えて，耳鳴を意識の外に追い出すことを目的にした治療」．脳がもつ可塑性が耳鳴の苦痛をつくりあげてしまう一方，その可塑性により苦痛を軽減することも可能とする理論がTRTのベースである．

臨床の現場における耳鳴検査の目的

- 本項に記載する耳鳴検査は，研究目的ではないので下記の2つの目的に限定した．

■ 治療可能な原因疾患や生命予後にかかわる疾患を探し出す

- 問診により治療すべき疾患を探る．したがって，適切な問診を実施する価値は高い．「耳鳴問診票」を活用すると効率は良い．

■ 耳鳴の苦痛を取り除くための治療に役立てる

- この目的で，次の検査を行う．
  ①耳鳴を客観的に把握→ピッチマッチ検査，ラウドネスバランス検査
  ②耳鳴の苦痛の程度を把握→Tinnitus Handicap Inventory（THI）
  （余裕があれば）
  ③うつ状態の把握→心理検査のなかで，SDS（self-rating depression scale；自己評価抑うつ尺度）やCES-D（Center for Epidemiologic Studies Depression Scale；抑うつ状態自己評価尺度）は自己記入式で簡便に行うことができる．この結果は，心療内科や精神科に依頼する判断材料になる．
  ④耳鳴に合併することのある聴覚過敏を調べる→不快閾値（uncomfortable loudness level：UCL）検査．聴覚過敏を伴う場合には，耳鳴専門外来で

のTRTを勧めたほうが無難である．

実際の検査法

- わが国では耳鳴研究会により「標準耳鳴検査法1993」が作成された[3]．現時点では耳鳴研究の基礎とするべきであり，他施設と共通の物差しで評価することもできる．

「標準耳鳴検査法1993」をベースにして評価する

- 一方，本項では，一般耳鼻科臨床医が日常で実施できることを考慮し，そのなかから抜粋し治療の観点で内容を付け加えて，下記の4点を解説した．
 ①耳鳴問診票
 ② Tinnitus Handicap Inventory（THI）
 ③固定周波数ピッチマッチ検査
 ④ラウドネスバランス検査

耳鳴問診票

- 「標準耳鳴検査法1993」をベースに簡略さを考慮し，筆者が作成した問診表を提示する（❶）．原因疾患の探索と治療の準備を目的にした．
- 簡略化を心がけたが，それなりの量があるので，口頭の問診ではなく患者の自己記入を基本と考えてほしい．

耳鳴の問診票は患者の自己記入が効率良い

- 慢性耳鳴が主訴の患者では，心身症や精神病の存在がないかを少々気にかけておく．重篤な心身症や精神病の合併は，心療内科や精神科との連携がなければ，耳鳴の苦痛を取り除くことは困難である．耳鳴が心身症を招く場合もあれば，心身症や精神病が耳鳴の訴えとして表出されることもある．

> **Column** 知覚は脳に操られている
>
> 　慢性の耳鳴の多くは，老人性難聴や内耳疾患などなんらかの障害によって発生した「不可逆性病変による後遺症」である．したがって，現在の医学では耳鳴を完全に消し去ることは不可能と考えたほうが無難である．一方で，耳鳴の大きさは感覚量である．知覚がもたらす感覚量は，脳がおおいに操っていることが明らかになってきた．
>
> 　たとえば，地下鉄乗車時の騒音を耳鳴に例えることができる．地下鉄内の騒音は耳鳴の多くがマスキングされてしまうほどの音量である．しかし，人は地下鉄に乗り慣れると，その騒音を気にもとめないし不快とも感じない．地下鉄の中で居眠りをすることも容易である．ところが，就寝前の静かな環境において，録音された地下鉄の騒音を同音量で聞けば，大きな苦痛に感じることと思う．
>
> 一見，当たり前のことであるが，同じ音量であっても受ける印象が変化するこの現象は，音の処理に「脳」が関与していることで発生する．耳鳴の音より大きな音であっても，意識するときと意識しないときがある例えである．就寝時に隣家からピアノの音が聞こえると，音量はたとえ小さくても強く意識されてしまう現象も脳が関与するからである．
>
> 　さて，耳鳴の苦痛は，意識のなかに耳鳴を過大評価してしまった「脳の悪循環」が主体と考えられている．したがって，耳鳴の本質的な原因を解決できなくても，感覚量である耳鳴を操る脳に働きかけて脳の可塑性により「耳鳴を意識から追い出す」というのがTRTの発想である．

❶耳鳴問診票

a. 耳鳴はいつからですか？　　徐々に　／　突然　　約_____年前から　約_____か月前から　約_____日前から
　　そのきっかけはありますか？　　ない　／　ある（できごと，病名など）_____
b. 耳鳴の部位は？　　　　　　　　右耳　／　左耳　／　両耳　／　頭皮上　／　頭の中　／　その他_____
c. 耳鳴はどんな音ですか？（例　キーン，ジー，ピー，ザッザッ　耳鳴の数だけ書いてください）_____ _____
d. 耳鳴の特徴は？　いくつでも可　　鳴る時と鳴らない時がある　／　一日中鳴っている
　　　　　　　　　　　　　　　　　脈打つ感じ　／　リズムがある　／　一定している
　　　　　　　　　　　　　　　　　高い音　／　低い音　／　どちらともいえない
　　　　　　　　　　　　　　　　　1種類　／　2種類　／　3種類以上
e. 耳鳴の大きさは？　　　　　　　とても小さい　／　小さい　／　中くらい　／　大きい　／　とても大きい
f. 耳鳴はどの程度気になりますか，それを線上に表すとどの程度ですか？
　　　　　　　　　　　　　　0　　　　　　　　　　　　　50　　　　　　　　　　　　　100
　✓で示してください　　　├──────────────┼──────────────┤
　　　　　　　　　　　　　気にならない　　　　　　時々気になる　　　　　気になってしょうがない
g. 耳鳴の音がとても強くなる（つらくなる）時がありますか　ない　／　ある　どんな時？_____
h. 耳鳴で眠れないことがありますか　　　　　　　　　　　　ない　／　ある　／　耳鳴以外のことで眠れない
i. 耳鳴が大きなストレスになっていますか　　　　　　　　　ない　／　ある　／　耳鳴以外のことでストレス
j. 補聴器を使用していますか　　　　　　　　　　　　　　　いいえ　／　はい　／　購入を考えている
k. 周囲の音が敏感（不快）に感じることがありますか　　　　ない　／　ある　どんな時？_____
l. 耳鳴の治療を受けたことがありますか？　　　　　　　　　ない　／　ある　内容は？_____

●一方，若年者の耳鳴は治療すべき疾患が隠れていないか念頭におく．

■ ポイントと注意点

●耳鳴問診表のポイントと注意点を項目別に述べる．

a. 急性期の耳鳴を鑑別する．急性期の耳鳴は，その原因疾患を治療する必要がある．1か月以内であれば，突発性難聴を考慮した精査加療も検討すべきであるし，数か月以内の耳鳴ではメニエール（Ménière）病を見落とさないように心がける．

b. 片耳の耳鳴の場合，突発性難聴などの既往が明らかであればよいが，原因がはっきりしない場合にMRIなどの精査を勧める．一方，老人性難聴は耳鳴が始まるときは一側耳鳴であることも多いので，高齢者の左右差のない両側高音漸傾型感音難聴で高音の連続性耳鳴（ジー，キーン）でほかに症状がなければ，精査を省略してもよい．ただし，患者に疾病への不安が強い場合には，MRIにて頭蓋内病変を否定し不安を取り除く配慮が必要である．

c. 耳鳴の音を探りながらその原因を考える．この「キーン」や「ジー」という擬声語による自覚的表現は簡便であるが情報は多い．「ボー」「ゴー」「ガー」「ブー」の場合は耳鳴の周波数が低い傾向にあり，内リンパ水腫の存在を考慮する．「ザッザッ」や「シャーシャー」という断続性の耳鳴は脈のリズムと同じか確認し，そうであれば側頭骨内の腫瘍や脳腫瘍のほか，動静脈瘻（S状静脈洞など）などの血管病変を鑑別するためにMRI，MRAを行う．

d. 一日中鳴ると答えた患者は，昼間でも耳鳴が環境音にマスクされず苦痛も大きい可能性が高い．耳鳴に脈と異なるリズムがある場合には筋痙攣性耳鳴の可能性を考える．アブミ骨筋，鼓膜張筋，口蓋帆張筋などのミオクローヌスは繰り返すクリック音様の耳鳴を生じる．聴神経血管圧迫症候群（neurovascular compression syndrome）で発生する耳鳴は，拍動性とは限らず持続性のことも多い．

e. 自覚的，つまり意識している耳鳴の大きさを聞くことは基本である．「標準耳鳴検査法1993」に沿って5段階で質問することにした．この結果と機器で求めた検査結果との関係については後述する．

f. 耳鳴の苦痛度[★3]を探る．ここでは，患者自ら線上にプロットする visual analogue scale（VAS）の手法を用いた．10cmの横線に（左端が0，右端が最大）苦痛の程度を自ら記入していただく．心理的要素が反映する．これを数週間ごとに繰り返すことで，苦痛の程度を経時的に評価することもできる．「気にならない」に近い患者に耳鳴の治療は通常必要ない．ただし，そのような場合であっても，耳鳴の苦痛には波があるので，静寂を避ける工夫の意義は説明しておく．

g. 耳鳴がつらくなるタイミングを聞くことで，ストレス関与の情報を得られることがある．また，寝起きに強く感じる場合は，脳内で耳鳴の感覚経路と自律神経の結び付きが起きていることを疑い，TRTの意義を解説できる．

h. 耳鳴で不眠がある場合[★4]には，具体的に眠れない理由を聞く．就寝時の問題が多いのか中途覚醒時の問題かも聞く．さっそく就寝時の音響療法を指示することになる．必要に応じて睡眠薬や安定剤も投与するが，これらの薬剤は脳の可塑性を阻害するとされている．不眠の対応は，耳鳴治療の第一歩である．

i. ストレスの強い人には，心理ケアの介入や投薬を考慮する．

j. 補聴器を必要とすることがわかれば，音響療法の柱は補聴器である．

k. 聴覚過敏が疑われる場合はTRTの適応[★5]と考えて，前述したように耳鳴専門外来への紹介を考慮する．

l. 治療の既往がある場合には，その感想を聞くことで前治療の反省点を知ることができる．

★3
耳鳴があっても大半の人は苦痛に至ることなく生活を送っている．
一方，耳鳴の苦痛を訴える患者さんの耳鳴の大きさ（ラウドネス）は検査上決して大きくはない．

★4
深夜，静寂のなかで耳鳴に聴き入っていると，次第に意識の中で明確な存在となり，脳での悪循環が始まってしまう．

★5
TRTには，耳鳴の音を部分遮蔽する「音響療法」と耳鳴に対する不安を取り除き耳鳴に対する考え方や具体的対応方法を解説する「指示的カウンセリング」という2つの柱がある．

> **Advice** 患者さんをうつにしないように
>
> 患者さんから「耳鳴は治らないんですね」，「慣れるだけなんですね」と言われた場合，うっかり「そうですね」と答えないほうがよい．耳鳴の苦痛に，すがる思いで病院を訪れた患者さんだとしたら，この医師の言葉をきっかけに「うつ」になるかもしれない．そこで，「耳鳴に慣れるなんてできませんよね，ところがその苦痛については7〜8割の方は治療によって楽になることができるんですよ」と答えている．

❷ THI

項目	よくある	たまにある	ない
1 耳鳴のために物事に集中できない ☆	4	2	0
2 耳鳴の音が大きくて人の話が聞き取れない ☆	4	2	0
3 耳鳴に対して腹が立つ	4	2	0
4 耳鳴のために混乱してしまう	4	2	0
5 耳鳴のために絶望的な気持ちになる	4	2	0
6 耳鳴について多くの不満を訴えてしまう ☆	4	2	0
7 夜寝る時に耳鳴が妨げになる	4	2	0
8 耳鳴から逃れられないかのように感じる ☆	4	2	0
9 あなたの社会的活動が耳鳴により妨げられている ☆ (例；食事や映画にでかけること)	4	2	0
10 耳鳴のために挫折を感じる	4	2	0
11 耳鳴のためにひどい病気であるように感じる	4	2	0
12 耳鳴があるために日々の生活を楽しめない	4	2	0
13 耳鳴が職場や家庭での仕事の妨げになる ☆	4	2	0
14 耳鳴のためにイライラする ☆	4	2	0
15 耳鳴のために読書ができない ☆	4	2	0
16 耳鳴のために気が動転する	4	2	0
17 耳鳴のために家族や友人との関係にストレスを感じる ☆	4	2	0
18 耳鳴から意識をそらすのは難しいと感じる ☆	4	2	0
19 自分ひとりで耳鳴を管理していくのは難しいと感じる	4	2	0
20 耳鳴のために疲れを感じる	4	2	0
21 耳鳴のために落ちこんでしまう	4	2	0
22 耳鳴のために体のことが心配になる	4	2	0
23 耳鳴とこれ以上つきあっていけないと感じる ☆	4	2	0
24 ストレスがあると耳鳴がひどくなる	4	2	0
25 耳鳴のために不安な気持ちになる ☆	4	2	0

合計点で評価する
- 0～16点　苦痛なし　　No handicap
- 18～36点　軽度の苦痛　Mild handicap
- 38～56点　中等度の苦痛　Moderate handicap
- 58～100点　高度の苦痛　Severe handicap

☆印をつけた12項目は，TBF-12というTHIの簡易版．

Tinnitus Handicap Inventory (THI)

- 慢性の耳鳴であることが判明した場合には，次のTHIを行うのが有用である．これは1996年にNeumanらによって提唱された耳鳴苦痛度の評価法である．新田らにより日本語訳されたTHI (❷) を提示する[4]．
- 耳鳴による苦痛の程度を判断し，日常生活への影響を評価することを目的にしている．この結果より，耳鳴の重症度を容易に判断することができる．
- THI実施時には，「最近1か月（あるいはこの1週間）を思い浮かべて深く考えずに答えてください」といった言葉をかける必要がある．また，高齢者の場合には，質問がシンプルなため答えに悩んでしまい補助者を必要とすることがある．

THIは耳鳴苦痛度の評価法で，耳鳴の重症度を容易に判断可能

- 治療により20点以上変化した場合に，臨床的な意味があるとされている．
- THI で高得点のものは，抑うつ度を調べる諸検査と相関する報告があり，THI 高値を認めれば心理ケアを考慮する．

固定周波数ピッチマッチ検査，ラウドネスバランス検査

- ピッチマッチ検査は耳鳴の音の高低を調べる目的で，ラウドネスバランス検査は耳鳴の大きさの程度を調べる目的で行う[3]．
- 耳鳴音の高・低や大きさについて物理的な尺度（音の周波数や音の強さ）として測定するので定量的検査である．耳鳴を具体化する基本的な検査なので，耳鳴治療を行うのであれば実施しておくのが望ましい．一方で，実際には検査上あいまいな側面が多いことも認識しておく．つまり，耳鳴は感覚的なものである以上定量化するには限界があること，測定手技自体に限界があること，検査音自体による耳鳴マスキングの現象や検査音の提示時間や音量が増すと抑制現象（residual inhibition）が起きるからである．
- この2つの検査は，通常一連で行うので併せて記載する．
- 「標準耳鳴検査法 1993」より引用したものを❸に提示する．
- 現在，これらの検査は「耳鳴検査」として保険適用の手技である．
- この検査の前に，標準純音聴力検査が行われていることは必須である．
- 検査時に耳鳴が聞こえていないときは検査を延期する．耳鳴は知覚対象であり，脳が修飾しているので記憶をたどって検査は行わない．とくにラウドネスを患者の記憶に頼ったデータにしてしまうと検査の意味を失う．
- 検査する側の耳で検査音が聴取できない高度の難聴や補充現象の影響が強い場合には対側で行う．その場合には対側耳での検査を明記する．
- 検査音は2～3秒の連続音であるため，オージオグラム上の聴覚閾値とは別に，使用した検査音（純音かバンドノイズかホワイトノイズ）の最小可聴閾値を調べ，ラウドネス値とその音源の閾値の差を感覚レベル（sensation level：SL）として表記する．この値をもとに，決して大きな音でないことを患者に説明している．
- オージオメータのバンドノイズは，1/2～1/3オクターブ程度の帯域幅をもっている．したがって，目盛り上は同じ音圧であっても純音に比べて数dB以上大きな音圧がバンドノイズでは出力されている[5]（オージオメータの仕

> この両者の検査は有用であるが，あいまいな側面をもつ

> 💬 **Advice** 検査に際して
> 実際に検査をしている言語聴覚士より以下のアドバイスをいただいた．
> 　検査開始時は，各種純音と各種バンドノイズを聞き流すことで，どちらの音源に近いかの目安をつけると効率が良い．こだわる性格でなかなか同定できない患者がいるので，その場合にはおおまかな検査にすぎないことを解説する．音の高低の意味が伝わりづらいことがあるので，「キーンという高い音」，「ボーという低い音」のように表現することも多いとのこと．

❸ 固定周波数ピッチマッチ検査とラウドネスバランス検査

固定周波数ピッチマッチ検査

耳鳴が各検査音（比較音）のどれに最も似ているかを調べる方法．
　　使用機器：オージオメータ，耳鳴検査装置#
　　比較音：125，250，500，1k，2k，3k，4k，6k，8k（#では10k，12k）Hzの純音，バンドノイズおよびホワイトノイズ
　　比較音を聞かせる耳：原則は耳鳴のある耳
　　比較音の強さ：閾値上10〜15dB
　　比較音の長さ：2〜3秒
実際の検査法（手順）
　1．125Hzと8,000Hz（#では12,000Hz）の純音を交互に聞かせてどちらに似ているかをたずねる．
　2．似ていないほうを1段階ずつ似ているほうに近づけていって最も似ている周波数を選ぶ．必要に応じて繰り返す．
　3．どれも似ていないとき，あるいは純音よりもバンドノイズのほうが似ているときはバンドノイズで同様に行う．
　4．さらに同定できないときにはホワイトノイズを用いて行う（オージオメータによっては測定できない機器がある）．
結果の記載法
基本的に次のラウドネスバランス検査の結果と併せて記載する．オージオグラムの最上端の周波数軸に右耳鳴の場合は○印，左耳鳴の場合は×印をもって記入する．バンドノイズのときはアンダーライン（○，×）をつける．ホワイトノイズのときはWNと記載する．

ラウドネスバランス検査

ピッチマッチ検査で得られた耳鳴近似周波数において，その周波数の純音やノイズを用いて耳鳴の大きさを調べる方法．
　　使用機器：オージオメータ，耳鳴検査装置
　　比較音：ピッチマッチ検査で得られた周波数音
　　比較音を聞かせる耳：原則はピッチマッチを行った耳側（補充現象の影響が強い場合は対側，その場合は明記）
　　比較音の長さ：2〜3秒
実際の検査法（手順）
　　閾値から5dBステップで上昇・下降を繰り返し，バランスする強さを求める（基本的には上昇法で行う）．
　　耳鳴の種類が2種類以上の場合は自覚的に大きい耳鳴から検査を行う．
結果の記載法
　　オージオグラム上の該当する強さの所に右耳鳴の場合は○印，左耳鳴の場合は×印でマークをし，その傍にTという文字を記入する．5dBステップでラウドネスのレベルが同定されなかったときはその範囲の上・下端を○印または×印で示し，その間を線で結ぶ．
〔注意〕
　　耳鳴周波数同定音がバンドノイズもしくはホワイトノイズであつた場合には必ずその聴力閾値を測定する．
　　その閾値との差を「感覚レベル（dB sensation level：dB SL）」として耳鳴の大きさを表記する．

（「標準耳鳴検査法 1993」より）

　　様書を参照）．このような理由で，使用した検査音の最小可聴閾値を測定しておく必要がある．
● 高音急墜型感音難聴の方で，バンドノイズに類似した耳鳴が急墜部の周波数でピッチマッチした場合を考えてみる．そのバンドノイズのラウドネスレベルを測定すると，標準純音聴力検査の最小可聴閾値よりも低い値を示すと考えられる．これは，検査音のバンドノイズの帯域のうち低音部分を聴力の比較的良い周波数で聞き取るからである[6]．耳鳴検査の限界が，このようなところでみられる．
● ラウドネス測定時は検査音で耳鳴が単純に遮蔽されてしまったり，大きな

Topics　TRTの音響療法

TRTの音響療法は，難聴があれば補聴器，難聴がなければなんらかの音源を用いる．音響療法は，耳鳴に対する意識レベルを減弱させることが役割．その音源の条件として，Jastreboffは均一で無意味な音であること，ある程度豊富な音量で耳鳴を完全に消さない部分遮蔽であることを勧めている．そして，サウンドジェネレーター（SG）による広帯域ノイズは均一で無意味であるため都合が良い．一方，「川のせせらぎ音」のような自然環境音も，均一，持続的であり心地よく長時間聞き流すことができる都合の良い音源である[★6]．なお，耳鳴の音を完全遮蔽してしまうと対象物がなくなってしまい脳の可塑性は働かずTRTの目的を果たすことはできないと考えられている[1,2]．

★6
この「白神山地」のCDはお勧めの自然環境音である．ところで，鳥の鳴き声などがあまり目立つものは，たとえ聴覚過敏がなくてもBGMとして使用するには不向きであり，自然環境音は選択する必要がある[2]．

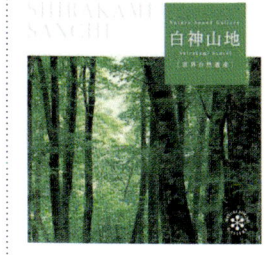

・川のせせらぎの音
・深森の音
・滝の音　など
ネイチャー・サウンド・ギャラリー
（Della製）
（写真提供：Della）

検査音を入れるとresidual inhibitionが起きてしまう可能性もあるので，小さい音から上昇法で行い，検査音提示時間をできるだけ短くするように心がける．

- 2種類以上の耳鳴を知覚している患者は46％という報告がある[7]．一般臨床の現場では，最も気になる耳鳴種類の検査でもよいと考える．
- ピッチマッチ検査では，純音性が75％，雑音性が25％という報告がある[7]．
- ラウドネスバランス検査で得られた感覚レベルは6 dB SL以内が約70％，9 dB SL以内が約84％という報告がある[7]．別の報告では，平均4.3 dB SL，問診による自覚的な耳鳴の大きさが大きいほど感覚レベルが平均で多少増す傾向にあったが，それでも数dB以内の差でしか認めていない[5][★7]．
- 筆者らは，ピッチマッチ，ラウドネスバランス検査の次にその周波数の不快閾値（UCL）を測定し，ダイナミックレンジのなかで耳鳴がどのレベルにあるかを考慮し，聴覚閾値と考え併せることで補充現象や聴覚過敏のかかわりを参考にしている．

★7
耳鳴の大半は，このように決して大きな音ではないことがわかる．また，耳鳴の測定上の大きさと苦痛度は相関していないという報告もある．

ポイント

- 慢性耳鳴に対する治療は，今のところその心理的苦痛を軽減することが柱である．軽症であれば，不安を取り除き夜間の静寂を避ける具体的な音の存在で苦痛は改善できる．一方で，耳鳴の苦痛はストレスや体調の影響を受けて波があるので，患者自身も耳鳴対応のポイントを理解する必要がある．
- 慢性耳鳴の初期対応は次の3つと考えている．
  ①器質的疾患を除外し，耳鳴に対する不安を取り除くこと．
  ②夜間の静寂を避ける具体的な指導（❹）．
  ③睡眠障害があれば，その原因の解決と対策．
- このような慢性耳鳴の初期対応は，耳鼻科臨床医であれば多少の知識と少しの時間をかければ実施可能と考える．コメディカルとともに耳鳴診療の簡単なシステ

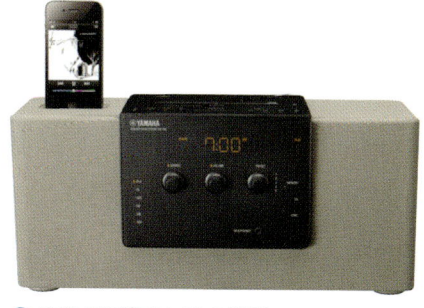

❹ BGMを流すための機器
（TSX-140®，ヤマハ製）

夜間の静寂を避ける目的で，BGMとして耳鳴を部分遮蔽する程度で自然環境音を部屋に流すことはTRTの一環として有効性が高い[2]．
（写真提供：ヤマハ）

ムをつくることができれば効率の良い対応ができる．耳鳴治療の一般化が実現することを期待したい．

（柘植勇人）

引用文献

1) Jastreboff PJ, Jastreboff MM. Tinnitus Retraining Therapy for patients with tinnitus and decreased sound tolerance. Otolaryngol Clin N Am 2003；36：321-36.
2) 柘植勇人，富田真紀子．耳鳴治療TRTにおいてノイズに代用できる自然環境音の検討．Audiology Japan 2011；54：239-48.
3) 小田 恂．耳鳴検査．Audiology Japan 2006；49：119-27.
4) 新田清一，小川 郁．集学的療法．MB ENT 2005；49：110-5.
5) 小川 郁．耳鳴のラウドネスとラウドネス・バランステスト．立木 孝，曽田豊二編．耳鳴の検査．東京：金原出版；1999．p.42-57.
6) 森 浩一．バンドノイズによる耳鳴のピッチマッチ検査の潜在的問題点．Audiology Japan 2001；44：144-5.
7) 小泉敏三．耳鳴診療に必要な聴覚検査．JOHNS 2007；23：45-52.

第5章 聴覚機能をみる

感音難聴の鑑別診断のための検査の組み合わせ

- 感音難聴（sensorineural hearing loss）は，内耳性（迷路性）難聴（inner ear hearing loss）と後迷路性難聴（retrocochlear hearing loss）の大きく2つに分類される．
- 内耳性難聴は①内耳有毛細胞の障害，②ラセン神経節の障害，③血管条の障害，④内耳リンパの性状の変化などによって生じるとされており，一方，後迷路性難聴は内耳（蝸牛）よりも高位の蝸牛神経から大脳皮質（聴皮質）までの聴覚伝導路の障害によって生じる．
- 内耳性難聴を生じる代表的な疾患には，内耳炎に伴う難聴や突発性難聴，メニエール（Ménière）病，騒音性難聴，いくつかの遺伝性難聴などがあり，後迷路性難聴には auditory neuropathy spectrum disorder や聴神経腫瘍の一部，下位脳神経腫瘍に伴う難聴，脱髄疾患や頭部外傷，脳梗塞，脳出血に伴う難聴などがある．

本項では，これら2種類の感音難聴を鑑別するための検査について述べる．ただし，実際の症例においては内耳と後迷路の両方に障害をもつものも少なくないので，いくつかの検査の結果を総合的に判断して，病態を理解する必要がある．たとえば聴神経腫瘍に伴う難聴は，腫瘍によって蝸牛を栄養する迷路動脈が圧迫を受けるなどの理由から，内耳性難聴を示す症例のほうがむしろ多いくらいなので，後迷路に病変が存在する疾患であっても，必ずしも後迷路性難聴を呈するわけではないということを認識しておくべきであると考える．

自覚的聴力検査（聴覚心理検査）による鑑別

- 音の強さ（物理量）の変化に伴う音の大きさ（感覚量）の変化が正常耳に比べて異常に大きく感じる現象を補充現象（recruitment phenomenon）という．この補充現象は内耳性難聴の特徴であり，伝音難聴や後迷路性難聴では補充現象は認められないとされている．したがって内耳性難聴であることを鑑別するためには，この補充現象の有無を明らかにすればよいことになる．

  補充現象は内耳性難聴の特徴

- 一方，後迷路性難聴の特徴として一過性閾値上昇（temporary threshold shift：TTS）がある．したがって，このTTSの有無を調べることによって後迷路障害の有無を鑑別することができる．さらに言語の聴取や理解，音の方向感に関しては，後迷路が重要な働きをしていることから，これらの異常の有無を調べることでも後迷路障害の存在を鑑別することができる．

  TTSは後迷路性難聴の特徴

■ 自記オージオメトリー

- 自記オージオメトリー（self-recording audiometry）には，連続周波数記録と固定周波数記録の2つの方法がある．
- これらの記録において得られた鋸歯状波形の振幅は，内耳性難聴の特徴である補充現象の指標となり，振幅の減少は補充現象が陽性であることを示す．
- 断続音刺激時に比較して持続音刺激時の閾値が5〜10 dB上昇し，とくに中〜高周波数の音刺激時に振幅の縮小が認められれば補充現象陽性とする．
- 一方，固定周波数記録で刺激時間の経過とともに閾値レベルが上昇するようであればTTSが認められたことになり，後迷路性難聴であると考えられる．
- これらの関係から導かれるJerger分類では，Ⅰ型は正常および伝音難聴，Ⅱ型は内耳性難聴，Ⅲ型とⅣ型を示す症例は後迷路性難聴である可能性が高いとされている．
- さらにTTSの有無を調べる検査法としては，閾値音減弱検査（threshold tone decay test）や閾値上音減弱検査（suprathreshold tone decay test）などがある．

■ 語音聴力検査

▶ p.88 参照.

- わが国の語音聴力検査では57語表，67語表，57-S語表，67-S語表を用いており，その結果はスピーチオージオグラム（speech audiogram）に記載することになっている．主に①「一桁数字リスト」を用いる語音了解閾値検査と，②「単音節リスト」を用いる語音弁別検査の2つの検査がある．

語音了解閾値は後迷路性難聴の重要な鑑別手段

- 語音了解閾値は純音聴力検査における平均聴力レベルとほぼ一致することから，小児や高齢者などで純音聴力検査の結果に信頼性が低い場合，検査値を確認する目的で行われるが，後迷路障害の場合には語音了解閾値が極端に悪くなることがあるので，後迷路性難聴の重要な鑑別の手段にもなりうる．
- 一方，語音弁別検査は閾値上聴力を評価するものであり，感音難聴と伝音難聴との鑑別，後迷路障害の鑑別に有用である．一般に，伝音難聴では語音聴力レベルを上げていけば，語音明瞭度は100％近くまで上昇するが，感音難聴ではある程度以上レベルを上げると，かえって語音明瞭度が低下するロールオーバー現象が生じる（❶）．ただし伝音難聴でも，AB gap（air bone gap；気導骨導差）が大きいと音圧を十分上げられないため100％近くにまで達しないことがあるので注意が必要である．さらに後迷路障害では純音聴力検査の結果に比べて，語音弁別能が極端に低下していることが多いが，上部脳幹から聴皮質の損傷では，神経線維が交差しているため，障害の反対側が低下する．
- フィルターを用いて作成した周波数ひずみ語音や語音を時間軸に沿って断続した時間ひずみ語音を用いるひずみ語音検査を用いることにより，後迷路機能の低下を発見できる場合がある．とくに，聴皮質障害では，純音聴力検査で聴力レベルが正常でも，病巣の対側耳でひずみ語音の聴取が高度に低下する．

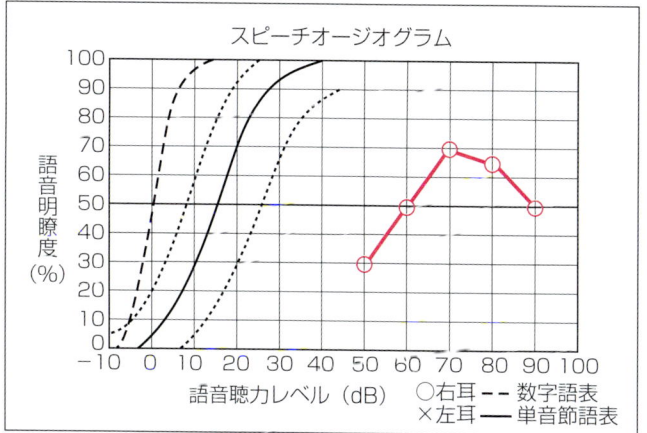

❶感音難聴症例におけるロールオーバー現象
感音難聴症例では，語音聴力レベルの上昇が，ある程度以上になると語音明瞭度が低下する．本症例では語音聴力レベルの上昇が70dBまでのあいだは語音明瞭度も良くなっているが，70dBを超えてからは70％より低下している．左の破線と実線は正常範囲．

■ 閾値上聴力検査

- 閾値上聴力検査には，①バランステスト（Fowler test, ABLB〈alternate binaural loudness balance〉test），②SISI検査（short increment sensitivity index test）などがあるが，いずれも主に内耳性難聴の特徴である補充現象の有無を調べる検査である．

> 閾値上聴力検査は補充現象の有無を調べる検査

バランステスト

- 本検査は，一側耳が正常で，難聴耳との閾値差が20～50 dBの症例を対象に行うのがよいとされている（両耳の差が50 dB以上になると陰影聴取が生じて検査が行えない）．
- まず難聴耳へ閾値上10～20 dBの音を聞かせ，次いで，その音を正常耳に聞かせて同じ大きさに聞こえる音のレベルを求める．その後，順次，難聴耳に聞かせる音を5～10 dB程度大きくして，正常耳でそれと同じ大きさに聞こえる音のレベルを求めていく（Jerger法）．
- バランステストは補充現象測定法のうちでも直接法とよばれる検査であり，最も確実な検査法であるといわれている．

SISI検査

- 一側耳のみでできる補充現象の検査である．
- Jergerの原法では閾値上20 dBの持続音を聞かせておき，rise-decay time 50 ms，持続時間200 msの条件で，100秒間に20回，1 dB増音させて，そのうち何回変化がわかったかを求める（SISI score）．SISI scoreが60％以上を補充現象陽性とされるが，1 kHz以下の検査音では正常耳や伝音難聴耳でも陽性を示すことがあるため，2 kHz以上の検査音で検査を行うことが望ましいとされている．

■ 純音聴力検査と両耳聴，方向感機能検査

- 左右の耳から同時に音の入力があると，脳幹より高次の中枢で情報が融合す

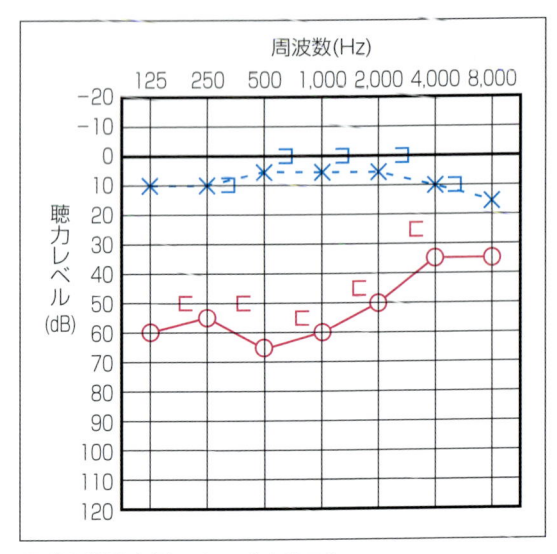

❷ 感音難聴症例のオージオグラム

るため，単耳より優れた聴取機能が得られる（両耳聴現象）．
● 両耳聴現象に関する検査法としては，両耳語音聴力検査と方向感検査がある．
● 両耳語音聴力検査では，検査語音を2チャネルに分離して異なるひずみを加えた後，単耳および両耳に聴取させて明瞭度の改善をみる．
● 一方，方向感検査には聴空間における音源定位法と，イヤホンによる音像定位法があるが，一般には後者がよく用いられる．方向感は両耳における時間差と強度差によって成立し，さらに，これらの情報は脳幹，とくに上オリーブ核で整合される．したがって，聴神経から聴皮質までの，いかなる後迷路障害が生じても，正しい音像位置の認識は低下するが，とくに時間差に関する情報が不正確になりやすい．

■ 症例検討 1──自覚的聴力検査の組み合わせによる感音難聴の鑑別

● 通常，患者の年齢や主訴，難聴の発症様式，難聴に合併する症状（自声強聴や聴覚過敏など）によって，内耳性難聴であるのか後迷路性難聴であるのかについて，ある程度の予測を立てていくが，上述した検査の結果をどのように理解するかを解説するために，以下に単純にオージオグラムのみをもとにした考え方を示す．
● たとえば❷のようなオージオグラムが得られた場合，バランステストで❸-aのような結果が得られれば補充現象陽性であるので，内耳性難聴が疑わしいということになる．さらに2 kHz以上でSISI scoreが90％だったとすれば，その疑いはかなり高まる．一方，❸-bのような場合には補充現象陰性ということになり，内耳性難聴であることを積極的には疑えなくなる．
● ❹は固定周波数記録による自記オージオメトリーの結果であるが，❹-aのように，持続音刺激で中高音域で振幅の縮小が認められれば，内耳性難聴が疑わしい．一方，❹-bのように，持続音刺激のときに刺激時間の経過とともに閾値レベルが上昇する場合には後迷路性難聴を疑う．このような症例では軽度～中等度の難聴でも最高語音明瞭度が20～30％であることが少なくない．
● ❺に，伝音難聴および感音難聴症例における各種の聴覚検査所見の特徴を簡単にまとめたので参照されたい．

他覚的聴力検査を用いた鑑別

● 他覚的聴力検査は，音刺激によって生じる電気反応（聴性電気反応），ある

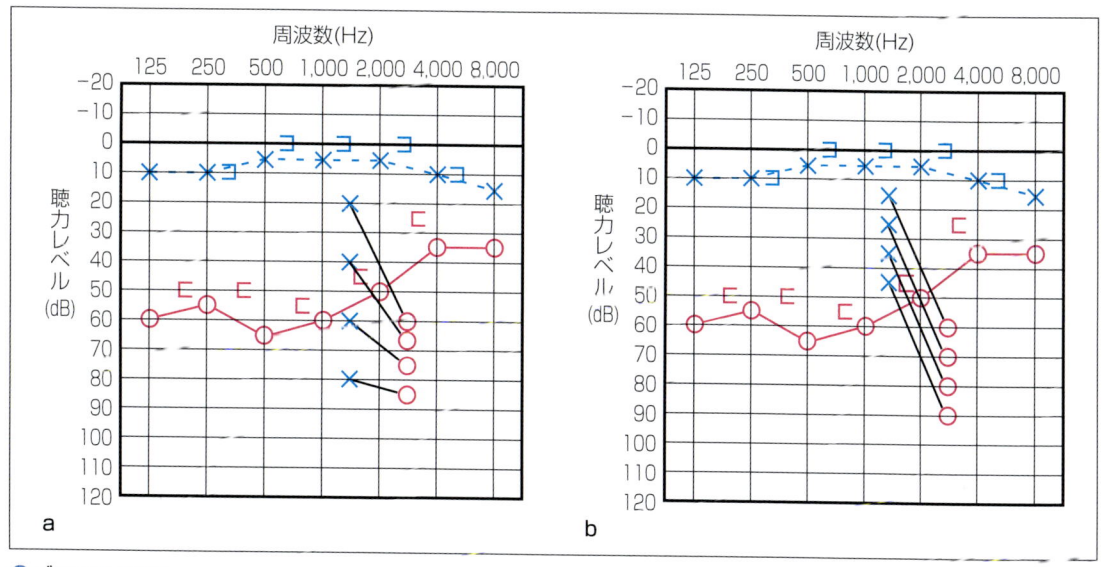

❸バランステスト
a：補充現象陽性例（内耳性難聴），b：補充現象陰性例．

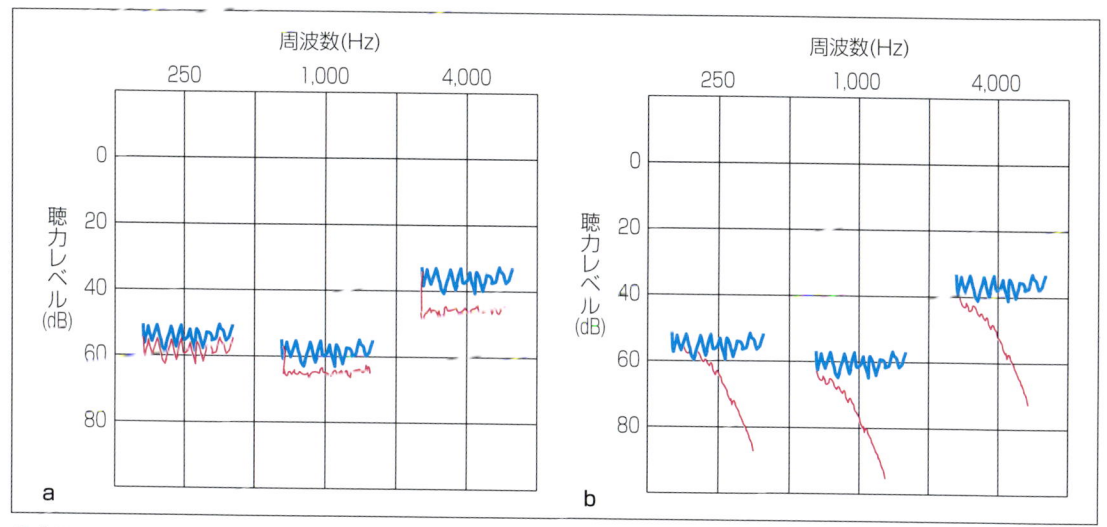

❹自記オージオメトリー
a：補充現象陽性例（Ⅱ型），b：TTS（Ⅲ型）．
青：断続音による記録波形，赤：持続音による記録波形．

いは音響反応（耳音響放射など）を用いて客観的に聴力レベルを推定する目的で用いられるほか，その反応の有無によって，難聴の責任部位を検討する目的で利用されている．

● 一般に，他覚的聴力検査で反応が認められない場合には，その検査によって反応が生じるはずの部位を含めた末梢（下位の聴覚伝導路）に難聴の原因となる病変が存在することになる．しかしながら，その反応部位より高位の聴覚伝導路に異常が存在するか否かに関しての情報を得ることはできないことが多い．

感音難聴の鑑別診断のための検査の組み合わせ ● 119

❺伝音難聴および感音難聴症例における各種の聴覚検査所見の特徴

	伝音難聴	感音難聴	内耳性難聴	後迷路性難聴
耳小骨筋反射	記録側では反応消失	補充現象・一過性閾値上昇	メッツテスト陽性	閾値の異常な上昇
語音聴力検査	ロールオーバー現象なし	ロールオーバー現象あり		極端に低下
自記オージオメトリー（Jerger 分類）	Ⅰ型	Ⅱ～Ⅳ型	鋸歯状波形の振幅低下 Ⅱ型	一過性閾値上昇 ⅢもしくはⅣ型
閾値上検査			補充現象陽性	
両耳聴検査				反応低下

■ 音響性耳小骨筋反射（インピーダンスオージオメトリー）

- 音響性耳小骨筋反射とは，音刺激によって生じる耳小骨筋の収縮をコンプライアンスの変化として記録する検査である．刺激側の耳が感音難聴の場合，55 dB 程度の内耳性難聴であれば，補充現象のために反射閾値はほぼ正常に近くなる．
- 一般に耳小骨筋反射の閾値と刺激音周辺の聴力レベルとの差が 55 dB 以内のときにはメッツ（Metz）テスト陽性（補充現象陽性）とされ，内耳障害を疑う．逆に反射閾値が周波数や聴力レベルに関係なく異常に高いときには後迷路性難聴である可能性が高い．
- 閾値上 10 dB で 10 秒間音刺激を与え続けた際に生じる耳小骨筋反射波形の振幅の減衰を調べる減衰検査（decay test）において，50 % 以下に波形が減衰した場合には，聴神経腫瘍などの後迷路性難聴である可能性が高い．ただし，高音域の刺激音を使用すると正常者でも減衰が認められるので，通常は 500 Hz や 1,000 Hz で検査を行うのがよい．

▶ p.96 参照．

■ 耳音響放射（OAE）

- 耳音響放射（otoacoustic emission：OAE）は，外耳道から，簡便かつ非侵襲的に測定できる音響現象であり，主に内耳機能（外有毛細胞機能）を反映すると考えられている．
- 通常，中等度以上の感音難聴では記録することはできないが，（内耳障害を伴わない）純粋な後迷路性難聴では，純音聴力検査で高度難聴を示す症例でも記録することができる．

■ 蝸電図

- 蝸電図（electrocochleography）は，音刺激により生じる蝸牛神経複合活動電位（AP），蝸牛マイクロホン電位（CM），加重電位（summating potential：SP）の 3 種類の蝸牛電気現象を指標として，内耳および蝸牛神経機能を評価する検査である．
- たとえば，高度難聴にもかかわらず CM の検出閾値が低い症例では後迷路

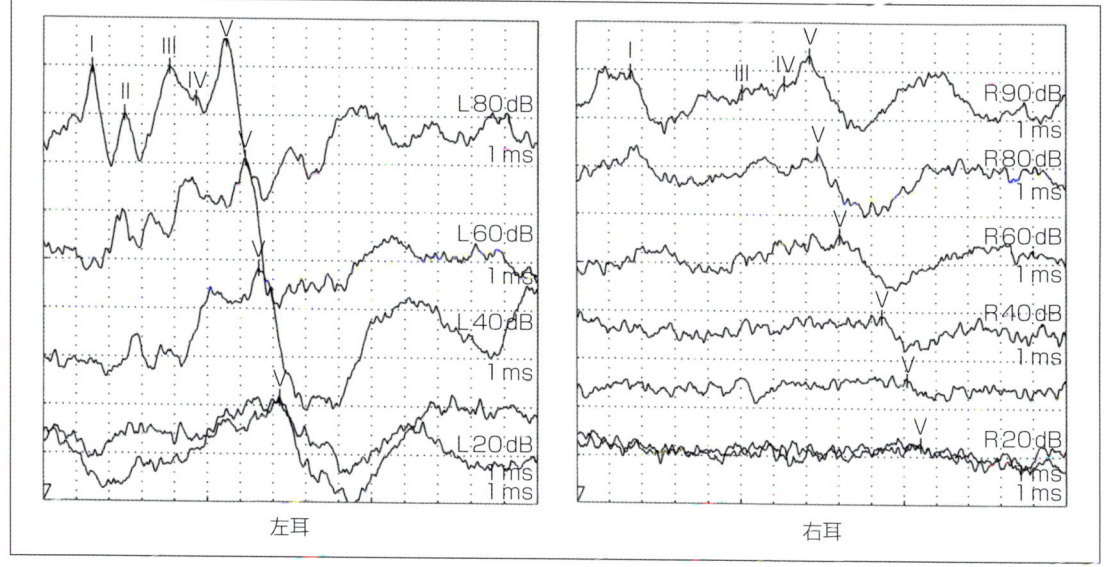

❻ 症例（❷）の ABR 反応波形（クリック音刺激）
左耳に比較して，右耳の反応波形ではⅢ波以降の潜時が延長していることがわかる．このことから，難聴の責任部位は蝸牛神経周辺にあることが想定される．

障害が疑われる．

■ 聴性脳幹反応（ABR）

- 聴性脳幹反応（auditory brainstem response：ABR）では，各陽性波形を潜時の早い順にⅠ波，Ⅱ波のように称する．一般に，Ⅱ波は安定性にかけ，Ⅳ波とⅤ波は複合波として記録されることが多い．とくにⅤ波（Ⅳ，Ⅴ複合波）は最大振幅をもち，最も安定して記録される．
- Ⅰ波は刺激側の蝸牛神経，Ⅱ波は蝸牛神経核，Ⅲ波は対側の上オリーブ核，ⅣおよびⅤ波は両側の外側毛帯あるいは両側（対側）の下丘，Ⅵ波は対側の下丘あるいは対側の内側膝状体，Ⅶ波は内側膝状体もしくは聴放線に由来するといわれている．したがって，これらの聴覚伝導路に異常が生じれば，その障害部位に応じた波形の潜時の延長，波形間潜時の延長，反応波形の消失として記録される．

▶ p.100 参照．

■ 聴性定常反応（ASSR）

- 聴性定常反応（auditory steady-state response：ASSR）は，繰り返し頻度の高い音刺激に対する誘発電位で，高い周波数特異性をもち，ABR などに比較して，より低い周波数域の聴力レベルを反映できると考えられている．
- 反応は意識状態に依存するため，覚醒時には刺激頻度（変調周波数）を 40 Hz，睡眠時には 80〜100 Hz にして測定すると良好な反応が得られる．
- 最近では他覚的聴力検査として広く用いられるようになっている．

左耳　　　　　　　　　　　　　　右耳

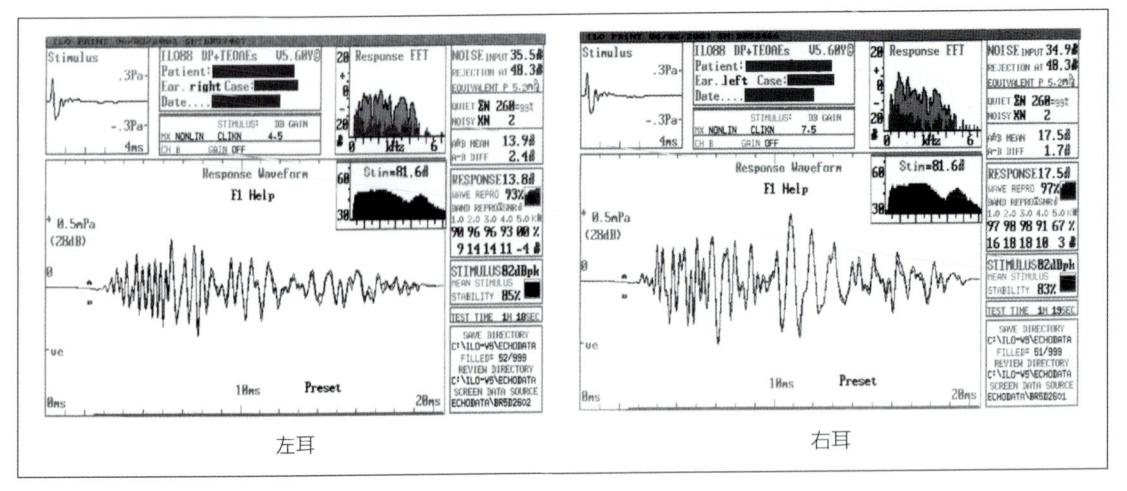

❼ 症例（❷）の TEOAE 所見

中等度の感音難聴であるにもかかわらず，右耳でも良好な TEOAE（誘発耳音響放射）は検出されていることから，内耳機能は保たれている可能性が高い．

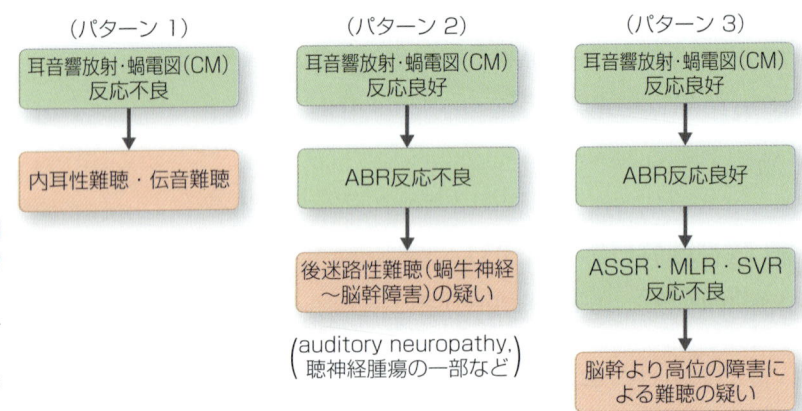

❽ 中等度以上の感音難聴症例の鑑別における他覚的聴力検査の組み合わせ例

MLR：middle latency response（聴性中間潜時反応），SVR：slow vertex response（頭頂部緩反応）．

（パターン1）
耳音響放射・蝸電図(CM) 反応不良
↓
内耳性難聴・伝音難聴

（パターン2）
耳音響放射・蝸電図(CM) 反応良好
↓
ABR反応不良
↓
後迷路性難聴(蝸牛神経〜脳幹障害)の疑い
(auditory neuropathy, 聴神経腫瘍の一部など)

（パターン3）
耳音響放射・蝸電図(CM) 反応良好
↓
ABR反応良好
↓
ASSR・MLR・SVR 反応不良
↓
脳幹より高位の障害による難聴の疑い

■ 症例検討 2——他覚的聴力検査の組み合わせによる感音難聴の鑑別

- ❷のようなオージオグラムが得られた症例に対して ABR を行った場合に，❻の右耳の反応波形のように I-V 波間潜時が延長したり（両耳間の V 波潜時の差が生じる），I 波以降の反応波形が記録できない場合などでは，後迷路性難聴の可能性が高いと考えられる．
- さらに，オージオグラムで高度〜重度の難聴を示しているにもかかわらず，❼に示したように OAE の反応が良好な場合には内耳機能が保たれていることになるので，後迷路性難聴もしくは詐聴である可能性を考える．
- 逆に，ABR や OAE で無反応である場合には，内耳性難聴である可能性が高いが，後迷路に異常があるか否かの判断はできない．

なお，参考までに，上述の各他覚的検査の代表的な所見の組み合わせを用いた感音難聴鑑別の考え方を❽に簡単にまとめたので参照されたい．

（井上泰宏）

機能性難聴の検査と心因性難聴診断のコツ

機能性難聴と心因性難聴

　一般に機能性難聴（functional hearing loss）は心因性難聴（psychogenic hearing loss）と詐聴（malingering）に分けられ，機能性難聴の大部分は心因性難聴である．したがって，機能性難聴の診断に使用される検査は，心因性難聴にも適用される．心因性難聴は小児に多く，成人では非常に少ない．

機能性難聴の検査

聴覚心理学的検査

■純音聴力検査

　最初は通常どおりに気導骨導検査を行う．小児の場合には，3周波数あるいは4周波数，しかも気導検査しかできない場合もある．また，ボタンを押させるより挙手をさせたほうが正しく応答できることがある．就学前後の小児では，遊戯聴力検査で閾値を確認することもある．

　小児の普通聴力検査で，閾値がなかなか定まらないときには，検査音の周波数と音圧をランダムに提示[1]すると閾値を絞り込むことが可能になることが多い．

　純音聴力検査を持続音と断続音によって測定し，両者の閾値を比較する方法[2]がある．断続音による閾値が持続音による閾値より上昇している場合に，機能性難聴を疑う．Jerger V型と同じ現象と考えられている．

■語音聴力検査

　小児では難聴のオージオグラムを示していても，日常会話が正常に行える例が多い．したがって，語音聴力検査で良好な最高明瞭度を示す場合が多い．小児においては90％以上を示すものは症例の70％弱である．成人例では語音了解閾値も平均聴力閾値より低い値を示すことが多く，矛盾がみられる．

■自記オージオメトリー

　一般的にはJerger V型が多く，実施例の70％を占める．小児では信頼性の問題がある．小学校低学年では振幅が異常に大きくJerger分類の判定ができない例がみられる．検査の指示が理解でき，正しく検査ができるようになるのは一般に小学校高学年になってからである．

他覚的聴力検査

■電気生理学的検査

①聴性脳幹反応（auditory brainstem response：ABR）：最も普遍的かつ信頼性のある他覚的聴力検査法である．中～高音域の聴力レベルを推定できる．

②耳音響放射（otoacoustic emission：OAE）：誘発耳音響放射（evoked otoacoustic emission：EOAE）または歪成分耳音響放射（distortion product otoacoustic emission：DPOAE）の利用例は少ないが，外来で簡単にできるので利用する価値はある．DPOAEで正常パターンであれば，およそ40 dB以上の難聴はないことがわかる．記録できなければ，中耳疾患が存在しないときは50～60 dB以上の器質性の難聴があると推定できる．

③聴性定常反応（auditory steady-state response：ASSR）：機能性難聴例の報告は少ないが，ABRによる聴覚評価が困難な低音域を中心とした難聴には有用である．また，低周波数域から高周波数域まで周波数ごとに聴力を評価できるので有用とされている．

■耳小骨筋反射

　筋反射の閾値が純音聴力閾値より低い場合は，機能性難聴の可能性がある．ただ，補充現象のある感音難聴では中等度難聴でも筋反射閾値が正常聴力耳のそれに近い値を示すので注意を要する．

心因性難聴の診断のコツ（❶）

①小児の難聴を診断する際には，心因性難聴を常に頭の隅に入れておくこと．
②日ごろから会話を交わし，その状況をチェックする習慣をもつこと．
③どのような場合に心因性難聴を疑うのか？

```
                    心因性難聴の存在を念頭に
                              │
                              ▼
                                          会話時の状況を
                                          チェック
・学校健診で難聴指摘      純音聴力検査
・耳症状を訴えて受診  →   平均閾値40〜60dB  →  心因性難聴？
 （片側性が多い）
                    検査内容・方法を    "ささやき声"
                    十分説明         でチェック
        ↓              ↓              ↓              ↓
 日常の会話は？      聴力閾値         自記オージオメトリー
 家族や周囲の評価は？  の変動の有無？     ABR, など
 日常生活に支障は？
```

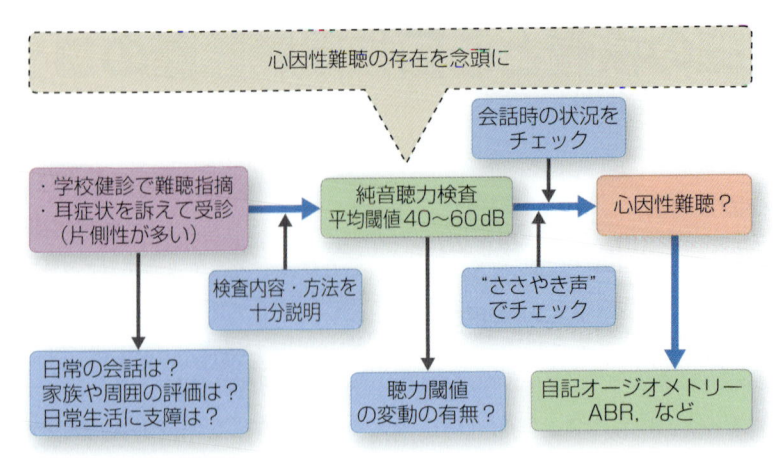

❶心因性難聴の診断の進め方

- 純音聴力検査の結果と，子どもの聞こえの状況や行動に矛盾があることに気づくことが発見のきっかけとなる．具体的には，①オージオグラムは難聴を示すが，日常の会話，生活に支障がみられない，②家族や周囲も難聴があるとは思っておらず，多くの場合本人も難聴を訴えない，③純音聴力検査で閾値が定まりにくく検査のたびに変動して安定しない，④聴力レベルの割に本人に深刻さがみられないことも多い，などである．これらは，とくに学校健診で難聴を指摘された例にみられることが多い．なお，常に心的背景を把握できるとは限らない．

- 片側性の場合は会話が可能なため，検査結果と会話などに矛盾がみられないので注意を要する．片側性では，一般に誘因を訴えることが多い．たとえば，耳元で大声を出された，強大音を聞いた，などの音刺激や，耳・頭部の打撲などの外力などである．このため，発症が急性であり突発性難聴，音響外傷，外傷性内耳障害との鑑別を要す

る．心因性難聴では陰影聴取が出ないことも診断の手がかりになる．

- 理解不足のために，正しく応答できていない場合がある．検査前に検査の内容，応答の仕方を十分に説明して，検査者の指示を十分理解しているか確認しておく必要がある．

軽度感音難聴との鑑別

30〜40 dB の感音難聴の場合も，日常生活ではほとんど気づかれていないことが多く，鑑別が必要である．口元を隠した「ささやき声」での会話ができない場合は器質的難聴が疑われる．

(沖津卓二)

引用文献
1) 沖津卓二ほか．学校健診で非器質性難聴を疑われる学童について．Audiology Japan 1988；31：240-4.
2) 佐藤斎ほか．心因性難聴に対する簡易スクリーニング法．耳鼻咽喉科臨床 1996；89：1443-7.

第5章 聴覚機能をみる

後迷路性難聴を疑ったときに行う検査

- 従来，内耳性難聴（inner ear hearing loss）は「蝸牛に限局した障害に起因する感音難聴」，後迷路性難聴（retrocochlear deafness）は「蝸牛神経より中枢側に原因がある感音難聴」と定義されてきた[1,2]．しかし，近年のauditory neuropathyなどの研究により，蝸牛内の障害であっても内有毛細胞や内有毛細胞と蝸牛神経のシナプスにおける障害においては典型的な後迷路性難聴の特徴を呈すると考えられている[3]．
- 代表的な原因疾患を❶に示す．後迷路性難聴に共通の特徴としては，言語聴取能など閾値上の聴覚能の劣化があげられるが，障害部位によってその臨床像は大きく異なる．一般に，蝸牛神経レベルの障害では閾値上昇を認めるが，脳幹より中枢側の障害では閾値上昇は原則認めないか，あっても軽度であることが少なくないとされる[4]★1．
- 後迷路性難聴のうち，脳幹より中枢側の障害で起こる中枢性難聴は，脳神経内科や脳神経外科からの紹介で受診することが多い．中枢聴覚系の特徴の一つとして，両耳からの情報の統合がされ方向感や語音に関する複雑な情報処理がなされることがあげられる．そのため，中枢性難聴を疑う症例では，一般的な純音聴力検査，語音聴力検査に加え，方向感検査，歪語音，両耳語音（分離，合成）の検査，トークンテスト（token test）などが行われる．
- 一方，難聴を主訴に耳鼻咽喉科を受診した患者における鑑別診断で問題となるのは，ほとんどの場合，蝸牛神経レベルでの障害による後迷路性難聴，とくに「聴神経腫瘍」と「auditory neuropathy」であろう．この2疾患の鑑別を常に念頭におき難聴の診断を進めれば，他の後迷路性難聴を見逃すこともまずないと思われる．
- 本項では，とくに日常診療で頻度の高い蝸牛神経レベルでの障害による後迷路性難聴の鑑別診断を中心に記す．

★1
閾値上の聴覚能が劣化する背景には，蝸牛神経レベルの障害では同期障害，易順応といったような神経の機能病理が，中枢性疾患では，それらの要因のほか，中枢における情報処理障害などが関与していることが考えられている．

後迷路性難聴を疑うきっかけ

- 近年の機能検査や画像検査の進歩，普及により，後迷路性難聴の診断は「疑えば容易」となった．しかし，実際は純音聴力検査で感音難聴（sensorineural hearing loss）を呈する患者の多くが内耳性難聴であるため，オージオグラム以外の検査を行わず，漫然と内耳性難聴を前提とした対応をしている

❶代表的な後迷路性難聴の原因疾患

1. auditory neuropathy / auditory nerve disease
2. 小脳橋角部病変：聴神経腫瘍，髄膜腫など
3. 錐体部疾患：錐体尖真珠腫，錐体尖コレステリン肉芽腫など
4. 脳幹‐大脳皮質の疾患：脱髄疾患，感染，循環障害，腫瘍など

❷ 後迷路性難聴の診断や病態評価に有用な検査

1. 心理学的検査
純音聴力検査
語音聴力検査
ベケシー・オージオメトリー（Békésy audiometry）
SISI 検査，ABLB 検査
方向感検査
歪語音検査*
両耳語音検査（合成，分離）*
トークンテスト（token test）*

2. 他覚的検査
耳音響放射（OAE）
聴性脳幹反応（ABR）
音響性アブミ骨筋反射（SR）
蝸電図検査
聴性中間潜時反応（MLR）*
頭頂部緩反応（SVR）*

3. 画像検査
MRI
CT

*主に中枢性難聴に対して実施．

★2
OAE は外有毛細胞の機能障害を検出することが可能な敏感な indicator である．

- こともも少なくない．常に，後迷路性難聴や機能性難聴（functional hearing loss）などとの鑑別を念頭におくことがきわめて重要である．
- 通常，患者が難聴を主訴に外来を受診した場合，問診，鼓膜所見の観察を行ったのち，純音聴力検査を行う．この時点で感音難聴が一側性あるいは，左右非対称であれば，聴神経腫瘍の鑑別を考慮する．
- 一方，両側性感音難聴で，患者の言葉の聞き取りが純音聴力検査の結果に比べて悪い場合には，後迷路性難聴を疑うことができる．ただ，病変の初期には言葉の聞き取り不良がそれほど顕著ではない時期もある．内耳性難聴としてそれ以上の精査を行わずにいると，後迷路性難聴を見逃す可能性がある．少なくとも，難聴が内耳性難聴として矛盾がないか，それぞれの施設で可能な検査を一つでもルーチンに行っておくようにすると後迷路性難聴を疑うよいきっかけになる．
- 最近は外来で簡便に測定可能な耳音響放射（otoacoustic emission：OAE★2）検査の機器が普及してきた．感音難聴があるにもかかわらず OAE が良好な場合，後迷路性難聴，機能性難聴を疑うよいきっかけとなる．ただし，OAE のみに頼っていると，加齢による難聴など，内耳性難聴がベースとして存在する場合，逆に，合併する後迷路性難聴の診断を遅らせることもあることには注意を要する．

後迷路性難聴の診断や聴覚能評価に有用な検査

- 後迷路性難聴の診断や病態評価に有用な代表的な検査を❷にあげる．
- これらの検査は，特徴的な所見が得られた際の意義はあるが，後迷路性難聴としての所見陽性率は，病期によっては必ずしも高くない検査法もある．
- 近年の auditory neuropathy や聴神経腫瘍の診断手法の確立により，これらの検査は，①主に鑑別診断，障害部位診断に有用な検査と，②一定以上の false negative が存在するため鑑別診断としては補助的目的になるが病態や難聴の機能評価に有用な検査に大きく分けられる．

■ 鑑別診断のためにとくに有用な検査

- オージオグラム上感音難聴を示す難聴においては，①内耳性難聴，②後迷路性難聴，③機能性難聴の鑑別が必要であるが，これらの鑑別には，外有毛細胞機能障害を鋭敏に評価できる耳音響放射（OAE）検査と後迷路性難聴で比較的早期より高率に異常を呈する聴性脳幹反応（auditory brainstem response：ABR）検査が有用である（❸）．
- OAE 異常の有無では内耳性難聴とそれ以外の難聴の鑑別が可能で，さらに ABR で後迷路性難聴と機能性難聴を鑑別できる．もちろん実際には，それ

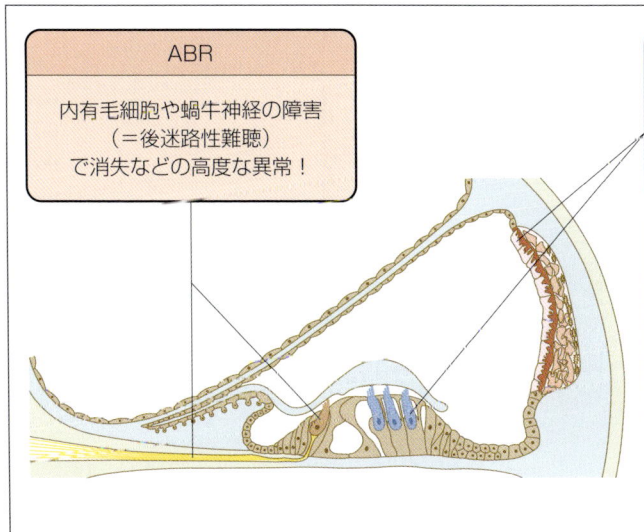

	ABR
	内有毛細胞や蝸牛神経の障害（＝後迷路性難聴）で消失などの高度な異常！

	OAE
	外有毛細胞，血管条などの内耳障害で異常！ただし，"内耳毛細胞のみの障害では正常"

	OAE	ABR
内耳性難聴	低下	純音聴力閾値相応のABR閾値
後迷路性難聴	正常	異常（波形消失，潜時延長など）
機能性難聴	正常	正常（または，純音聴力閾値より良好なABR閾値）

❸ OAE検査，ABR検査と難聴の鑑別診断

らの要素が複数含まれる難聴もしばしば存在するため，純音聴力検査，OAE，ABR所見を総合的に判断することが重要である．

耳音響放射（OAE）検査

- 本検査は外有毛細胞の機能を反映する検査であるため，本検査の診断的意義は外有毛細胞ならびに血管条を含めた外有毛細胞の機能維持に関連する内耳構造の総合的機能評価にある．
- 内有毛細胞に限局する障害を除きほとんどの内耳障害でOAEは低下する．したがって，純音聴力検査で感音難聴を呈するにもかかわらず本検査が正常である場合は，後迷路性難聴か機能性難聴を疑うことができる（❹-b, ❺-b）．一方，耳音響放射が消失している場合は，内耳性難聴の存在が診断できるが，合併する後迷路性難聴の有無を評価することはできない．
- OAE低下，消失は後迷路性難聴の否定にはならないことには注意を要する（❻）．
- 中耳疾患による伝音難聴があると，その影響を受けることにも留意する．

▶ p.96参照．

OAEの低下，消失は後迷路性難聴の否定にはならない

聴性脳幹反応（ABR）検査

- 内耳性難聴では，聴力レベル相応の反応閾値を呈するが，蝸牛神経-脳幹に原因を有する後迷路性難聴では異常を呈する．聴神経腫瘍では，Ⅰ波以降の消失，Ⅰ-Ⅴ波間隔の延長などが特徴的である．また，auditory neuropathyでは，ABR波形の消失が診断上重要となる（❹-c）．
- ABR検査は，後迷路性難聴の診断にきわめて有用であるが，必ずしもすべての医療施設で実施できるわけではない．その場合，OAE検査と併せて，後述の音響性アブミ骨筋反射や語音聴力の検査を行うことができれば，後

▶ p.100参照．

ABR検査は，後迷路性難聴の診断にきわめて有用

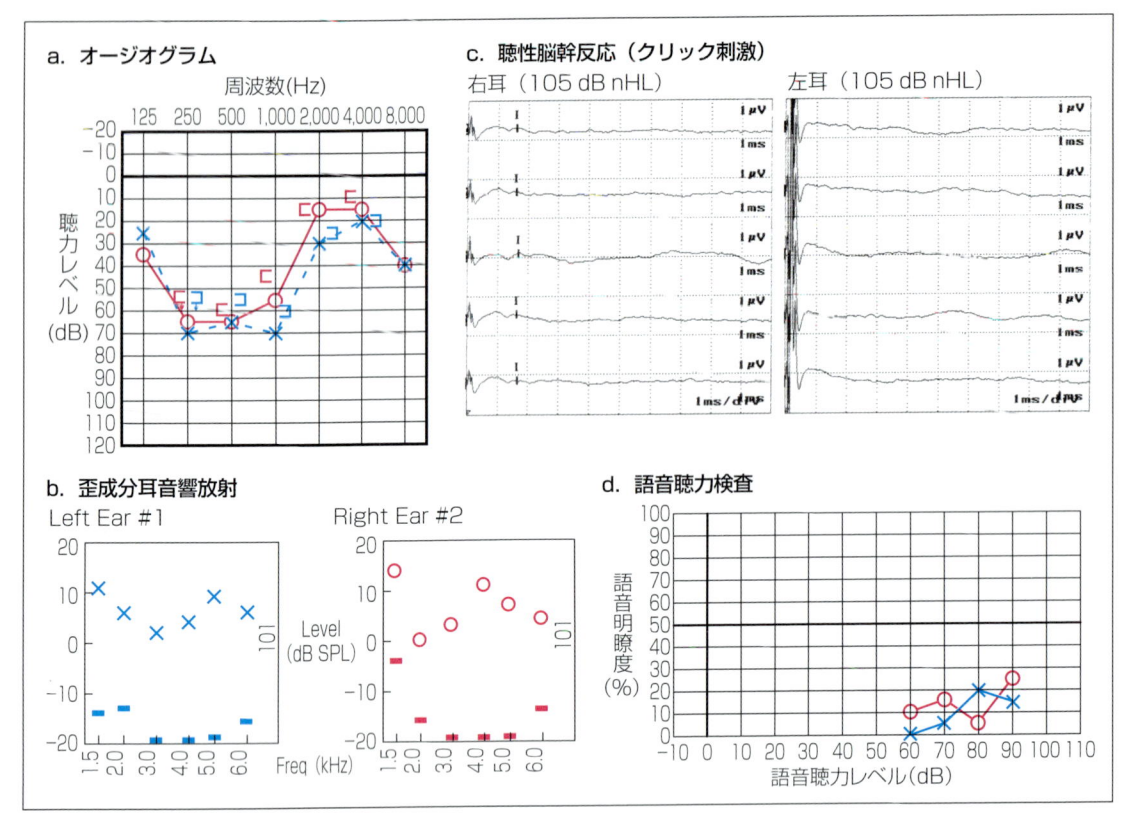

a. オージオグラム

b. 歪成分耳音響放射

c. 聴性脳幹反応（クリック刺激）

d. 語音聴力検査

❹ auditory neuropathy 症例

28歳，男性．難聴，とくに言葉の聞き取りの不良を主訴に受診した．聴力検査では低周波数に優位の感音難聴を認めたが（a），OAE は正常（b），ABR はクリック音 105 dB nHL の刺激に対して両側反応なし（c），語音聴力検査においても語音明瞭度は聴力レベルに比べてきわめて不良であることが示される（d）．

迷路性難聴の見逃しをかなり少なくすることができる．それらの検査の結果をふまえ，他施設での ABR 検査の実施を考慮するのもよい．

MRI

MRIは聴神経腫瘍の診断には必要不可欠の検査

- 聴神経腫瘍の診断には必要不可欠の検査である．聴神経腫瘍の鑑別診断の目的で，一側性難聴全例に対し MRI を行うことの是非は議論のあるところであるが，近年の画像検査，とくに MRI の進歩と普及により本疾患の診断は，疑えばきわめて容易になった（❻）．
- ABR は，聴神経腫瘍で高率に異常を呈するが，ABR 正常の聴神経腫瘍もあることが指摘されており，最終的には MRI 検査を施行することも少なくない．
- MRI 検査を行えば，錐体尖の真珠腫，コレステリン肉芽腫や髄膜腫やグロムス腫瘍など，後迷路性難聴を呈する他の小脳橋角部病変も診断される．
- 内耳道横断像を作成すると，蝸牛神経の低形成の評価ができる可能性がある（❼）．

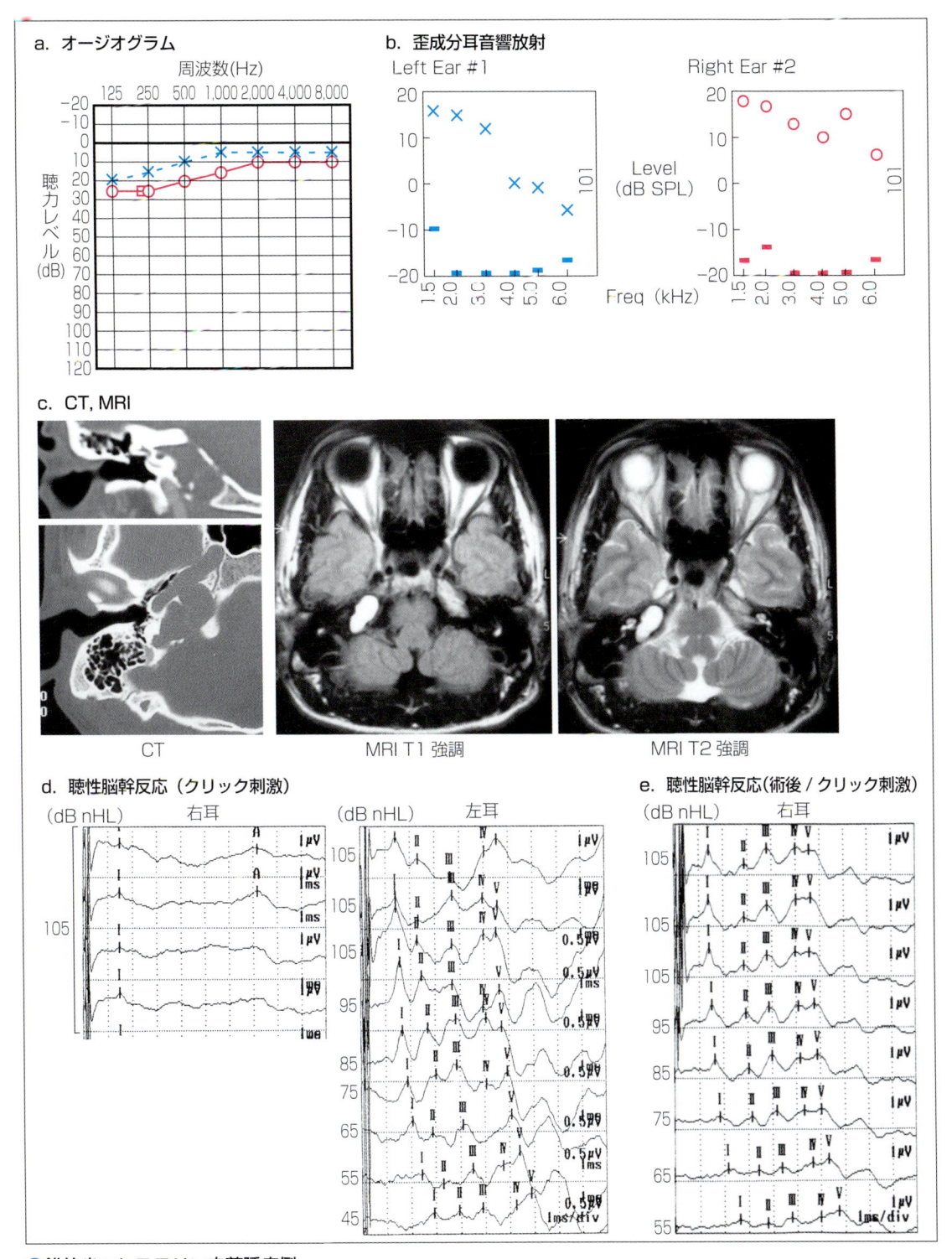

a. オージオグラム

b. 歪成分耳音響放射

c. CT, MRI

CT　　　MRI T1 強調　　　MRI T2 強調

d. 聴性脳幹反応（クリック刺激）

e. 聴性脳幹反応（術後／クリック刺激）

❺錐体尖コレステリン肉芽腫症例

23歳，男性．右耳鳴を主訴に受診した．聴力検査では，右耳に軽度の感音難聴を認めたが（a），DPOAE（歪成分耳音響放射）の低下なし（むしろ患側で良好）（b）．そこで，ABR検査を行ったところ，患側のABR波形の不良を認める（d：クリック音105 dB nHLの刺激で，わずかにⅠ波，Ⅴ波と思われる波形が認められるがⅠ-Ⅴ波間隔は著明に延長）．CT，MRIの画像検査で錐体尖コレステリン肉芽腫の診断（c），蝸牛下アプローチによる囊胞ドレナージを施行した．術後，患側のABR所見は，ほぼ正常化した（e）．

a. オージオグラム

b. 歪成分耳音響放射

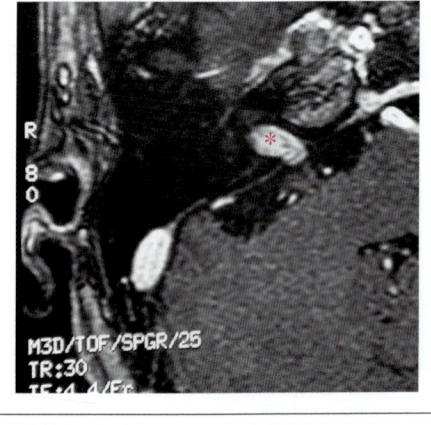

c. MRI（T1 強調　Gd(+)）

❻ 聴神経腫瘍症例

53 歳，女性．右難聴を主訴に受診した．純音聴力検査では，右側中〜高周波数域に中等度の閾値上昇を認める（a）．右側の DPOAE は検出されず（b）．内耳性難聴として矛盾はないと思われたが，一側性感音難聴であり，聴神経腫瘍の否定のために MRI 検査を実施したところ，聴神経腫瘍（＊）が診断された（c）．

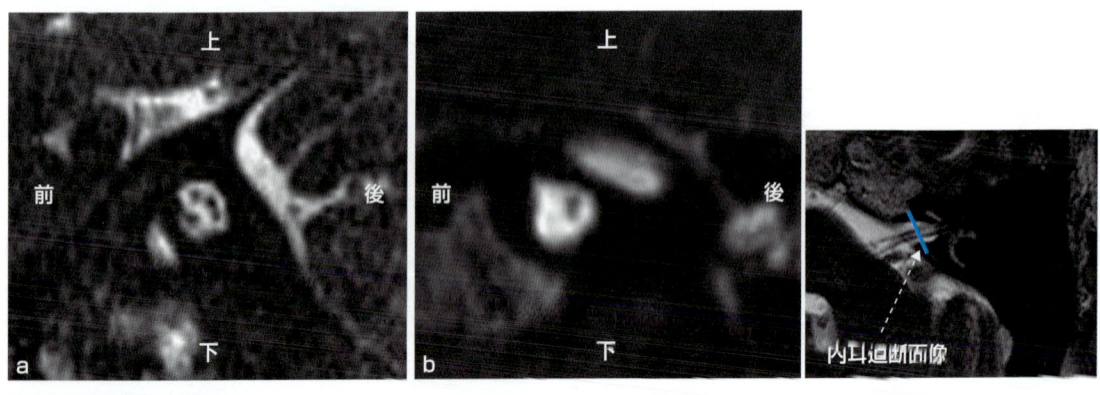

❼ MRI 内耳道断面像

正常では，内耳道に存在する 4 つの神経（上・下前庭神経，蝸牛神経，顔面神経）が描出される（a）．b は両側高度難聴症例の左側の内耳道断面像で正常例に比べて，神経の描出が不良である（右側も同様の所見）．b の症例は，人工内耳埋め込み術を行ったが，通常より術後の聞き取り改善が不良であった．
a：正常例，b：高度感音難聴症例．

■ 鑑別診断の補助的検査や難聴の病態，機能評価として有用な検査

- MRIやOAE検査，ABR検査が普及する以前は，語音聴力検査，ベケシー・オージオメトリー（Békésy audiometry），SISI（short increment sensitivity index）検査，ABLB（alternate binaural loudness balance）検査，方向感検査などが，後迷路性難聴の鑑別診断に汎用された．
- これらの検査は，後迷路性難聴が一定以上進行した時期には，典型的な所見が得られることが多い．しかし，病変の局在診断や初期病変における所見検出率の点でやや劣る場合があること，新生児，乳幼児での検査が困難なこともあり，本項では，鑑別診断の点では補助的検査として位置づけた．
- すぐに前述のOAE検査やABR検査が行えない環境であれば，下記に述べるような検査を複数行い，総合的に判断することが後迷路性難聴の鑑別に有用となることはいうまでもない．
- 前述の3つの検査で後迷路性難聴の診断がついたとしても，その後の，治療方針の決定などには，実際の聴覚能の評価が必要不可欠となる．下記の検査は，確定診断後においては，難聴病態，機能評価を行うための検査として重要な意義を有する．

心理音響学的検査

語音聴力検査

▶ p.88 参照．

- 後迷路性難聴では，同じ聴力レベルの内耳性難聴に比較して，語音明瞭度が不良であることが特徴である．ただし，病変初期には，明瞭度の低下がそれほど著明ではないこともあるので，注意を要する．
- 閾値に対する基準値などが定められてはいないので，鑑別診断として用いる場合は，以下に示す検査と併せて総合的に判断する．
- 一方，後迷路性難聴診断後の聴覚機能の評価としてはきわめて重要な検査である．聴神経腫瘍症例では，聴力温存を行うか否かの重要な判断材料になる．また，auditory neuropathy症例では，純音聴力検査の変化以上に語音明瞭度が悪化する（❹-d）．

ベケシー・オージオメトリー

- 古典的な検査であるが，後迷路性難聴，機能性難聴で特徴的な所見を得る．
- 補充現象（−）で断続音に対する閾値に比して連続音による閾値が通常より高い場合（Jerger IV型），あるいは持続音による閾値に一過性閾値上昇を認める場合（Jerger III型），後迷路性難聴を疑うとされる（❽）．これらの所見が得られれば，後迷路性難聴を疑うが，感度は必ずしも高くはない点は認識しておく必要がある．一方，断続音に対する閾値が，連続音に対する閾値より高いJerger V型は機能性難聴に特徴的である．

Jerger III型，Jerger IV型は後迷路性難聴を疑う

SISI検査，ABLB検査

- 補充現象の有無で，内耳性難聴との鑑別を行う．
- SISIスコアが60％以上であれば内耳性難聴を疑うが，後迷路性難聴ではSISIスコアは低値である．

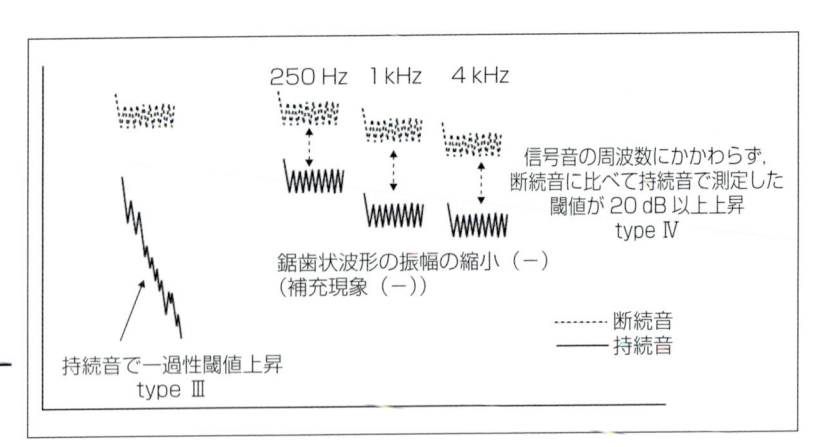

❽ ベケシー・オージオメトリー所見

後迷路性難聴に特徴的とされる.

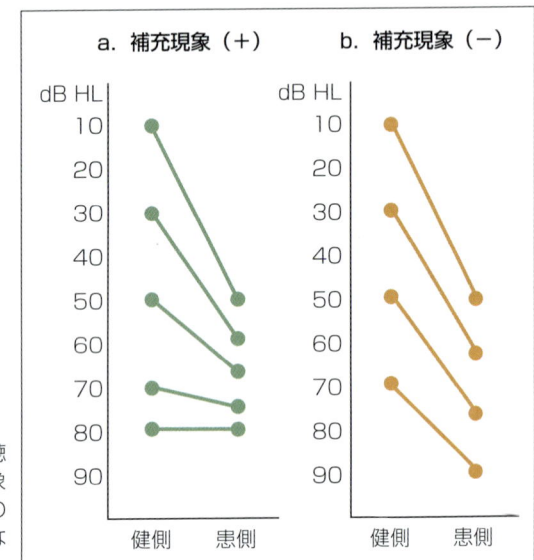

図中ラベル:
- 250 Hz 1 kHz 4 kHz
- 信号音の周波数にかかわらず,断続音に比べて持続音で測定した閾値が 20 dB 以上上昇 type Ⅳ
- 鋸歯状波形の振幅の縮小(-)(補充現象(-))
- 持続音で一過性閾値上昇 type Ⅲ
- ……… 断続音
- ── 持続音

❾ ABLB 検査

後迷路性難聴では,内耳性難聴で特徴的なラウドネス補充現象(音圧上昇に伴うラウドネスの左右差が消失する)を認めない.

図: a. 補充現象(+) b. 補充現象(-) 健側/患側

- ABLB 検査は一側性難聴症例のみで実施可能だが,後迷路性難聴では内耳性難聴で特徴的なラウドネス補充現象(音圧上昇に伴うラウドネスの左右差が消失する)を認めない(❾).

方向感検査

- 両耳間時間差,音圧差の処理機構の評価である.
- 両耳間時間差,音圧差の処理に重要な脳幹障害のほか,入力情報が著しく劣化する auditory neuropathy などの後迷路性難聴で高率に異常を呈する.

他覚的検査

音響性アブミ骨筋反射

- 音響性アブミ骨筋反射は,蝸牛神経を入力,顔面神経を出力とする反射で,鼓膜インピーダンスの変化を指標にする.したがって,顔面神経や中耳機能に異常があれば,それらの影響も受けることには留意をする.
- 通常,補充現象陽性の内耳性難聴では,純音聴力レベルが 60 dB HL 程度ま

では，閾値上昇を認めない（メッツテスト〈Metz test〉陽性）が，聴神経腫瘍や auditory neuropathy などの蝸牛神経や蝸牛神経と内有毛細胞間のシナプスに原因を有する後迷路性難聴では，しばしば軽度難聴においても，閾値の上昇（メッツテスト陰性）や，反応の半減期が極端に短くなるいわゆる "reflex decay" を認める．

蝸電図検査
- auditory neuropathy 症例における障害部位診断に有用である．
- cochlear microphonics（CM），summating potential（SP），dendritic potential（DP），compound action potential（CAP）の所見により，内有毛細胞と蝸牛神経間のシナプスにおける障害部位（シナプス前，後など）が診断可能であるとされる[5]★3．

CT 検査
- 内耳道の骨性構造の評価に有用である．
- 最近では，蝸牛神経管の評価に用いられる．
- 聴神経低形成症例において蝸牛神経管の狭小例が報告されている．

とくに，日常診療で遭遇することの多い，蝸牛神経障害による後迷路性難聴の鑑別診断について述べた．

（川瀬哲明）

★3
McMahon らは，auditory neuropathy 症例の蝸電図所見を検討し，内外有毛細胞由来とされる SP の潜時が延長し，シナプス後電位を反映するとされる DP を認めない例と正常潜時の SP に続き DP を認める例があることを報告し，それぞれ，シナプス前，シナプス後での障害を反映しているのではないかと考察している．

引用文献

1) 佐藤恒正．後迷路障害の検査．日本聴覚医学会編，立木 孝監修．聴覚検査の実際．東京：南山堂；1999．p.133-7．
2) 日本耳鼻咽喉科学会編．耳鼻咽喉科学用語解説集．2010．
3) Starr A. "Hearing" and auditory neuropathy：Lessons from patients, physiology, and genetics. In：Kaga K, et al, editors. Neuropathies of the Auditory and Vestibular Eighth Cranial Nerves. Tokyo：Springer；2009. p.3-9.
4) 佐藤恒正．中枢性（後迷路性）難聴．神崎 仁編．聴覚．CLIENT 21 6．東京：中山書店；2000．p.463-73．
5) McMahon CM, et al. Identification of different subtypes of auditory neuropathy using electrocochleography. In：Kaga K, et al, editors. Neuropathies of the Auditory and Vestibular Eighth Cranial Nerves. Tokyo：Springer；2009. p.21-36.

Column

auditory neuropathy とは

auditory neuropathy とは，①純音聴力検査に比べて語音弁別能が極端に悪い，②聴性脳幹反応（ABR）無反応，③外有毛細胞機能（歪成分耳音響放射〈DPOAE〉，蝸電図 CM〈蝸牛マイクロホン電位〉陽性）を認め，内有毛細胞あるいは蝸牛神経とのシナプスから蝸牛神経に障害があると考えられる症候群である（❶）．新生児聴覚スクリーニングでは自動聴性脳幹反応（AABR）あるいは耳音響放射（OAE）が検査に用いられるが，auditory neuropathy は OAE 正常で難聴が見逃される可能性のある聴覚障害である．

疾患概念の提唱

1996 年に加我らにより auditory nerve disease，Starr らにより auditory neuropathy という名称で新たな疾患概念が報告された．加我らの報告は，
①純音聴力検査では，低音部の閾値が中等度に上昇し，中音域〜高音域は軽度に上昇するにもかかわらず語音弁別が著しく悪く 20〜40％程度といった解離を示す
②他覚的検査では DPOAE は正常，蝸電図では，−SP は出現するが，N1 は欠如するかあるいは著しく小さく ABR は無反応
などの特徴があった．加我らの報告した 2 症例では，後天性で言語障害はなく，また第 VIII 脳神経症状のみの臨床症状であったが，Starr らの報告した 10 例には，Charcot-Marie-Tooth 病などの遺伝性感覚運動ニューロパチーを伴った症例があり，DPOAE と CM は全例で保たれ，ABR，アブミ骨筋反射は無反応であった．

一方，1985 年に佐藤らが「本態性後迷路障害」という名称で報告した 5 例の報告は，当時内耳機能検査としての OAE が臨床診断へ普及していなかったため客観的な内耳有毛細胞の機能評価は困難であったが，加我，Starr らの報告と類似，共通した疾患と考えられる．

近年，auditory neuropathy spectrum disorder という名称・概念が提唱されている．

auditory neuropathy の病態

音は，鼓膜の振動→耳小骨→卵円窓→蝸牛基底板の振動→内有毛細胞の stereocilia（不動毛）の偏位→ MET（mechanoelectrical transduction）チャネルからの内リンパ K^+ の流入→内有毛細胞の脱分極→内有毛細胞シナプス終末からの神経伝達物質（グルタミン酸など）の放出（presynaptic）→求心性神経終末（蝸牛神経：ラセン神経節細胞樹状突起）へのシナプス伝達（postsynaptic）→蝸牛神経核→上オリーブ核→下丘→内側膝状体→大脳聴覚野と伝達され，認知される．

内耳機能検査として，OAE は内耳，とくに外有毛細胞の機能を反映する．また DPOAE は周波数ごとの検討が可能で，誘発耳音響放射より優れる．一方，ABR の I 波の起源は樹状突起の末端における電気活動により生ずるとされる．

auditory neuropathy では，DPOAE は正常であり ABR が無反応である点から，外有毛細胞は保たれているにもかかわらず，①内有毛細胞あるいは求心性神経（ラセン神経節細胞）シナプス神経終末・シナプス伝達（postsynaptic）の異常，②蝸牛神経の軸索，髄鞘の異常，③蝸牛神経の同期性の異常，が病態として考えられている．

auditory neuropathy の原因

いくつかの原因が示唆されている．
①中毒，代謝性（酸素欠乏，高ビリルビン血症）
②遺伝子異常：OTOF 遺伝子（内有毛細胞に発現している蛋白で，シナプス小胞のシナプス前膜に結合する蛋白 Otoferlin をコードする），PJVK 遺伝子変異
③蝸牛神経の同期性障害

治療

auditory neuropathy にはさまざまな病態が混在している．難聴に対して補聴器を装用している症

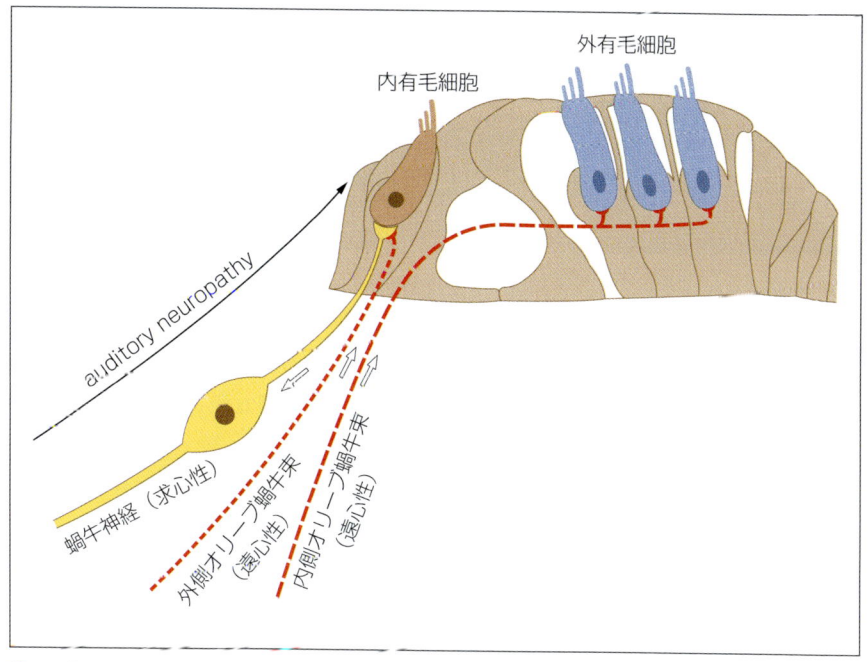

❶auditory neuropathy の障害部位

例が多い．人工内耳はラセン神経節を電気刺激するため，auditory neuropathy の病変部位がラセン神経節にある場合，人工内耳の効果は乏しい．OAE の反応があり，内耳機能の残存している症例に対する人工内耳埋め込み術には慎重な意見もある．しかし，人工内耳の効果がみられる症例もあり，補聴器装用の効果の乏しい症例への人工内耳手術の報告が多くなってきている．

（吉田尚弘）

参考文献

1. Kaga K, et al. Auditory nerve disease of both ears revealed by auditory brainstem responses, electrocochleography and otoacoustic emissions. Scand Audiol 1996；25(4)：233-8.
2. Starr A, et al. Auditory neuropathy. Brain 1996；119(3)：741-53.
3. 佐藤恒正ほか．本態性迷路障害の聴力像．Audiology Japan 1985；28：758-71.
4. Varga R, et al. Non-syndromic recessive auditory neuropathy is the result of mutations in the otoferlin (OTOF) gene. J Med Genet 2003；40(1)：45-50.
5. Delmaghani S, et al. Mutations in the gene encoding pejvakin, a newly identified protein of the afferent auditory pathway, cause DFNB59 auditory neuropathy. Nat Genet 2006；38(7)：770-8.

第5章 聴覚機能をみる

実戦的補聴器適合検査

- 補聴器は，音声を増幅して，聴覚障害を補償する医療機器である．
- 耳鼻咽喉科医は，補聴器について，もたらす音声増幅の寄与，価格，煩わしさなどの負担を擦り合わせながら，聴覚障害者を導き援助することになる．
- 補聴器の効果を医学的に評価するのが補聴器適合検査である．補聴器適合検査にはさまざまな手法があるが，日本聴覚医学会では，比較的評価が定まっておりかつ医療現場で実施可能な検査法を選択し，「補聴器適合検査の指針（2010）」[1]としてとりまとめ，検査用音源CDを作製した．これは，健康保険診療の特掲診療料「補聴器適合検査」の内容を定めたものではなく，医学的見地から補聴器の適合が示されており[1]，臨床現場での基本的な手法となっている．

> 補聴器適合検査の指針（2010）[1]は臨床現場での基本的手法

- 本項では，「補聴器適合検査の指針（2010）」[1]に沿って適合検査の手順を中心に解説する．

補聴器の適合

- 補聴器の適合状態の評価基準には，語音聴取を十分に改善できているか，騒音はうるさくないか，補聴器の効果に本人が満足しているか，などがある．ただし，これらは聴覚検査で評価できるものだけではなく，装用感や心理面の関与もある．

> 補聴器の適合には，装用感や心理面の関与もある

- 補聴器の活用を図るという観点からは，適合評価だけではなく，総合的な判断とカウンセリングが重要である．
- 「補聴器適合検査の指針（2010）」[1]は，2つの必須検査と6つの参考検査から成る（❶）．必須検査項目には，補聴器使用の目的である語音聴取の改善と騒音許容に関するものが選定されている．

「補聴器適合検査の指針（2010）」[1]における音場聴覚検査

- 必須検査項目（1）（2），そして参考検査項目（5）（7）はスピーカから検査音を呈示する，いわゆる音場聴覚検査となる．
- この検査環境（音場）は準無響室が理想であるが，一般臨床では以下の検査条件が考慮すべきポイントとして示されている[1]（❷）．
  ①暗騒音レベルが50 dB（A）以下

❶補聴器適合検査

必須検査項目
(1) 語音明瞭度曲線または語音明瞭度の測定
(2) 環境騒音の許容を指標とした適合評価

参考検査項目
(3) 実耳挿入利得の測定（鼓膜面音圧の測定）
(4) 挿入形イヤホンを用いた音圧レベル（SPL）での聴覚閾値・不快レベルの測定
(5) 音場での補聴器装用閾値の測定（ファンクショナルゲインの測定）
(6) 補聴器特性図とオージオグラムを用いた利得・装用閾値の算出
(7) 雑音を負荷したときの語音明瞭度の測定
(8) 質問紙による適合評価

SPL：sound pressure level

（日本聴覚医学会．Audiology Japan 2010¹⁾より）

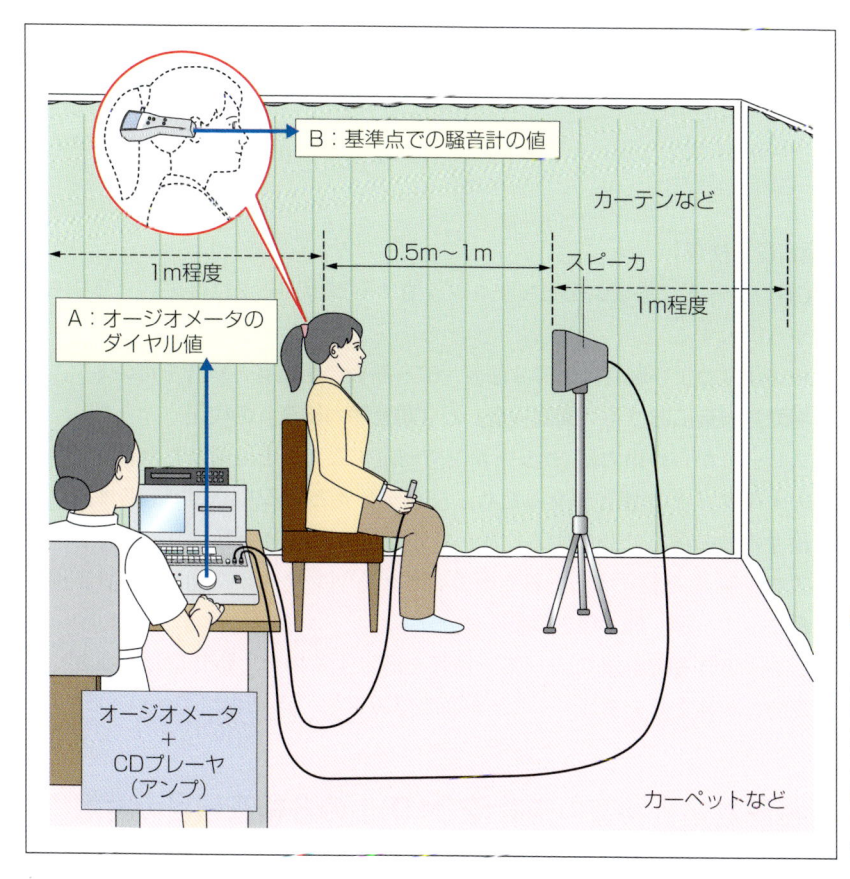

❷音場聴覚検査の検査室の環境・機器の配備

スピーカは被検者頭部中心と同じ高さとし，距離は0.5mから1mとする．
スピーカ・被検者と壁面との距離は，反響を考慮して，1m程度離れていることが望ましい¹⁾．

　②反響対策（壁面に厚地のカーテン，天井や壁面を吸音材に，床面はカーペットなど）を施す．
　③広さとしては2m×3m程度．
● 次に，下記の手順で検査機器を配備し，各検査音源を準備する．

「閾値検査」
①オージオメータにスピーカを接続．
②検査音として震音または狭帯域雑音をスピーカから出力．

❸音場聴覚検査「閾値検査」と「語音聴力検査」における校正方法とダイアル値70dB時の校正例

	オージオメータのダイアル値	基準点での騒音計の値	音場検査　音圧レベル(SPL)表示		音場検査　聴力レベル(HL)表示	
			校正値(D_{SPL})	レベル値	校正値(D_{HL})	レベル値
	A	B	B－A	A+D_{SPL}	(B－A)－C	A+D_{HL}
「閾値検査」震音または狭帯域雑音(例)1,000Hz	70	78	8 まるめて　10	70+10 80	8－2.4(❹の1,000Hzの値) まるめて　5	70+5 75
「語音聴力検査」語表の校正基準音	70	74	4 まるめて　5	70+5 75	4－10 まるめて　(－5)	70+(－5) 65

A，Bは❷，Cの閾値検査は❹，語音聴力検査は❺を参照．

❹自由音場における周波数別の基準等価閾値音圧レベル（両耳聴）

周波数（Hz）	250	500	1,000	2,000	3,000	4,000	6,000
音圧レベル（dB）	11.4	4.4	2.4	－1.3	－5.8	－5.4	4.3

単耳聴の場合は上記値に2dB加算する（ANSI S3.6[3]による）．

(ISO 389-7．2005[2]より)

❺音場における語音聴力検査のレベル値

0 dB HL に相当する値
10 dB SPL

(日本聴覚医学会．Audiology Japan 2010[1]より)

★1
検査用音源CD（2枚組）は，語音聴力検査用CD（57-S，67-S）の内容，補聴器適合検査の指針に必要な音源はすべて含まれ，「補聴器適合検査の指針（2010）」[1]および使用説明書が添付されている．(http://www.audiology-japan.jp/)

★2
音場聴覚検査では，被検者の頭の位置によって音圧レベルが変化しやすい．このため，頭をスピーカに真っすぐに向けて聴取できるように配慮する．

「語音聴力検査」
①CDプレーヤ（必要に応じてアンプ）をオージオメータに接続し，スピーカから出力する．
②検査語音および騒音は，67-S語表，57-S語表，朗読音と騒音を用いる★1．

音場聴覚検査における「閾値検査」と「語音聴力検査」の校正
● スピーカからの出力は，ヘッドホンで測定することを原則としたオージオメータのダイアル値と異なるため，校正が必要となる．そこで，基準点（被検者の頭の中心に相当する位置）での音圧レベルBを騒音計で測定し，ダイアル値Aを校正する．校正の手順とダイアル値Aが70dB時の校正例を❸に示す（❷，❹，❺を参照）．
● なお，音場聴覚検査において一側耳を測定する場合，防音用耳栓などで物理的に非検査耳を遮音することが必要である[1]．

「補聴器適合検査の指針（2010）」[1]の各検査項目の実際★2

● 必須検査項目（1）（2）と参考検査項目（5）（8）の検査手順を示し，症例の経過とともに適合・適合不十分の評価基準を解説する．

症例 右耳に耳あな型補聴器を装用（装用歴2年）
75歳，男性（聴覚検査結果：❻）．
調整前：「調整を繰り返してて，音声は大きくなるが，とくに騒音下で，言葉がはっきりしないので装用したくない」と訴え，検討を希望．補聴器周波数特性は，低音域の利得が大きく高音域は不足傾向で，適合検査でも適合不十分の判定であった．

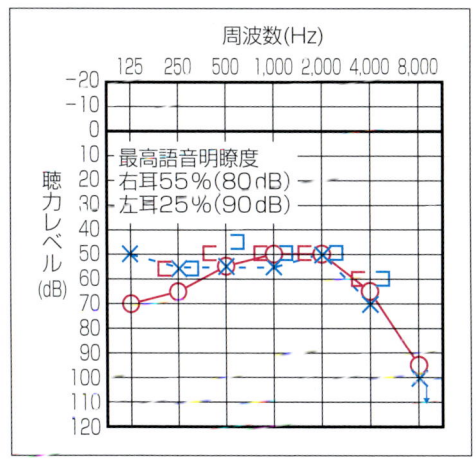

❻ 症例のオージオグラムと最高語音明瞭度

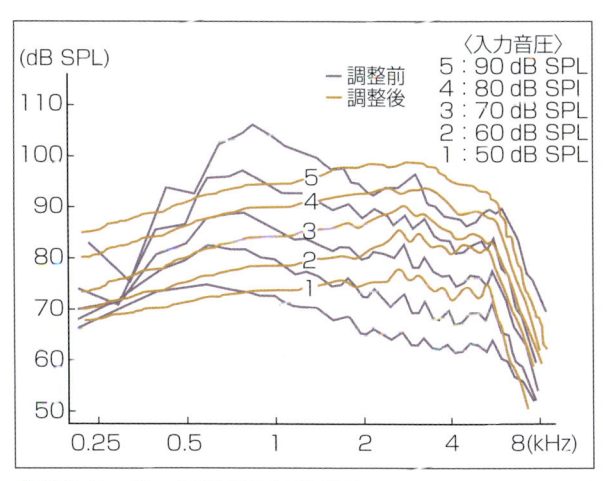

❼ 調整前・後の補聴器周波数特性―FONIX TIPE 7000（2 mm³ カプラ）

調整後：低音域の利得を抑制して高音域をやや強調するように調整，適合検査も適合判定となり，常用となった（補聴器周波数特性：❼）．

■ 必須検査項目

- 2つの必須検査項目(1)と(2)は，調整のたびに検定し評価する．

（1）語音明瞭度曲線または語音明瞭度の測定

- 補聴器非装用時と装用時の語音弁別能を測定し，比較検討する．語音明瞭度曲線と語音明瞭度の2つの方法のうち，いずれか一つを行う．

語音明瞭度曲線の測定
① 音場にて，補聴器非装用と装用状態で，語音明瞭度検査を行う．
② 検査語音は67-S 語表．
③ 呈示音圧は40，50，60，70，80 dB HL のうち連続した3レベル以上★³．
④ 結果をスピーチオージオグラム（音場用）に記入して比較検討する．

〔適合の判定〕
- 装用時の明瞭度が，各検査音圧で非装用時より良好な傾向である．
- 音圧が上昇するに従って明瞭度が低下する現象がない．
- 最良の語音明瞭度が，非装用時の値より15％以上低下していない．

症例（❽）

調整前：装用時の明瞭度は呈示音圧70 dB，80 dB で非装用時より低く，また最良の明瞭度は40％と非装用時より15％低く，適合不十分．

調整後：装用時の明瞭度は各呈示音圧，最良の明瞭度ともに非装用時より良好となり，適合．

語音明瞭度の測定
① 音場にて，補聴器非装用と装用状態で語音明瞭度検査を行う．
② 検査語音は57-S 語表．

★3
検査音圧がスピーカの出力限界を超える必要がある場合は，ヘッドホンでの測定値をその旨を明記のうえで代用する[1]．

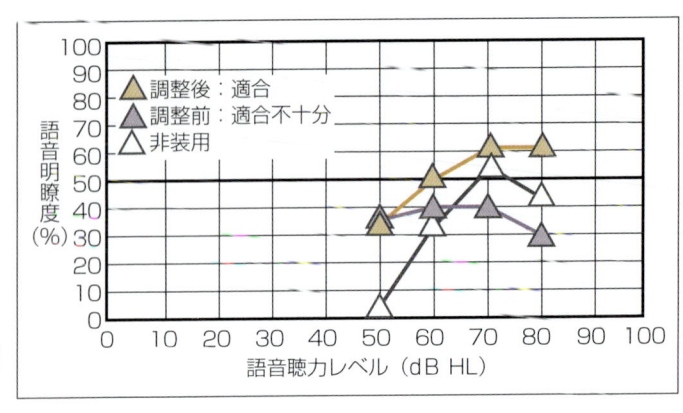

❽音場での語音明瞭度曲線による評価（調整前と後）

③呈示音圧は，非装用時は平均聴力レベル上30 dB，装用時は60 dB HL．

〔適合の判定〕
- 装用時の語音明瞭度が非装用時に比し＋10％以上：適合良好，±10％以内：適合許容，－10％以下：適合不十分[4]．

(2) 環境騒音の許容を指標とした適合評価

- 環境騒音が会話音聴取の妨げとなり，補聴器が使用できないことがないかを評価する．
  ①音場にて，補聴器装用状態で，朗読音と騒音を聴取させる．
  ②検査音源用CD（朗読音＋環境騒音4種類）を用い，朗読音と環境騒音を同時に呈示する★4,5．
  ③朗読音と環境騒音の呈示レベルは65 dB/50 dB（SN比＋15 dB）．
  ④やや劣悪な騒音環境の想定ではSN比＋10 dB，より劣悪ではSN比＋5 dB★6．
  ⑤主観的印象で「補聴器を使用できる」「補聴器を装用するのが困難である」を回答させる★7．

〔適合の判定〕
- 4種類の騒音において「補聴器を装用するのが困難である」がなければ，適合と判定．ただし騒音に対する主観的許容は，慣れやカウンセリングに影響されることを考慮しておく．

症例 ❾

調整前：低音域の増幅が大きいことが影響し，プラットホーム，交差点で「困難」の回答．適合不十分．

調整後：低音域の増幅を抑えた効果と，高音域の増幅を上げても妨げになっていないことが確認された．4種類の騒音すべてで「使用できる」の回答となり，適合．

■ 参考検査項目

- 参考検査項目のうち，補聴器の出力や利得が適切かを判定する検査として汎用されている（5）と唯一の主観的評価となる質問紙（8）を示す．

★4 朗読音自体のレベルが小さいために聴取困難な場合は，被検者が朗読音を快適に聴取できるレベルで検査を行う[1]．

★5 環境騒音の許容評価で適合でも，補聴器の増幅を抑え過ぎている場合もあり，明瞭度については再確認を要す[1]．

★6 検査用音源CDには朗読音と各環境騒音が，SN比＋15 dB，＋10 dB，＋5 dBにて，同時に出力できるよう収録されている[1]．

★7 騒音下の会話能力の測定ではないので，朗読音を理解できなくてもよい[1]．

❾環境騒音に対する評価（調整前と後）

環境騒音	△調整前 （適合不十分）	△調整後 （適合）
駅プラットホーム	装用するのが困難	使用できる
幹線道路交差点	装用するのが困難	使用できる
レジ袋	使用できる	使用できる
食器洗い	使用できる	使用できる

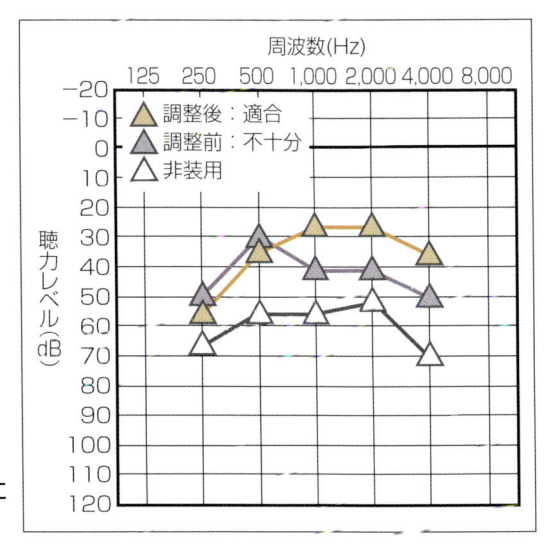

❿音場での補聴器装用閾値による評価（調整前と後）

(5) 音場での補聴器装用閾値の測定（ファンクショナルゲイン測定）

①音場にて，補聴器非装用と装用状態で，可聴閾値を測定する．
②検査音は震音または狭帯域雑音．
③測定周波数は 250, 500, 1,000, 2,000, 4,000 Hz．

〔適合の判定〕
- ファンクショナルゲイン（非装用閾値－装用閾値）が聴力レベルの半分（ハーフゲイン）．
- 装用閾値が 1,000 Hz で 35 dB HL 以内であればよい．
- ファンクショナルゲインは低音域ではハーフゲインより少なくてもよく，高音域の利得は補聴器の性能上ハーフゲインが得られない場合がある[★8]．

症例（❿）
調整前：△印は中・高音域の閾値改善が少なく増幅不足であり，適合不十分．
調整後：△印の閾値は 30 dB HL 前後で低音域を除きハーフゲインを満たし，適合．

(8) 質問紙による適合評価

- 「きこえの評価－補聴前・補聴後－」（⓫）は，日常生活で語音や環境音を聴取する具体的な状況を設定した10項目の質問で構成されており，5段階の評定尺度で回答を求める質問紙である．
  ①補聴器使用前に「きこえの評価－補聴前・補聴後－」を実施（自己記入）．
  ②補聴器を選定・調整し，装用がある程度安定した時点で，再度実施．
  ③回収後，選択肢の下に記されたスコアに応じて，〈結果のまとめ〉の該当欄に，補聴前は○，補聴後は●で記録する．

〔適合の判定〕
- 該当欄の○を基準とし，補聴後の●が白抜きの欄に7項目以上入ること．
- 補聴前と比較して補聴後にスコアが1以上減少した項目も「補聴による改

★8
騒音抑制装置付きの補聴器では装置を断にして測定する[1]．

【きこえの評価―補聴前・補聴後―】

〔○年 ○月 ○日〕お名前〔 ○ ○ ○ ○ 〕

補聴器を［装用しないとき］［装用したとき］
日常生活のさまざまな場面で，どのように聞こえますか．
A～Jの各項目の選択肢から当てはまるものを1つだけ選び，○で囲んでください．
　　経験しなかった場面であれば，「経験なし」を○で囲んでください．

| 例 | 病院の受付で自分の名前を呼ばれたとき，聞き取れる |

経験なし　いつも聞き取れる　聞き取れることが多い　半々ぐらい　聞き取れないことが多い(○)　いつも聞き取れない
　　　　　　1　　　　　　　　2　　　　　　3　　　　　　4　　　　　　5

| A | 静かな所で，家族や友人と1対1で向かい合って会話する時，聞き取れる |

経験なし　いつも聞き取れる　聞き取れることが多い(○)　半々ぐらい　聞き取れないことが多い　いつも聞き取れない
　　　　　　1　　　　　　　　2　　　　　　3　　　　　　4　　　　　　5

| B | 家の外のあまりうるさくないところで会話する時，聞き取れる |

経験なし　いつも聞き取れる　聞き取れることが多い(○)　半々ぐらい　聞き取れないことが多い　いつも聞き取れない
　　　　　　1　　　　　　　　2　　　　　　3　　　　　　4　　　　　　5

| C | 買い物やレストランで店の人と話す時，聞き取れる |

経験なし　いつも聞き取れる　聞き取れることが多い　半々ぐらい　聞き取れないことが多い(○)　いつも聞き取れない
　　　　　　1　　　　　　　　2　　　　　　3　　　　　　4　　　　　　5

| D | うしろから近づいてくる車の音が，聞こえる |

経験なし　いつも聞き取れる　聞こえることが多い(○)　半々ぐらい　聞こえないことが多い　いつも聞き取れない
　　　　　　1　　　　　　　　2　　　　　　3　　　　　　4　　　　　　5

| E | 電子レンジの「チン」という音など，小さな電子音が聞こえる |

経験なし　いつも聞き取れる　聞こえることが多い　半々ぐらい　聞こえないことが多い(○)　いつも聞き取れない
　　　　　　1　　　　　　　　2　　　　　　3　　　　　　4　　　　　　5

⇩
裏に続きがあります

⓫質問紙による適合評価（調整前）

F うしろから呼びかけられた時，聞こえる

| 経験なし | いつも聞き取れる 1 | 聞こえることが多い 2 | 半々ぐらい ③ | 聞こえないことが多い 4 | いつも聞き取れない 5 |

G 人ごみの中での会話が聞き取れる

| 経験なし | いつも聞き取れる 1 | 聞き取れることが多い 2 | 半々ぐらい 3 | 聞き取れないことが多い ④ | いつも聞き取れない 5 |

H 4，5人の集まりで，話が聞き取れる

| 経験なし | いつも聞き取れる 1 | 聞き取れることが多い 2 | 半々ぐらい 3 | 聞き取れないことが多い ④ | いつも聞き取れない 5 |

I 小声で話された時，聞き取れる

| 経験なし | いつも聞き取れる 1 | 聞き取れることが多い 2 | 半々ぐらい ③ | 聞き取れないことが多い 4 | いつも聞き取れない 5 |

J テレビのドラマを，周りの人々にちょうどよい大きさで聞いている時，聞き取れる

| 経験なし | いつも聞き取れる 1 | 聞き取れることが多い 2 | 半々ぐらい ③ | 聞き取れないことが多い 4 | いつも聞き取れない 5 |

以下は記入しないでください

〈結果のまとめ〉

下位尺度	スコア 項目	1	2	3	4	5
良条件下の語音	A					
	B					
	C					
環境音	D					
	E					
	F					
悪条件下の語音	G					
	H					
	I					
	J					

結果のまとめ方
A～Jの各項目の選択肢の下に示したスケール上の数字（スコア）に応じて，該当する欄に補聴前は○を，補聴後は●を記す．

☐ の欄が，軽中等度難聴（補聴器装用者）の中央値以下のスコア範囲を示す．

●が ☐ に入ることを適合の指標とする．補聴前と比べて，スコアが1以上減少した場合も「補聴による改善あり」と評価する．

⓫質問紙による適合評価（調整前）（つづき）

（補聴器適合検査の指針（2010）．Audiology Japan 2010[1] をもとに作成）

⑫きこえの評価例（適合例と適合不十分例）

下位尺度	項目	1	2	3	4	5
良条件下の語音	A	●	■	○		
	B	●	■	○		
	C		●		■○	
環境音	D		●■		○	
	E		●		■○	
悪条件下の語音	F		●	■	○	
	G			●	■○	
	H			●	■○	
	I			●■	○	
	J		●	■○		

●調整後：適合，■調整前：適合不十分，○非装用．

善あり」と評価する．

症例 ⑫

調整前：補聴前の状態から■は変化が少なく，白抜きの欄に達していない．適合不十分．

調整後：●は全項目で改善し，9項目で◻の欄となり，適合．

1つの検査で適合していても，他の検査では適合不十分になる場合もある．音量を十分に設定すると，音声はよく聞こえるようになるものの，うるさい場面が増える可能性もある．つまり補聴器の取り扱いは二律背反する要因のなかにある．適合検査結果を適切に読み取り分析し，言語聴覚士，認定補聴器技能者，福祉担当者と連携して対処していくことが望まれる．

（杉内智子）

引用文献

1) 日本聴覚医学会．補聴器適合検査の指針（2010）：資料．Audiology Japan 2010；53：708-26．
2) ISO 389-7：Acoustics-Reference zero for the calibration of audiometric equipment － Part 7：Reference threshold of hearing under the free-field and diffuse-field listening conditions．2005．
3) ANSI S3.6：Specification for audiometers．2004．
4) 小寺一興．補聴効果の評価．補聴器フィッティングの考え方．改訂第2版．東京：診断と治療社；2005．

第6章 平衡機能をみる

第6章 平衡機能をみる

実戦的平衡機能検査
効率的かつ迅速に診断をするための検査とは

- 耳鼻科外来におけるめまいの検査・診察では，いかに効率的かつ迅速に診断をつけていくかということが最重要と思える．
- 短時間の問診と診察で判断をつけて，必要な検査を絞り込んでいくということが要求される．

まず問診票でめまい症状の全体像を把握

- めまい診察では問診が重要というのは昔からいい尽くされてきたことだが，一般病院や開業医での多忙な外来ではなかなか実行できないのも現実である．
- そこで問診票の活用ということになるが，よくある失敗例は「問診票を問診の代用」にしようとして十分な情報がとれないパターンである．
- 筆者の経験では，詳細なめまいの性状（回転性，非回転性），持続時間，めまい頭位の有無などは，かなり問診票を工夫しても，受診患者の正確な理解と記入を得るのは難しい．そういう質問事項は概略を問診票でチェックさせて，やはり診察時に口頭での問診で正確な情報をとらざるをえない．むしろめまいの初回発作や最近の発作などの時間的な情報，めまいに対する他科・他施設での検査歴・治療歴，既往歴や生活歴などは問診票でかなりの情報が得られる．
- めまいは耳鼻科領域以外の疾患で生じることが少なくないが，患者はそれらの疾患の既往があってもめまいとは関係ないと思って申告しないことも多い．
- 地域密着型の施設では，悪性腫瘍，婦人科疾患，精神科疾患などは口頭で質問すると患者はプライバシーに対する不安から意図的に隠蔽することも多いので，問診票に記入させてチェックしておくほうが望ましい．
- 問診票は「おおまかな情報収集のためのチェックリスト」「患者の病歴・症状把握のための質問のためのインデックス」として活用すべきである．

問診と検査を診察室で同時に行う

- 内耳性めまいでは，良性発作性頭位めまい症をはじめ，頭位や頭位変換で顕在化するめまいも多い．
- 患者が頭位変化時のめまいを訴えている場合は，問診に時間を費やすより

問診票で得られる情報と，問診で得られる情報を把握する

- も，その場でめまいの性状を質問しながら頭位・頭位変換眼振検査を進めていけばよい．
- めまい頭位，めまいの性状や強さなどを口頭での質問で正確に把握することは困難だが，実際にめまい頭位をとらせて眼振やめまい感が解発されれば具体的な評価が可能となる．
- 耳鼻科の診察椅子の上で頭位・頭位変換眼振検査の頭位・体位をほとんどとらせることが可能であるし，診療ユニットの上に赤外線フレンツェル（Frenzel）眼鏡があれば暗室の検査室とほぼ同じ暗所開眼下での眼振を観察することができる．わざわざ検査室や診察室のベッドに患者を移動させて頭位眼振検査をすることはない．

> 耳鼻科の診察椅子上で頭位・頭位変換眼振検査は可能

赤外線フレンツェル眼鏡を使用した頭振り眼振検査の活用

- 左右の前庭機能低下を個別に定量的チェックするにはカロリックテスト（caloric test；温度刺激検査）が有用であるが，定性的に左右差を判定するだけなら赤外線フレンツェル眼鏡を装着させて頭振り検査を行って後眼振を観察するのが簡単である（❶）．
- 患者の頭をやや前傾させて検者が水平方向に10回できるだけ速く振ればよい．左右の前庭機能差があれば，通常は健側向きの眼振が解発される．ただし，両側高度前庭機能低下症のように前庭機能が低下していても左右差が小さい疾患の鑑別には無力で，カロリックテストによる前庭機能の定量評価が必要となる．
- それ以外にもメニエール（Ménière）病の発作期には患側向きの刺激眼振が解発されることも多いし，椎骨脳底動脈循環不全では下眼瞼向き垂直眼振が解発されることもあり，潜在している眼振を誘発・顕在化させる簡便な検査法として有用である．
- この検査で情報が不足するようならカロリックテストを行えばよい．

> 頭振り眼振検査は前庭機能の左右差の定性的評価に有用

聴力検査・平衡機能検査は頻回に行う

- メニエール病をはじめ，内耳性めまいでは機能が経時的に変動し，聴力や眼振所見が変化していくものが多い．診察のたびごとに聴力・眼振検査を行い，所見に変化がないかチェックするのが正確な診断のために重要である．
- そのためにも聴力検査のファイリングは，経時的変化が確認できるようなグラフがモニター上で確認できるシステムが望ましい．
- 眼振のビデオ記録は有用だが毎回見直していては時間を浪費するので，カルテ上にシェーマで記載して比較できるように整理しておくのがよい．

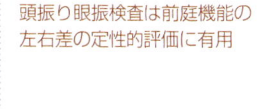

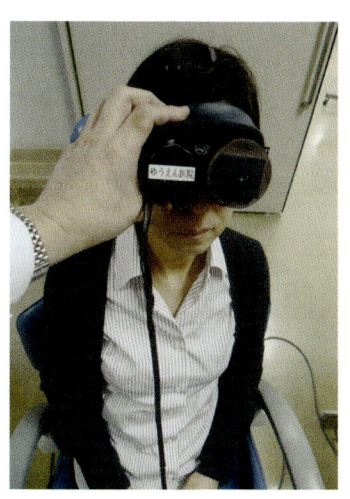

❶頭位眼振検査
頭位眼振検査は診察台の上で，赤外線フレンツェル眼鏡を装着して行う．

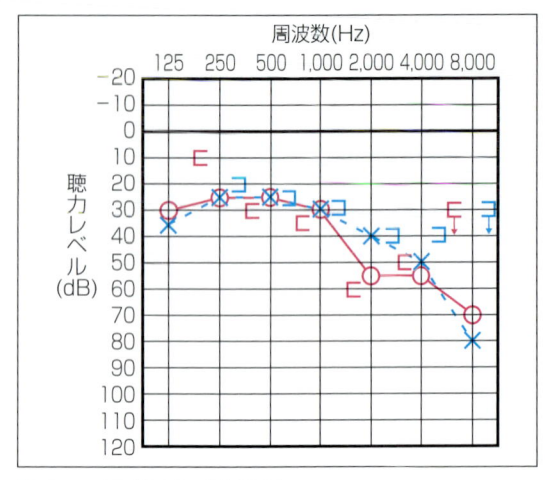

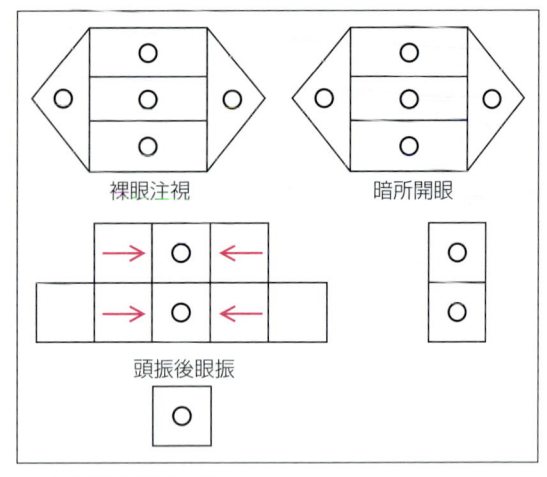

❷ オージオグラム（症例1）　　　　　　　❸ 眼振検査（症例1）

- 専門医に紹介するときは，経時的な変化をチェックする意味でも紹介状に自院での聴力・平衡機能検査，とくに眼振所見を記載すべきである．

症例1　専門医に紹介すべき症例

60歳，男性．
既往歴：10年以上前から高血圧・高脂血症で内服治療中．
現病歴：数週間前から寝返りを打ったとき回転性めまいを訴えている．
所見：左右差のない高音漸傾型感音難聴（❷）．減衰傾向・疲労現象に乏しい方向交代性上向性頭位眼振を示す（❸）．足踏み検査でやや右に偏倚傾向あり．浮遊耳石置換法のLempert法を行っても変化なし．頭CTでは異常所見なし．めまい以外の脳神経所見はない．
診断：このような症例では，外側半規管型良性発作性頭位めまい症クプラ結石症，クプラ変性による難治性頭位めまい症，脳血管障害による悪性頭位めまい症などの疾患が疑われる．通常の良性発作性頭位めまい症であれば，患者が過度の安静をとっていたり，意識的にめまい頭位を避けることをしていなければ遷延しても数週間～数か月でめまいは消失することが多い．遷延する頭位めまい症は，中枢障害による頭位めまい症を含めて精査が必要である．

> **ポイント**
> - めまいの検査では，複数の検査結果を総合的に判断して診断をつけることが要求されるし，1回の検査・診察で診断がつかないことも多い．
> - 紙カルテ・電子カルテのどちらにしても過去の検査データ・所見をすぐ確認できる診療体制を構築しておくことが正確な診断につながる．

（結縁晃治）

第6章 平衡機能をみる

実戦的平衡機能検査
耳鼻咽喉科診療所で行うめまい検査と病診連携

- 耳鼻咽喉科診療所には高度な平衡機能検査装置はなく，しかもめまい患者が希望しないような時間がかかる検査や苦痛を伴う可能性がある検査は行いにくい．しかし，めまい発症早期の患者を診察する機会が多い，通院ができれば頻回に患者を診察できるなど診療所の利点もある．
- 当院での平衡機能検査の目標は，①めまい患者受診当日の内耳機能（半規管，耳石器，蝸牛）を短時間で評価する，②中枢性めまいを見落とさない，さらに③高度な平衡機能検査や画像検査を行っている病院との病診連携を図ることである．

> 診療所はめまい発症早期の患者を診察する機会が多い

耳鼻咽喉科診療所を受診するめまい疾患

- 中枢性めまいと末梢性めまいの割合や疾患頻度は，診療科や施設（病院，診療所）で異なる．
- 耳鼻咽喉科診療所を受診するめまい患者の約60％が末梢性めまい，約15％が中枢性めまい，残り25％は末梢か中枢か不明のめまい症である．
- 当院のめまい疾患の分類では，末梢性めまいでは良性発作性頭位めまい症が27％といちばん多く，原因不明の内耳疾患あるいは末梢前庭性疾患が25％，メニエール病は8％，中枢性めまいでは脳循環障害（椎骨脳底動脈循環不全）が10％と多かった（❶）．
- 当院で診断した脳幹・小脳の出血や梗塞は8年間で3例，聴神経腫瘍は10例であった．

> 診療所を受診するめまい患者の約60％が末梢性，約15％が中枢性

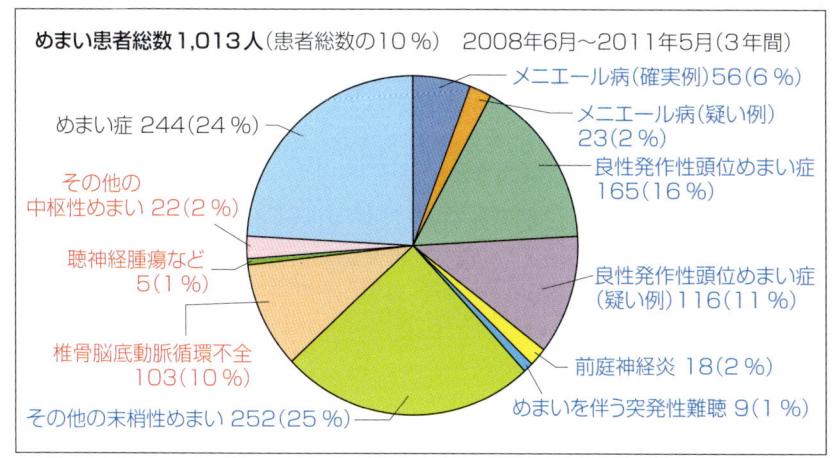

めまい患者総数1,013人（患者総数の10％）　2008年6月〜2011年5月（3年間）

- メニエール病（確実例）56（6％）
- メニエール病（疑い例）23（2％）
- 良性発作性頭位めまい症 165（16％）
- 良性発作性頭位めまい症（疑い例）116（11％）
- 前庭神経炎 18（2％）
- めまいを伴う突発性難聴 9（1％）
- その他の末梢性めまい 252（25％）
- 椎骨脳底動脈循環不全 103（10％）
- 聴神経腫瘍など 5（1％）
- その他の中枢性めまい 22（2％）
- めまい症 244（24％）

❶めまい疾患の分類（耳鼻咽喉科診療所）
青字は末梢性めまい，赤字は中枢性めまい．

ルーチンに行う平衡機能検査

- 当院で行うめまい患者の診療手順とそれぞれに要するおおよその時間を示した（❷）．
- 当院では，ルーチンに注視眼振検査，両脚直立検査と閉眼足踏み検査，頭位・頭位変換眼振検査（適宜 Dix Hallpike テスト★1 を追加）を医師が行っている（問診を含めると約 10 分）．中枢性めまいと末梢性めまいの鑑別はこの段階で行われる（❸）．
- 純音（気導）聴力検査，自覚的視性垂直位検査，回転検査，重心動揺検査，視標追跡検査，視運動性眼振検査は検査技師が行う．
- とくに純音（気導）聴力検査，自覚的視性垂直位検査，回転検査，視標追跡検査，視運動性眼振検査は初診のめまい患者ではルーチンに行っている（約 25〜30 分）．
- 温度刺激検査（氷水による簡易検査）は前庭神経炎が疑われるめまい患者に対して医師が行っている．
- 中枢性めまいあるいは聴神経腫瘍が疑われる場合は頭部 CT（単純）を当院で行ったり，近くの病院に頭部 MR と頭頸部 MRA を依頼している（❼，❽参照）．

診療所でも行える耳石器機能検査

- 種々の耳石器機能検査★2 が行われているが，診療所でもめまい患者に苦痛なく短時間で行える耳石器機能検査として自覚的視性垂直位検査（subjective visual vertical：SVV）がある（❹）．

★1 Dix-Hallpike テスト
後半規管型良性発作性頭位めまい症の診断に必須の頭位変換眼振検査．右（あるいは左）45°頸部捻転坐位と右（あるいは左）45°懸垂頭位のあいだで急速に頭位を変化させた後の眼振を観察する．

医師が行うめまい検査は問診を含めて 10 分

検査技師が行う検査は 25〜30 分

★2
耳石器機能検査として，眼球反対回旋，偏中心軸回転（eccentric VOR），偏垂直軸回転（off-vertical axis rotation），前庭誘発筋電位などがある．

❷ めまい患者の診療手順

1. 問診（3 分）
2. 耳鼻咽喉科局所所見
   脳神経症状・小脳症状の有無 （2 分）
   注視眼振検査
3. 両脚直立検査・閉眼足踏み検査（2 分）
4. 頭位・頭位変換眼振検査
   （Dix-Hallpike テスト） （2〜3 分）
5. 純音聴力検査
6. 自覚的視性垂直位検査
7. 回転検査 （25〜30 分）
8. 視標追跡検査，視運動性眼振検査
9. 重心動揺検査，温度刺激検査
10. 診断・病態・治療・予後の説明（5 分）
11. 頭位治療（5〜10 分）・リハビリ・投薬
（12. 頭部 CT，頭部 MR〈MRA〉）

❸ 中枢性めまいを疑う問診事項や平衡機能検査

- めまいの問診のなかで，一瞬でも意識消失がある，手足のしびれ，口唇のしびれ，ろれつが回らない，強い頭痛，めまいに伴った視力低下，複視，嚥下困難や嗄声など，また脳卒中，糖尿病，高血圧の既往歴
- 脳神経症状・小脳症状が疑われる
- 綿棒や金属製舌圧子での顔面や手の知覚障害
- 左右注視方向性眼振や下眼瞼向き注視眼振，複視，異常眼球運動
- 眼振所見がないのに立てない，失調性足踏み
- 下眼瞼向き頭位変換眼振，失調性足踏みを伴う方向交代性頭位眼振，典型的な良性発作性頭位めまい症とは異なる非特異的頭位眼振 など

- 左右前庭系のアンバランスを示す検査として，半規管では自発眼振があるが，耳石器では自覚的視性垂直位で示される（❺）．
- 一側の耳石器，垂直半規管，前庭神経や前庭神経核（内側，上）の障害では，同側への自覚的視性垂直位の偏位を示す．健常者では，おおよそ2°以内の偏位を示す．
- 日常臨床では，眼振がなく中枢性めまいが考えにくい場合，自覚的視性垂直位検査の異常は耳石器障害が疑われる．自覚的視性垂直位検査が正常範囲内であれば耳石器は正常に機能していると評価できる．

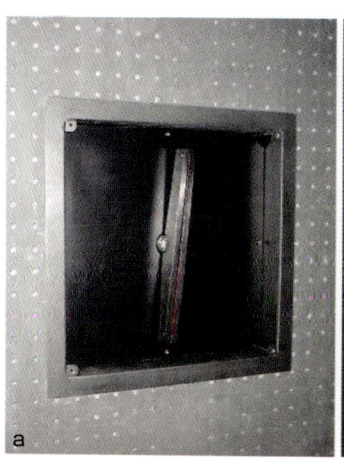

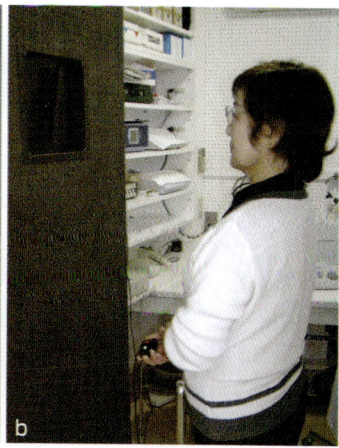

❹ 耳石器機能検査（自覚的視性垂直位検査）

a：自覚的視性垂直位検査装置，b：検査の実際．

真っ暗にした室内（聴検室）で，眼前にある傾いた発光ダイオードの視標を手元のボタン操作で鉛直になるように患者に指示する．真の鉛直軸からのズレが自動計測される．健常者の検査結果から，当院では4回検査中3回以上1°を超える偏倚かつ4回とも同方向に偏倚した場合を異常としている．

❺ メニエール病患者（54歳，女性）の自覚的視性垂直位検査

右メニエール病患者のめまい発作時や翌日，難聴悪化時，寛解期の自覚的視性垂直位の変化を示した．自覚的視性垂直位の値は聴力変化やその他の平衡機能検査（頭位眼振検査や閉眼足踏み検査）とは独立した変化を示している．内リンパ水腫による耳石器障害が疑われる．

めまい発作（5/28）
- 聴力検査 実施せず
- 右耳閉感↑
- 右音響過敏↑
- フラツキ↑
- 持続する，めまい（±）
- 閉眼足踏み検査 ほぼ正常範囲
- 自覚的視性垂直位 +1.8°, +2.4° +1.6°, +0.3° （右へ偏倚）

めまい発作翌日（5/29）
- 聴力検査 右感音難聴
- 耳閉感↓
- フラツキ↓
- めまい（−）
- 閉眼足踏み検査 左に80°偏倚
- 自覚的視性垂直位 −3.3°, −4.1° −2.1°, −2.7° （左へ偏倚）

蝸牛症状悪化（6/19）
- 聴力検査 右感音難聴↑
- 右耳閉感↑
- 右音響過敏↑
- フラツキなし
- めまい（−）
- 閉眼足踏み検査 左に60°偏倚
- 自覚的視性垂直位 −2.8°, −1.4° −1.9°, −1.4° （左へ偏倚）

めまい・蝸牛症状なし（6/24）
- 聴力検査 右感音難聴改善
- 耳閉感（±）
- フラツキなし
- めまい（−）
- 閉眼足踏み検査 左に80°偏倚
- 自覚的視性垂直位 +0.4°, +1.7° −0.6°, +0.7°

簡単に行える半規管機能検査

- 患者への苦痛が少なく，1分以内で半規管機能低下を推定できる検査に回転検査がある（❻）．温度刺激検査は一側末梢前庭障害を確定できる大切な検査であるが，めまい感や嘔気のためすべてのめまい患者には行いにくい．
- 手動で椅子を左右に反復回転することによって，頭部回転速度に対する眼振緩徐相速度の比（VOR gain[★3]）を測定する．
- とくに1か月以内の一側半規管機能障害を評価可能である．障害側へのVOR gainが低下している．
- 健常者ではR gain：0.60 ± 0.20，L gain：0.61 ± 0.21，DP%＝(R gain － L gain)/(R gain ＋ L gain)：1.4 ± 6.4 と報告されている．

病診連携を図る！

- 画像検査を専門の病院に依頼する場合，どのような疾患を疑い，どのような画像検査を希望しているかを紹介状に記載する（❼）．
- 椎骨脳底動脈循環不全を疑い頭部から頸部までのMRA（MR angiography）（❽），聴神経腫瘍を疑い造影が必要ないMR cisternography（❾），脳梗塞を疑いdiffusion MRを依頼する（❼）など．

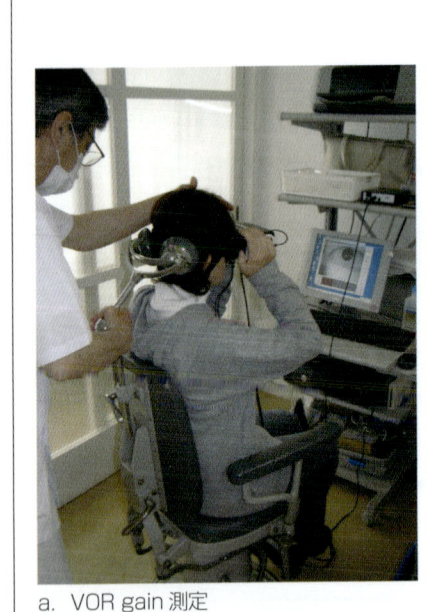

[★3] VOR gain（前庭眼反射利得）
生理的な頭部回転では，半規管に由来する前庭一次求心性線維は回転速度に応答し，VOR（vestibuloocular-reflex）gainは一定である．一側末梢前庭障害では左右前庭系の不均衡が出現するため，左右方向別のVOR gainに差が生じる．

a. VOR gain 測定

b. 実際の測定値

❻半規管機能検査（VOR gain）
aは検査技師が回転検査を実施中の写真である．当院では，古い耳鼻咽喉科診療椅子を約0.5 Hzで，左右に約20秒回転している．bは流行性耳下腺炎（mumps）罹患後に難聴とめまいをきたした患者の発症22日目の回転検査結果を示した．左半規管機能低下が推測される（温度刺激検査では左半規管麻痺を認めた）．

診療情報提供書（紹介状）

（紹介先医療機関等名）○○病院

　　　　放射線　科　　　MR　室　　殿
　（紹介元医療機関名）重野耳鼻咽喉科　めまい・難聴クリニック
　　　　　　　　　　重野浩一郎

　　　　　　　　　長崎市扇町1-21　〒852-8132
　　　　　　　　　電話番号　：(095)844-1848
　　　　　　　　　FAX番号　：(095)844-1846
　　　　　　　　　電子メール：mail@shigeno.info

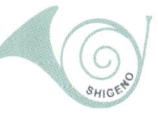

平成○年○月○日

患者氏名	○○　○○	性別　男　[女]
患者住所	長崎市○町○	電話番号 095-○-○
生年月日	明・大・[昭]・平　○年○月○日（35歳）	職業　○○
紹介目的	[精査]　入院　手術　その他（　　　　　）	

1. 主訴傷病名　2. 症状経過　3. 治療経過　4. 検査結果　5. 既往歴　6. 処方内容　7. 備考（　　　）
8. 添付資料（　　　）返却の要　有　無

1. フラツキ（失調）
2. 7/13 起床時に回転性めまいが出現，その後フラツキが続いています．
3. 7/13 ○○病院受診，頭部CTを実施し明らかな異常は指摘されていません．
4. 7/13（当院初診時）には著明な右への偏倚と下眼瞼向き・回旋性頭位眼振を認め，末梢前庭疾患を疑いました．7/14（本日）眼振はみられなくなっていますが，頭痛（後頭部）とフラツキ（失調）が増強し，中枢性めまいを否定できません．頭部MR(diffusion MR)をお勧めいたしました．
5. 特記事項なし
6. セファドール投与中．

特に後頭蓋窩に異常はありませんでしょうか．本日（7/14）午後2時に予約させていただきました．よろしくお願い申し上げます．

❼ 診療情報提供書（紹介状）

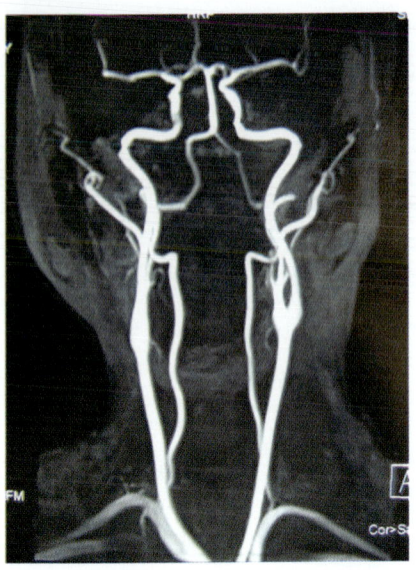

❽MR angiography
椎骨脳底動脈循環不全を疑った場合，病変の頻度が高いと推測される頸部から頭部までのMRAを依頼する．

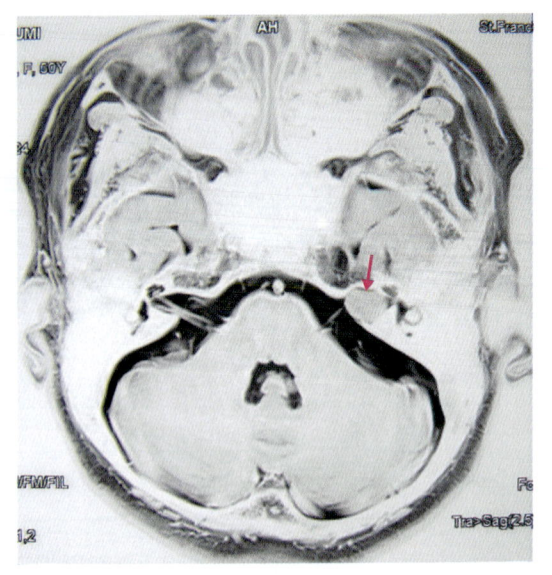

❾3D-CISS法によるMR cisternography
聴神経腫瘍を疑った場合，MR cisternographyにより造影せず聴神経腫瘍（→）をスクリーニングできる．

> **ポイント**
> - 検査機器が充実した病院とは異なった視点で平衡機能検査を行うことによって，めまい患者と診療所耳鼻咽喉科医師の両者が納得できるめまい診療が可能である．
> - また，ここにあげた自覚的視性垂直位検査装置は特注（永島医科器械製）が可能で，回転検査機器は既製（モリタ製作所製）のものであり，日常診療への適用は容易である．

（重野浩一郎）

参考文献

1. Böhmer A, et al. Can a unilateral loss of otolithic function be clinically detected by assessment of the subjective visual vertical? Brain Res Bull 1996；40：423-9.
2. トーマス・ブラント．ロール面における前庭症候群．國弘幸伸ほか，監訳，めまい．改訂第2版．東京：診断と治療社；2003．p.169-91.
3. 國弘幸伸．自覚的視性垂直位（SVV）．Equilibrium Research 2004；63：533-48.
4. Funabiki K, et al. A new vestibulo-ocular reflex recording system designed for routine vestibular clinical use. Acta Otolaryngol (Stockh) 1999；119：413-9.
5. Funabiki K, Naito Y. Validity and limitation of detection of peripheral vestibular imbalance from analysis of manually rotated vestibulo-ocular reflex recorded in the routine vestibular clinic. Acta Otolaryngol 2002；122：31-6.

Column

後から判明してきた頭蓋内病変
——退出する患者を呼び止めてわかったこと

　本症例は，おそらく大学病院においては，受診した時期に対応して2つの病名を与えられて，統計上の一群にそれぞれ属していたであろうと思われる．すなわち，1994年（平成6年）であれば「左内耳性めまい」あるいは「末梢性前庭障害」であり，1995年（平成7年）であれば「小脳-橋変性症」となっていたであろう．ところが，第一線の医療機関においては，患者は治療を求めて通院してくるので，同時に病態の変化に応じた「経過観察」が可能となる．したがって，当初診断に若干の迷いがあった症例も，そのうち本体がみえてくることもある．

　本症例はそのような一例であるが，一方それが可能になるのは，病診連携が不可欠であることを示す症例であることも付言しておきたい．

症例の経過

　❶にみるように，患者は59歳の男性で，1994年（平成6年）7月に初診している．職業は不動産会社の営業マンである．

　4年前に回転性めまいと嘔吐をきたし，○○大学に，はじめに脳外科へ入院し，後に異常なしとして同大学耳鼻科へ転科となった．メニエール病ではないが内耳性のものであろうということで退院となって時々投薬を受けていたが，最近フラツキが増強したので精査してほしいと希望して当院を受診した．もちろん，耳鳴，難聴といった蝸牛症状はなく，オージオグラムも正常範囲内であった．

　さっそく検査をしてみたが，X線写真にく内耳道の拡大はなく，ENG（electronystagmogram；電気眼振図）検査にても，❷にみるごとくETT（eye tracking test；視標追跡検査）はやや不整であるが，これをもってして中枢障害と判断するにはボーダーライン止まりの所見であり，❸にみるようにOKP（optokinetic nystagmus pattern；視運動性眼振パターン）は解発良好であった．さらに頭位眼振検査において（❹），3つの頭位で右向きの眼振があり，患側は左の「内耳性めまい」と診断した．さらにSchellong's test陽性であり，起立性調節障害（orthostatic dysregulation：OD）もバックグラウンドにあるものとして加療を行っていた．この間，若干気になったので近隣の脳神経外科病院の院長にお願いしてMRIをチェックしていただいたが，「異常はない」とのことであった．

　ところが，1995年（平成7年）5月ごろより，フラツキが増強し，歩行不安定であるという．眼振は来院のたびにチェック（フレンツェル鏡で）しているが，さほど明白に出ないが，注意して入室・退室時の歩行を診ると，ataxic gait（運動失調性歩行）であり，よく聞くと構音障害もあった（退室しようとする彼を呼び止めて，もう一度椅子に座らせ，ataxic gaitを再確認し，発音チェック目的で10回，パタカ，パタカと言わせた）．

　さっそくENG検査を行うと，❺にみられるようにETTはsaccadicであり，明らかに脳幹障害型を示

❶症例

患者	山○浩○（59歳，男性）
初診	平成6年7月25日
主訴	フラツキ
経過	4年前 　・回転性めまい＋嘔吐 　・○○大学入院：脳外科／異常なし→耳鼻科 平成6年7月25日 　・時々フラツキ（＋）だったが増強し来院 　・蝸牛症状（−） 平成6年7月27日 　・ENG検査（❷〜❹）：左内耳性めまい＋OD 平成6年8月 　・MRI検査：異常なし ——以後，1〜2/月の加療投薬続行—— 平成7年5月 　・フラツキ増強，歩行不安定，構音障害出現 平成7年6月23日 　・ENG検査 平成7年6月 　・MRI：小脳-橋変性疾患 平成7年9月 　・○○医科大学神経内科入院

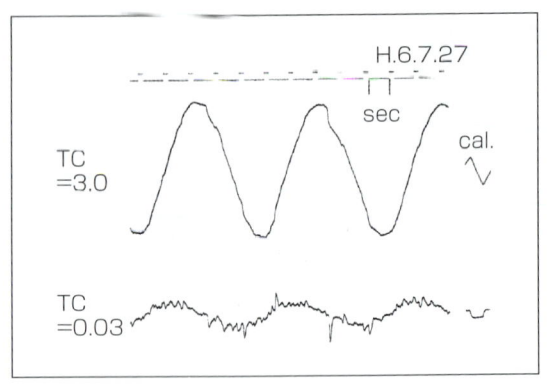

❷視標追跡検査（ETT）（平成6年）
スムーズさはボーダーライン的である．
TC：時定数，cal.：較正電圧．

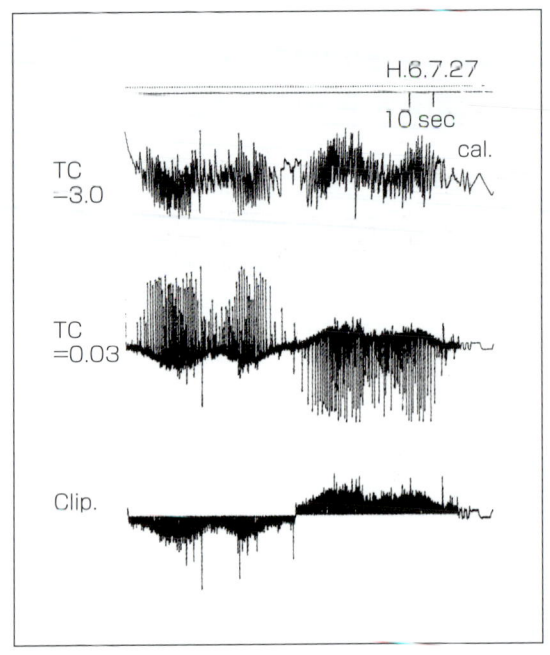

❸視運動性眼振検査（OKP）（平成6年）
良好に解発されている．

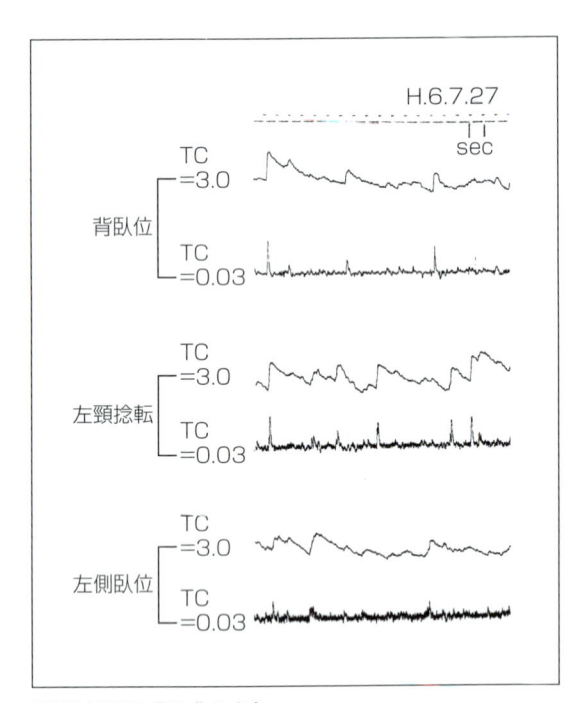

❹頭位眼振（平成6年）
3つの頭位で右向きの眼振があり，患側は左とされた

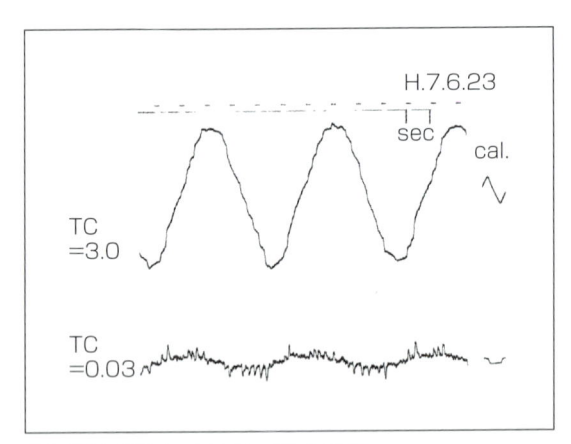

❺視標追跡検査（ETT）（平成7年）
明らかにsaccadicで脳幹障害型である．

しており，また❻にみられるように，OKPもpoorで「櫛の歯状」の所見を示し，これは後頭蓋窩の障害であると推定された．
　再度，脳神経外科病院にお願いしてMRIのチェックをしていただいたところ（❼），❽のように，"olivo-ponto-cerebellar degeneration"との診断をしていただいた．その病院の先生より○○医科大学神経内科にコンタクトをとっていただき，9月に入院となった．なお，1年半後に家人より死亡が知らされた．

症例から考察すること

　本症例のように，当初の診断と異なる病態が経過観察のなかで出現してくる症例も，一応難診断例としてよいものと考えられる．ただし，もう一方には，当初診断で見落としていたものに後で気づくという例もあるし，むしろ現実には後者のほうが多いのかもしれない．
　耳鼻科医にとってpopularな事象に，メニエール

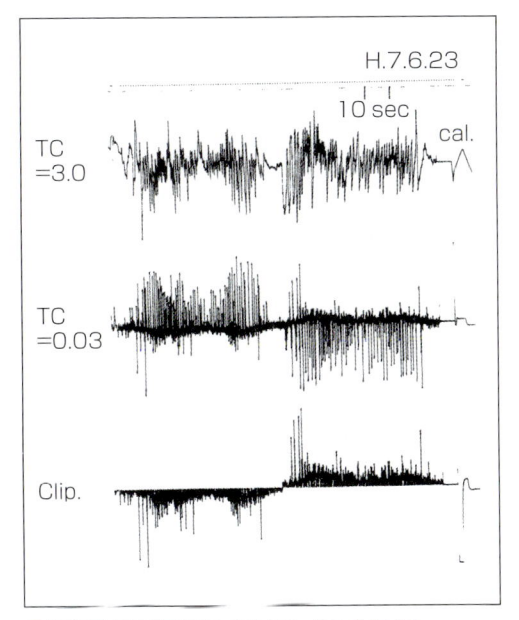

❻視運動性眼振検査（OKP）（平成 7 年）
解発は poor で「櫛の歯状」である．

❼専門施設への MRI の依頼

a. 依頼状

平成 7 年□□月□□日
○○脳神経外科病院　△△院長殿

　昨年より「左内耳性めまい」，「自律神経失調症」で加療中の方で，ETT が border line の所見があり，貴院で後頭蓋窩の画像をチェックして頂きましたが，異常を認めずとのことでした．
　しかし，この 5 月より ataxic gait となり，構音障害も出現してきました．再度，貴科的に御高閲下さい．
　ENG 検査にて，ETT，OKP 等劣化しております．

二木　隆

b. 返信

平成 7 年□□月□□日
二木　隆先生　侍史

　拝見致しました．持参の画像の如く，明白な stem & cerebellum atrophy 像を認め，olivo-ponto-cerebellar degeneration と考えます．○○医科大学の神経内科へ refer 致しました．

○○脳神経外科病院
△△　△△

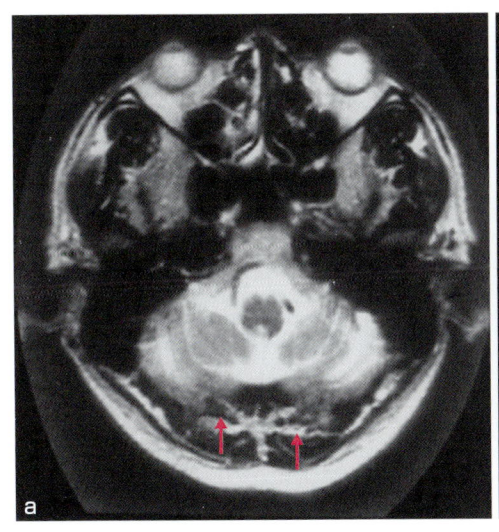

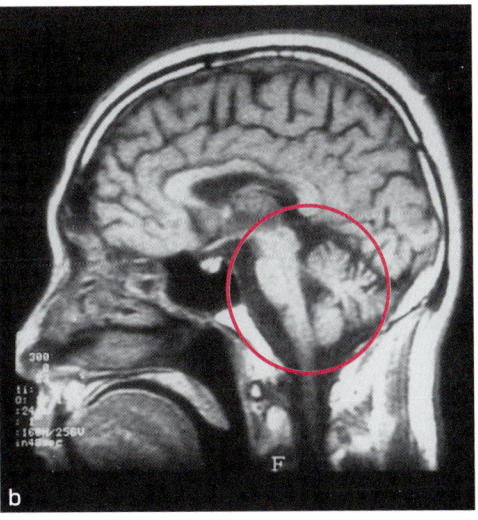

❽平成 7 年の MRI（olivo-ponto-cerebellar degeneration）
a：➡のように髄液腔は拡大し，脳幹・小脳の萎縮が水平断で示されている．
b：円で囲む部分の明らかな萎縮が側画像で示されている．

後から判明してきた頭蓋内病変 ● 157

病の初回発作と、突発性難聴のあるものは区別不能という事実がある．鑑別点とすれば、突発性難聴は単発性であり，反復すればメニエール病であるということで，まるで易者の逃れ口上のようであるといわれる．

ただ，本症例においては，4年前に○○大学の脳外科で異常なく，1994年（平成6年）のENG検査でもETTはborder lineであったもののOKPは正常であり，なおかつ同年のMRIにても正常であるという点から，初診時の見落としという疑いは当たらないものと考えられる．また実際に，歩行失調や構音障害は1995年（平成7年）5月に出現し確認されたものであり，検査所見や画像もそれを裏づけてolivo-ponto-cerebellar degenerationとしての本体が明らかになった症例と判断してよい．

それでは，1994年（平成6年）のENG検査に基づいた「左内耳性めまい」（+OD）は，どのような状態であったものと解釈すればよいのであろうか．明白な右向きの頭位眼振よりその診断名を導き出したのであるが，障害は内耳の有毛細胞ではなく，すでに前庭核そのものの変性が始まって頭位眼振を生ぜしめていたと推定したほうがよさそうである．そして，さらにETTがborder lineであったことは、画像に現れる前に，このENG所見は脳幹での変性の始まりを指し示していたものと逆算できるのである．すなわち，病態生理学的検査法としてのENG検査は，かなり感度の良いものであるといえるのではないだろうか．

一般的にENG検査のETTやOKPで"疑わしい"ときも，それのみにて「中枢性」と判断するには，耳鼻科医単独では，また，1回の所見だけでは，いきおい慎重にならざるをえないものである．しかし，本症例のようにENG検査の感度の良さを信じさせる場合には，すぐに再検査するとともに，患者をトータルに診る経過観察と，画像診断などの病診連携が不可欠なものと考えられるのである．

以上，診断名変更のめまい難診断例を呈示して若干の考察を加えた[1]．

(二木　隆)

引用文献

1) 二木　隆．診断名変更のめまい難診断例．江戸川医学会誌 1995；13：63-6．

参考文献

1. 二木　隆．診断名変更の脊髄小脳変性症．めまいの診かた・考え方．東京：医学書院；2011．p.133-7．

Column

知っておきたいオプションのめまい検査法
——赤外線カメラ，重心動揺検査

赤外線カメラ

　眼振検査には注視時検査と非注視時検査がある．注視時眼振は，対象物を網膜中心窩でとらえる機構の障害で出現し，小脳橋角，中脳，大脳障害で認められる．一方，非注視眼振は，末梢・中枢前庭系の不均衡により出現する．

　末梢前庭系の不均衡は視覚入力によって代償されるので，これを観察するには視覚入力を遮断しなくてはならない．これまで眼振の観察に用いられてきたフレンツェル（Frenzel）眼鏡は，曲率の強い凸レンズを被検者眼球の直近におくことによって視覚入力を遮断していた．しかし，眼鏡内に眼球照明用のランプがあるため，暗所下での観察のように視覚入力を完全に遮断することは不可能であった．暗所下での眼振記録には，これまで電気眼振図（electronystagmogram：ENG）が用いられてきたが，近年これに代わって赤外線カメラと赤外線発光ダイオードによる照明装置を内蔵した赤外線ビデオフレンツェル眼鏡（❶）が繁用されるようになった．これまで用いられてきたフレンツェル眼鏡よりも眼振の検出率が数段高いことが報告されている[1]．また家庭用のビデオレコーダーで眼球運動を記録することが可能である．記録した眼振に対する定量的解析の困難性が指摘された時代もあったが，近年の画像処理技術の発展によりこれも容易となった．

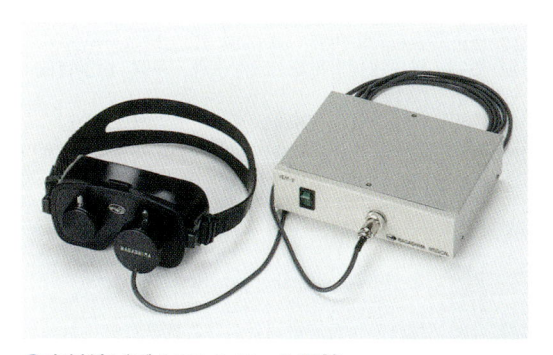

❶赤外線ビデオフレンツェル眼鏡

重心動揺検査

　直立姿勢を保持するにあたって，ある一定範囲での揺れが起こっている．これは反射による自動制御で，倒れようとする身体（偏倚）に対して，元に戻そうとする反射（立ち直り反射）が繰り返し生じることによって姿勢が維持されている[2]．重心動揺検査（stabilometry）は，この姿勢制御の過程を定量的に評価することを目的としている．

重心動揺検査の実際
　測定にあたっては，JIS 規格の重心動揺計を用いる．静かで明るさが均一な部屋で，被検者が壁面に向かって直立するように重心動揺計を設置する．壁面との距離は1〜2ｍ前後とする．重心動揺計の中心と足底の中心を一致させ，閉足で立たせる．両上肢を体側にし，自然に直立した姿勢で検査する．裸足での検査が原則であるが，薄い靴下であればそのままでもよい．検査は開眼および閉眼で行う．開眼検査においては，正面，眼の高さに設定された視点を注視させ，閉眼時には設定された視点をイメージし，頭をまっすぐに保ち検査を行う．60 秒記録を基準とする．60 秒直立困難な例では 30 秒記録を行う．

検査項目と結果の評価（❷）
■重心動揺図
　重心の移動を記録・図示したものである．X-Y 記録図と経時的記録図とがあるが，一般に重心動揺図という場合は X-Y 記録図をさす．X-Y 記録図は被検者の左右方向を X 軸，前後方向を Y 軸とした二次元平面に重心の移動を図示したものである．60 秒間の重心の移動を直観的に把握できる．重心動揺図は主観的な動揺パターンの分類から求心型，左右型，前後型，びまん型，多中心型などに判定され，病巣診断の一助となる[3]．

■面積・軌跡長
　外周面積は重心動揺図の外周を囲む線で囲まれる面積で，面としての動揺の広がりを示す．総軌跡長

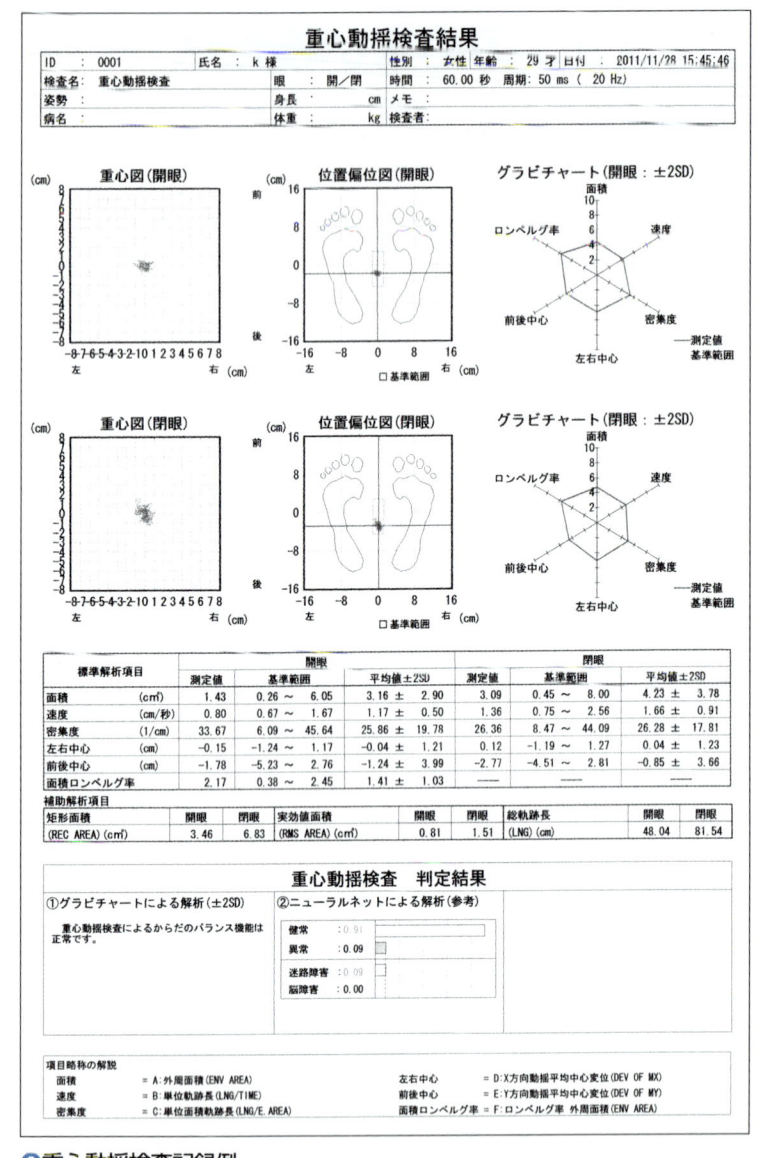

パワー・ベクトル分析

　パワー・ベクトル分析は，動揺の性質・パターンの評価を行う分析項目である．一側迷路障害では左右動揺の約0.2Hzのパワーが増大し[3]，小脳前葉障害では約3Hzのパワーが増大する．小脳の広範な障害はびまん性の遅い大きな動揺を示すことが多い[4]．パーキンソン病は小さな小刻み動揺を示す例と，大きなびまん型動揺を示す例を認める[5]．

健常値について

　重心動揺検査における各種分析項目の健常値は，施設の条件や使用機器により若干異なるので注意する．検査の性質上健常値の年齢差が大なので，被検者と同年代の健常値と比較して評価する必要がある．今岡ら[6]は，日本国内の多施設に依頼して同一の重心動揺計と解析による健常者2,001人の集計データを報告している．機器などの条件が同一であれば利用可能である．

（肥塚　泉）

❷重心動揺検査記録例

は60秒間の移動距離を示す．単位時間軌跡長は単位時間の重心の移動距離で，動揺の速さを示す．左右および前後方向の変位は病巣や年齢によって異なる身体偏倚現象をとらえるものである．一側迷路障害急性期の患側への変位，パーキンソン（Parkinson）病の前方変位，小児の後方変位，高齢者の前方変位などがある．動揺の大きさ，速さを示す分析項目において，開眼／閉眼の比をロンベルグ（Romberg）率という．外周面積における比を用いることが多い．ロンベルグ率が高い場合は脊髄後索障害，迷路障害を疑う．

引用文献

1) 遠藤まゆみほか．フレンツェル眼鏡，赤外線CCDカメラとENGにおける眼振検出率の比較．Equilibrium Research 1995；54．236-41．
2) 福田　精．運動と平衡の反射生理．東京：医学書院；1957．p.119．
3) 時田　喬．重心動揺検査．東京：アニマ；2006．
4) Mauritz KH, et al. Quantitative analysis of stance in late cortical cerebellar atrophy of the anterior lobe and other forms of cerebellar ataxia. Brain 1979；102：461-82.
5) 森　充広ほか．パーキンソン病の重心動揺：動揺パターンを中心に．Equilibrium Research 1998；57：271-9．
6) 今岡　薫ほか．重心動揺における健常者データの集計．Equilibrium Research 1997；(Suppl) 12：1-84．

第7章 顔面神経機能をみる

第7章 顔面神経機能をみる

実戦的顔面神経機能検査

末梢性顔面神経麻痺の約70％がベル麻痺，次いでハント症候群

末梢性顔面神経麻痺の原因として最も多いものは，原因不明の特発性麻痺，いわゆるベル麻痺（Bell palsy）であり，末梢性顔面神経麻痺の約70％を占める．次いで，水痘・帯状疱疹ウイルス（varicella-zoster virus：VZV）の再活性化により，耳帯状疱疹，末梢性顔面神経麻痺，第VIII脳神経症状を呈するラムゼイ・ハント（Ramsay Hunt）症候群（以下，ハント症候群）が多い．そのほか，中耳炎，顔面神経鞘腫や耳下腺癌などの腫瘍性病変，側頭骨骨折や顔面の外傷などにより末梢性顔面神経麻痺が発症する．急性期においてはこれらの鑑別診断と予後診断が重要となる（❶）．

急性期では鑑別診断と予後診断が重要

耳鼻咽喉科的一般診察の重要性

発症状況，随伴症状の問診が最も大切

- 顔面神経麻痺（facial palsy）の発症状況，随伴症状を詳しく問診することは何より大切である．ベル麻痺やハント症候群では発症日が特定できるが，発症日が不明確で徐々に悪化した症例や，改善・悪化を繰り返す症例では腫瘍性麻痺を疑う．
- 随伴症状として，耳痛，耳後部痛などの疼痛はハント症候群だけではなくベル麻痺でもよく認められる．しかし，耳鳴，難聴，めまい症状が認められる場合はハント症候群であることが多く，とくに帯状疱疹を欠く不全型ハント症候群の場合もあるのでウイルス学的検査を施行し確定する．
- 耳介，口腔内の皮疹・粘膜疹，中耳炎の有無を確認する．ハント症候群において，典型的な皮疹または粘膜疹があれば診断は容易であるが，帯状疱疹が外耳道の発赤など外耳炎様症状を呈する非典型例もあり，慎重な診断を要する．また，軟口蓋，舌の粘膜疹は意外と見落としやすいので注意する．
- 皮疹・粘膜疹は麻痺と同時に出現せずに，顔面神経麻痺発症に遅れて疱疹が

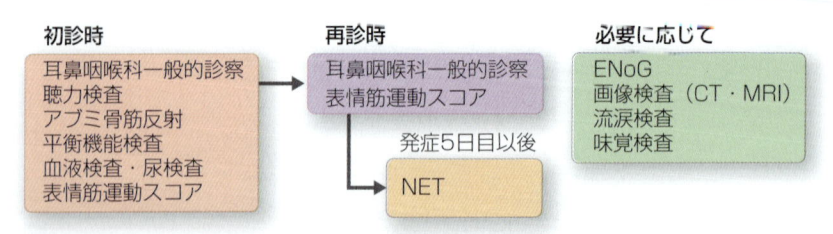

初診時	再診時	必要に応じて
耳鼻咽喉科一般的診察 聴力検査 アブミ骨筋反射 平衡機能検査 血液検査・尿検査 表情筋運動スコア	耳鼻咽喉科一般的診察 表情筋運動スコア ↓ 発症5日目以後 NET	ENoG 画像検査（CT・MRI） 流涙検査 味覚検査

❶ 診断検査のフローチャート
初診時に行う検査，再診時にも繰り返し行う検査を示した．発症5日目以降にNETを行うとともに，必要に応じてENoG，画像検査（CT，MRI）を考慮する．

- 出現することもある．ベル麻痺と診断した場合においても発症後 2 週間以内は耳介・外耳道・口腔咽頭の疱疹の有無を観察することが重要である．
- 中耳炎では急性中耳炎，慢性化膿性中耳炎，真珠腫性中耳炎のほか，結核性中耳炎，ウェゲナー（Wegener）肉芽腫症，p-ANCA（perinuclear anti-neutrophil cytoplasmic antibody；核周囲型抗好中球細胞質抗体）陽性の内耳炎を伴う症例もあり，耳漏の結核菌 PCR 検査，ANCA の測定も考慮する．
- 耳下腺の触診も忘れないようにする．
- 耳鼻咽喉科的一般検査を行うとともに，顔面神経以外の脳神経もチェックする．軟口蓋麻痺，声帯麻痺を認める場合はハント症候群を疑う．

聴力検査・アブミ骨筋反射・平衡機能検査のポイント

- 聴力検査にて異常が認められる場合は，ハント症候群[★1]，中耳炎，顔面神経鞘腫などを鑑別する．
- 患側のアブミ骨筋反射が陽性を示す例では麻痺の予後が良好であることが多い[★2]．
- ベル麻痺症例において CCD フレンツェル（Frenzel）カメラ下の観察にて自発眼振，頭位眼振が 4～5 割の症例に認められる．めまい症状を伴う例はきわめてまれである．
- めまい症状を伴う場合はハント症候群であることが多い．ハント症候群においては約 7 割の症例で CCD フレンツェルカメラ下に自発眼振，頭位眼振が認められる．

[★1] ハント症候群においては高音部におけるごく軽度の閾値上昇のみ呈することがあり注意を要する．

[★2] ただし，耳下腺癌を否定する必要がある．

血液検査・尿検査の目的と解釈

- 顔面神経麻痺を初発症状とする白血病症例が報告されており，血算を施行しておく．
- ステロイドを投与する際は血糖値，尿糖を検査する．
- 抗ウイルス薬剤を使用する場合は，血清クレアチニン値を測定する．腎機能障害を認める場合は，性別，年齢，体重から推定されるクレアチニンクリアランスを求め，適切な量を処方する．
- VZV 抗体価検査はハント症候群の鑑別に必要となる．とくに典型的な疱疹を呈さず外耳道，鼓膜の発赤など，外耳炎や湿疹との鑑別が困難な例において確定診断のため有用である．また，帯状疱疹を欠くタイプの VZV 再活性化による麻痺，いわゆる zoster sine herpete（無疱疹性帯状疱疹）症例は臨床上ベル麻痺と診断されていることが多いが，確定診断には抗体価検査が必須である[★3]．
- 補体結合反応（complement fixation reaction：CF）の抗体価または酵素免疫測定法（enzyme immunoassay：EIA）の IgG 抗体価の変動を，初診時と

[★3] 検査に時間がかかるため治療には結び付かないが，原因を同定することは患者に安心感を与えるメリットがある．

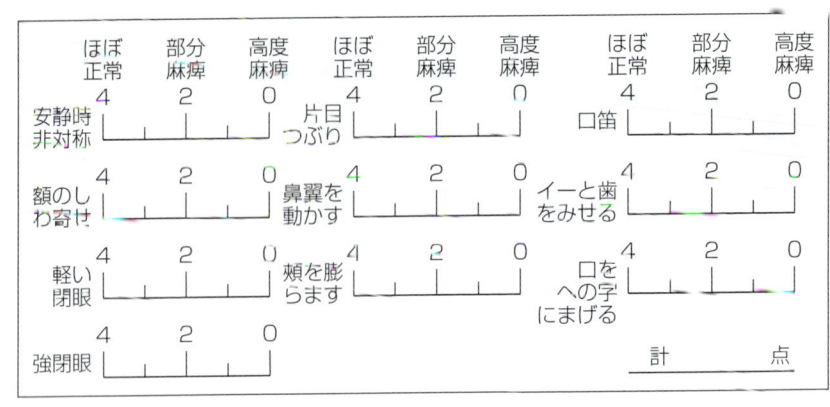

```
         ほぼ  部分  高度      ほぼ  部分  高度      ほぼ  部分  高度
         正常  麻痺  麻痺      正常  麻痺  麻痺      正常  麻痺  麻痺
          4   2   0         4   2   0         4   2   0
  安静時  ├───┼───┤   片目   ├───┼───┤   口笛   ├───┼───┤
  非対称                   つぶり
          4   2   0         4   2   0         4   2   0
  額のし  ├───┼───┤   鼻翼を ├───┼───┤   イーと歯├───┼───┤
  わ寄せ                   動かす              をみせる
          4   2   0         4   2   0         4   2   0
  軽い    ├───┼───┤   頬を膨 ├───┼───┤   口を   ├───┼───┤
  閉眼                     らます              への字
                                              にまげる
          4   2   0
  強閉眼  ├───┼───┤                            計    点
```

❷ 表情筋運動スコア柳原 40 点法

- 2〜3 週後の 2 回の検査で比較する．CF 抗体価では 4 倍以上の抗体価の変動を陽性と判定する．EIA では抗体価が倍数で表示される場合と，index で表示される場合がある．後者の場合は IgG 抗体 index で 2 倍以上の変動を有意と判定できる．
- VZV 再活性化の場合，EIA 法の IgM 抗体は陰性であることが多いが，初診時の検査において陰性であっても 2〜3 週後の検査において陽性となることがある．さらに，初感染時に比べ抗体価が低く，陽性と陰性の境界値（グレーゾーン）を示すこともよくある．

表情筋運動スコアによる重症度評価

- 柳原 40 点法にて安静時および表情筋運動時の左右差を比較し採点する[★4]．
- 40 点法で 8 点以下は完全麻痺症例であり，電気生理学的検査にて高度の神経障害を呈し，麻痺の回復が不良であり，病的共同運動などの後遺症をきたす症例が含まれる．後述する神経興奮性検査（NET）または誘発筋電図検査（ENoG）を行い，予後診断を行うことが勧められる．
- 最悪時スコアが 10 点以上であれば不全麻痺症例であり，大部分の例で麻痺の回復は良好である（❷）．
- 初診時に不全麻痺であっても，発症 5 日以内は完全麻痺に悪化する症例も少なからずみられるので注意する．患者にも悪化する可能性があることをあらかじめ説明しておくことを忘れないようにする．

電気生理学的検査は完全麻痺症例において必須の検査

- 神経興奮性検査（nerve excitability test：NET）[★5]：顔面神経を刺激し，表情筋の収縮を起こす電流の最小閾値を患側と健側で比較する．0.3 ms の刺激で健側との閾値差が 3.5 mA 以内のものは麻痺回復の予後が良好であり，3.5 mA 以上または scale out（10 mA）では予後不良と判定する．

★4 柳原 40 点法
❷ に示すように，10 項目（安静時の対称性と，9 つの表情筋運動の左右差）について各 4 点満点で評価を行う．左右差を認めない場合を 4 点，安静時に筋の緊張がない場合，動きがまったく認められない場合を 0 点，その中間を 2 点と採点する．

★5
外来にて短時間で施行でき，また再診のつど再検できる利点がある．

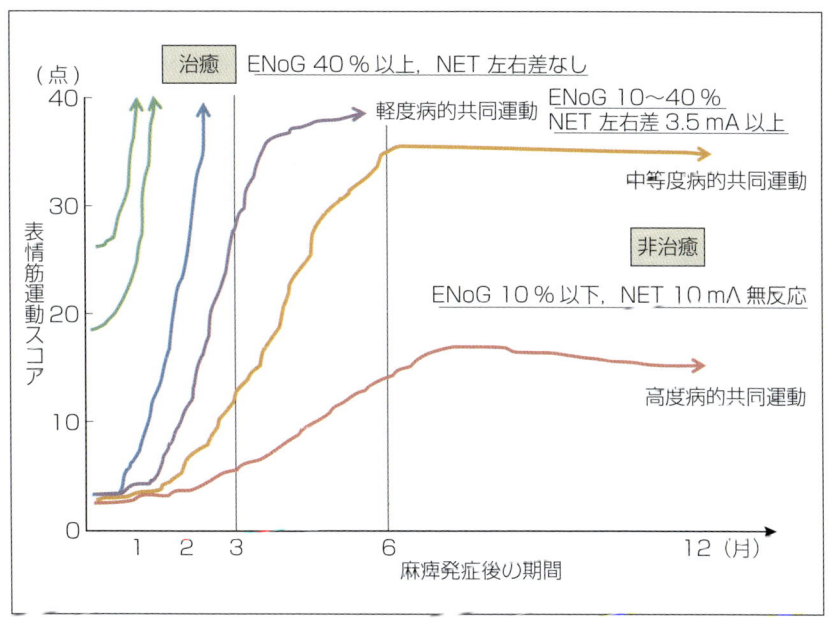

❸ 電気生理学的診断に基づく麻痺の回復パターン

最悪時の表情筋運動スコアが10点以上の不全麻痺例では，1～2か月以内に治癒する．表情筋運動スコアが8点以下の完全麻痺例においては，ENoG 40％以上またはNETで左右差がなければ，2～3か月以内に後遺症なく治癒するパターンと推定される．ENoGが10～40％またはNETで左右差が認められれば，3～6か月で表情筋運動がかなり改善するが軽度の後遺症が残るパターンと考えられる．ENoG 10％以下またはNETで10 mA刺激において無反応であれば，6～12か月で中等度～高度の後遺症が残るパターンと推定される．

- 誘発筋電図検査（electroneurography：ENoG）[★6]：閾値上最大刺激により表面電極にて複合筋活動電位を記録し，振幅を患側と健側で比較する．ENoG値＝患側振幅／健側振幅×100（％）であり，神経変性に陥っていない神経線維の率を示す．ENoG値が10％以下では予後不良である．咬筋の反応を拾うこともあり注意を要する．
- 可能であればNETとENoGの結果を併せて評価を行い，予測される回復パターンの説明を行う（❸）．また両者ともに側頭骨外で電気刺激を行うため，Waller変性が完成する発症5～7日目以後に予後診断が可能となる．
- NETまたはENoGを施行できない施設では，完全麻痺症例については検査が施行可能な施設に紹介し評価を行うことが推奨される．

画像検査は必要に応じて

- 急性の発症病態を示さない症例，不全麻痺例であるのに2か月経過しても改善しない例，完全麻痺例で4か月以上経過しても改善の兆しがみられない例，同側の再発例など，ベル麻痺として非典型的な経過を示す例においては，腫瘍性病変の有無を検索するためMRIまたはCT検査が勧められる．
- ベル麻痺の全症例にMRI検査を行う必要はない．また適切にハント症候群

★6
検査機器が高価なため，一般の診療所にて検査を行うことは困難である．

と診断できれば画像検査は不要である．
- ベル麻痺，ハント症候群症例においてはガドリニウム造影 MRI において側頭骨内顔面神経が高頻度に造影されるが，診断のためには有用性は認められない．

流涙検査・味覚検査は補助的に

- 涙液の分泌検査としてシルマー（Schirmer）法などの流涙検査，味覚検査として濾紙ディスク法，電気味覚検査がある．末梢性顔面神経麻痺の障害部位診断として有用である．ただし，画像検査が発達した現在，側頭骨骨折などの外傷性麻痺，中耳炎による麻痺症例などにおいて補助的に利用されているのが現状である．

〈古田　康〉

第8章 アレルギー・感染症の検査

第8章 アレルギー・感染症の検査

実戦的アレルギー検査

- アレルギー性鼻炎（allergic rhinitis）は，Ⅰ型アレルギーの代表的疾患である．
- 原因抗原がハウスダストなどであれば通年性アレルギー性鼻炎であり，スギ花粉などであれば季節性アレルギー性鼻炎（花粉症）となる．
- 治療方針を決定するためには，アレルギー性炎症の有無を証明することと，抗原を同定することの2つが重要である．
- アレルギー性炎症の有無の判定のためには，問診，前鼻鏡検査，鼻汁好酸球検査が行われる．
- 抗原同定のためには特異的IgE抗体検査法として，*in vivo* では皮膚テストや誘発テストが，また *in vitro* では血清を用いて特異的IgE抗体定量検査が行われる．

治療方針の決定にアレルギー性炎症の有無と抗原の同定が重要

問診

- 丁寧な問診を行うことは，アレルギー性の診断とともに，抗原を推測し，その後の検査を効率良く行ううえからも重要である．
- 三主徴のくしゃみ，鼻水，鼻づまりは，重症度判定のためにも回数や程度について細かく聴取する．
- 眼や喉の症状の有無，発症する場所（屋内か戸外か），発症時期（通年性か季節性か），発症年齢，アトピー性皮膚炎や気管支喘息などの既往歴や家族歴なども重要なポイントである．

鼻症状，眼や喉の症状，発症場所・時期など，既往歴や家族歴を細かく聴取

前鼻鏡検査

- 局所の視診では，下鼻甲介の腫脹の程度，粘膜の色調，鼻汁の性状について観察し，アレルギー性鼻炎と同様な症状を呈する慢性副鼻腔炎や鼻茸と

> **Advice** 問診を効率的に行うには
> 忙しい外来での効率を上げるためには，あらかじめ自記式の問診用紙を準備して患者に記入してもらい，医師が記入をチェックしながらアレルギー性の診断と抗原の推測を行うのがよい．
> 鼻アレルギー診療ガイドライン[1]にも問診用紙の例が掲載されているのでご参照いただきたい．

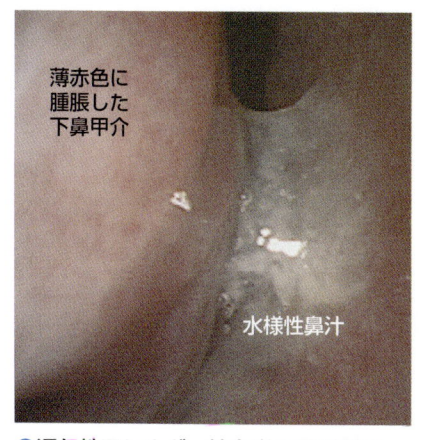

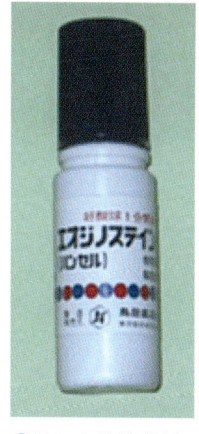

❶通年性アレルギー性鼻炎の局所所見 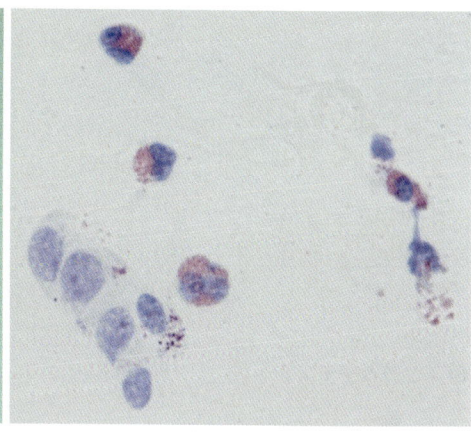　　❷ハンセル染色液（エオジノステイン®）と染色された好酸球

- の鑑別，あるいは合併の有無に留意して診察する．
- 一般的なアレルギー性鼻炎の局所所見では，下鼻甲介が浮腫状に腫脹し水様性の鼻汁が観察される（❶）．
- 典型例では粘膜の色調は蒼白であるとされ，小児の通年性アレルギー性鼻炎でよく認められるが，薄赤を呈する者も少なくない．
- 花粉症では粘膜が発赤することが多く，発症年齢や発症時期も考慮に入れる必要がある．

鼻汁好酸球

- 鼻汁中の好酸球数は鼻粘膜内の好酸球浸潤の程度を反映する．
- アレルギー性鼻炎では好酸球が観察されるが，感染性の鼻炎では好中球が増加する．
- ハンセル（Hansel）染色の染色時間はわずか約1分であるが，好酸球と好中球との鑑別も容易で，アレルギー性炎症の有無の判定のためには簡便で信頼性の高い検査である．

ハンセル染色はアレルギー性炎症有無の判定では信頼性が高い

染色法

①鼻汁は綿棒で採取するか，セロファンや薬包紙などで鼻をかませて，スライドグラスの上に薄く引き延ばすように塗抹する．
②空気中で風乾させる．短時間メタノールで脱水してもよい．
③スライドグラスを水平に置き，ハンセル染色液（❷）をスライドグラスが完全に覆われるように滴下する（30～45秒）．
④ハンセル染色液の上から，蒸留水を数滴添加する（30秒）．
⑤スライドグラスを斜めに置いて，蒸留水を滴下しながら洗浄する．
⑥同様にメタノールを滴下して洗浄脱色する．
⑦検鏡．好酸球顆粒は赤く染色され（❷），好中球との鑑別が容易にできる．

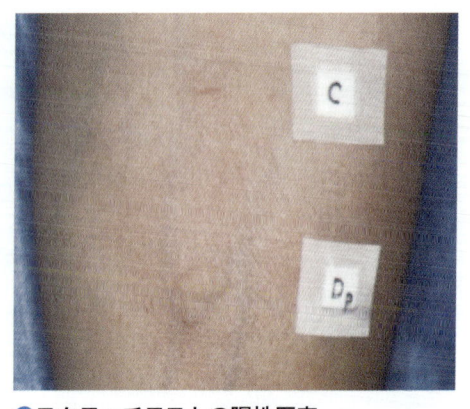

❸スクラッチテスト

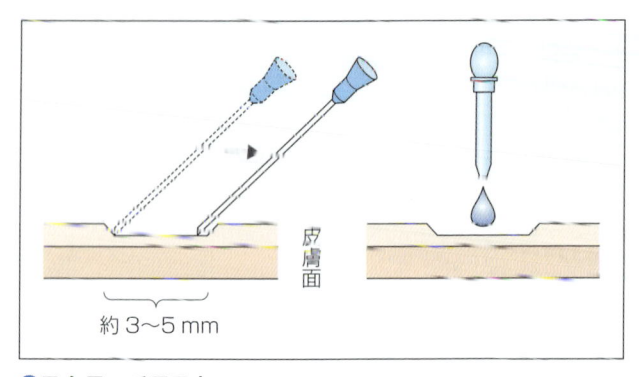

❹スクラッチテストの陽性反応
C：対照．Dp：ヤケヒョウヒダニ（Holister社製）では紅斑，膨疹，偽足形成が認められる．

細菌は青く染色される．（⑥の脱色が過ぎると好中球の細胞質がピンクに染まり好酸球との鑑別が困難になることがある．その際には③から染色をやり直す）．

判定
- 判定は好酸球／全白血球を用いて表す方法もあるが，簡便には，（−）：好酸球なし，（＋）：散在性，数視野で数個の好酸球が確認できる，（＋＋＋）：多数の好酸球が集簇しているもの，（＋＋）：その中間，として判定する．

特異的IgE抗体検査

- 原因抗原を明らかにする方法として種々の方法があるが，皮膚テストや特異的IgE抗体定量検査で陽性でも，必ずしも発症抗原になっていないことも少なくない．問診なども含めて総合的に判断する必要がある．

■ 皮膚テスト

- 皮膚テストには，スクラッチテスト，プリックテスト，皮内テストがある．
- スクラッチテストとプリックテストは，表皮を浅く傷つけ抗原エキスを滴下し15分後の反応をみる検査であり，皮内テストは，直接皮内に抗原エキスを注射して同様の反応をみる検査である．いずれも，皮内の抗原特異的IgEが結合した肥満細胞によるアレルギー反応として紅斑と膨疹が惹起される．
- スクラッチテストとプリックテストは簡便で特異性の高い検査であるが，感度は皮内テストに比べてやや劣る．また，真菌類では偽陽性に出ることがある．皮内テストは，手技がやや煩雑で感度が高いが，スクラッチテストに比べて偽陽性が多い．海外ではプリックテストが主に用いられているが，わが国ではスクラッチテストが広く用いられている．

> **Advice** スクラッチエキスとインフォームドコンセント
>
> 鳥居薬品から通年性の抗原としてハウスダスト，コナヒョウヒダニのほか，犬・猫の表皮類が3種類，真菌類が5種類，季節性のものとして，スギ，カモガヤ，ブタクサなどの花粉類が12種類，また，ほかに卵白，牛乳，小麦粉，ソバ粉などの多種類の食餌性抗原や綿，絹などが販売されている．また，日本アレルギー協会抗原研究会ではHolister社など欧米のメーカーの輸入代行を行っており，さらに多種類のエキスの入手が可能である．しかし，厚生労働省の認可がなく研究用として輸入されるものであるため，使用にあたっては十分にインフォームドコンセントをとる必要がある．

スクラッチテストの方法（❸）

① 背中もしくは前腕屈側面を消毒綿（消毒用アルコールまたはヒビテン®〈クロルヘキシジングルコン酸塩〉）で消毒する．
② 適当な注射針（23G針など）を用いて，出血しないように表皮のみ軽く3～5mm程度掻破する．
③ 複数の検査を行うときは，おのおののエキスが混ざらないように2～3cm程度の間隔をあける．
④ スクラッチエキスを1滴，滴下する．
⑤ 15～20分後に紅斑，膨疹径を計測し，対照液の反応と比較する．

判定
- 膨疹径が対照の2倍以上，または紅斑10mm以上，膨疹5mm以上で陽性と判定する（❹）．

テストを行う前に
- 抗ヒスタミン薬などの治療薬は反応を阻害するので，検査の約1週間前から投与を中止する．また，前腕を使用する際には末梢側では反応性が低下するので，対照は中枢側におく．

■ 誘発テスト

- エキスを染み込ませたペーパーディスクを下鼻甲介前端から1cmほど後方に付着させ，鼻粘膜の抗原に対する直接的な反応をみる検査である．
- 5分以内にくしゃみ，水様性鼻汁が出現し，鼻粘膜は腫脹する．
- 皮膚テストなどで得られた陽性抗原の確定診断に有用であるが，ディスクによる非特異的刺激があることや，過剰な刺激を避けてディスクを鼻内に留置するには多少の熟練を要することなどの欠点がある．
- 現時点ではハウスダストとブタクサ以外のエキスは市販されておらず，限られた症例にしか行われていない．

■ 特異的IgE抗体定量検査

- 以前には，特異的IgE抗体定量検査としてRAST（radioallergosorbent test）法が広く行われていた．これは抗原を付着させた固相体としてペーパーディスクを使用し，抗原と反応したIgEを放射性同位元素でラベルした抗IgE

❺ 鼻汁好酸球検査と特異的 IgE 抗体検査による疾患の鑑別診断

鼻汁好酸球	特異的 IgE 抗体	疾患
陽性	陽性	アレルギー性鼻炎
陽性	陰性	好酸球増多性鼻炎
陰性	陰性	血管運動性鼻炎など

血清で検出する方法である．
- その後，固相体の工夫により感度の上昇が得られ，また検出方法の改良として放射性同位元素のかわりに蛍光色素や化学発光物質などで標識する方法が開発された．現在，広く使用されている方法として MAST や CAP (capsulated hydrophilic carrier polymer) があるが，歴史的な経緯から今でも CAP-RAST などと称されることも多い．
- これらの方法は採血検査なので医師の負担も少なく，検査項目数を増やしても患者側の痛みや時間的な拘束が少ないなどの利点がある．
- 一方で，皮膚テストに比し高額であること，また検査結果を得るまで数日を要するなどの欠点がある．
- 検査する抗原は，問診をもとに通年性抗原や季節性抗原をその地域の植生なども念頭におきながら選択する．

検査法による鑑別診断

- くしゃみ，水様性鼻汁，鼻閉などのいわゆるアレルギー性鼻炎様の症状を呈する疾患を，鼻汁好酸球検査と特異的 IgE 抗体検査により鑑別することができる（❺）．
- アレルギー性鼻炎では，鼻汁好酸球検査と特異的 IgE 抗体検査の両者が陽性である．
- 鼻汁好酸球検査が陽性で，特異的 IgE 抗体検査が陰性の場合には，検査が不十分なアレルギー性鼻炎の可能性も否定できないが，臨床診断として好酸球増多性鼻炎とよぶ．
- 鼻汁好酸球検査と特異的 IgE 抗体検査の両者が陰性であれば血管運動性鼻炎（本態性鼻炎）などの非炎症性疾患を考える．

（松原　篤）

引用文献

1) 鼻アレルギー診療ガイドライン作成委員会編．第5章治療．鼻アレルギー診療ガイドライン 2009 年版—通年性鼻炎と花粉症．改訂第6版．東京：ライフ・サイエンス；2009．p.34-62．

第8章 アレルギー・感染症の検査

感染症に関する検査

- 感染症は，いかなる規模の病院・医院であっても，どの部門・部署であっても必ずかかわってくる非常に重要な疾患群である．とくに耳鼻咽喉科領域は生体が外界と接する最前線であることから，微生物の侵襲を受けやすく感染症の好発部位であり，さまざまな感染性疾患がみられる．
- 感染症に関する検査を熟知することにより感染症を正しく診断し，その原因微生物を特定して有効な治療方針を得ることが重要である．

> 微生物検査により有効な治療方針を得ることが重要

感染症検査の意義

- 感染症検査は，感染症診療において原因菌の同定，適切な抗菌薬の選択にかかわる重要な検査である．
- 原因菌が判明するまで，感染症の治療は empiric therapy（初期治療〈経験的治療〉）が行われるが，培養検査の結果は，現在の治療法が適切であるか不適切であるか，さらにより適切な治療法の有無についてわれわれに情報提供してくれる．
- 培養検査で得られたデータは病院あるいは地域ごとに蓄積され，原因菌の種類，耐性菌分離率に関する解析により，empiric therapy を行う際の貴重な情報として重要な役割を果たしている．

感染症検査の種類

- 感染症検査には多くの種類と項目があるが，顕微鏡検査，培養検査，遺伝子検査，抗原検査，抗体検査に大きく分類される．

■ 顕微鏡検査

- 顕微鏡検査は比較的簡単に実施でき，グラム染色，抗酸菌染色，ギムザ染色など多岐にわたるが，耳鼻咽喉科領域で繁用され有用な検査はグラム染色である．
- 耳鼻咽喉科領域においては，肺炎球菌（*Streptococcus pneumoniae*）（❶），インフルエンザ菌（*Haemophilus influenzae*）（❷），モラキセラ・カタラーリス（*Moraxella catarrhalis*）（❸），黄色ブドウ球菌（*Staphylococcus aureus*）などが急性感染症の原因菌として重要である．これらはグラム染色により判定可能であることから，グラム染色を積極的に行うことにより初

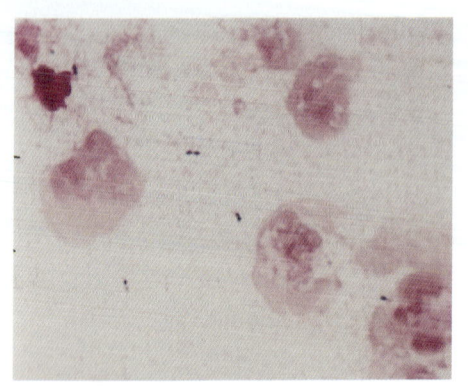

❶ 中耳貯留液中の肺炎球菌のグラム染色像
肺炎球菌がグラム陽性双球菌として観察される．

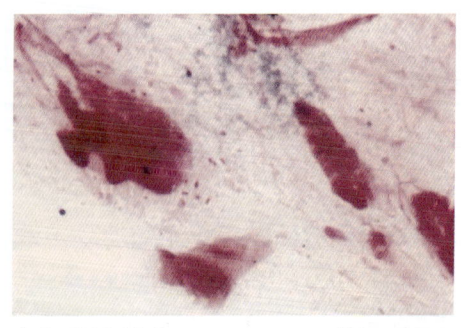

❷ 中耳貯留液中のインフルエンザ菌のグラム染色像
インフルエンザ菌がグラム陰性短桿菌として観察される．

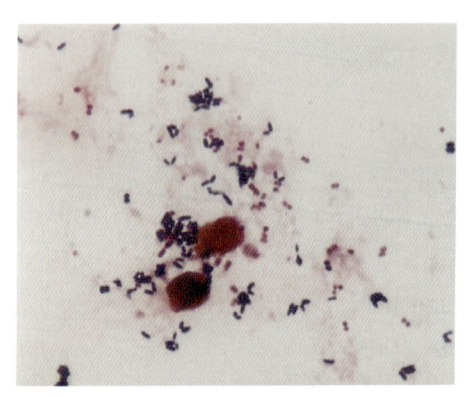

❸ 鼻咽腔ぬぐい液中の肺炎球菌とモラキセラ・カタラーリスのグラム染色像
グラム陽性双球菌が肺炎球菌で，グラム陰性双球菌がモラキセラ・カタラーリス．

❹ グラム染色で推定できる耳鼻科領域の主な菌種

肺炎球菌	（グラム陽性双球菌）
A群溶血性連鎖球菌	（グラム陽性連鎖球菌）
黄色ブドウ球菌	（グラム陽性球菌）
インフルエンザ菌	（グラム陰性短桿菌）
モラキセラ・カタラーリス	（グラム陰性双球菌）

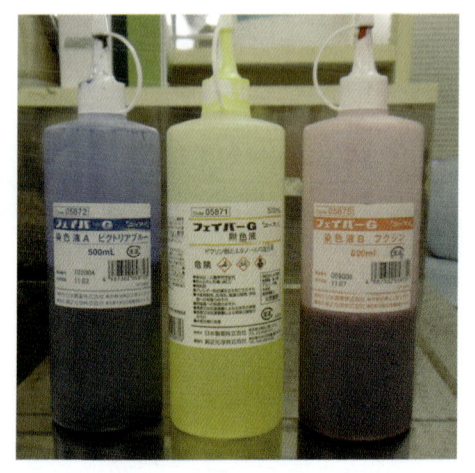

❺ グラム染色用キット（ファイバーG「ニッスイ」®）とその手順
1. スライドグラスに検体を塗抹し，ガスバーナーの火炎で固定．
2. 染色液A（ビクトリアブルー）を滴下し，1分程度染色．
3. 水洗．
4. 脱色液（アルコール＋ピクリン酸）を注ぐ．
5. 水洗．
6. 染色液B（フクシン）で1分程度染色．
7. 顕微鏡で観察．

期治療薬の選択に有用な情報を得ることができる（❹）．
- グラム染色検査用のキットが市販されているので（ファイバーG「ニッスイ」®〈日水製薬〉など），多忙な外来診療中に使用している施設もみられる（❺）．

■ 培養検査

- 感染症診療において，培養検査は必須の検査である．正しい結果を得るためには正しい検体採取法を実践することが重要である．とくに耳鼻咽喉科

領域では，鼻腔や口腔などを介して検体を採取するため，常在菌の混入が問題となる．検体採取は初診時，抗菌薬投与前に行う．

培養検査は必須であり，検体採取は初診時，抗菌薬投与前に

検体採取法

- 中耳貯留液を検体として採取する場合，外耳道を経由するため，外耳道皮膚常在菌の混入に注意する★1．
- 鼓膜麻酔液中に含まれるフェノールは殺菌作用をもつため，鼓膜麻酔液を使用した場合は，検体に混入しないように注意が必要である．
- 鼻腔から検体を採取する際は鼻前庭の常在菌（黄色ブドウ球菌，表皮ブドウ球菌，コリネバクテリウムなど）の混入に注意する．副鼻腔炎では，自然口付近から採取する．鼻咽腔ぬぐい液は，綿棒を鼻腔にゆっくり挿入し，上咽頭に達したら綿棒を2，3回回転させ検体を採取する．
- 扁桃炎では，陰窩内に綿棒を挿入する．扁桃周囲膿瘍では嫌気培養も必要であることから，検体採取は切開排膿より穿刺のほうが適している．したがって，切開排膿を要する場合でも，まずは穿刺を行い検体採取しておくことが望ましい．唾液腺感染症で唾液管開口部から排膿がみられる場合，その部位から採取する．

★1
トラップ付き吸引管を用いて鼓膜切開部より直接中耳貯留液を吸引すると，外耳道常在菌の混入を防ぐことができ，検体も比較的十分な量を採取できる．

検体保存法

- 肺炎球菌やインフルエンザ菌など死滅しやすい細菌は，検体採取後，すみやかに培養を開始する必要がある．細菌検査室に検体をすぐ提出できない場合や，施設外の検査室に培養を依頼する場合，輸送培地を使用する★2．
- 輸送培地は活性炭入りの培地（黒色の培地）が望ましい．活性炭により検体中に含まれる発育阻害物質を吸着することで，ダメージを受けやすい細菌の発育，生存率を向上させることができる．検体採取後の輸送培地は，培養開始まで4℃で保存しておく．
- 一部例外として，淋菌（*N. gonorrhoeae*），髄膜炎菌（*N. meningitidis*）の場合には室温にて保存する．また，血液培養検査において採取した血液を血液培養ボトルに入れた状態で保存する場合も，室温でボトルを保存する．

★2
滅菌綿棒と輸送培地がセットになった輸送培地が市販されている．

培養検査手順

- ❻に一般細菌の培養検査手順を示した．初日（検体採取日）に寒天培地への検体塗布を行う．一般細菌は寒天培地上での発育に一晩を要する．培養翌日（2日目）に寒天培地を観察すると，発育した細菌のコロニーの特徴から菌種の推定が可能である．発育した分離菌を用いて菌種の同定試験と薬剤感受性試験（最小発育阻止濃度〈MIC〉の測定）★3を行い，早ければ3日目に最終結果が得られる．
- 薬剤感受性試験は拡散法と希釈法に分類される．拡散法は一定量の薬剤を含有したペーパーディスクを寒天培地上に置き，発育阻止円の直径から感性（susceptible：S），耐性（resistant：R）を判定する方法であるが，MIC

★3
多種の菌が混在するものでは，純培養にさらに1日要する場合がある．

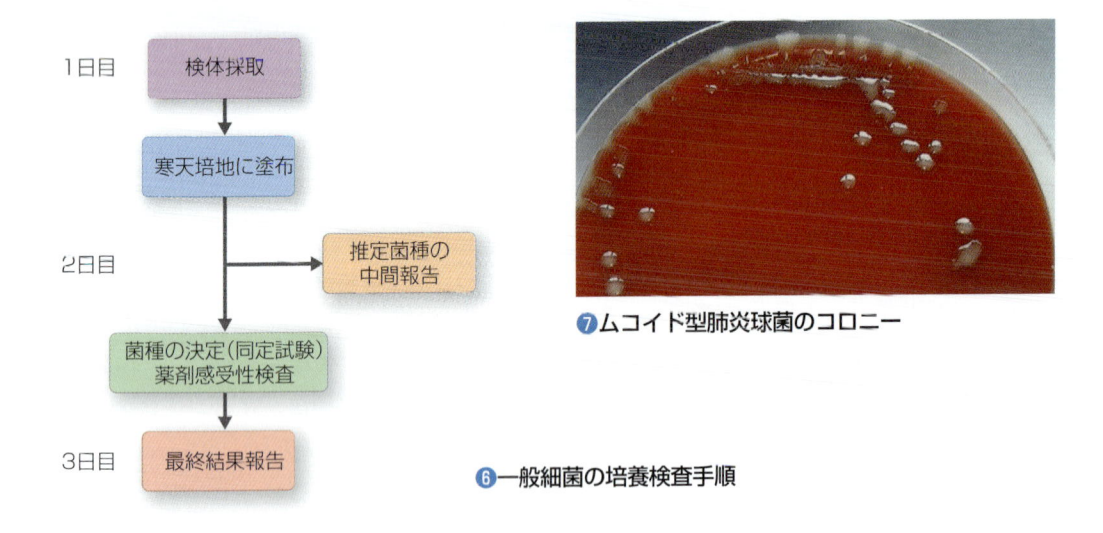

1日目　検体採取
　　　　↓
　　　　寒天培地に塗布
　　　　↓
2日目　→推定菌種の中間報告
　　　　↓
　　　　菌種の決定（同定試験）
　　　　薬剤感受性検査
　　　　↓
3日目　最終結果報告

❻一般細菌の培養検査手順

❼ムコイド型肺炎球菌のコロニー

は測定できない．希釈法は寒天平板希釈法と微量液体希釈法に分けられ，どちらも MIC を測定することができる検査法である．
- 培養検査手順を理解しておけば，得られるべき情報が未着の場合でも，検査室に問い合わせるなどにより情報を得ることができる．また，培養翌日の寒天培地に発育したコロニーの特徴から菌種の推定が可能であり，その報告を受けることで投与中の抗菌薬が適切なものか判断の材料となる．
- 病原性の強いムコイド型の細菌は，コロニーの性状から判別可能であるので（❼），培養翌日には分離されたことを知ることができる．とくに，ムコイド型肺炎球菌が分離された場合，検査室から主治医へ直接連絡してもらうシステムを構築している医療機関もある．検査室との連携を密にすることで，抗菌薬選択に有用な情報を得ることができる．
- ウイルス分離に関しては，培養細胞を使用して分離同定検査を実施することが可能であるが，結果がでるまでに 1〜2 週間程度要するため臨床的意義は少ない．ウイルス感染の診断は後述する迅速診断キットを用いた検査法が主流である．

■ 遺伝子検査

- 細菌検出の遺伝子検査の代表として，PCR（polymerase chain reaction）法がよく知られている．この方法は，検体中の細菌遺伝子を増幅させる方法で，高い検出感度を有する一方，コンタミネーションによる疑陽性や非病原性微生物が検出される例もあり，臨床所見との照らし合わせが重要である．
- 理論的にはすべての微生物に適応可能であるが，実際には培養不可能な微生物（各種ウイルスなど）や，培養可能だが時間を要する微生物（結核菌など）に用いられている．
- 臨床検査では抗酸菌検査（結核菌群および MAC〈*Mycobacterium avium complex*〉）で最も広く用いられている．

- 咽頭における性感染症診断に，淋菌およびクラミジア・トラコマチスを同時に検出できる TMA（transcription mediated amplification）法という遺伝子検査法が開発されている．従来の方法に比べ交差反応性が少なく，咽頭検体にも適している．

■ 抗原検査

- 近年，迅速診断キットの普及により，簡単に各種感染症の診断が可能となっている．抗原検査には，ラテックス凝集法，EIA（enzyme immunoassay法；酵素免疫測定法），イムノクロマト法がある．
- ラテックス凝集法は，簡便であるが感度が低く判定が困難なことがある．EIA法は感度と判定性が改善されたが，操作が煩雑で所要時間が長い．イムノクロマト法は感度・特異度が高く，操作が簡単で短時間で判定可能であり，外来診療中に行える検査であることから現在の主流となっている（❽）．
- 耳鼻咽喉科領域では，A群溶連菌，肺炎球菌，インフルエンザウイルス，RSウイルス，アデノウイルス，水痘・帯状疱疹ウイルス，単純ヘルペスウイルス，ロタウイルス，ノロウイルスなどの検査がよく利用されている．
- ただし，水痘・帯状疱疹ウイルス，単純ヘルペスウイルスについては，蛍光抗体法による検査であり，一般のクリニックでの実施は困難である．
- 呼吸器系ウイルス感染症では，ウイルスは上皮細胞内で増殖するため，検体に細胞成分が多く含まれるほうが感度は良い．したがって，咽頭から検体採取する場合は綿棒で粘膜を強く擦過して採取することが望ましい．
- 最近，イムノクロマト法により肺炎球菌を検出するキット「ラピラン®肺炎球菌HS（中耳・副鼻腔炎）」（大塚製薬）が市販された．これまで使用されていた肺炎球菌検出キットは肺炎時における尿中抗原を検出するキットであったが，今回発売されたものは，中耳貯留液，耳漏，鼻汁中の肺炎球菌の抗原を検出するもので，中耳炎や副鼻腔炎の保険適用となっている★4．

■ 抗体検査

- 前述の抗原検査に対し抗体を検出する検査法で，血清を採取し測定する．
- 主にウイルス感染症の診断に用いられるが，梅毒，百日咳，マイコプラズマ，クラミジア，ヘリコバクターなどの細菌や，アスペルギルスなどの真菌，赤痢アメーバ，トキソプラズマなどの原虫の診断にも用いられる．
- ウイルス抗体価測定法には，酵素抗体法（EIA），赤血球凝集抑制試験（hemagglutination inhibition test：HI），補体結合反応試験（complement fixation reaction：CF），中和試験（neutralization test：NT），蛍光抗体法（fluorescent antibody：FA）などの方法があり，対象とするウイルスによって日常的に利用される測定法が異なる（❾）．

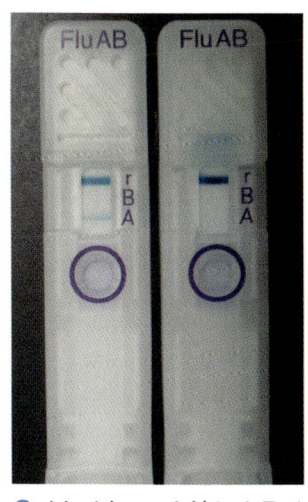

❽イムノクロマト法によるインフルエンザ迅速診断（エスプライン®インフルエンザA&B-N
左がA型陽性，右が陰性．

★4
原因菌診断に有用であるが，小児の場合は鼻腔に肺炎球菌が常在している場合が多いため，小児急性中耳炎症例において鼻汁を検体として診断する場合は，結果の解釈を総合的に考える必要がある．

❾ ウイルス抗体価測定法と対象ウイルス

酵素抗体法（EIA）	ムンプス，麻疹，風疹，サイトメガロウイルス，単純ヘルペスウイルス，水痘・帯状疱疹ウイルス，EB ウイルス
赤血球凝集抑制試験（HI）	インフルエンザ，パラインフルエンザ
補体結合反応試験（CF）	インフルエンザ，RS ウイルス，ロタウイルス
中和試験（NT）	アデノウイルス，エンテロウイルス，エコーウイルス

❿ EB ウイルス抗体価と意義

抗体		未感染	急性期	回復期	既感染
VCA-IgM	初感染初期に陽性	−	＋	−	−
VCA-IgG	感染後陽性持続	−	−→＋	＋＋	＋
EA-IgG	数か月後陰転 再活性化に伴い上昇	−	＋	＋	−
EBNA	感染後数か月で陽性	−	−	−/±	＋

- EIA 法では IgM 抗体が測定可能で，急性期に IgM 抗体が陽性であれば確定診断が可能である．その他の方法では，急性期と回復期の血清を採取し，回復期の抗体価が 4 倍以上の上昇で確定診断する．
- EB ウイルス感染症での血清学的診断では，VCA-IgG，VCA-IgM，EA-IgG，EBNA 抗体価の臨床的意義が高いが，ペア血清を採取することで診断がより確実となる（❿）．また，PCR 法により EBV DNA を検出することもできる．

（矢野寿一）

Column

MICの結果から薬剤をどのように選択するか？

感染症治療において培養検査は必須の検査である．培養検査の目的は，原因微生物を特定し，その結果に基づき有効な治療方針を得ることにある．培養検査の過程で薬剤感受性試験が行われ最小発育阻止濃度（minimum inhibitory concentration：MIC）が決定される．しかしながら，検体提出後にどのような過程を経て薬剤感受性試験が行われ，MICが決定されるか理解されていないことも多く，結果の解釈を困難にしている要因とされている．ここでは，薬剤感受性試験の結果から薬剤を選択するにあたり，感受性試験の方法，MIC値の解釈法とその注意点，抗菌薬の選択法について紹介する．

薬剤感受性試験の種類

MICは，薬剤感受性試験によって測定される．この感受性試験は，大きく拡散法と希釈法に分類される．

拡散法は，一定量の薬剤を含有したペーパーディスクを寒天培地上に置き，発育阻止円の直径から感性（susceptible：S），耐性（resistant：R）を判定する（❶）．この方法は，特別の機器を必要とせず簡便な方法であり抗菌薬の選択の自由度も高いが，得られる結果は定性的でありMICを測定することができない．拡散法にはE test®（❷）という方法もあり，これはMICを測定することができるものの高価であるため，臨床現場でルーチンには用いられていない．希釈法は，寒天平板希釈法と微量液体希釈法に分けられ，どちらもMICを測定することができる検査法である．多くの検体を処理するのに適した微量液体希釈法が現在の病院検査室での主流となっている（❸）．

MICの測定法

ここでは病院検査室で主に行われる微量液体希釈法によるMIC測定方法を紹介する．❸は実際に細菌検査室で肺炎球菌のMIC測定に使用された96ウェルのプレートである．この1つ1つのウェルには，各種薬剤が各種濃度で添加されており，その中に一定量の菌（$5×10^4$ cfu/mL）を接種し，35℃で18〜24時間培養する．菌が発育すると透明な培養液が濁ってくる．たとえば❸のプレートでは，いちばん左の列にベンジルペニシリンカリウム（PCG）が図にある濃度で添加されており，1μg/mLまで濁っているが2μg/mL以上では濁りはみられず，すなわち菌は発育していない．したがって，MIC（発育を阻止した最小の濃度）は2μg/mLということになる．ちなみに添加する薬剤の濃度は1μg/mLを中心に2倍希釈系列とすることになっている．

試験結果の解釈における注意点

検査室からの報告が感性であっても，実際は臨床効果に乏しいケースも多い．薬剤感受性試験結果の解釈には，ブレイクポイントの概念を知っておく必要がある．

検査室では，得られたMIC値から，その抗菌薬の有効性を判定するためブレイクポイントといわれる値を利用している．ブレイクポイントとは，感性，耐性を分ける判定基準となる薬剤濃度のことで，臨床的ブレイクポイント[*1]と細菌学的ブレイクポイント[*2]がある．

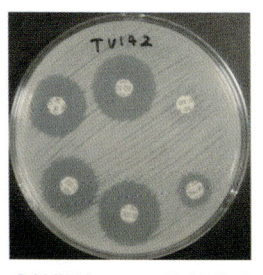

❶拡散法による薬剤感受性の測定
ペーパーディスクの周辺にできた阻止円の直径より感性・耐性を判定する．

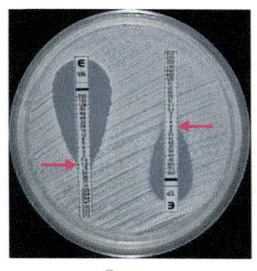

❷E test®によるMICの測定
阻止円とストリップの交わった部分の数値（→の部分）がMIC値．

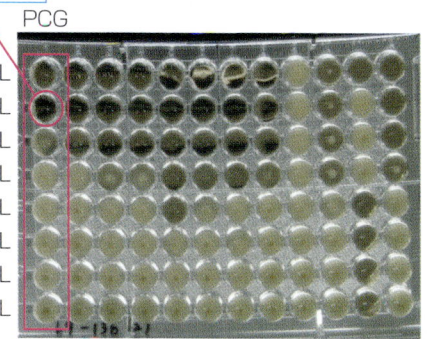

❸微量液体希釈法による薬剤感受性の測定

通常，臨床的ブレイクポイントより細菌学的ブレイクポイントのほうが低値となる．そのため，臨床的ブレイクポイントで感性と報告された細菌であっても，細菌学的ブレイクポイントでは耐性に属することがあり（❹），検査室からの報告と臨床効果に乖離が生じる一因となることがある．

薬剤感受性試験の結果は，培地の性状，培養時間や温度，接種菌量などに影響される．そのため，日本化学療法学会やCLSIにより薬剤感受性試験の測定条件が定められている．それぞれの試験結果は再現性を有し，病院や地域でのモニタリングやサーベイランスを可能にしている．

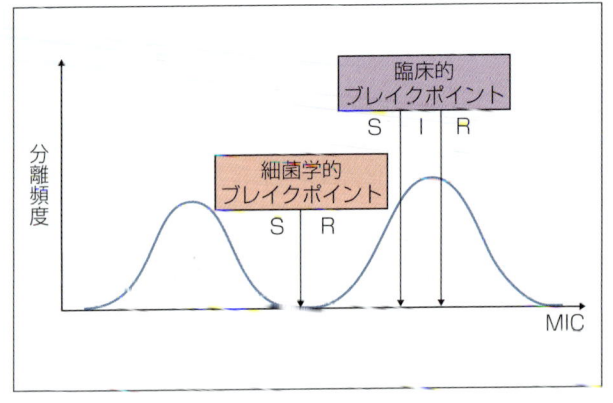

しかし，試験結果は特定条件下での結果であるため，MICは相対的な数値といえる．たとえば，ある薬剤に対する耐性遺伝子を保有する細菌（すなわち，細菌学的ブレイクポイントで耐性と判定される菌株）であれば，感受性試験で接種菌量を多くすると，その薬剤に対するMICは上昇する．とくにβ-ラクタマーゼ産生菌は接種菌量に大きく依存し，inoculum size effectとして知られている．すなわち，目的菌が薬剤耐性遺伝子を保有しているかどうかを判断することが重要であり，薬剤耐性機序を理解していると，薬剤感受性パターンからそれを推測することが可能である．

抗菌薬の選択

感受性試験の結果から基本的には感性（S）である薬剤を選択するが，MIC値が同等であれば，局所への移行性が良い薬剤，殺菌的作用を示す薬剤を選択する．β-ラクタム系薬に関してはセフェム系薬よりペニシリン系薬のほうが上気道への組織移行性に優れている．また一般に，βラクタム系薬，アミノグリコシド系薬，ニューキノロン系薬は殺菌的抗菌薬，マクロライド系薬，テトラサイクリン系薬は静菌的抗菌薬とされている．

耳鼻咽喉科領域で検出率の高い肺炎球菌とインフルエンザ菌に対する抗菌薬の使い方であるが，MIC値が同等の場合，β-ラクタム系薬であれば肺炎球菌にはペニシリン系，インフルエンザ菌であればセフェム系薬を選択する．とくに，ムコイド型肺炎球菌の場合，わが国で分離される株のほぼ100％が*pbp2x*遺伝子変異を有しており[1]，この変異を有しているとセフェム系薬に耐性となる．しかし，薬剤感受性試験では，ペニシリン系薬もセフェム系薬も感性領域のMIC値を示すため，セフェム系薬を選択してしまうことも多い．ムコイド型肺炎球菌はセフェム耐性遺伝子を有しているため，セフェム系薬は臨床的に無効であることが多く，ムコイド型肺炎球菌の報告を受けたらペニシリン系薬を選択すべきである．ムコイド型肺炎球菌は，耳鼻咽喉科領域の日常診療においてMIC値と臨床効果のあいだに乖離を経験する代表的原因菌である．

検査室からの報告と臨床効果に乖離が生じるそのほかの要因として，局所の薬剤濃度，宿主の免疫力，複数菌による感染症，原因菌か否かの誤判定，菌交代現象などがあげられ，これらを総合的に評価する必要がある．

（矢野寿一）

❹ブレイクポイント
臨床的ブレイクポイントでは感性と判定されても，細菌学的ブレイクポイントでは耐性となる菌株が存在することがある．

引用文献

1) 黒川いくほか．急性中耳炎例の中耳貯留液から分離された肺炎球菌の莢膜型と薬剤耐性遺伝子解析．日本臨床微生物学雑誌 2009；19：5-11．

★1 臨床的ブレイクポイント：薬剤の体内動態や組織移行性を加味して，臨床的効果が期待されるMIC値と期待できないMIC値を分ける濃度である．米国臨床検査標準化協会(Clinical and Laboratory Standards Institute：CLSI)の定めた臨床的ブレイクポイントは菌種ごとに設定されているが，日本化学療法学会が定めた臨床的ブレイクポイントは，呼吸器感染症，敗血症，尿路感染症と疾患別であり，80％以上の治療効果が期待される濃度で設定されている．現在，国内の多くの施設で利用されているのがCLSIのブレイクポイントで，検査室からは感性(susceptible：S)，中間(intermediate：I)，耐性(resistant：R)とブレイクポイントをもとに報告される．

★2 細菌学的ブレイクポイント：薬剤のMIC分布が感性側と耐性側に分かれる分岐点をさし，薬剤耐性遺伝子保有の有無を反映している．

第8章 アレルギー・感染症の検査

実戦的STI検査

- 性感染症（sexually transmitted infection：STI）は、性的接触を介して感染する感染症の総称で、20種類以上の多種多様な疾患が性感染症に含まれる[★1]。
- ここでは、20種類以上ある性感染症のうち耳鼻咽喉科医が臨床の場で遭遇する可能性の高い、口腔咽頭に関連する性感染症である梅毒、単純ヘルペスウイルス（herpes simplex virus：HSV）感染症、ヒト免疫不全ウイルス（human immunodeficiency virus：HIV）感染症/後天性免疫不全症候群（acquired immunodeficiency syndrome：AIDS）、淋菌感染症、クラミジア感染症について、臨床的特徴、検査、診断時の注意点について取り上げる。

[★1] わが国では、近年の性行動の多様化に伴い口腔・咽頭を介して性感染症に罹患する人の増加が指摘されており、耳鼻咽喉科医にも性感染症の診断・治療に適切に対応できることが求められる。

口腔・咽頭に関連する性感染症 ❶

- 口腔・咽頭に関連する性感染症には、①口腔・咽頭に特徴的な病変を生じるもの[1)][★2]、②口腔・咽頭に病変がみられない無症候性感染の状態でありながら、その口腔・咽頭が感染源となるもの[★3]、がある[2)]。
- 梅毒、HIV感染では、皮膚や性器に病変がなく特徴的な口腔・咽頭の病変・症状で発症し、それが診断の契機となる例が少なくない。

[★2] 梅毒、単純ヘルペス、HIV感染症があげられる。

[★3] 淋菌、クラミジア、潜伏梅毒、HSV罹患後の無症候性排泄。

口腔・咽頭に生じる性感染症病変

■ 口腔・咽頭梅毒

- 口腔・咽頭の梅毒病変は、第1期から第2期[★4]にみられる。

第1期

- 第1期は、梅毒トレポネーマ（*Treponema pallidum*：Tp）が侵入した局所に、暗赤色でコリコリと軟骨様に硬い小豆から指頭大の腫瘤性病変が生じる。これを「初期硬結」という（❷）。数日後、硬結の中央に潰瘍が現れたものを「硬性下疳」という（❸）。

[★4] 第1～2期の感染から2～3年後までは他者への感染源となる時期で、この時期の梅毒感染者との1回の性行為で感染する確率は約1/3とされる。

> **Advice** 性感染症病変を区別して、適切な検査を選択する
>
> 口腔・咽頭領域に生じる性感染症病変には、その病原体が直接口腔・咽頭に感染して生じるもの（梅毒第1期、HSV感染）、血行性に感染が広がった結果の全身症状の一つとして生じるもの（梅毒第2期）、その性感染症に合併した別の感染症の病原体によって生じるもの（HIV感染者の口腔・咽頭病変）に分けられる。それぞれを区別して、適切な検査を選択する必要がある。

❶口腔・咽頭に関連する STI

	梅毒		HSV	HIV	淋菌	クラミジア
	第 1 期	第 2 期				
口腔・咽頭病変の臨床像	初期硬結 硬性下疳	粘膜斑（乳白斑） 口角炎	歯肉口内炎 急性扁桃炎	感染症（真菌，細菌，ウイルス） 新生物（カポジ肉腫，非ホジキンリンパ腫，扁平上皮癌） 炎症性（再発性アフタ性口内炎，多形性紅斑，苔癬） 原因不明（唾液腺疾患，非特異的口腔潰瘍，メラニン色素の過度の沈着）	自覚症状，他覚的所見がみられない無症候性感染がほとんど ごく少数において急性咽頭炎，口内炎を発症する場合がある	成人型封入体結膜炎の約半数が上咽頭炎を発症する
検査	直接法（ただし抗菌薬投与開始後では検出できない） 血清梅毒反応は陰性の場合あり	血清梅毒反応にて抗体価高値	PCR または LAMP 法	①血清 HIV 抗体のスクリーニング検査（ELISA，PA，IC）→ HIV 抗体確認検査（ウエスタンブロット，IFA） ②HIV 抗原検査，PCR	淋菌培養，核酸増幅法（SDA または TMA）	核酸増幅法（PCR，SDA または TMA）
検査時のピットフォール	口腔・咽頭病変は一般的な抗菌薬の投与で容易に消失するので，安易な抗菌薬投与は診断に至らないまま無症候梅毒に移行させる可能性あり		血清抗体価からの診断は困難	感染後の数週～1 か月間は，抗体検査にて陰性と判定される（ウインドウ期）	PCR は適応外 一般的な細菌培養法では検出不可 特徴的所見に欠ける無症候性感染では検査前に淋菌・クラミジアの判別はできないため，淋菌・クラミジアの同時検査が推奨される	

ELISA：enzyme-linked immunosorbent assay, PA：particle agglutination, IC：immunochromatography, IFA：indirect fluorescent antibody technique, PCR：polymerase chain reation, SDA：strand displacement amplification, TMA：transcription mediated amplification.

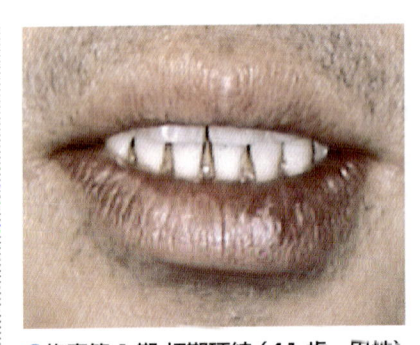

❷梅毒第 1 期 初期硬結（41 歳，男性）

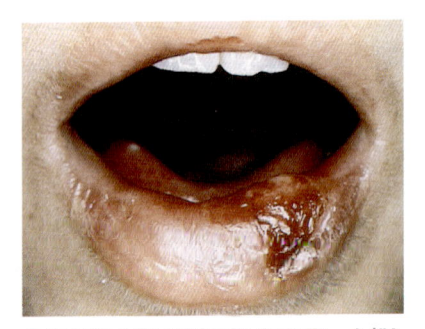

❸梅毒第 1 期 硬性下疳（16 歳，女性）

- 初期硬結・硬性下疳は痛みがないのが特徴で，軟骨のように硬く触れる．
- 耳鼻咽喉科領域では口唇，舌，扁桃に 1 個，時に 2～3 個現れる．患側頸部に無痛性リンパ節腫脹を伴い，これも軟骨様に硬く腫脹する．

第 2 期
- 第 2 期は，口腔・咽頭には口角炎や粘膜斑（乳白斑ともいう）が生じる．

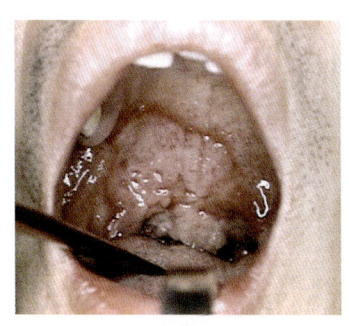

❹梅毒第2期 咽頭粘膜斑（43歳，男性） 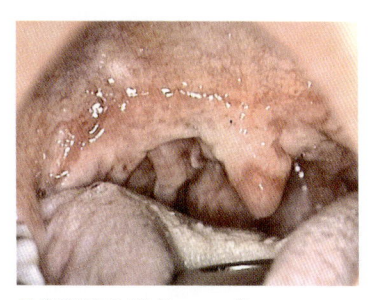　❺梅毒第2期 "butterfly appearance"（27歳，女性）　❻HSV-1による咽頭扁桃炎（20歳，女性）

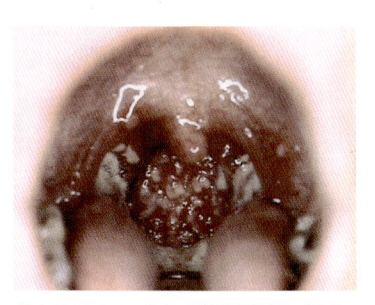

- 梅毒性口角炎は口角に白斑を伴う所見で，カンジダ性口角炎に似ているが梅毒の白斑は擦過にて剥離されない．また病変部のスワブから真菌培養と鏡検を行うことにより両者は鑑別できる．
- 咽頭の粘膜斑は，扁平で若干の隆起があり，青みがかった白または灰色を呈して周囲は薄い赤色の紅暈で囲まれる（❹）．乳白斑が拡大・融合すると軟口蓋に特徴的な "butterfly appearance" を呈する（❺）．
- 一般的な抗菌薬治療により，病変は数日で消失し潜伏梅毒へ移行する場合がある．

HSV

- 10～30歳代の人がキスやオーラルセックスによって口腔・咽頭からHSVに初感染した際，口唇炎，歯肉口内炎，白苔を伴う急性扁桃炎（❻）を発症する場合がある[★5]．
- 40℃前後の発熱と著しい咽頭痛を訴え，伝染性単核症との鑑別を要する．
- 性器ヘルペスを併発する場合もある．

HIV

- HIV感染に関連する口腔内病変[★6]は，真菌，細菌，ウイルス，新生物（腫瘍），原因不明のものに分類され（❼）[3)]，なかでもカンジダ症（❽）が最多で約半数を占める．
- 耳鼻咽喉科医がとくに注意を払うべき性感染症の一つであるが，実際にはHIV感染の診断に至らず[★7]，風邪や咽頭炎・難治性口内炎・口腔ヘルペスなどとして医療機関を転々とする場合がある．
- HIVと梅毒の関連性が高いことが以前から指摘されている．わが国におけるHIV感染者およびAIDS患者には，20～40歳代の男性同性愛者が圧倒的に多く，そのため梅毒陽性のHIV感染者も20～40歳代の男性に多い．HIV感染者では顕性梅毒が多く，再感染，再発がみられる特徴がある[★8]．

★5
HSV 1型でも2型でも生じる．

★6
HIV感染者では，口腔・咽頭病変が比較的早期に高い頻度で現れ，診断の契機になる場合が多い．

★7
❾に，HIV感染を疑うために有用な臨床所見・徴候を示す．HIV感染者の約70％を占める20～30歳代の男性に口腔内カンジダ症や，❾に示した所見を伴う場合にはHIV感染を強く疑う根拠となる．

★8
口腔咽頭の難治性再発性病変を示す症例には，HIV感染の可能性を念頭において対応することが望ましい．

❼ HIV感染に関連する口腔病変

感染症	真菌感染，細菌感染，ウイルス感染
新生物	カポジ肉腫，非ホジキンリンパ腫，扁平上皮癌
炎症性	再発性アフタ性口内炎，多形性紅斑，苔癬
原因不明	唾液腺疾患，非特異的口腔潰瘍，メラニン色素の過度の沈着

(田上 正．化学療法の領域 2006[3] より)

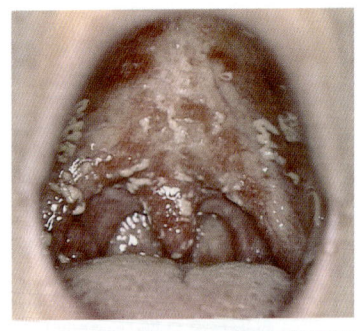

❽ HIV感染者にみられた口腔咽頭カンジダ症（32歳，男性）

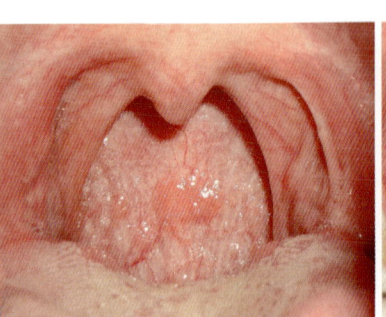

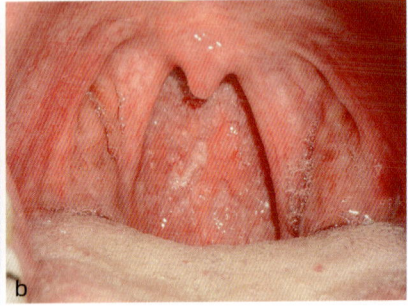

❾ HIV感染と疑うために有用な臨床所見・徴候

口腔内カンジダ症
全身の湿疹
嚥下障害
体重減少
頸部・腋窩のリンパ節腫脹
持続性の発熱
人格変化・異常行動
記銘力低下
爪の真菌感染症
視力低下
慢性の下痢
出血傾向
長期にわたる咳
呼吸困難
反復する肺炎・気管支炎
四肢のしびれなど

(東京都衛生局　HIV・AIDS診断マニュアルより)

❿ 淋菌・クラミジアの咽頭への無症候性感染
a：23歳，女性（風俗店従業）．咽頭淋菌陽性．
b：20歳，女性（風俗店従業）．咽頭クラミジア陽性．
咽頭感染者の多数は無症状．
咽頭発赤や扁桃腫脹など他覚的所見が認められないことが多い．

口腔・咽頭に無症候性に感染する性感染症

■ 淋菌・クラミジア[*9]

● 咽頭から淋菌，またはクラミジアが検出される人の大多数は，無症状で咽頭発赤や扁桃腫脹など他覚的所見がみられない無症候性感染（❿）であるが，まれに口内炎，咽頭炎，扁桃炎を発症する場合がある[*10]．

[*9]
性感染症としてのクラミジア感染症は，*Chlamydia trachomatis* による．

[*10]
淋菌が口腔・咽頭に感染すると，①口腔粘膜に易出血性の黄白色の偽膜を伴う口内炎，②溶連菌感染やウイルス感染症様の咽頭炎，③無症候性感染，この3つのパターンをとることが知られている．現在では，淋菌の咽頭感染者の大多数は無症候性感染であることが判明している．

> **Column　クラミジアの咽頭感染**
>
> クラミジアの咽頭感染は，①上咽頭炎，②急性扁桃炎，③無症候性感染，の3つの臨床像が知られている．*C. trachomatis* の眼内感染症である成人型封入体結膜炎の約半数の上咽頭からクラミジアが検出される．自覚症状は咽頭痛，鼻汁，耳閉感で，内視鏡検査でほとんどの症例で上咽頭の発赤腫脹が認められ，一部には肉芽腫瘍様の腫脹，滲出性中耳炎，頸部リンパ節腫脹を伴う場合もある．一方，咽頭炎，扁桃炎を引き起こすクラミジアとして，呼吸器感染症の原因となる *C. pneumoniae* に比べて *C. trachomatis* による症例数はきわめて少ないことが判明している．

検査の選択と診断のポイント

■ 梅毒
- Tpは分離培養ができないため，直接検出する直接法または梅毒血清反応によって診断する．

直接法
- 硬性下疳や粘膜斑などの口腔・咽頭の梅毒病変にはTpが多く存在するため，直接法での検出が有用である．硬性下疳や粘膜斑の表面を擦って採取した漿液をスライドガラスに塗抹，染色し観察する★11．
- 抗菌薬がいったん投与されると病変部のTpが減少し検出率が低下するため，直接法は必ず抗菌薬投与前に行う．

梅毒血清反応
- 梅毒血清反応は血行性感染が始まる第2期以降で陽転する．鏡検での検出が難しい第2期病変や潜伏梅毒の診断にはとくに有用である．血清梅毒反応が陰性でも，問診や臨床所見から第1期と考えられる場合は，1〜2か月後の再検査で確認する．
- 梅毒血清反応には，リン脂質のカルジオリピンを抗原とする脂質抗原試験（serologic tests for syphilis：STS）★12と，Tp抗原法がある．
- はじめにSTSの2法とTPHAの定性検査を行い（⓫），陽性の場合にSTSおよびTPHAの定量検査で確定診断する（⓬）．
- これまで用手法で行われていたSTS，TPHAの定量検査は，近年高感度の自動定量測定が開発され，各医療施設に導入されつつある★13．

■ HSV
- 血清HSV抗体検査では，HSVとVZV（水痘・帯

★11
ただし，Tpと口腔内常在性トレポネーマとの鑑別は困難で，臨床所見や梅毒血清反応の結果も含めて総合的に診断する．無症候梅毒も直接法では診断できない．

★12
STSにはガラス板法やRPR（rapid plasma reagin）があり，抗原法にはTPHA（Treponema pallidum hemagglutination assay）とFTA-ABS（fluorescent treponemal antibody absorption test）法がある．

★13
自動定量測定と従来の用手法による定量検査の数値との相関性は自動測定キットのメーカーにより異なるので注意する．

⓫ 梅毒血清反応定性検査の結果の解釈

STS	TPHA抗原法	結果の解釈
−	−	非梅毒　まれに感染初期#
+	−	生物学的偽陽性（BFP）*　まれに感染初期#
+	+	梅毒（早期から晩期）　梅毒治癒後の抗体保有者
−	+	梅毒治癒後の抗体保有者

#第1期の梅毒感染初期が疑われる場合は，2〜4週後に再検査が必要となる．
*生物学的偽陽性（BFP）：梅毒に感染していなくても，ウイルス・細菌などによる感染症，膠原病，妊娠，担癌状態，老齢，静注薬物乱用者などでSTSが陽性を示す場合をいう．

⓬ 梅毒血清反応定量検査（用手法）の結果の解釈

検査法		抗体価（血清希釈倍数）								
STS	RPR法	①	2	4	8	16	32	64	128	256	512
	ガラス板法	①	2	4	8	16	32	64	128	256	512
Tp抗原	TPHA	㊽		320		1,280		5,120	20,480		81,920
	FTA-ABS	⑳				定性法のみ					
抗体価の読み方					低い←		中等度		→高い		

※㊽は80を丸囲みしたもの

○印は定性検査の血清希釈倍数．
感染初期にはSTS群抗体価がTPHA法の抗体価に先行して陽性となる．

> **Topics** 新しい HSV 迅速検出キット LAMP 法の実用化への期待
>
> LAMP 法（loop-mediated isothermal amplification）は，特異度が高く約 30 分間と短時間で結果が出る新しい核酸増幅法．インフルエンザウイルスの迅速診断に標準的に使用されているイムノクロマト法を原理とする HSV 検出キットの治験が現在進行中であり，近い将来臨床現場でより簡便で確実に HSV 感染症が診断できるようになることが期待されている．

状疱疹ウイルス）間，また HSV 1 型と 2 型間でも交叉反応が存在するため，血清抗体価から HSV 感染を診断することは困難である．

- 口腔・咽頭の病変部から採取したスワブからのウイルス分離，ウイルス核酸の検出（核酸増幅法など），蛍光抗体法や免疫組織染色によるウイルス抗原の検出によって，病変部組織からウイルスを直接証明することによって確定診断されるが，これらの検査はいずれも専用の設備を要し，実際に HSV 感染症が疑われるすべての症例に行えるものではない[★14]．

★14 検査会社において，感度の高い検査法である核酸増幅法の PCR による検出が可能であるが，自費となる．

HIV

- 厚生労働省の HIV 感染症診断基準に従い，検査を進める（⑬）．
- 当初，抗体検査に用いられた IgG 抗体のみを検出する第 1 〜 2 世代検査薬（⑭）では，感染後 1 〜 3 か月のウインドウ期（Column「ウインドウ期」参照）があった．その後 IgG 抗体に加えて IgM 抗体も検出できる第 3 世代検査薬が使用されるようになり，ウインドウ期が数週間から 1 か月ほどまでに短縮された．さらに，IgG 抗体および IgM 抗体とともに HIV コア蛋白質である P24 抗原を検出できる第 4 世代検査薬が開発され，より早期の段階で HIV 感染の診断を可能としている．

⑬ HIV 感染症診断基準（厚生労働省エイズ動向委員会，2007 年）

1. 血清 HIV 抗体のスクリーニング検査（酵素抗体法：ELISA，粒子凝集法：PA，免疫クロマトグラフィー法：IC，等）の結果が陽性で，以下のいずれかが陽性の場合には HIV 感染症と診断する．血清 HIV 抗体検査（Western blot 法，蛍光抗体法：IFA）または HIV 抗原検査（核酸診断法：PCR など）を追加し診断を確定する．血清 HIV 抗体検査では，感染後 3 か月ほどは検出できない（ウインドウ期）ため，臨床経過から HIV 感染が疑われ検査が陰性の場合は 3 か月後に再検査を行う必要がある．
   1) 抗体確認検査[★15]（Western blot 法，蛍光抗体法：IFA，等）
   2) HIV 抗原検査，ウイルス分離および核酸診断法（PCR など）等の病原体に関する検査（以下，「HIV 病原検査」という）
2. ただし，周産期に母親が HIV に感染していたと考えられる生後 18 か月未満の児の場合は少なくとも HIV の抗体のスクリーニング法が陽性であり，以下のいずれかを満たす場合に HIV 感染症と診断する．
   1) HIV 病原検査が陽性
   2) 血清免疫グロブリンの高値に加え，リンパ球数の減少，CD4 陽性 T リンパ球の減少，CD4 陽性 T リンパ球数／CD8 陽性 T リンパ球数比の減少という免疫学的検査所見のいずれかを有する．

（サーベイランスのための HIV 感染症／AIDS 診断基準「HIV 感染症の診断基準」より抜粋）

★15 スクリーニング検査では，感染者を見落とさない感度の最も高い方法を採用することが重要で，比較的簡単で精度の高い ELISA 法で診断し，ELISA 法が陽性の場合はさらに精度の高いウエスタンブロット（Western blot）法で確認する方法が一般的．

> **Column** ウインドウ期
>
> HIVに感染すると，感染の進行に伴い血中にはまずHIV-RNAが出現し，直ちにHIV抗原，その後IgM型HIV抗体，さらに遅れてIgG型HIV抗体が出現する（⑮）．感染後，数週間から1か月程度で抗体が産生され始めると，ウイルス濃度は一気に急減し無症候期に入る．一般に行われるHIV抗体検査では，血中の抗体量が抗体検査測定閾値に達するまでの感染後数週間，人によっては1か月程度のあいだ，HIV抗体スクリーニング検査・確認検査ともに結果が陰性となる期間が存在する．この期間をウインドウ期という．このウインドウ期には血中にフリーのHIVウイルス粒子が多量に存在し，感染性の高い危険な時期である．HIV抗体検査が陰性でも，臨床所見と病歴からウインドウ期であることが疑われる場合は，HIV病原検査（HIV抗原検査，PCRまたはウイルス分離）と数週間後のHIV抗体再検査で確認すべきである．

- HIVは通常の環境では非常に弱いウイルスであり，HIV感染患者やHIVに汚染された環境表面などには一般的な標準予防策（スタンダード・プリコーション）で対応する[★16]．

淋菌・クラミジア

- 淋菌感染の検査には分離培養（Topics「淋菌分離培養検査」参照），核酸検出法，核酸増幅法が，クラミジア感染の検査には酵素抗体法，核酸検出法，核酸増幅法がある[★17]（⑯）．
- 淋菌では感染部位局所の菌量は，尿道，子宮頸管，直腸，咽頭の順に少ないとされる．口腔咽頭粘膜表面は，唾液や飲食によって常に洗い流されていることが，他の部位に比べて淋菌の菌数が少ない原因の一つと考えられる．

★16
HIVは加熱や，オキシフル，アルコールなどの普通の消毒薬により活性がなくなるので，HIVに汚染された環境表面などは一般的な洗浄，消毒方法で除去できる．HIV感染患者の血液や体液を取り扱う場合は，ラテックス製の手袋，マスク，眼の覆いなどの防護用品を着用する．病院や診療所では他の感染性疾患にかかっていない限り，HIV感染者の隔離は必要としない．

★17
クラミジアは細胞内寄生性の病原体であるため培養同定には培養細胞が必要であり，一般臨床で用いられている培養方法では検出できない．

⑭ スクリーニング検査薬の世代

		第1世代	第2世代	第3世代	第4世代
HIVタイプ	HIV-1	●	●	●	●
	HIV-2		●	●	●
検出対象	IgG抗体	●	●	●	●
	IgM抗体			●	●
	P24抗原				●

（http://www.crc-group.co.jp/crc/q_and_a/23.html より）

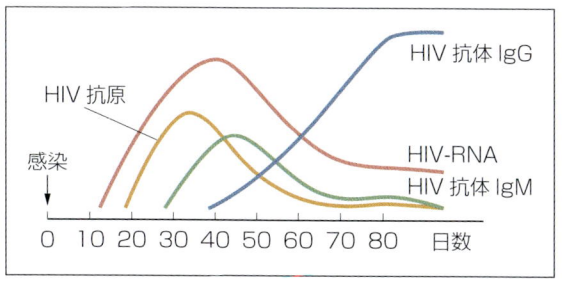

⑮ HIVマーカーの血中への出現時期
（吉原なみ子, 血清診断, 図説HIV感染症. メジカルビュー社; 1993. http://www.crc-group.co.jp/crc/q_and_a/23.html より）

⓰咽頭の淋菌およびクラミジア検査

	分離培養同定	酵素抗体法 IDEIA	核酸検出法 DNAプローブ法	核酸検出法 ハイブリッドキャプチャー法	核酸増幅法 PCR法 アンプリコア®	核酸増幅法 SDA法 プローブテック®	核酸増幅法 TMA法 アプティマ® Combo 2
Neisseria gonorrhoeae（淋菌）	○	×	△	△	適応外	◎	◎
Chlamydia trachomatis	×	○	△	△	◎	◎	◎

◎：咽頭検査の適応あり，感度が最も高い．○：咽頭検査の適応あり．△：咽頭検査の適応あり，感度がやや劣る．×：検査項目として存在しない．

⓱淋菌・クラミジアの咽頭検査キット

	採取容器	項目	提出先
アンプリコア®滅菌スワブ		クラミジアのみ	SRL BCL
プローブテック®ET CT/GT スワブ黄色		淋菌 and/or クラミジア	三菱化学メディエンス
アプティマ®Combo 2 クラミジア/ゴレノア スワブ白色		淋菌 and クラミジア	SRL BCL

★18
口腔・咽頭の常在性ナイセリアとの交叉反応が生じるPCRでは咽頭検体からの淋菌検査は適応外で，咽頭検体においてPCRはクラミジア検査のみに使用できる．

★19
ただし，TMAは淋菌とクラミジア同時検査のみの適用で，淋菌，クラミジアどちらか一種のみの検査はできない．

- 咽頭からの淋菌，クラミジアの検出には，感度が高い核酸増幅法である①ポリメラーゼ連鎖反応法（polymerase chain reaction：PCR）のアンプリコア®STD-1 クラミジアトラコマティス[★18]（ロシュ・ダイアグノスティックス製），②鎖置換増幅法（strand displacement amplification：SDA）のBDプローブテック®ET CT/GC（日本ベクトン・デッキンソン製），③転写介在増幅法（transcription-mediated amplification：TMA）のアプティマ®Combo 2（富士レビオ製，⓱），が最も適している．
- SDAおよびTMA[★19]は咽頭の淋菌，クラミジア双方の検査が可能である．

> **Topics　淋菌分離培養検査**
>
> 淋菌は炭酸ガス好性で，温度変化や乾燥に弱く，一般細菌と同じ培養方法では菌が死滅して検出できない．淋菌の培養同定には，淋菌選択培地である変法Thayer-Martin寒天培地に咽頭を拭った綿棒から直接培地に塗抹後すみやかに密閉し，炭酸ガス発生装置により炭酸ガス充填下に室温で保存する（⓲）．その後35℃48時間炭酸ガス培養を行えば98％以上の感度で淋菌を検出できる．淋菌感染症を診る機会が少ない施設では利便的検査とはいいがたいが，近年，抗菌薬耐性化が顕著な淋菌では，薬剤感受性検査が併施できる検査として重要視されている．

CO₂ガス発生装置

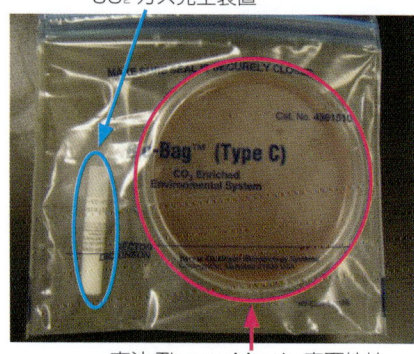

変法 Thayer-Martin 寒天培地

⑱淋菌培養検査キット
変法 Thayer-Martin 寒天培地（日本ベクトン・デッキンソン製）と炭酸ガス充填キット（三菱化学メディエンス製）．

SDA は，同一検体から淋菌とクラミジアの同時検査も，どちらか一種のみの検査も可能となっている．どちらの検査も，咽頭スワブ[★20] またはうがい液[★21] を採取して検査する．

（余田敬子）

★20
専用の子宮頸管または尿道検査キットを利用して，咽頭後壁と扁桃陰窩をスワブする．

★21
生理食塩水10mL ほどを10秒以上うがい，専用の尿検査キットを利用．

引用文献

1) 荒牧　元．性感染症．口腔咽頭粘膜疾患アトラス．第1版．東京：医学書院；2001. p.46-65.
2) 日本性感染症学会ガイドライン委員会．診断・治療ガイドライン 2011．日性感染症会誌 2011；2 suppl.
3) 田上　正．歯科および口腔内の感染症の診断と治療．HIV 感染症における口腔内病変．化学療法の領域 2006；22：627-35.

Column

最近のSTIの動向と耳鼻咽喉科開業医における診断上の注意点

わが国における最近の性感染症の動向

わが国の性感染症サーベイランス[*1]は，現在6疾患に実施されている．梅毒，ヒト免疫不全ウイルス（human immunodeficiency virus：HIV）感染者および後天性免疫不全症候群（acquired immunodeficiency syndrome：AIDS）は全数届出疾患[*2]，性器クラミジア感染症，性器ヘルペスウイルス感染症，尖圭コンジローマ，淋菌感染症は定点把握疾患[*3]として，毎月報告されている．ここでは口腔・咽頭に関連する性感染症である梅毒，HIV感染症，性器クラミジア感染症，淋菌感染症，性器ヘルペスウイルス感染症を中心に近年の動向（❶）を示す．性感染症のなかでもとくに性器クラミジア感染症，淋菌感染症が多いが，いずれも2002年をピークに減少傾向がみられる．

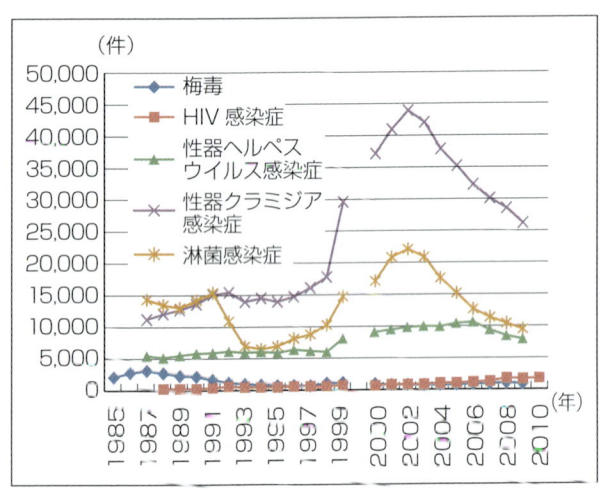

❶日本における性感染症の発生件数の推移
グラフのギャップは感染症法の制定により定点構成が変わったことを示す．

全数把握疾患

梅毒

わが国では第二次世界大戦時に大流行したが，1943年にペニシリン治療が導入されて急激に患者数は減少した．しかし，ここ数年，患者数の増加がみられている．

- 各病型を合計した総報告数[*4]は，1987年の2,928例をピークに以後減少し続け，1997年には最少の445例となった．
- 1998年以降20～30歳代を中心に漸増，2006年以降は年間約100例ずつ患者数が増加，2009年は減少（❷）．
- 2006年以降の増加は，病型別に無症候梅毒と早期顕症2期梅毒において目立っている．
- 男性は30歳代をピークに20～40歳代が多く，女性では20歳代前半が最多で男性より若年の傾向があり，男女比は2～2.5倍男性が多い[*5]．
- 男性[*6]では早期顕症梅毒が，女性[*6]では無症候梅毒の割合が高い[*7]．

HIV

厚生労働省のエイズ動向委員会から，3か月ごとに都道府県等からの報告に基づき患者発生動向が公表されている．2010年に新たに報告されたHIV感染者数は1,075件[*8]，AIDS患者[*9]469件[*10]であった．

- 日本では，先進国で唯一HIV・AIDS報告数の増加傾向が一貫して続いている（❸）．
- HIV感染者・AIDS患者ともに多数が国内で感染[*11]し，そのほとんどが20～40歳代の

[*1] 1948年に制定された性病予防法の下で始まり，1987年以降は感染症発生動向調査事業により行われてきた．「性病予防法」「エイズ予防法」「伝染病予防法」の3つを廃止・統合して制定された「感染症法」（感染症の予防及び感染症の患者に対する医療に関する法律）が1999年4月から施行され，現在は法律に基づく感染症発生動向調査によって行われている．
[*2] すべての医師が，診断した患者を最寄りの保健所に届け出る義務がある疾患．
[*3] 各都道府県で性感染症定点として指定された医療機関（全国約960か所）の医師が，診断した患者を最寄りの保健所に届け出る疾患．
[*4] 無症候，早期顕症1期，早期顕症2期，晩期顕症，先天梅毒を合計した報告数．
[*5] 2004～2008年の厚生労働省・国立感染症研究所感染症情報センターの報告による[1,2]．

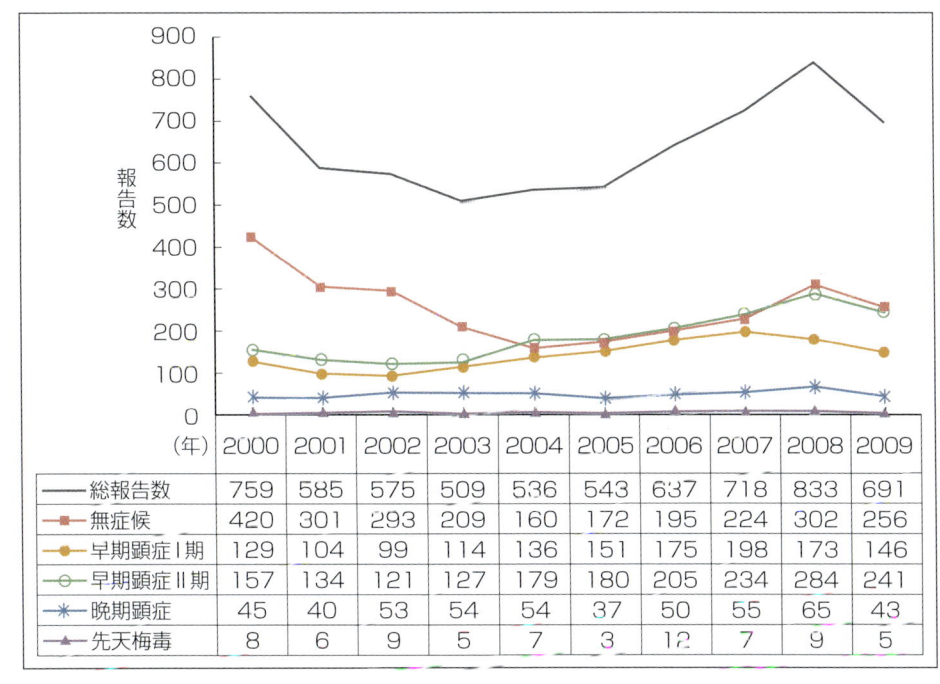

❷感染症発生動向調査による梅毒報告数の年次推移(男女総数, 2000～2009年)

(年)	2000	2001	2002	2003	2004	2005	2006	2007	2008	2009
総報告数	759	585	575	509	536	543	637	718	833	691
無症候	420	301	293	209	160	172	195	224	302	256
早期顕症Ⅰ期	129	104	99	114	136	151	175	198	173	146
早期顕症Ⅱ期	157	134	121	127	179	180	205	234	284	241
晩期顕症	45	40	53	54	54	37	50	55	65	43
先天梅毒	8	6	9	5	7	3	12	7	9	5

(岡部信彦ほか. 日性感染症会誌 2011[3] より)

日本国籍男性[*12]で, 1999年から患者数が著しく増加し続けている(❹).

● 各都道府県別HIV・AIDS患者報告数[*13]では, 関東・甲信越にて1996年以降増加し続けており, 累計で62.4％を占める. 近畿からの報告数も1998年以降増加が続き, とくに大阪府からの報告数の増加が顕著である.

定点把握疾患

性器クラミジア感染症, 淋菌感染症, 性器ヘルペスウイルス感染症, 尖圭コンジローマについて, 感染症発生動向調査事業が開始された1987年以降の定点あたりの各月報告数の年次推移を男女別に❺に示す.

● 男性においては, 淋菌感染症と性器クラミジア感染症が多く, 同様の増減を示し推移している. い

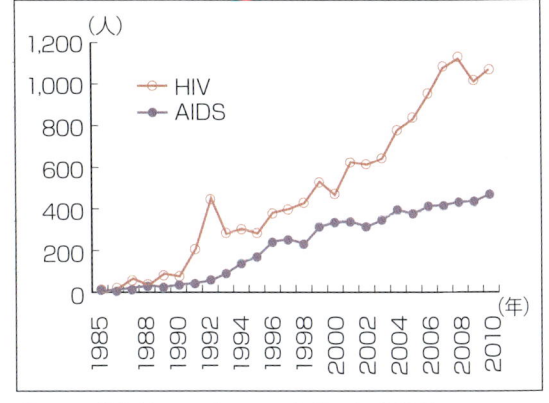

❸ HIV感染者およびAIDS患者の年次推移
(厚生労働省エイズ動向委員会. 平成22年エイズ発生動向年報[1]より)

わゆるエイズショックで危険な性行動を避ける風潮が広まり1993年から減少していたが, 1997

[*6] 2008年報告では, 男性(618人)では無症候29％, 早期顕症61％(1期24％, 2期37％), 晩期顕症9％, 先天梅毒1％, 女性(215人)では無症候56％, 早期顕症38％(1期10％, 2期28％), 晩期顕症5％, 先天梅毒1％であった[2].
[*7] 妊婦検診で発見される機会が多いためと推察されている.
[*8] 2008年(1,126), 2007年(1,082)に次ぐ過去3位.
[*9] 診断時点ですでにAIDS指標疾患を発症しているHIV感染者, つまりAIDSを発症するまでHIV感染に気づかなかった「いきなりエイズ」にあたる.
[*10] 過去最多.
[*11] 2010年の報告では, HIV感染者の85％, AIDS患者の76％を占める[1,2].
[*12] 日本国籍男性HIV感染者, AIDS患者ともに感染経路は同性間性的接触(両性間も含む)が最多.
[*13] 2010年報告数は, HIV感染者, AIDS患者ともに1位東京, 2位大阪, 3位愛知.

a. HIV 感染者

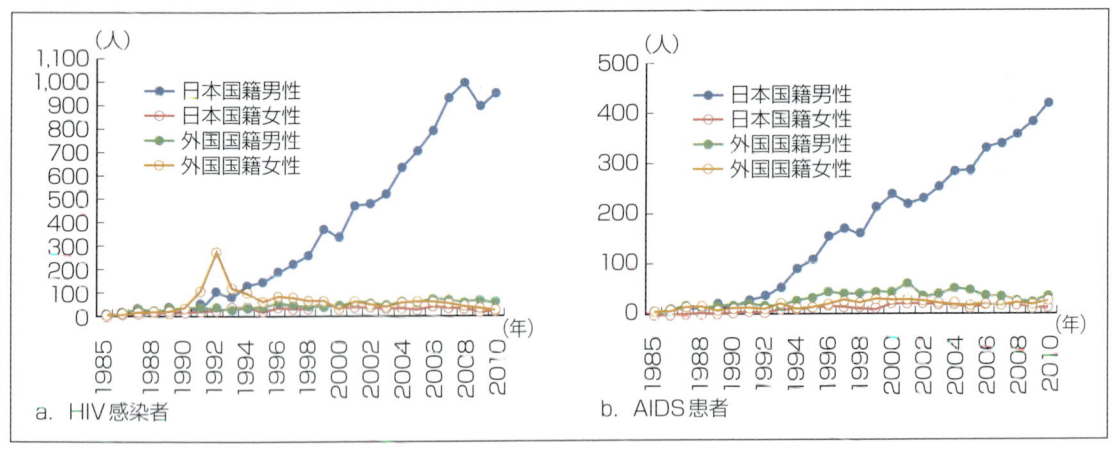

b. AIDS 患者

❹ HIV 感染者/AIDS 患者の国籍別,性別年次推移　（厚生労働省エイズ動向委員会．平成 22 年エイズ発生動向年報[1] より）

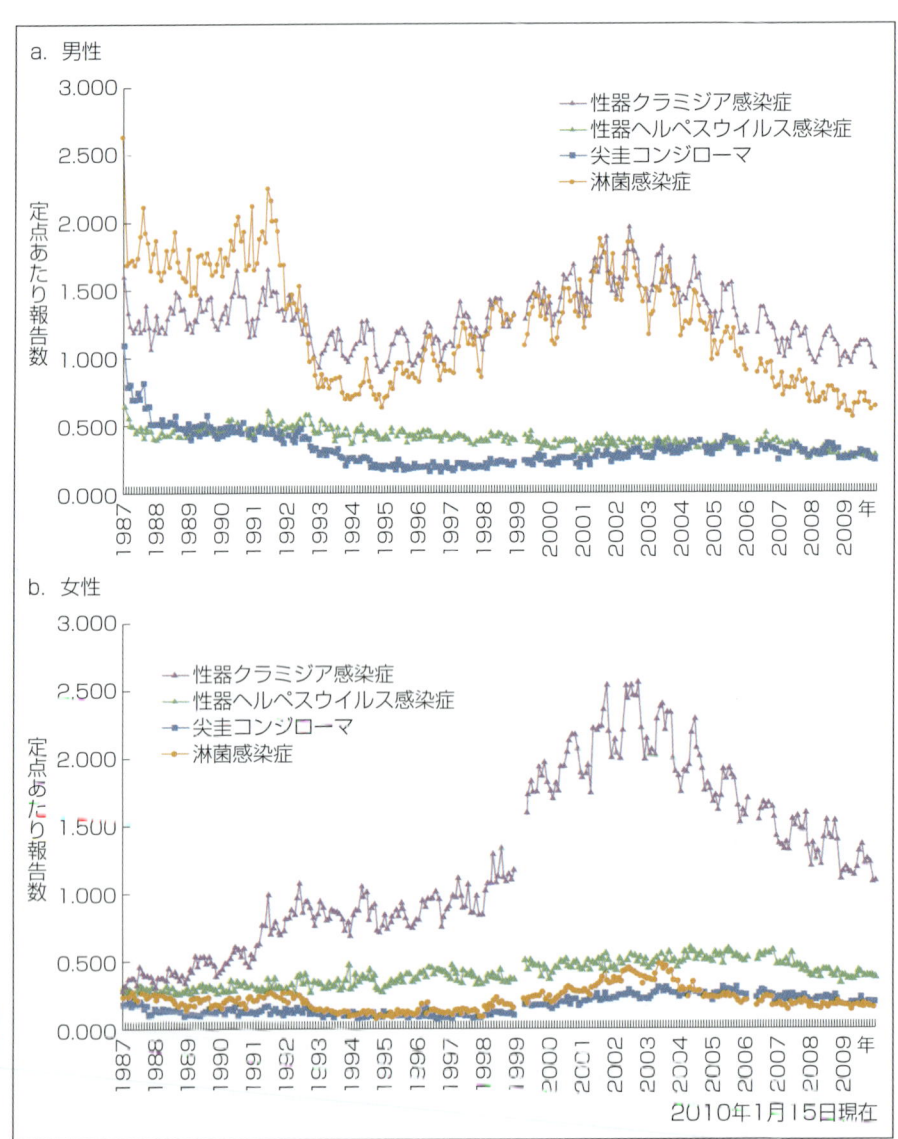

a. 男性

b. 女性

❺ 感染症発生動向調査による定点把握感染症の年次推移

（岡部信彦ほか．日性感染症会誌 2011[3] より）

2010 年 1 月 15 日現在

- 女性においては，性器クラミジア感染症が最多で，第2位が性器ヘルペスウイルス感染症，尖圭コンジローマ，淋菌感染症はほぼ同数で推移している．
- 1999年から2000年のあいだのグラフの途切れは，定点の見直しが行われたことを示しており，それまで泌尿器科に偏っていた定点設定を，産婦人科と泌尿器科がほぼ同数になるように調整が行われた．この後からみられる女性の性器クラミジア感染症の急増は，定点の見直しに加えPCR法などの感度の高いクラミジア診断法の普及によると推察されている．
- 淋菌感染症，性器クラミジア感染症も2002年をピークに男女とも患者数の減少がみられる．この2つの感染症の年次別・年齢別患者報告数から男女とも10歳代，20歳代の若い世代で最も減少していることがわかっているが，その理由は明らかになっていない．
- 性器クラミジア感染症は，高校生から20歳代のとくに女性での無症候感染が多いことが指摘[★14]されている．
- 淋菌感染症は男性の淋菌性尿道炎が多く，その半数は性風俗従業女性の咽頭からの感染[★15]と報告されている．
- わが国では，尖圭コンジローマの原因となるヒトパピローマウイルス（human papillomavirus：HPV）の子宮頸癌からの検出頻度が高い．近年，20歳代，30歳代の若年女性の子宮頸癌が増加傾向にあることから，若年女性の子宮頸癌の発症とHPV感染との関係[★16]が注目されている．HPVの感染を予防するワクチンは，初交より先に接種されなければ予防効果が得られないため，接種年齢の設定が議論されている．

耳鼻咽喉科開業医における診断上の注意点

潜伏梅毒，淋菌およびクラミジアの性器および咽頭への無症候感染，性器ヘルペスウイルスの無症候性排泄，前癌状態に至るまでの子宮頸部HPV感染など，感染しても無症状で他覚的所見もみられないこれらの無症候性感染が，性感染症が蔓延する大きな要因としてあげられている．国民性行動調査によると，過去1年間にオーラルセックスを行っていた人の割合は18～24歳の男女では約80％であったとされ，オーラルセックスを介した性感染症の拡大が危惧されている．耳鼻咽喉科を受診した人から口腔・咽頭の性感染症検査を求められた場合には，口腔・咽頭に性感染症に特徴的な病変の有無にかかわらず，口腔咽頭のスワブから淋菌・クラミジアを，血液検査で梅毒，HIVの検査を行うことを推奨する．

ポイント

①わが国では梅毒とHIV感染の関連性が高いため，梅毒陽性の場合はHIV検査を，HIV陽性の場合は梅毒検査を追加する．

②梅毒患者，HIV陽性者は，性感染症に罹患するリスクの高い性行動をとっている（同性愛，性風俗，不特定多数）場合が多いため，淋菌，クラミジアなど他の性感染症にも罹患している場合が多い．

③中耳炎，鼻・副鼻腔炎，上咽頭炎，咽頭炎，扁桃炎，喉頭炎，頸部リンパ節炎などの一般的感染症で，臨床所見やその治療経過が「普段みている症例と何か違う」印象を受ける場合は，HIV感染症である可能性を考慮して対応すべきである．

〔余田敬子〕

引用文献

1) 厚生労働省エイズ動向委員会．平成22年エイズ発生動向．
2) 国立感染症研究所感染症情報センター．感染症発生動向調査．
3) 岡部信彦，多田有希．発生動向調査から見た性感染症の最近の動向．日本性感染症学会ガイドライン委員会．診断・治療ガイドライン2011．日性感染症会誌 2011；2 Suppl：126-41．

★14 2001年の疫学調査では，女性における性器クラミジアの罹患率を15歳1.2％，16歳2.9％，17歳4.5％，18歳6.7％，19歳7.7％，20～24歳6.3％と推定している．

★15 2010年7月にCDCは，アメリカで淋菌感染症治療の第一選択薬として推奨されているセフトリアキソンに高度耐性を示す淋菌株が2009年に日本の性風俗従業女性の咽頭から分離された報告を取り上げ，セフトリアキソンによる治療不成功例の出現に注意し，発生が確認された場合は直ちに報告するように警告している．

★16 性交渉により子宮頸部に感染したHPVの一部が数年から数十年かけて持続的に感染し，前癌状態を経て子宮頸癌を発症する．

第9章 味覚・嗅覚検査

第9章 味覚・嗅覚検査

実戦的味覚検査法

- 現在，保険診療で認められている味覚検査法には，電気味覚計（TR-06®；リオン製）を用いる電気味覚検査法と，テーストディスク®（三和化学研究所製）による濾紙ディスク法（味覚の定性定量検査）がある．両法とも筆者が中心となって開発し，医療保険点数が設定されている（❶）．
- この，電気性味覚の閾値を測定する電気味覚検査法と，基本味質溶液の閾値を測る濾紙ディスク法は，味覚発生機序が異なる検査である．
- それゆえ，両法を併試すると，後述のように，時に結果が乖離する症例が認められることがある．それはまた，その味覚異常の鑑別診断の根拠となるのである[1]．

初診時，両法を併試すると味覚異常の鑑別が可能

味覚障害患者の変貌

■ 味覚障害を訴える患者は増加している

- 1992年，第4回日本口腔・咽頭科学会における「味覚障害の臨床」のシンポジウムに際して，全国の口腔・咽頭科学会員にアンケート調査を実施した．その年度に耳鼻咽喉科を受診した味覚障害の患者は14万人であった．
- 2003年に，医療保険で胃潰瘍で使用が認められている亜鉛製剤ポラプレジンク（プロマック®；ゼリア新薬）を味覚障害治療への適用拡大を申請するにあたり，およそ10年ぶりに，改めて同一手法でアンケート調査を行ったところ，年間24万人と，1.8倍に増加していた．

■ 年齢層の変化

- 筆者が1976年に日本大学病院に味覚外来を設置して以来の来院患者数の統計，さらに1996年に東京の西北に開業して以来の統計を分析すると，年齢層では，初期の統計（1976〜1980年）が40歳代にピークがあったものが，20年後（1996〜2000年）では60歳代と，20歳高齢側にシフトしていた．
- その原因は，日本人の高齢化に伴った単純な老人性味覚障害の増加ではなく，①生活習慣病などの内科的全身疾患をもつ症例の増加と，②その治療のために亜鉛キレ

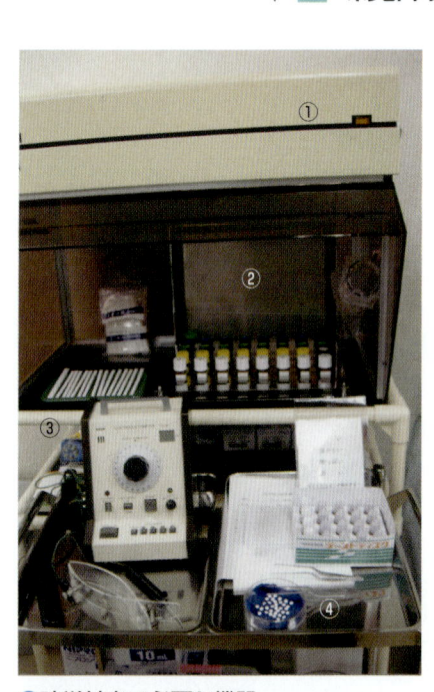

❶味覚外来で必要な機器
①脱臭装置（SD-1®；永島医科器械製），②T&Tオルファクトメータ®（第一薬品産業製），③電気味覚計（TR-06®；リオン製），④テーストディスク®（三和化学研究所製）．

ト能のある薬剤投与を受けている症例，③唾液分泌減少など口腔内病変をもつ症例の増加によるのである．
- 唾液分泌減少は加齢でも起こるが，服用薬剤の副作用によることが多く，薬剤変更と亜鉛内服療法で好転する症例が多い．

■ 性差
- 性差は男性2に対して女性3と，女性に多いことは統計を繰り返しても変わりがない．
- しかし，開業し，とくにホームページを開設してから，壮年期の男性の受診が多くなったのは予想どおりであった．

味覚障害診療の工夫

- 筆者は大学勤務時代と異なり，とくに味覚外来（味覚障害患者の診断と治療のみを行う曜日）を設けてはおらず，一般の患者のあいだに診察している．
- 味覚異常の患者は原則予約制とし，一日に診る患者数を，新患2人，再来3人と制限し，午前中に診察，検査を行っている．

■ ホームページの開設
- インターネットの普及に伴い，ホームページの開設は，味覚障害の診断と治療を理解させるために必要である．
- パソコン操作のできない高齢者も，家族に調べてもらって来院するケースが多くなった．
- ホームページで受診方法を説明しているが，受付には，電話で問い合わせがあったとき，発症時の状況，経過，他医による検査，診断，治療の状況，他疾患で常用している服薬内容がわかる資料を必ず持参するように説明させ，来院日を予約させている．

■ 問診で留意すべき事項
- 診断に必要な事項が抜けないように，問診票（❷）をつくり検者が記入している．
- とくに，予後に関連する病悩期間はまっ先に聴取し，いつ，どのように発症したのか，カルテに記載する．主訴は味覚減退か消失か，自発性異常味覚か，四基本味の区別がつくか，食欲の有無，口渇および舌痛の有無を問う．
- 嗅覚障害の合併：味覚障害との時期的関係．
- とくに大事なのは常用薬の内容と，食事環境，すなわち家族構成（孤食）や食事内容，朝食抜きなど食事の仕方を聴取することである．

氏名_____ 年齢____歳			検査日： 年 月 日	
味覚異常問診票				
四基本味の区別	つく	つかない		
全体的に味覚低下	あり	なし		
自発性異常味覚	あり	なし	種類：	
異味症	あり	なし	種類：	
悪味症	あり	なし	種類：	
口腔内乾燥感	あり	なし		
舌痛	あり	なし	部位：	
			種類：	
食事しみる	あり	なし		
嗅覚障害	あり	なし		
鼻閉	あり	なし	種類：	
自発性異常嗅覚	あり	なし	種類：	
異嗅症	あり	なし	種類：	
常用薬	あり	なし	内容：	
食事おいしくない	＋	－		
偏食	あり	なし	内容：	
食欲	あり	なし	空腹感 あり なし	
月経				
便通	回／日		食事回数	回／日
家族構成			酒	／日
			タバコ	本／日

❷味覚異常問診票

■ 味覚診療に必要な検査器具 ❶

舌の拡大観察

- 舌表面の観察のために，筆者は永島医科器械製の処置用顕微鏡（7倍と11倍）を常用している．
- 茸状乳頭の数，形態，左右差を観察し，舌痛を訴える患者では，舌表面の炎症，とくにカンジダ症の有無を診る．
- 軽い白斑（錯角化症）は亜鉛内服で消失し，それが舌痛の原因であったこともしばしばである．
- 11倍の拡大で舌茸状乳頭の写真を撮り，カルテに添付し経過を追っている．

濾紙ディスク（テーストディスク®）

- 味覚異常を主訴とする患者の味覚検査には，テーストディスク®による濾紙ディスク法が最も適している．

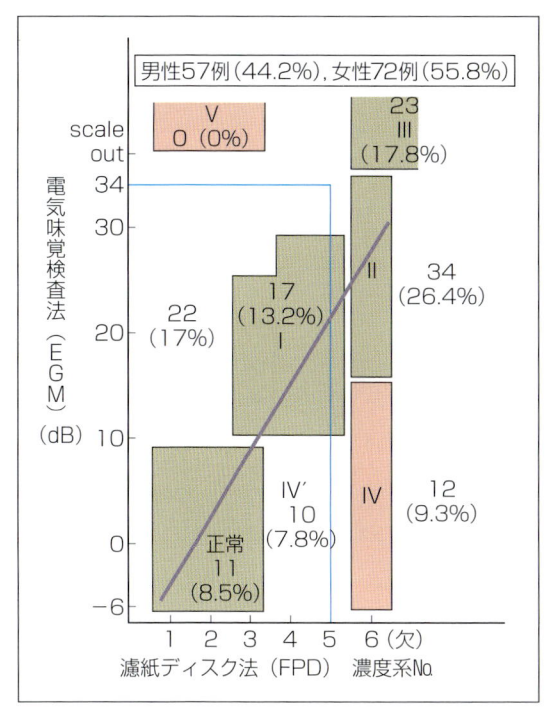

❸ 味覚異常者の電気味覚検査法（EGM）閾値と濾紙ディスク法（FPD）閾値との相関

〈鼓索神経領域〉
──：測定範囲，──：電気味覚と濾紙ディスク法の閾値間の回帰直線．
EGMとディスク法を併試すると正常，I，II，III群は回帰直線にそって分布しているが，IV群（すなわちディスク法は悪化しているが，EGMは正常である群）が確かに存在する．
EGM：electrogustometry，FPD：filter-paper disc method.

（冨田 寛．味覚障害の全貌．診断と治療社；2011[1]より）

電気味覚計（TR-06®）

- 初診時に濾紙ディスク法と併試すると，両検査法の乖離を認めることがある（❸のIVおよびIV′群）．
- 電気味覚閾値は良好であるのに濾紙ディスク法閾値が悪いIV群およびIV′群の症例は，①女性が多い，②症状発現から受診までの期間が短い，③血清微量元素（亜鉛，銅）が異常値を示す例が多い，④亜鉛内服療法によく反応する症例が多い．
- 初診時に両法を施行して，このようなギャップを証明した場合，患者にその味覚障害が予後良好であること，亜鉛内服療法が有効であることを予告することができるのである．

T&T オルファクトメータ

- 味覚異常に占める嗅覚の関与は大きい．とくに風味障害，感冒後味覚嗅覚同時障害の診断には不可欠である．
- 診察室に常置しておくためには，悪臭対策のための工夫が必要である．
- 筆者はE（skatole）試験液をはじめから撤去し，悪臭検査はC（iso-valeric acid）試験液のみとしている．診断に支障はないし，悪臭対策で困ることもない．

アリナミン注射液®（プロスルチアミン注射液）

- 嗅覚障害重症例には，アリナミン静注テストを必ず施行している．

```
味覚異常 ┬─① 味蕾への外的障害 ┬─ 炎症(舌炎, 軟口蓋炎)
        │                    └─ 火傷
        ├─② 味物質の到達障害 ┬─ 味孔(舌苔・錯角化症)
        │                    └─ 唾液減少(老化・Sjögren症候群・亜鉛欠乏症)
        ├─③ 味蕾細胞の内的障害 ┬─ 亜鉛欠乏症 ┬─ 食事性
        │                      │              ├─ 薬剤性
        │                      │              └─ 全身疾患
        │                      ├─ ビタミンB₂欠乏症
        │                      ├─ ビタミンA欠乏症
        │                      └─ 貧血(鉄欠乏性, 大球性, その他)
        ├─④ 味覚伝導路障害(小脳橋角部腫瘍, 顔面神経麻痺, 中耳手術, 口蓋扁桃摘出術, その他)
        ├─⑤ 食物の味に関連する ┬─ 嗅覚障害(風味障害)
        │   ほかの感覚の障害    └─ 三叉神経Ⅱ・Ⅲ枝の障害(舌ざわり・歯ざわりの異常)
        ├─⑥ 心因性 ┬─ 仮面うつ病
        │          └─ 転換ヒステリー
        └─⑦ 老化
```

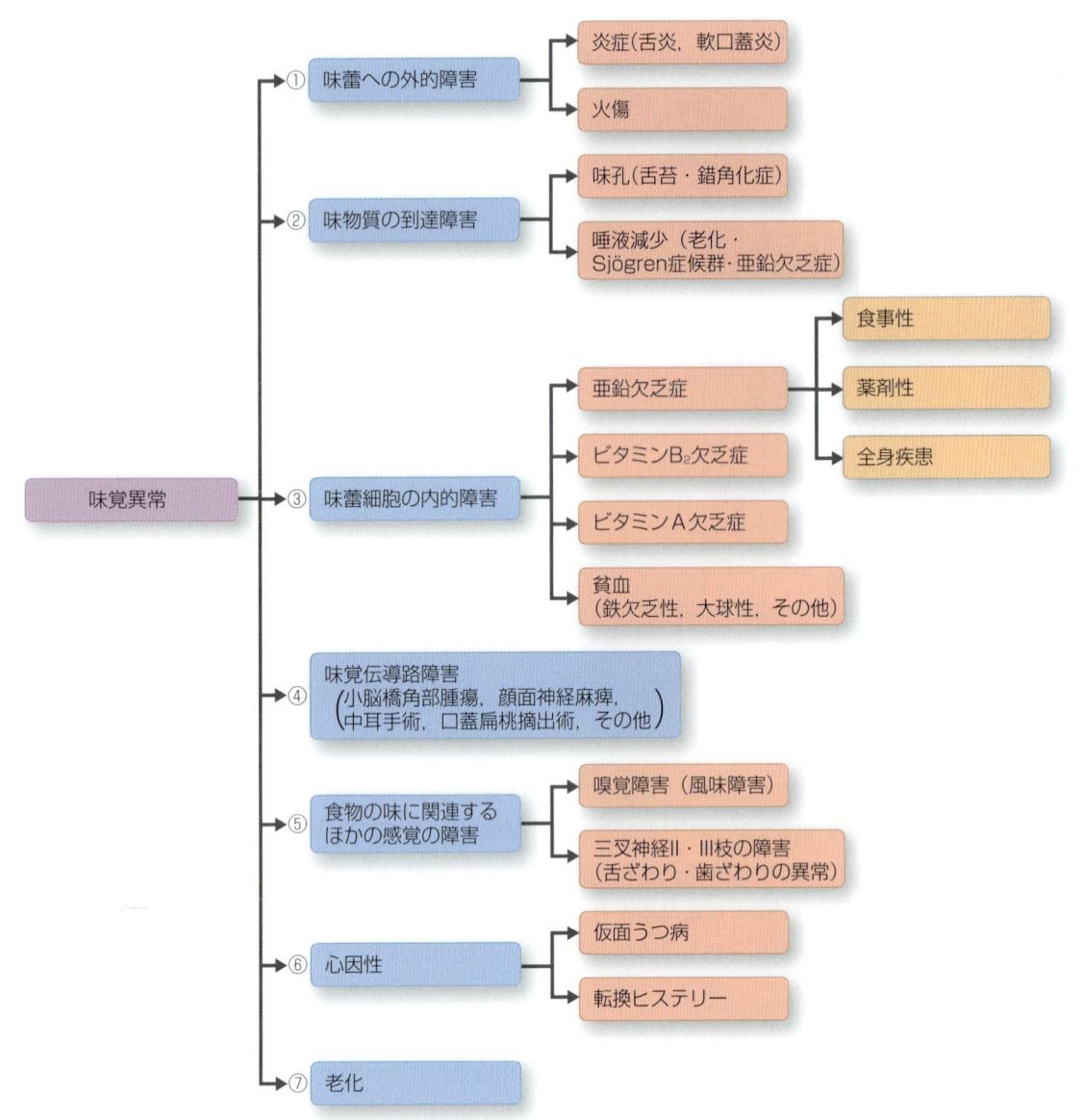

❹味覚異常の起こり方

唾液分泌テスト用ロッテ・フリーゾーンガム®
- できるだけ甘味や香料の入っていないガムがよい.

味覚異常の起こり方（❹）

- 味覚障害の診断を進めるうえで，まず味覚異常はどのようにして起こるのかを記憶すべきである.
- 最も多いのは❹の③味蕾細胞の内的障害が亜鉛欠乏で生じているものであるが，②⑤とくに⑥の合併に注意して診断を進める.

誘因・原因	検査	結果	疾患	治療
①なし	血清亜鉛値*	79 μg/dL 以下 / 正常下限・高銅血症 Zn/Cu 比 0.7 以下 / 正常（治療的診断）	食事性亜鉛欠乏症	食事指導 / 亜鉛内服療法
	白血球亜鉛値	69 μg/g・protein 以下		
②全身疾患	肝, 腎, 甲状腺機能, 血圧, 梅毒, 血糖, 尿糖	異常	肝不全, ネフローゼ, 糖尿病 / 甲状腺機能不全 / 薬剤性味覚障害 / 胃・腸切除後	専門医紹介 / 薬剤変更 / 亜鉛内服療法 / 亜鉛内服または静注
	血清亜鉛値	異常		
③心因	問診, CMI, GHQ, SDS	異常	心因性味覚障害	説得療法 / 専門医紹介
④感冒, 鼻症状	味覚検査	異常 / 正常	血清亜鉛値低下 / 風味障害	亜鉛内服療法 / メチコバール® / ステロイド点鼻療法 / 鼻内篩骨洞手術
	嗅覚検査	異常		
⑤唾が出ない	血清亜鉛値	異常 / 正常	症候性, 老人性	亜鉛内服療法 / サラジェン® / 麦門冬湯 / 人工唾液
	免疫機能・唾影法・口唇腺生検	正常 / 異常		
	99mTc唾液腺シンチグラフィ	異常	Sjögren症候群	
	ガム・テスト	異常		
⑥前景に立つ神経症状	支配神経別味覚検査（電気味覚検査, 濾紙ディスク法）		鑑別診断	原因別療法

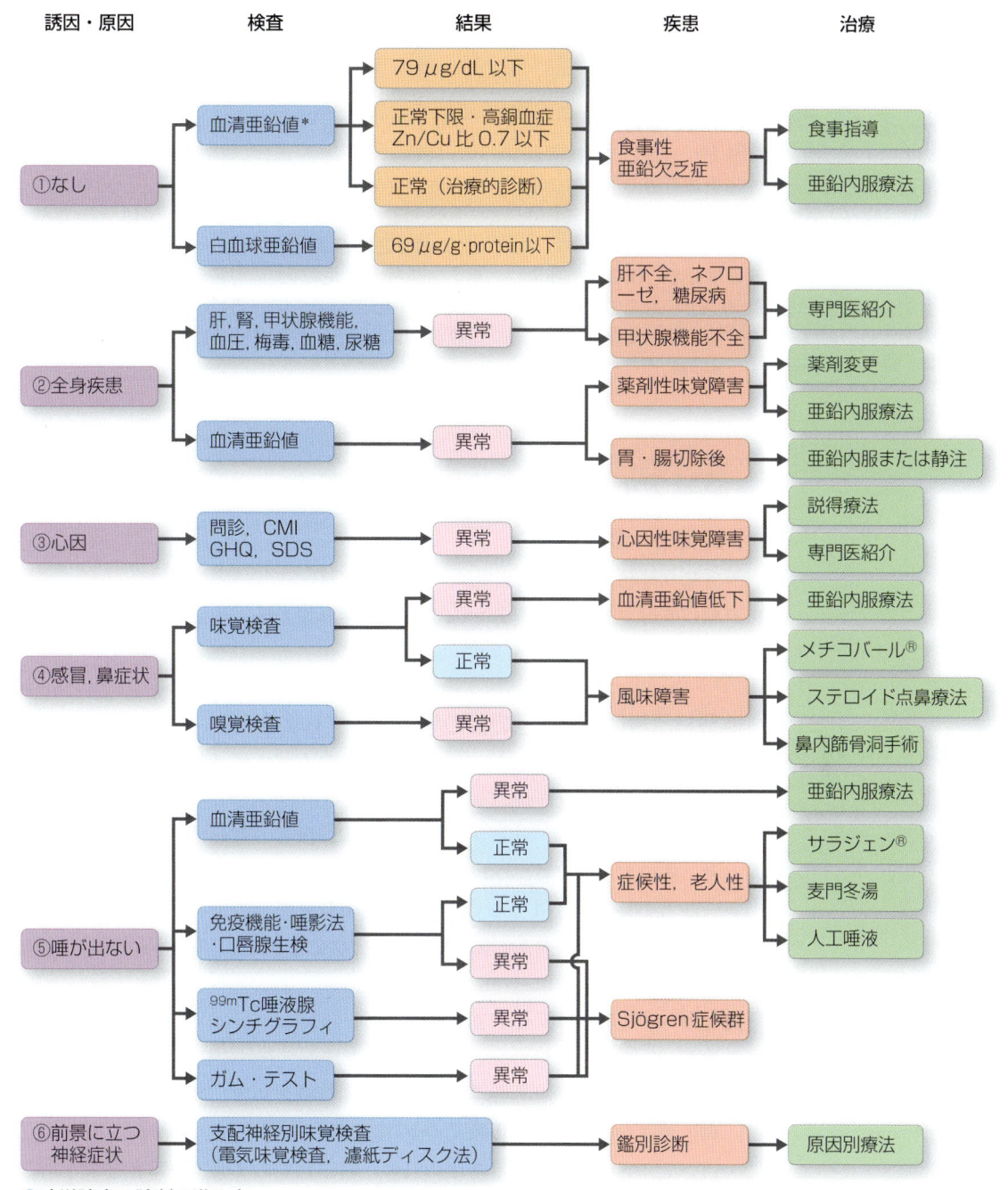

⑤ 味覚障害の診断の進め方

＊：Column「血清亜鉛値」参照.
CMI：Cornell Medical Index, GHQ：General Health Questionnaire, SDS：self-rating depression scale.

味覚障害の診断の進め方（⑤）

- 筆者は⑤のような基準，方法に則り，味覚障害の診断を進めている．

> **Column** 血清亜鉛値（日本人の基準値）
>
> - 血清亜鉛値については，日本大学在職中は69μg/dL以下を**間違いのない亜鉛欠乏症**と決めて臨床統計を続けてきた．しかし，臨床医が診断のよりどころとする血清亜鉛の基準値の下限は，現在も各臨床検査所によってまちまちであり統一されていない．
> - 2005年に日本微量元素学会から筆者に，血清亜鉛の基準値設定の宿題が出されたので，過去の測定値の再検討，測定値の日内変動，測定方法，経口投与したZn^{67}の体内動態を参考に，さらに新たに集めた健常者の母集団100例の測定値から，日本人の血清亜鉛値の基準値を80～130μg/dLと設定した．この値は日本微量元素学会の栄養・毒性評価委員会（2008年3月20日）で検討のうえ承認された（引用文献1）のp.211-221参照）．
> - すなわち，日本人の血清亜鉛の基準値の下限は80μg/dLであるので，79μg/dL以下の測定値を示した場合は亜鉛欠乏症と判断すべきである．

濾紙ディスク法実施における工夫

測定部位（❻）
- 各味覚神経支配領域の測定は，❻の部位で行う．
- 軟口蓋味覚の測定は，若い人の顔面神経麻痺の障害部位診断など特殊な症例以外は省略できる．

味質指示表は必ず患者の目の高さにセットする（❼）
- 検者の目の高さにもなり，とくに舌後方の有郭乳頭（多くは葉状乳頭）での測定のときに役立つ．
- このために筆者は，味質指示表を処置用顕微鏡の側面にテープで貼り，検者，被検者とも同じ目の高さでみられるようにセットしている．
- 舌前方の検査ばかりでなく，舌の奥，葉状乳頭へのディスクの貼布が，ヘッドライトの照明がよく入るので，確実にできる．

濾紙ディスクをつまみやすくする工夫（❽）
- 濾紙ディスクを耳用ピンセットで1枚つまみ，それに試験液を1滴たらし，舌の測定部位に載せる作業をよどみなく行うために，筆者は，あらかじめディスクをシャーレに1枚ずつ並べて置くのであるが，シャーレの底には白いディスクとコントラストの良い，濃い色彩のタオル地の布を敷き，その上にディスクを並べて置く．

測定手順
- 被検者に舌を軽く口外に出させ，唇で固定させる．そして検査中そのままの状態を保ち，絶対に舌を口内に戻さないように指導する．
- ディスクの味は薄いものであること．2～3秒考えて迷わず味質指示表を指さすようにさせる．

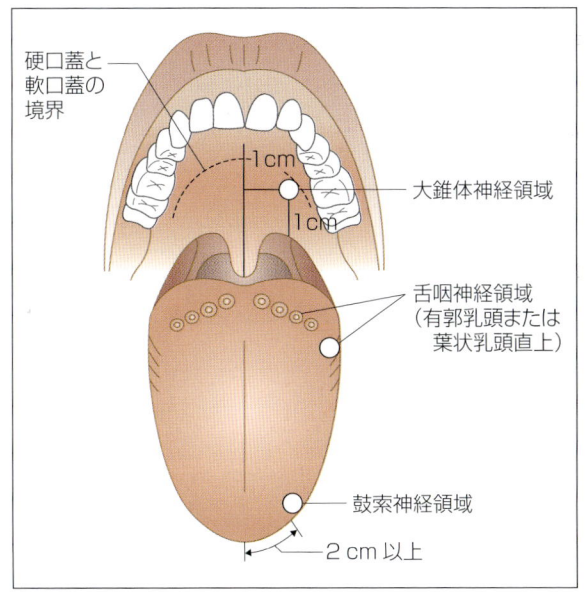

❻ 各味覚神経領域の測定部位

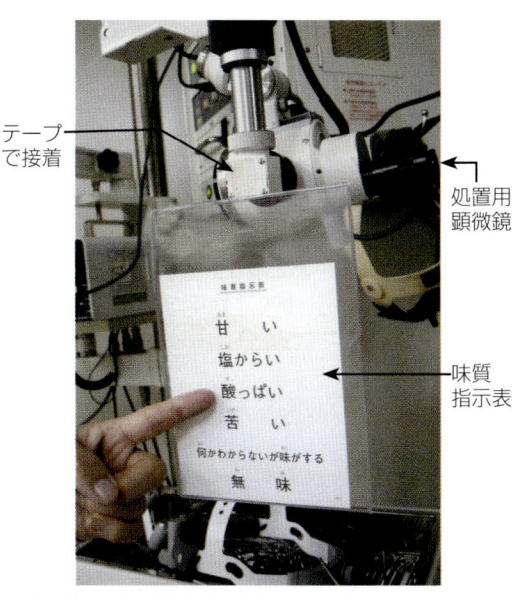

❼ 味質指示表は検者・被検者の目の高さにセット

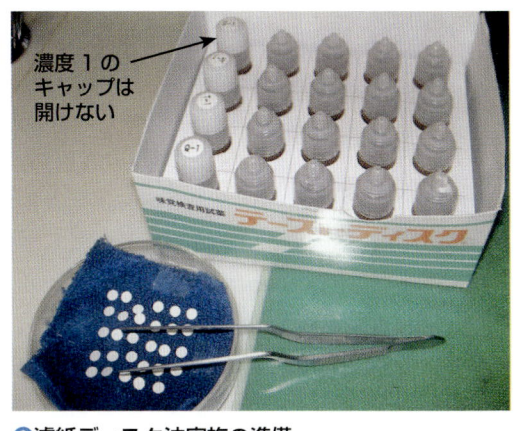

❽ 濾紙ディスク法実施の準備

試験液濃度の上げ方

- テーストディスク®の濃度系[★1]の2は若い人の中央値，3は正常の上限であることを頭に入れておけば，被検者の年齢と，問診で得た味覚障害の予想される程度で，濃度3か4から測定を始める．
- 伝導路障害が考えられなければ，右側が3で反応がなければ，左側は4，それでもわからなければ，次の右は5と濃度を上げていく．両側とも濃度5で反応がなければ，舌の奥の測定に移る．

濃度1の滴瓶の扱い（❽）

- 濃度1の滴瓶は，味覚異常者の検査では使用することがないので，筆者はキャップを開けず，味質の目印にしている（❽）．

検査する味質の省略

- 甘味は真性解（乖）離性甘味障害があること，苦味は自発性異常味覚に苦味が多いことから省くことはできないが，塩味と酸味は同じ受容機構であるので，多くの場合酸味の検査は省略できる．甘味→塩味→苦味，または塩味→甘味→苦味の順で検査する．

初回検査味質の再検

- 初回検査の場合，被検者は応答にとまどうことがあるので，はじめに検査した味質は最後にもう一度測定し直す必要があることが多い．

★1 テーストディスク®の濃度系
No.1：各味質の正常値下限．
No.2：中央値．測定部位で値の異なる味質は，濃度1と3の濃度間隔の中央値を採用．
No.3：各味質正常値の上限．
No.4：味質の年齢変動を考慮して設定．
No.5：味覚正常者において，他の知覚系を刺激しない濃度．
（詳しくは文献1のp.133を参照されたい）

実戦的味覚検査法 ● 203

❾濾紙ディスク検査による味覚障害の重症度の評価

正常	総平均値が，3.5 未満のもの
軽症	総平均値が，3.5 以上 4.5 未満のもの
中等症	総平均値が，4.5 以上 5.5 未満のもの
重症	総平均値が，5.5 以上のもの

❿濾紙ディスク検査による味覚障害の治療効果の評価：総平均値で評価する方法

治癒	総平均値が 3.0 以下になったもの
改善	総平均値が 1 以上改善したもの
悪化	総平均値が 1 以上悪化したもの
不変	上記のいずれの基準も満たさないもの

		EGM	FPD		
		dB	甘味	塩味	味
鼓索	左				
	右				
舌咽	左				
	右				

⓫測定結果記入用スタンプ

- 各味質が舌前方（鼓索神経領域）で，高濃度であってもわかる場合は，そこで検査は終了する．すなわち，軽度障害では6〜9回ディスクを当てることで終了できる．

舌後方（舌咽神経領域）の測定

- 舌前方がすべて欠の場合は舌後方の測定が必要になる．とくに扁摘後の味覚障害では必須である．
- 患者に，舌を大きく突き出させ，当てガーゼを巻いて，右手で測定側と反対側に舌を引き出させ，口を大きく開けさせる．ヘッドライトの光を舌縁後方に入れる．多くの場合，有郭乳頭はみえないので葉状乳頭上にディスクを置く．
- 亜鉛欠乏や薬物性味覚障害例では舌前半の測定が欠でも，舌後方では濃度2か3で正答する例が多い．

味覚の回復，重症度（❾），治療効果（❿）の評価

- 受容器型味覚障害の場合，味覚の回復は，味蕾の多い舌後方から始まる．
- 舌前方で測定可能であった症例は，回復が始まれば初回測定値よりも薄い濃度で測定可能となる．すべての味質が濃度2または3で測定できれば治癒と判定する．
- 濾紙ディスク法による味覚障害の重症度の評価は❾，治療効果の評価は❿のごとく判定する．

味覚神経伝導路障害の診断，治療経過

- 歯科麻酔による舌神経障害や，扁摘による舌咽神経障害などの味覚神経伝導路障害の診断や障害度の判定には，電気味覚検査の結果を加えるとより正確である．

測定結果のスタンプ（⓫）

- ⓫のようなゴム印を作り，カルテにスタンプして測定結果を記入している．

味覚検査の間隔

- 病悩期間が短くて軽度か中等度の味覚障害例は，治療が適切であれば2週間程度で回復の徴候が現れるので，初回検査，そして亜鉛内服投与から2〜3週目に再検査することが望ましい．
- 受容器型味覚障害の治癒過程は，電気味覚検査で追うことは適当でない．
- 2回目以降の濾紙ディスク法は10分程度ですむので，怠ることなくディスク法で経過を追えば，自覚的には変わりなくとも，血清亜鉛値の上昇とともにディスク値も改善を示し，検者も被検者もともに納得できるのである．

内服用亜鉛製剤の有効亜鉛量

- 筆者が治療効果を確かめた内服用亜鉛製剤は，硫酸亜鉛，グルコン酸亜鉛，ピコリン酸亜鉛，ソルティア®（海藻亜鉛）[★2]であるが，含まれる亜鉛の量としては，それぞれ67.67 mg/日，69 mg/日，87 mg/日，海藻亜鉛（ソルティア®）は3錠/日で49 mg，6錠投与で98 mg/日であった．すなわち有効亜鉛量としては，1日50 mg以上の内服が必要であった．
- 最近，胃潰瘍のみが適用であったプロマック®（ポラプレジンク）が，味覚障害での使用も認められたが，1日2錠では亜鉛量として34 mgであるので，少なくとも1日3錠，食事中服用（亜鉛量として51 mg）が望ましい．
- 亜鉛キレート作用があり，味覚障害を起こす薬剤は240種もあるので，他の薬剤とともに服用することは避け，食事中に汁物とともに服用させるのが望ましい．

（冨田　寬）

★2　ソルティア®
現在は市販されていない．

引用文献

1) 冨田　寬．味覚障害の全貌．東京：診断と治療社；2011．

第9章 味覚・嗅覚検査

実戦的嗅覚検査法

- わが国で現在，保険請求可能な嗅覚検査は，T&Tオルファクトメータを用いる基準嗅力検査と，アリナミン注射液®（プロスルチアミン注射液）を用いる静脈性嗅覚検査のみである．
- あらゆる感覚障害に通じることであるが，単一の検査で機能障害のすべてを診断することは不可能である．嗅覚検査に関しては，T&Tオルファクトメトリーは一般の診療所で行うことは困難な状況にあり，静脈性嗅覚検査のみでは，正確な診断はできない．
- 本項では，T&Tオルファクトメトリーが行えない場合に，どのような手順で診断を進めていくか解説する．

> T&Tオルファクトメータを使用せずに嗅覚障害の診断を行う

嗅覚障害の診断手順

- 診断の目的は，①障害の原因を判定すること，②障害程度を判定すること，③予後を推測することの3点である．
- 診断は，問診，鼻腔内観察，画像診断，嗅覚検査の結果を総合的に判断して行う（❶）．
- 原因として最も多いのは鼻副鼻腔炎であり，次いで感冒罹患後嗅覚障害，外傷性嗅覚障害の順であるが，原因不明の嗅覚障害も少なくない（❷）．
- 鼻副鼻腔炎の診断には鼻内視鏡検査とCTが有用であり，鼻内視鏡検査では上鼻甲介を含めた嗅裂部の観察が重要である．また，CTは骨条件での冠状断撮影が有用で，副鼻腔のみならず嗅裂の状態も観察する．

> 感冒罹患後嗅覚障害の診断では嗅裂の状態を必ず確認する

- 感冒罹患後嗅覚障害は，鼻腔内所見，画像所見ともに異常がほとんどなく，問診での「感冒が治った後でもいつまでもにおいの障害が戻らない」との訴えが唯一の手がかりである．しかし，丹念な鼻腔内の観察を欠かすことはできない．嗅裂の状態を確認せずに鼻腔内に異常なしとして感冒罹患後嗅覚障害と診断した後に，他院で嗅裂の閉鎖が内視鏡あるいはCTで発見され，副腎皮質ステロイド点鼻治療のみで短期間で改善した例も少なくない．

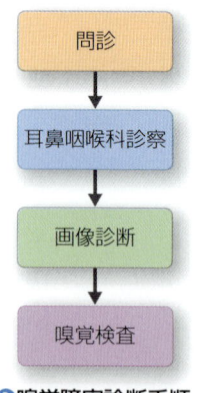

❶ 嗅覚障害診断手順

問診 → 耳鼻咽喉科診察 → 画像診断 → 嗅覚検査

❷ 嗅覚障害の分類と原因疾患

分類	原因疾患
呼吸性嗅覚障害	慢性副鼻腔炎 アレルギー性鼻炎 鼻中隔彎曲症
嗅粘膜性嗅覚障害	感冒罹患後嗅覚障害 薬剤性嗅覚障害
末梢神経性嗅覚障害	頭部・顔面打撲
中枢性嗅覚障害	頭部打撲 脳腫瘍 脳神経外科手術 神経変性疾患 ・アルツハイマー病 ・パーキンソン病

❸日常生活臭アンケートによる自己評価法

ご飯の炊けるにおい	2・1・0・▲	味噌	2・1・0・▲
海苔	2・1・0・▲	醤油	2・1・0・▲
パン屋のにおい	2・1・0・▲	バター	2・1・0・▲
カレー	2・1・0・▲	炒めたニンニク	2・1・0・▲
みかん	2・1・0・▲	イチゴ	2・1・0・▲
緑茶	2・1・0・▲	コーヒー	2・1・0・▲
チョコレート	2・1・0・▲	家庭用ガス	2・1・0・▲
生ごみ	2・1・0・▲	材木	2・1・0・▲
糞便	2・1・0・▲	汗のにおい	2・1・0・▲
花	2・1・0・▲	香水	2・1・0・▲

それぞれに，①わかる（2点），②時々（少し）わかる（1点），③わからない（0点），④最近嗅いだことがない（除外）で回答．
（合計点数 / 除外以外の項目数×2）×100がスコア．

- 外傷性嗅覚障害の診断も問診が鍵を握る．外傷性嗅覚障害は前後方向からの打撃によって起こりやすいため，MRIで前頭葉ならびに後頭部の病変の有無を観察する．ただし，篩板レベルでの嗅神経軸索の断裂による障害では，MRIでもまったく異常がないことがある．
- 抗癌剤などによる薬物性嗅覚障害も少なからずあり，既往歴，薬物服用歴の聴取も重要である．

障害程度の判定法

- 問診時の自覚症状による5段階評価，日常生活臭アンケートによる自己評価法（アンケート法），visual analogue scale（VAS）は嗅覚検査ではないが，嗅覚障害程度の判定に用いることができる．
- 5段階評価：「正常ににおう」，「においが弱い」，「強いにおいはわかる（近づければだいたいわかる）」，「ほとんどにおわない（近づければかすかにわかる）」，「まったくにおわない」の5段階のなかのどれに当てはまるか回答してもらう．
- アンケート法：❸に示す20項目のにおいについて，最近の状態を「におう」（2点），「少し（時々）におう」（1点），「におわない」（0点），「最近経験していないのでわからない」（除外）のいずれかを回答してもらう[★1]．アンケート法で70％未満の場合，嗅覚低下を疑う[1]．
- VAS：紙に10 cmの直線を書き，左端を「まったくにおわない」，右端を「普通ににおう」として，そのどの辺りかを示してもらう[★2]．VASでは50点以下の場合，嗅覚障害を疑う[2]．
- アンケート法，VASともに嗅覚検査ではないため，客観的な評価法とはいえないが，いずれのスコアも，T&Tオルファクトメトリーの検知域値，認知域値と非常に強い相関を示すことが報告されている．

[★1] 各項目2点満点で，総点数を除外を除いた項目×2で除した数値をパーセントで示す．

[★2] 左端からの距離をmmで表し点数とする．

嗅覚域値検査

- 障害の程度を数値として示す検査である．
- わが国ではT&Tオルファクトメトリーが標準的な嗅覚域値検査であり，5種類のにおいの検知域値と認知域値が測定できるが，平均認知域値により障害程度が5段階に分類される．
- 海外では，ブタノールなど単一のにおいの希釈液を用い，無臭水と両者を嗅いで，強制選択法によりにおいを感じる最も薄い濃度をもって嗅覚域値としている．
- T&Tオルファクトメトリーを施行するには換気，脱臭装置が必要であり，一般の外来で行うことは困難な状況にある．しかし，労働災害認定や自賠責補償に加え，近年では一般の損害保険においても，嗅覚障害が後遺障害として残る場合には補償の対象となり，その判定には本検査が用いられるため，診断書が必要な場合には本検査が行える医療機関に紹介する必要がある．

嗅覚同定能検査

- 嗅覚同定能とは，嗅いだにおいがどのようなにおいかを判別する能力である．通常の嗅覚障害では，域値が上昇するため同定能力も低下し，中枢性嗅覚障害では，域値検査で正常であっても同定能が低下することがある．

嗅覚同定能測定にOpen Essence®が有効

- 同定能測定には，カード型嗅覚同定能検査装置「Open Essence®」（和光純薬工業製）が有効である．本検査は，日本人になじみの深い12種類のにおいが，二つ折りにされた名刺サイズの紙に密封されており，紙を開くことによりにおいを放散させ，嗅いだにおいが内面に書かれているどのにおいに最も近いかを答えさせる．12種のうち正解が7種以下の場合，嗅覚低下を疑う[3]．ただし，本検査器具は薬事承認が得られておらず，保険請求ができない点に注意しなければならない．

Open Essence®は保険請求ができない点に要注意

Column　匂い受容のメカニズムとは

　人間の五感のうち，視覚，聴覚，触覚は物理感覚とよばれ，嗅覚と味覚は化学感覚とよばれる．匂い分子が嗅神経の受容体と化学反応することにより，インパルスが発生するためである．
　匂い物質は分子量300以下の揮発性有機化合物であり，地球上に数十万種存在するといわれている．食品や花などの一つの匂いには数百の有機化合物が含まれているといわれ，その組み合わせは無限といってよい．匂い分子を受容する受容体は，人間では約400種類存在している．匂い分子と受容体はそれぞれ複数対複数の関係で結合するため，その結合パターンの違いで数十万の匂いを，それぞれ異なるものとして受容することができるのである．
　これまで謎とされてきた匂い受容のメカニズムが，この20年のあいだに瞬く間に解明された．その先駆けとなったのが，1991年のニオイ受容体遺伝子の発見であり，報告者のRichard AxelとLinda Buckに2004年にノーベル医学生理学賞が与えられた．

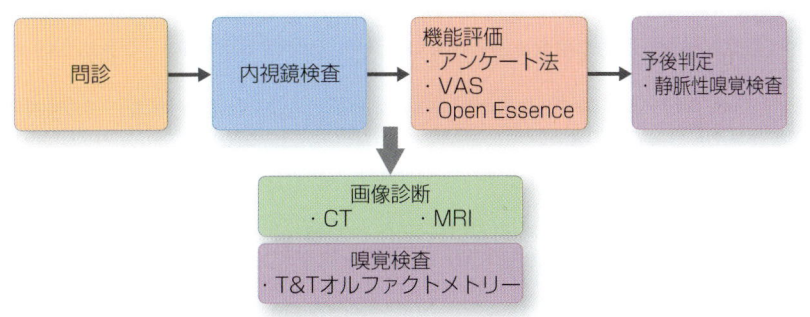

❹実戦的嗅覚障害診断法

静脈性嗅覚検査（アリナミンテスト）

- アリナミン注射液®2mL（10mg）を用いる検査である．アリナミン注射液®を左肘正中皮静脈から20秒かけて等速度で注入しているあいだ，被検者に鼻呼吸をさせ，においを感じ始めた時間を潜伏時間，においを感じ始めてから感じなくなるまでの時間を持続時間として，それぞれ秒数で表す[4]．
- 嗅覚正常者では，潜伏時間は9秒以内，持続時間は60秒以上であり，嗅覚障害患者では潜伏時間が延長し，持続時間が短縮する．まったくにおいを感じない場合に嗅覚脱失とする．
- 本検査では障害程度を判定することは困難であるが，本検査でアリナミン臭を感じることができる被検者では，概して嗅覚の予後が良好である．
- ほぼ半数の被検者で，注射による肘から肩にかけての血管痛を訴えるため，事前に説明が必要である．

> アリナミンテストでアリナミン臭を感じる被検者は予後が良好

> アリナミンテストの被検者には血管痛について事前説明が必要

ポイント

実戦的嗅覚障害診断法を以下に示す（❹）．
- 一般の外来で行える嗅覚障害の手順．
  ①原因追究を目指した詳細な問診
  ②内視鏡による上鼻甲介，嗅裂までの観察
  ③アンケート法，VAS，Open Essence などによる障害の有無とその程度の推測
  ④静脈性嗅覚検査による予後の推測
- 診断と判定に苦慮する場合，公的文書の作成を求められる場合には，次の検査が行える医療機関へ紹介する．
  ①CT，MRIなどの画像診断
  ②基準嗅力検査（T&Tオルファクトメトリー）

（三輪高喜）

引用文献

1) 都築建三ほか．簡易な嗅覚評価のための「日常においアンケート」．日鼻誌 2009；48：1-7.
2) 篠　美紀ほか．嗅覚障害者における visual analogue scale を用いた嗅覚評価の検討．日鼻誌 2006；45：380-4.
3) 西田幸平ほか．カード型嗅覚同定検査「Open Essence」の有用性．日耳鼻 2010；113：751-7.
4) 調所廣之．静脈性嗅覚検査（アリナミンテスト）．阪上雅史ほか編．嗅覚・味覚障害の臨床最前線．耳鼻咽喉科診療プラクティス 12．東京：文光堂；2003．p.20-3.

第10章 呼吸機能をみる

第10章 呼吸機能をみる

鼻腔通気性の検査法

鼻閉の診断には鼻腔通気性の評価が必要

- 鼻閉（nasal obstruction）は鼻副鼻腔疾患の最も一般的な症状の一つであり，診断にあたっては通気性の評価が必要である．
- 検査法には，古くから用いられているグレーツェル（Glätzel）鼻息計検査のほかに，検査結果が客観的な数値として表される鼻腔通気度検査，音響鼻腔計測検査，ピークフロー検査がある．

鼻腔通気度検査

- 鼻腔通気度検査（rhinomanometry）は，わが国において最も普及している検査法である．
- 安静呼吸時の鼻腔の気流はおおむね層流と考えられ，その場合には電気回路のオームの法則（電気抵抗R＝電圧V／電流I）を適応できる．電気抵抗に相当する鼻腔抵抗は，鼻腔気流量（電流）と鼻腔前後の圧差（電圧）がわかれば算出できる．
- これらのうち，鼻腔後方の圧の測定方法の違いによってアンテリオール法とポステリオール法に大別される．さらに，アンテリオール法にはマスク法とノズル法がある．

■ アンテリオール法

- アンテリオール法は左右の鼻腔抵抗を別々に測定し，その測定値を計算式（並列抵抗のオームの法則〈Ohm's law for parallel resistance〉）に代入して総鼻腔抵抗を算出する．左右の鼻腔抵抗は実測値であるが，総鼻腔抵抗は計算値である．
- アンテリオール法の測定原理を❶に示す．右鼻腔の鼻腔抵抗R（R_{right}）を求

❶アンテリオール法の測定原理

気流が層流の場合，鼻腔抵抗は電気回路のオームの法則 R（抵抗）＝V（電圧）/I（電流）を適応できる．右側の鼻腔抵抗 R_{right} は，気流量Fと右鼻腔前方の圧P1および後方の圧P2がわかれば算出できる．アンテリオール法では鼻腔後方の圧P2を対側の左前鼻孔から導出する．

$R_{right} = |P1 - P2|/F$

総鼻腔抵抗 R_{total} は並列抵抗のオームの法則の数式に，左右の鼻腔抵抗値を代入して求めることができる．アンテリオール法の総鼻腔抵抗値は実測値ではなく計算値である．

$1/R_{total} = 1/R_{right} + 1/R_{left}$

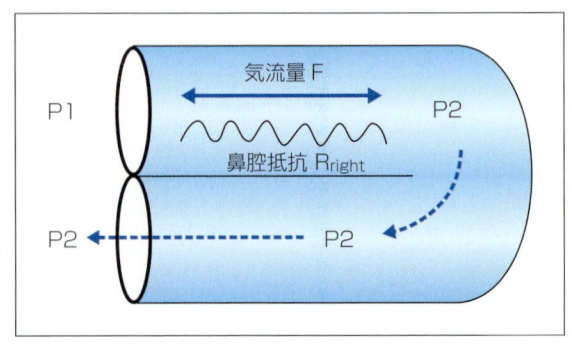

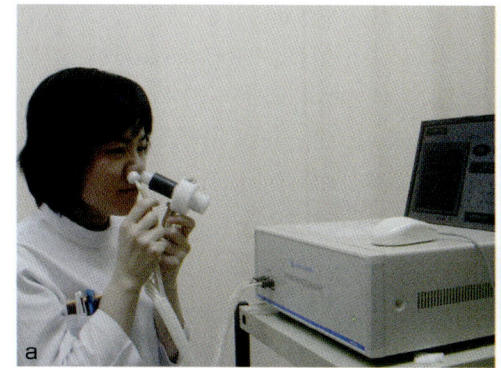

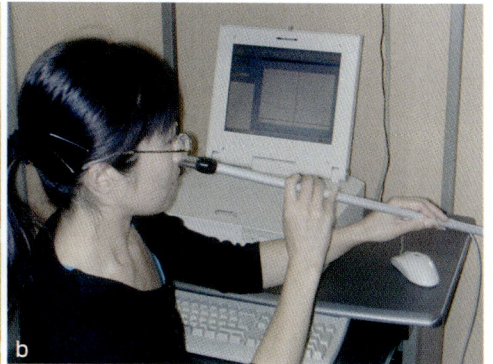

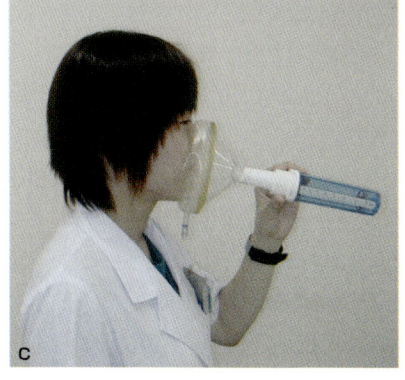

❷実際の検査手技
a：鼻腔通気度検査（ノズル・アンテリオール法）．
b：音響鼻腔計測検査．
c：ピークフロー検査．

めるには，右鼻腔の気流量F，右鼻腔前方の圧P1および後方の圧P2が必要である．反対側の左鼻腔が閉塞していなければP2は左前鼻孔で導出できる．右前鼻孔から流量計と圧センサーを用いて気流量とP1を，左前鼻孔からは圧センサーを用いてP2を測定する．次いで同様に左側の鼻腔抵抗を測定し，求められた左右の鼻腔抵抗から総鼻腔抵抗を算出する．
- アンテリオール法は対側から鼻腔後方の圧を導出するため，どちらかの鼻腔が完全に閉塞している場合には圧を導出できない．また，鼻中隔穿孔がある場合にも正確な圧導出ができない．

マスク法
- マスク法では，対側の前鼻孔に圧導出用チューブの先端を空気の漏れのないようにテープで固定し鼻腔後方の圧P2を，マスクを通して気流量とP1を導出する．
- マスク法はチューブの固定に時間がかかり，また固定が悪いと測定中にチューブが脱落することがある．

ノズル法
- ノズル法は，気流量とP1導出用の大型のノズルとP2導出用の小型のノズルを空気の漏れのないように両側の前鼻孔に挿入するだけで測定が可能であり，簡便で短時間に測定できる（❷-a）．
- わが国ではノズル法を用いることが多く，日本鼻科学会もノズル・アンテリ

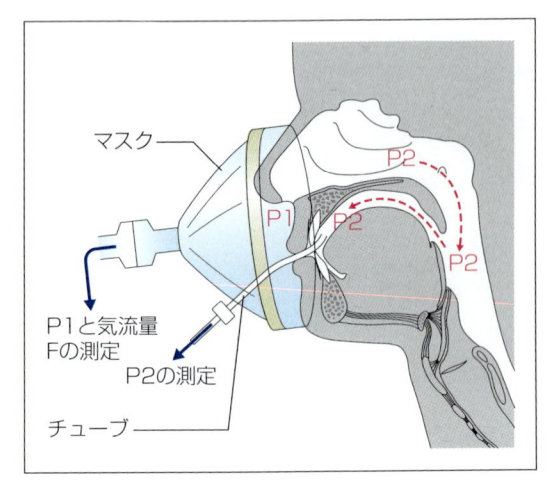

❸ポステリオール法の測定原理
鼻腔後方の圧 P2 を口腔内から導出する．導出には 10 Fr ネラトンチューブを適当な長さに切断して使用したほうがチューブの屈曲などもなく便利である．

オール法を基準検査法として推奨している．
- ノズルによる前鼻孔の変形が鼻腔抵抗に影響することが危惧されるが，日本人は欧米人に比べ鼻幅が広く前鼻孔が円形に近いためにノズルの影響を受けにくい．

■ ポステリオール法
- ポステリオール法は鼻腔後方の圧を口腔から導出する方法である．
- ポステリオール法の測定原理を❸に示す．マスクを顔面に密着させ，鼻腔後方の圧を導出するチューブを口内に保持した状態で鼻呼吸をさせて測定する．マスクを通して気流量と鼻腔前方の圧を，また，口蓋レベルでの閉塞がなければ鼻腔後方の圧を口腔からチューブを通して導出できる．両側の鼻腔で呼吸すれば総鼻腔抵抗が測定でき，テープで片側の前鼻孔を閉鎖すれば片側の鼻腔抵抗を測定できる．
- このように，ポステリオール法では総鼻腔抵抗と片側の鼻腔抵抗のすべてが実測できることが，総鼻腔抵抗を計算で算定するアンテリオール法と異なる点である．
- また，アンテリオール法と異なり片側が完全に閉塞していても総鼻腔抵抗を測定することができる．
- しかし，口腔からうまく圧を導出できない症例が約1割あり，アンテリオール法に比べ測定が難しい．
- 測定している抵抗の部位に関しては，アンテリオール法は鼻腔のみの抵抗を測定しているが，ポステリオール法では鼻腔に加え鼻咽腔と軟口蓋レベルの抵抗を含んでいる．

■ 評価法
- 現在，日本で入手可能な鼻腔通気度計は，MPR-3100®（日本光電製），多機能電子スパイロメータ HI-801®（チェスト製）[★1]，NR-6 rhinomanometer®（GM Instruments 製）の3機種である．
- MPR-3100® による実際の測定結果を❹に示す．横軸に圧差（P［Pa］），縦軸に気流量率（$\dot{V}$［cm³/秒］）をとった座標軸上にS字状曲線で表される．数値で表されている結果には 100 Pa のほかに 50 Pa，150 Pa，$\dot{V}$max での鼻腔気流率（$\dot{V}$），鼻腔抵抗値（R）と鼻腔通気度（G）が表示され，それぞれの関係は $R=P/\dot{V}=1/G$ である．
- 日本鼻科学会では日本人の場合，吸気時 100 Pa の値を代表値として推奨しており，日本人成人の参考値は 0.35 Pa/cm³/秒以下である[1]．
- 鼻腔抵抗と気流量率（鼻腔気流量）は逆数的な関係にあり，いずれを用い

★1 スパイロメータのオプション機能としてマスク・アンテリオール法が使用できる．

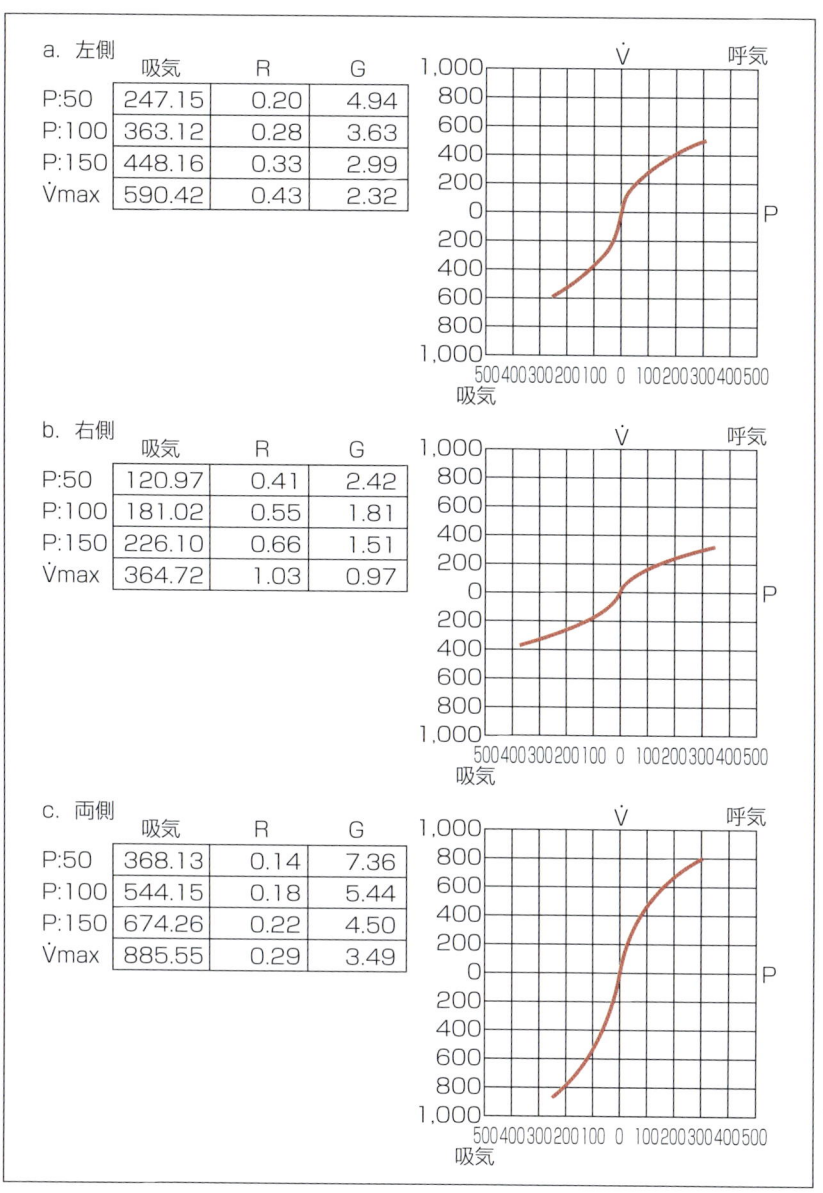

a. 左側	吸気	R	G
P:50	247.15	0.20	4.94
P:100	363.12	0.28	3.63
P:150	448.16	0.33	2.99
$\dot{V}$max	590.42	0.43	2.32

b. 右側	吸気	R	G
P:50	120.97	0.41	2.42
P:100	181.02	0.55	1.81
P:150	226.10	0.66	1.51
$\dot{V}$max	364.72	1.03	0.97

c. 両側	吸気	R	G
P:50	368.13	0.14	7.36
P:100	544.15	0.18	5.44
P:150	674.26	0.22	4.50
$\dot{V}$max	885.55	0.29	3.49

❹鼻腔通気度検査の実測例（アンテリオール法）
単位　P：Pa
　　　R：Pa/cm^3/秒
　　　$\dot{V}$：cm^3/秒
　　　G：cm^3/秒/Pa

ても鼻腔通気性を表すことができる．しかし，完全鼻閉の場合，鼻腔抵抗は無限大（∞）となり統計的な処理が難しく，逆に鼻腔気流量は0となるため統計処理が可能である．

音響鼻腔計測検査

- 音響鼻腔計測検査（acoustic rhinometry）は，鼻腔内に放射した音の反射を利用して前鼻孔から任意の距離の鼻腔断面積を測定する検査法である．
- 前述した鼻腔通気度検査は鼻腔抵抗を指標とした生理学的検査であり，音響鼻腔計測検査は鼻腔断面積を指標とした形態学的検査である[2]．

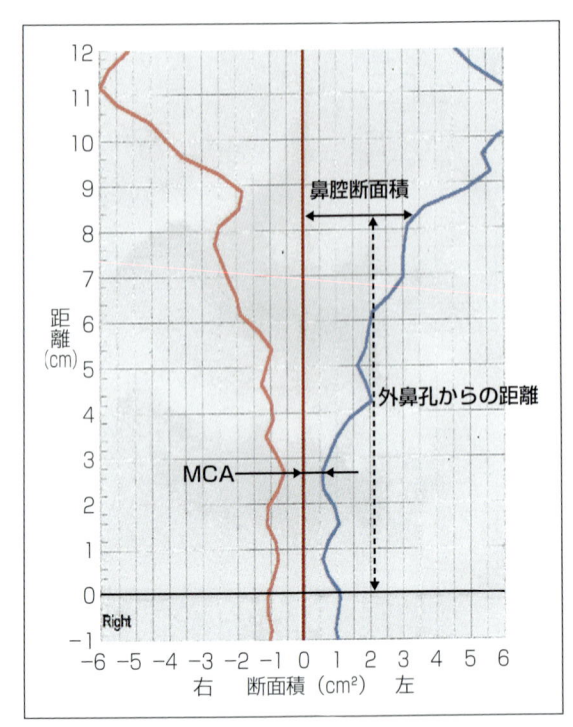

❺ 音響鼻腔計測検査の実測例

- 現在，わが国で新たに購入可能な機器は A-1 Executive acoustic rhinometer（GM Instruments 製）の1機種のみである．

■ 検査方法

- 測定は❷-b に示すように，長さ約 50 cm の棒状の金属筒の先端に装着したノーズピースを片側の前鼻孔に当て，軽く開口し息を止めた状態で測定する．
- 1回の測定は変動係数 10％以下の状態で片側3回以上行うのが望ましく，測定が奇数回の場合には中央値を，偶数回の場合には平均値を代表値とする．
- 音響鼻腔計測検査は鼻腔通気度検査よりも簡単で短時間に行うことができるため，就学前の小児でも測定は可能である．

■ 断面積-距離曲線

- 音響鼻腔計測器機 SRE2100®（RhinoMetrics 製）による実際の測定結果を❺に示す．縦軸に前鼻孔からの距離，横軸に左右の鼻腔断面積をとった座標軸上に断面積-距離曲線（area-distance curve）が描かれる．この曲線によって鼻腔の開存度を形態的，視覚的に理解でき，さらに客観的に評価することが可能である．曲線は前鼻孔から任意の距離での断面積を表しており，積分することによって任意の区間の鼻腔容積を算出できる．

■ 評価法

- 断面積-距離曲線から得られる鼻腔の開存度の指標としては，以下の2つの値が代表値として用いられる．

最小鼻腔断面積（MCA）

- 最小鼻腔断面積（minimum cross-sectional area：MCA）は，断面積-距離曲線のなかで最小の断面積値であり，前鼻孔からの距離とともに表示される．
- 今までに報告されている日本成人の参考値は，$0.75 \pm 0.26 \, cm^2$（三島ら，2001）[3]，$0.77 \pm 0.25 \, cm^2$（海野，1992）[4]，男性 $0.80 \pm 0.22 \, cm^2$，女性 $0.71 \pm 0.22 \, cm^2$（大木ら，1994）[5] である．

鼻腔容積

- 鼻腔容積（nasal volume）は，鼻腔の任意の範囲の容積であり，断面積-距離曲線上の 0〜5 cm および 0〜7 cm の鼻腔容積を用いることが多い．

- 0～7 cm 鼻腔容積の参考値は，一側が 9.78 ± 3.63 cm^3（三島ら，2001）[3]，両側が男性 23.9 ± 4.3 cm^3，女性 21.2 ± 3.7 cm^3（石塚ら，1997）[6] である．

ピークフロー検査

- 喘息患者の自己管理に使用されているピークフロー検査を鼻に応用したものである（peak nasal flowmetry）．前述した鼻腔通気度検査は安静呼吸による検査法であるのに対し，ピークフロー検査は努力呼吸である点が特徴である．
- ピークフローメータには呼気用（Mini-Wright®など）と吸気用（In-Check®）があり，❷-c のように麻酔用マスクを装着して使用する．
- 呼気の場合，強い呼出によって耳管を通して中耳に圧が抜けることがあり，それを防ぐために呼出を抑えてしまい正しくピークフロー値を測定できないことがある．また，呼出によって鼻汁で器具が汚れることによる衛生面での問題がある．そのため，ピークフロー検査には吸気用の器具を用いることが多い．
- 測定方法はマスクを空気の漏れのないように顔面に密着させ，器具を水平に保ったまま鼻で吸気または呼気の努力呼吸をする．3 回以上測定し最も良い値をピークフロー値とする．測定は容易で正しく測定すれば再現性も高い．
- ピークフロー値は鼻腔通気性のほかに下気道抵抗や全身状態によっても左右されるため，個人個人の測定値を単純に比較することができない．喘息では個人の状態の良いときのピークフロー値（personal best）を基準にして測定値を比較することによって病勢の変化を把握し，適切な管理のために利用されている．鼻腔通気性の評価においても個人個人の値を比較するのではなく，同一個体の鼻腔通気性の変化を評価するのに用いられる[7]．
- ピークフロー検査の最大の特徴は，器具が小さく携帯が可能で，毎日の日常生活のなかで任意の時間に複数回測定できることである．これは，鼻腔通気度検査や音響鼻腔計測検査にはない利点である．しかし，家庭での測定は医師や検査技師の監視下ではないため，正しく検査が行われなければ信頼性の高い結果は得られない．そのため，繰り返して正しい検査法を指導する必要がある．

鼻腔通気性の評価における問題点

- 鼻腔通気性の検査法は，非侵襲性で短時間に測定でき，容易に測定結果を得ることができる．しかし，測定結果の評価にはいくつかの問題点があり注意が必要である．

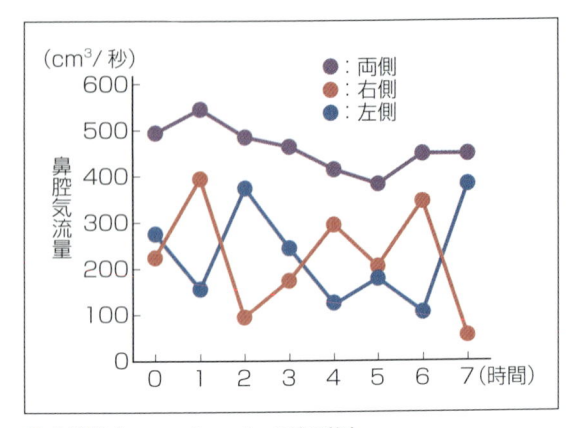

❻典型的な nasal cycle の実測例

鼻腔通気性の評価には nasal cycle を考慮する

■ nasal cycle

- 左右の鼻腔通気性は数時間の周期で変化し，これは nasal cycle とよばれ，身体左右の自律神経系の緊張の変化を表す生理的現象である．鼻腔通気性は一定ではなく，常に変化しているため，鼻腔通気性の評価には nasal cycle を考慮する必要がある．
- 典型的な nasal cycle は，左右の鼻腔通気性が背反的に変化するので，左右を合わせた鼻腔全体としての鼻腔通気性の経時的な変化は少ない（❻）．しかし，nasal cycle が背反的に変化することの多い成人でも，両側鼻腔通気量の変化率は1時間に20％以上である．そのため，1回の測定値では信頼性が低いと思われる場合には，複数回の測定が必要となる．鼻腔通気度検査と音響鼻腔計測検査は医療機関での検査であり測定回数は限られる．一方，ピークフロー検査は，1日に数回の測定を連続して毎日測定できる点では信頼度は高くなる．

■ 小児の鼻閉

- 小児の鼻閉においても鼻腔通気性を測定する必要があるが，いずれの検査法も幼小児では難しく，鼻腔通気度検査（ノズル・アンテリオール法）が4歳児，音響鼻腔計測検査では3歳児が検査を施行できる限界である．
- 小児の鼻閉の評価は成人に比べ難しい．一般的に鼻腔通気性が低下すると口呼吸を生じる．nasal cycle は成人に比べランダムに変化することが多く，鼻閉をきたしやすい特徴がある[8]．さらに厄介なことは，鼻腔通気性のほかにアデノイドが上気道の通気性に影響を与えることである．口呼吸を主訴とした小児を診た場合，鼻閉によるものか，上咽頭（アデノイド）によるものか，あるいは軟口蓋レベルの狭窄によるものかを診断する必要があるが，現在，これらを鑑別する簡便で信頼性の高い検査法はない．

> **ポイント**
> - 鼻腔通気性の検査は，鼻閉（感）を訴える患者の診断に必要不可欠な検査である（❼）．鼻閉（感）を訴える患者を診る場合，まず行うべきことは，鼻閉（感）が鼻腔通気性の低下によるものかどうかを診断することである．
> - 鼻腔通気性の検査には鼻腔通気度検査，音響鼻腔計測検査，ピークフロー検査などがあるが，一般診療でこれらの検査をすべて行うことはできない．診療所での一般診療でまず行うべきことは，前鼻鏡検査や内視鏡を用いた鼻粘膜の腫脹や鼻中隔彎曲の程度等の視診所見と鼻腔通気性検査の結果が一致するかどうかを診ることである．

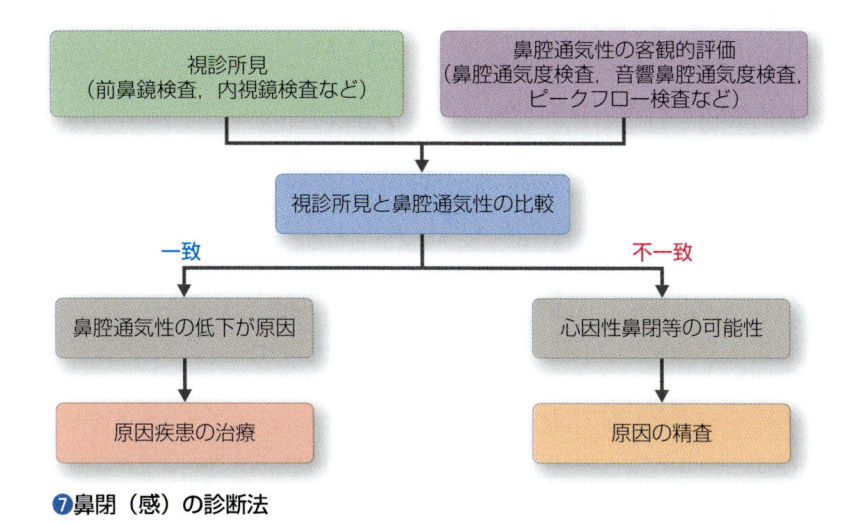

```
┌─────────────────────────┐      ┌───────────────────────────────┐
│       視診所見          │      │     鼻腔通気性の客観的評価    │
│ (前鼻鏡検査，内視鏡検査 │      │ (鼻腔通気度検査，音響鼻腔通気 │
│         など)           │      │   度検査，ピークフロー検査など)│
└────────────┬────────────┘      └───────────────┬───────────────┘
             └──────────────┬───────────────────┘
                            ▼
              ┌─────────────────────────────┐
              │   視診所見と鼻腔通気性の比較 │
              └──────────────┬──────────────┘
                 一致        │       不一致
        ┌───────────────────┴───────────────────┐
        ▼                                       ▼
┌───────────────────┐                ┌───────────────────┐
│ 鼻腔通気性の低下が│                │ 心因性鼻閉等の可能性│
│      原因         │                │                   │
└─────────┬─────────┘                └─────────┬─────────┘
          ▼                                    ▼
┌───────────────────┐                ┌───────────────────┐
│   原因疾患の治療  │                │    原因の精査     │
└───────────────────┘                └───────────────────┘
```

❼鼻閉（感）の診断法

- 視診所見と鼻腔通気性の検査結果が一致しない場合には，心因性鼻閉などが疑われるため，専門医療機関での精査が必要である．
- 現時点の鼻腔通気性の客観的検査法としては，鼻腔抵抗を指標とした生理学的検査法で保険適用がある鼻腔通気度検査を用いることが多いが，さらに形態的検査法である音響鼻腔計測検査を併用すれば診断精度は著しく向上する．音響鼻腔計測検査の今後の普及が望まれる．

（竹内裕美）

引用文献

1) 内藤健晴ほか．鼻腔通気度測定法（rhinomanometry）ガイドライン．日鼻科会誌 2001；40(4)：327-31．
2) 加瀬康弘，大木幹文．音響鼻腔計測法（Acoustic Rhinometry）ガイドライン．日鼻科会誌 2001；40(4)：322-36．
3) 三島陽人ほか．Acoustic rhinometry における成人正常者の鼻腔断面積・容積値の加齢変化について．日耳鼻会報 2001；105(4)：503．（会議録）
4) 海野徳二．Acoustic rhinometry．海野徳二編．鼻呼吸の解析と機能回復．東京：文光堂；1992．
5) 大木幹文，臼井信郎．Acoustic rhinometry からみた鼻弁付近．JOHNS 1994；10：834-7．
6) 石塚鉄男，市村恵一．Acoustic rhinometry による正常者の鼻腔の容積と断面積の検討．日鼻科会誌 1997；36：141-4．
7) Wilson AM, et al. Peak inspiratory flow rate is more sensitive than acoustic rhinometry or rhinomanometry in detecting corticosteroid response with nasal histamine challenge. Rhinology 2003；41(1)：16-20.
8) Van Cauwenberge PB, Deleye L. Nasal cycle in children. Arch Otolaryngol 1984；110(2)：108-10.

心因性鼻閉症の診断における鼻腔通気度検査の有用性は？

鼻の通り具合の感覚

ヒトの感じる鼻の通り具合は，鼻腔通気性が良くなれば鼻は通った感じになり，逆に通気性が悪くなれば鼻づまり感を生じると考えやすいが，例外も少なくない．以下にその例をあげる．

empty nose syndrome

❶にCTを示した症例は68歳の男性で，主訴は鼻の痛みと鼻閉感である．過去に4回の鼻副鼻腔手術を受けた既往がある．前鼻鏡検査とCT（❶）では下・中鼻甲介の一部欠損と鼻粘膜の萎縮を認め，鼻腔通気度検査では鼻腔抵抗は0.16 Pa/cm^3/秒と鼻腔通気性は良好であった．そのほかには鼻腔および上咽頭に異常は認めず，医原性の萎縮性鼻炎の状態である empty nose syndrome と診断した．萎縮性鼻炎の場合，鼻腔の通気性は良好であるにもかかわらずしばしば鼻閉を訴えることがある．これは，鼻粘膜の三叉神経の温度受容器 cold receptor の減少が原因と考えられている[1,2]．

メンソール

メンソール（menthol）入りのガムやキャンディーを食べて鼻の通りが良くなったと感じることは日常でよく経験する．しかし，メンソールによって鼻の通りが良くなったと感じても，鼻腔抵抗を測定すると鼻腔抵抗は変化していない．つまり，萎縮性鼻炎の逆で，メンソールが三叉神経を刺激して鼻の通り具合の感覚を改善させていると考えられる[3]．

心因性鼻閉症とは

成書に心因性鼻閉症の明確な定義はないが，保険点数表の鼻腔通気度検査の項に「鼻腔通気度検査は，当該検査に関連する手術日の前後3月以内に行った場合に算定する．……なお，手術に関係なく，睡眠時無呼吸症候群又は神経性（心因性）鼻閉症の診断の目的で行った場合にも，所定点数を算定できる．」と記載されている[4]．神経性（心因性）鼻閉症の概念は，鼻腔の通気性は正常かそれ以上に保たれているにもかかわらず三叉神経などの感覚神経の障害や心因的な原因で鼻閉感を生じている病態としても大きな誤りではないと思われる．

心因性鼻閉症の診断

患者の訴える「鼻づまり（鼻閉）」は「鼻づまり（鼻閉）感」である．前述のように鼻閉感と鼻腔通気性は必ずしも一致しない．つまり，鼻閉を訴える患者を診る場合，二つの状態を考えなくてはならない．一つは「鼻粘膜の腫脹などによって鼻腔通気性が低下している状態」であり，多くの鼻副鼻腔疾患による鼻閉がこれに該当する（❷）．もう一つは，「鼻腔の通気性に関係なく鼻呼吸がなんらかの原因で妨げられていると自覚的に感じている状態」であり，神経性（心因性）鼻閉症や鼻粘膜が萎縮しているにもかかわらず鼻閉感を生じる萎縮性鼻炎はこの状態に含まれる．

鼻閉の診断にあたっては，まず，鼻閉感が二つの状態のうちのどちらに属するものかを知ることが必要である．つまり，前鼻鏡検査や内視鏡検査などで得られた鼻粘膜の腫脹や鼻中隔彎曲の程度などの鼻腔の形態，および，鼻腔通気度検査などの客観的な鼻腔通気性の検査結果と患者の訴える鼻閉感が一致するか，あるいは乖離しているかを確認する．患者の訴えと検査結果が乖離していれば心因性鼻閉症の可能性があり，さらに検査を進める．

心因性鼻閉症の診断には鼻腔通気性の客観的評価が必要不可欠である．その検査法としては，わが国では鼻腔通気度検査が普及している．最も簡便なノズル・アンテリオール法は，非侵襲性で検査に要する時間も2～3分と短いため5～6歳の幼児でも測定が可能である．鼻腔通気度検査の結果は容易に知ることができるが，その評価には注意が必要である．第一に鼻腔の通気性は一定ではなく常に変化している点である．この現象は nasal cycle とよばれ，左右の自律神経の緊張度の経時的変化を反映する生理的現象である．左右の鼻腔通気性は背反的に変化することが多く，その場合には左右を合わせた鼻腔の通気性の経時的変化は少ないが，1時間ごと

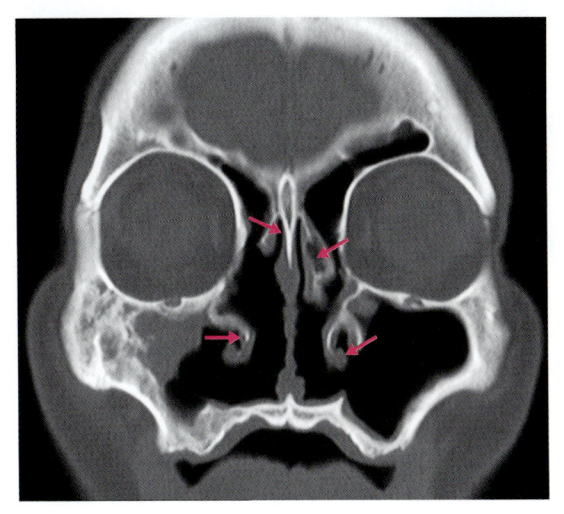

❶ empty nose syndrome
中鼻甲介，下鼻甲介の一部欠損と粘膜の萎縮を認める（→）．

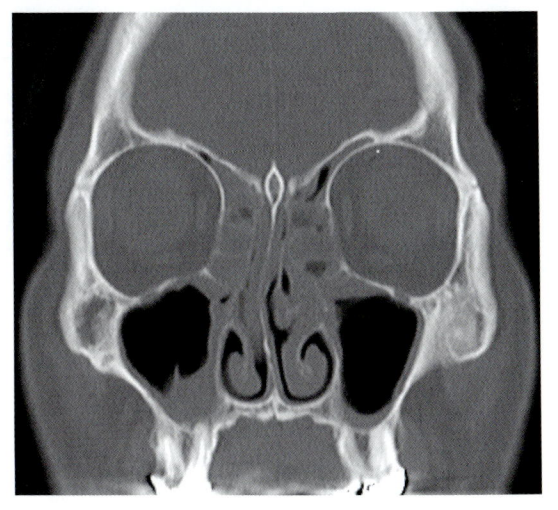

❷ 鼻茸を伴う両側篩骨洞を中心とした副鼻腔炎と鼻中隔彎曲症による鼻閉の症例

の値を比較すると20％以上の変化率がある[5]．このため，1回の測定結果がその患者の鼻腔通気性を正しく表しているとは限らない．とくに心因性鼻閉症の診断に際しては鼻腔通気性を慎重に評価する必要があるため，鼻腔通気度検査も数時間にわたって複数回測定したり，日を変えて測定する必要がある．第二に左右の鼻腔通気性に差があることである．片側の鼻腔通気性が高度に障害されていれば鼻閉感の原因となる．このような場合，鼻腔通気度検査では片側の鼻腔抵抗が高くても対側の鼻腔抵抗が低ければ総鼻腔抵抗は正常となる．そのため，鼻腔通気性の評価には鼻腔通気度検査のほかに鼻粘膜の状態や鼻中隔彎曲の程度を知っておく必要がある．

鼻腔通気度検査は非侵襲的に簡便に鼻腔通気性を客観的に評価できるため，心因性鼻閉症の診断には必要不可欠な検査である．しかし，その実施にあたっては症例に適した検査方法や検査回数を考える必要があり，また，測定結果の評価にあたっては鼻腔および鼻咽腔の視診所見を参考にして評価する必要がある．

（竹内裕美）

引用文献

1) Eccles R. The relationship between subjective and objective measures of nasal function. 日本鼻科学会会誌 1998；37(2)：61-9.
2) Eccles R. Menthol and related cooling compounds. J Pharm Pharmacol 1994；46(8)：618-30.
3) Eccles R, et al. The effects of oral administration of (−)-menthol on nasal resistance to airflow and nasal sensation of airflow in subjects suffering from nasal congestion associated with the common cold. J Pharm Pharmacol 1990；42(9)：652-4.
4) 社会保険研究所．医科点数表の解釈．平成22年4月版．東京：社会保険研究所；2010. p.383.
5) 竹内裕美ほか．Nasal cycle の鼻腔通気度検査に及ぼす影響．耳鼻と臨床 2000；46（補3）：s134-7.

第10章 呼吸機能をみる

実戦的な睡眠時呼吸障害の検査

- 睡眠時呼吸障害（sleep disordered breathing：SDB）の診断に関して概説された総説は多くあり，また国内外のガイドラインもいくつか存在する．
- それらの多くは診断のための終夜睡眠ポリグラフ（polysomnograph：PSG）を質高く実施するための詳細が解説されているが，クリニックの先生方にはこのPSGが障害となり，SDBの診療に取り組めないと感じられている方は少なくない．
- 本項では実戦的なSDB検査について述べる．

簡易モニター

- SDBを中心とした診療では，一泊入院によるPSGにより診断される．
- しかし質の高いPSGを実施するためには，専用の個室，および専用の監視・解析室，およびトレーニングされた睡眠検査技師が必要となる．これだけのPSG検査環境と技師を整えるクリニックや病院内施設は睡眠センターとよばれる．
- 一方で，一般のクリニックでも簡易モニターを適切に活用することにより，SDBおよび類縁疾患疑い症例に積極的に関与することは可能となる．

> 簡易モニターの活用で，一般クリニックでもSDB診療が可能

簡易モニターとは

- American Academy of Sleep Medicine（AASM）の分類によれば，睡眠モニターは❶のように4つのタイプに分かれる．
- 注意しなければならないことは，欧米におけるportable monitorとは，脳波計測を含むタイプ2を通常意味する．日本でいうところの簡易モニターはタイプ3とタイプ4をさす．
- 米国2007 AASMガイドラインによると，監視下でタイプ3簡易モニターを使用すればデータロスが少なく，また専門家が実際のデータをみながらスコアリングマニュアルに従って解析すれば信頼性が高いとされている[1]．
- アメリカのある大学でのPSG入院検査料は$950（患者負担$190），一方タイプ3簡易モニターによるホームモニタリングでは$230（患者負担$46）である．医療経済的にもすべてのSDB診断をPSGで行わなくてもよいとする方向に向かっており，この傾向はオーストラリア，およびヨーロッパでも認められる．
- 良質なフロー信号が得られた場合，自動解析が有効な可能性もあるが，現

❶ 睡眠モニターの分類（American Academy Sleep Medicine 分類）

Type 1	full-PSG
Type 2	包括的携帯装置：専用の検査室外で，専門の検査技師の見守りがない full-PSG.
Type 3	脳波を含まない睡眠呼吸検査．3つ（以上）の生理的パラメータを記録する．
Type 4	連続的 1 あるいは 2 項目の生体信号のみをモニターする装置．

❷ 無呼吸・低呼吸スコアリング基準

無呼吸スコア基準
10 秒以上の完全な気流停止
低呼吸スコア基準（すべての基準とも 10 秒以上の持続したもの）
1999 AASM Chicago Criteria 臨床睡眠検査マニュアル日本睡眠学会編 2006 　1. ＞50％ airflow の低下 　2. airflow 低下が 50％なくても 3％＜SpO_2 低下もしくは覚醒反応を伴う
2007 AASM Manual 代替 成人の睡眠時無呼吸症候群診断と治療のためのガイドライン 2005 循環器領域における睡眠呼吸障害の診断・治療に関するガイドライン 2010 　● ≧50％のプレッシャーセンサー信号低下，かつ≧3％SpO_2 低下または覚醒反応
2007 AASM Manual 推奨 循環器領域における睡眠呼吸障害の診断・治療に関するガイドライン 2010 　● ≧30％のプレッシャーセンサー信号低下，かつ≧4％SpO_2 低下

段階ではマニュアル解析は必須とされ，AASM は視察訂正のない解析を認めていない．タイプ 3，およびタイプ 4 であっても機器特性を理解し，限界をふまえて視察判定を行えば有用である．

> 機器の特性を理解し，視察判定を行えば有用

■ 簡易モニタースコアリング

- 簡易モニタースコアリングは 2 分，もしくは 5 分画面にて呼吸イベントを判定していく．
- ❷に呼吸イベントのスコアリング基準を示す．
- このほかにはより軽いイベントも低呼吸と判定する Stanford hypopnea scoring criteria なるものも存在する．
- 脳波がないタイプ 3 簡易モニターは，2007 AASM Manual 推奨の低呼吸基準（≧30％のプレッシャーセンサー信号低下，かつ≧4％SpO_2 低下）に適しているともいえる．しかし現段階のわが国においては，酸素飽和度（SpO_2）の低下を 4％とするのは厳しすぎるとの意見が強く，3％で低呼吸のスコアリングを行っている施設が大多数である．しかし酸素飽和度低下基準を 3％とすると低呼吸判定基準として覚醒反応も必要となる．この覚醒反応がわからないタイプ 3 モニターでは低呼吸の正確な判別はできないこととなる．
- このスコアリング基準の多様化が簡易モニターのみならず PSG においてもスコアリング解析のばらつきにつながっている[2]．日本睡眠学会としてはシカゴクライテリアから 2007 AASM Manual 代替基準に移行していく方向とのことである（2012 年より）．

■ フローセンサー

- 通常の PSG および簡易モニターで一般に使用されるフローセンサーには，熱式センサーと鼻圧センサーの 2 つがある．
- AASM の基準では無呼吸は熱式センサーにて，低呼吸は鼻圧センサーにて検出することが標準とされている．
- 熱式センサーは呼気の温度が環境温度より高いことを利用して呼吸気流検出を行い，気流低下に鈍感である特徴をもつ．熱式センサーの反応は換気量との相関が認められていない．気流量の変化に対して温度変化は微弱であることが多く，ピットフォール（盲点，落とし穴）として気流減弱が生じているイベントでも正常呼吸のようにみえてしまうことがある．
- 一方，鼻圧センサーは気流流速を圧で感知し，気流変化に敏感に反応し，呼吸減弱を過大評価しがちであるという特徴をもつ．気流減弱に対して信号減弱が大きすぎることがあり，ピットフォールとして気流が減弱しているイベントでも無呼吸のようにみえてしまうことがある．
- タイプ 3 簡易モニターでは，どちらか一方のセンサーで無呼吸と低呼吸の両方を同時に検出しているのが通常である．簡易モニターの気流波形の判読には，そのフローセンサーの特性とそのピットフォールを理解しておくことが必要となる[3]．

■ 簡易モニターにおける AHI

- 本来，無呼吸低呼吸指数（apnea hypopnea index：AHI）とは，無呼吸数＋低呼吸数を正確な睡眠時間の合計である総睡眠時間（TST）で割って算出される数値であり，脳波のない簡易モニターでは総記録時間（TRT）で割るしかない．一般的に簡易モニターで算出された AHI は PSG での値と比較して低くなる．
- ただし，小児 SpO_2 モニター（タイプ 4 簡易モニター）在宅装着・自動解析の場合，多くの不適切イベントを拾ってしまうため，数字は PSG より高くなってしまうことも多く，過剰診断となってしまう可能性があることに注意したい[3]．

■ 簡易モニターによる CPAP 導入

- 持続気道陽圧（continuous positive airway pressure：CPAP）療法の保険適用は，1 時間あたりの無呼吸低呼吸指数（AHI）がタイプ 3 簡易モニター検査であれば 40 以上（PSG では 20 以上），かつ日中の傾眠，起床時の頭痛などの自覚症状が強く，日常生活に支障をきたしている症例が適応となる．
- SDB 治療は呼吸イベントの消失のみでなく睡眠の質の改善をもその目的とされるため，CPAP 導入は原則として専門施設に依頼して PSG 下マニュアル圧設定（タイトレーション）入院のうえ，厳密に決められた圧にて処方することが推奨される．
- その後，CPAP 管理を自身のクリニックに移管させてもらい，月 1 回の

CPAPフォロー通院を行えばPSGシステムをもたない医療施設であってもSDB保存的治療に積極的にかかわることができる．

■ クリニックレベルで行われるSDB簡易検査について

- 実戦的な見地から，クリニックレベルで行われるSDB簡易検査について下記に2点述べさせていただきたい．

タイプ3簡易モニターは必ず入院で行わなければならないのか

- 現時点での日本の保険診療では，簡易モニター検査にてAHI＜40/時の症例に対してCPAP治療を行うことはできない（2012年4月現在）．
- 簡易モニターによる検査入院にてAHI＜40/時の結果となったCPAP適応の患者さんの場合，睡眠専門施設に紹介をしてあらためてPSG検査入院を受けていただかなければならないことになる．これは患者さんにとって二度手間となり，CPAP圧設定入院を含めれば入院は3回に及んでしまう．
- ホームモニタリングは日常生活のなかでのモニタリングである点でのメリットをもつ．タイプ3簡易モニターの使い方として，患者さん・ご家族の方にきちんと測定方法を説明したうえでの在宅検査とする方法もあるべきと考える．

簡易モニターの視察によるスコアリングは全例必要か

- 簡易モニターの視察によるスコアリングは呼吸だけでも20～30分はかかる．実地臨床で忙しいうえにこれを週に何件も解析を行うことは現実的に難しい先生方がほとんどであると思われる．
- クリニックのパラメディカルスタッフの方に簡易モニターのスコアリングを行っていただくのが望ましいが，そのようなスタッフがいないのであれば，われわれ医師の仕事としては簡易モニター全睡眠の生データを眺めて重症度を判断することにとどめ，後は患者さんをPSG検査環境とエキスパートな睡眠検査技師がいる睡眠専門施設に紹介するのが実戦的である．
- 睡眠専門施設としても，PSG保険診療上簡易モニター検査が必要である都道府県もあるが，その際PSGという精密検査にて正確な判定をすればよいわけであり，簡易モニター検査結果の精度は問われない．
- ただし問題なのは，PSG検査ができない施設に手術目的，もしくはマウスピース目的にて紹介する場合である．この場合は精度の高い視察判定データ，もしくは睡眠専門施設で行ったPSGデータを添えた紹介状としたい．
- また，自分のクリニックにてSDB手術を行う場合，簡易モニターの視察によるスコアリング解析を行ったうえで手術適応を判断することが望ましい．

鼻咽腔ファイバースコピー

- 鼻咽腔ファイバースコープにより鼻ポリープ，鼻中隔弯曲，アデノイドな

❸ セファロメトリーにおけるパラメータ
S：sella（トルコ鞍中央点），N：nasion（前頭鼻骨縫合最前方点），A：A点（上顎前歯歯槽骨最深点．解剖学的には上顎前歯歯槽骨最後方点），B：B点（下顎前歯歯槽骨最深点．解剖学的には下顎前歯歯槽骨最後方点），H：hyoid（舌骨最上方突出点．解剖学的には舌骨体最上部最前部），Me：menton（下顎結合最下点），Go：gonion（下顎体の下縁接線と下顎枝の後縁接線の交点）．SNA：SとNを結んだ線と，AとNを結んだ線の成す角度．SNB：SとNを結んだ線と，BとNを結んだ線の成す角度．ANB：AとNを結んだ線と，BとNを結んだ線の成す角度．MP-H：MeとGoを通る面とHの距離．

> 鼻咽腔ファイバースコピーと口腔・咽頭視診はSDB診療に必須

- どをチェックするのみでなく，上気道の腫瘍性・嚢胞性疾患を否定する意義は大きい．
- わが国におけるマルチセンタースタディの結果では，いびきを訴える患者の1,000人に2.4人は上咽頭癌などの腫瘍性・嚢胞性疾患を有していた[4]．
- 原発性いびき（primary snoring）のみならず腫瘍性・嚢胞性病変により生じる二次性いびき（secondary snoring）を常に念頭におかなければならない．そのためにも，鼻咽腔ファイバースコピーおよび口腔・咽頭視診はSDB診療にて必須の検査なのである．

セファロメトリー（顎顔面形態規格写真）

- 撮影の手間も簡単で患者の負担も少なく，SDBの顎顔面形態の解明に役立ってきた．立位側面の単純X線により二次元的に顎顔面形態を解析する．
- 解析方法はRicketts法，Downs-Northwestern法，またはMcNamara法などがある．
- ❸にDowns-Northwestern法による計測項目を示す．正確なトレース解析には20〜30分ほどかかるが，実戦的にはMP-H，SNA，SNB，ANBのみでも有益な情報である．
- セファロメトリーのパラメータとSDB閉塞部位との関連も報告されている[5]．
- セファロメトリーは口腔内歯科装置（マウスピース）の適応を決めるにあたりある程度の有益性を示してはいるが[6]，決定的な適応決定の指標とまで至っていない．
- 撮影にはear barを両耳に入れて顎の位置を固定する必要があるが，小児においてもアデノイドX線写真ではなく，可能であれば汎用性が高いセファロメトリー撮影としたい．

❹ エプワース睡眠尺度（Epworth sleepiness scale：ESS）

　以下の状況でうとうとしてしまったり，眠ってしまうことがありますか，最近の日常生活のことを思い出して記入してください．質問のなかには最近行っておられないこともあるかもしれませんが，もしその状況にあったらどうなるかを考えてみてください．
　以下の各場面について，居眠りすることはどのくらいありますか？ 0から3のうち最も当てはまる番号を選んでください．
　0＝絶対にない　　1＝時々ある　　2＝よくある　　3＝だいたいいつもある

1. 座って本を読んでいるとき
2. テレビを見ているとき
3. 大勢の人がいるところでじっとしているとき（会議や映画館など）
4. 他人が運転する車に乗せてもらっていて，1時間ぐらい休憩なしで乗っているとき
5. 午後じっと横になっているとき
6. 座って人とおしゃべりをしているとき
7. お昼ご飯のあとに静かに座っているとき
8. 自分が車を運転していて，数分間信号待ちをしているとき

質問紙

- わが国においても広く普及されている質問紙に，日中傾眠（excessive daytime sleepiness：EDS）の評価にはエプワース睡眠尺度（Epworth sleepiness scale：ESS，❹）がある．
- 睡眠障害の診断・治療・連携ガイドラインによるSDB診断指針ではEDS評価としてESSが推奨されており，クリニックレベルでも実践的で有用である[7]．
- ESS 11点以上がEDSの根拠となる．ただし，ESS 11点未満であってもEDSの存在を否定できないことが客観的眠気評価との比較研究にて報告されている[8]．
- 眠気を客観的に評価する方法には，PSGを用いた反復睡眠潜時検査（multiple sleep latency test：MSLT）と覚醒維持検査（maintenance of wakefulness test：MWT）がある．ただし日中傾眠を評価する場合，他の原因による眠気を除外する必要があり，とくに睡眠量（睡眠時間）不足の有無，規則正しい就寝，起床時間か否かの評価は必須である．
- 小児SDBのための問診としてOSA-18が使用されている（❺）．これはイギリスなどPSGが普及していない地域で用いられており，保護者による評価でとくにQOLを反映しており実戦的で有用である．OSA-18にて60点以上を治療適応として考えると報告されている[9]．
- そのほか，SDB以外の睡眠障害を評価する質問紙として，成人を対象としたPittsburgh Sleep Quality Index（PSQI）などがあり，睡眠専門施設では用いられている．鑑別診断には有益である．

❺ OSA-18　小児睡眠呼吸障害アンケート

以下の 18 の設問に 1 から 7 の数字で答えてください．
　（1：なかった，2：ほとんどなかった，3：ときどきあった，4：よくあった，5：結構あった，6：大分あった，7：いつもあった）

あなたのお子様は過去 4 週間のあいだにどのくらい……
1. 大きないびきをかいていましたか？
2. 夜中に息をこらえたり，息が止まったりしていましたか？
3. 寝ているあいだにのどに物を詰まらせたような音をさせたり，あえいだりしていましたか？
4. 頻繁に寝返りを打ったり，たびたび夜中に目を覚ましたりしていましたか？
5. 鼻が詰まるせいで口をあけて息をしていましたか？
6. たびたび風邪をひいたりしましたか？
7. 鼻水が出ていましたか？
8. 食べ物が飲み込みづらそうでしたか？
9. 感情的に不安定でしたか？
10. 攻撃的であったり，はしゃぎすぎたりしていましたか？
11. 反抗的でしたか？
12. 昼間にひどく眠そうでしたか？
13. 集中力に欠けたり，集中できる時間が短かったりしましたか？
14. 朝起きるときにぐずったりしましたか？

過去 4 週間のあいだに，以上のようなお子様の症状により……
15. お子様の健康状態に不安を抱きましたか？
16. お子様が十分に息を吸えていないのではないかと思われましたか？
17. あなたの日常生活に支障をきたしましたか？
18. あなたをイライラさせましたか？

ビデオ撮影（小児において）

- 睡眠中の無呼吸・低呼吸の目撃は SDB 診断につながる．とくに小児 SDB において睡眠中の努力呼吸による胸骨季肋部陥没呼吸が顕著であり，これを観察・確認することは決定的な SDB 診断となる．
- 小児 SDB の診断基準は AHI＞1，もしくは AHI＞2 であるため，1 時間あたり 1，2 回の無呼吸・低呼吸にて SDB と判断できることになる．安易な方法でありかつ実戦的である．

多点感圧センサーシート

- 感圧センサー 165 個が敷き詰められたシートを敷いて寝るだけで無拘束に呼吸状態が評価できる診断機器である．
- 算出された被検者の呼吸曲線から無呼吸・低呼吸の回数が求められ，またビデオと同様の睡眠状態記録，可視化が可能であり，さらに小児用においては陥没呼吸をも検出する．
- 日本独自の技術により新しく開発され，まだ開発段階ではあるが，とくに小児においては重要な SDB 診断ツールとなりうる可能性を秘めている．

> **Advice　SDB 患者の最近の傾向**
>
> - 最近典型的な SDB の患者は減少し，主訴が「朝起きたときだるい」など不定愁訴，あるいはメンタルヘルス科的な要素をもつ患者の受診が増えている．他の医療では治療に至らない患者が行き着く先として睡眠診療を受診する傾向が出てきており，臨床現場で困る症例が増えてきた．こうした患者は，アメリカなどの睡眠診療の先行国では同様の経過をとっている．
> - 最近，SDB 診療は循環器疾患患者を対象に急速に広まりつつある．時に CPAP 通院中の SDB 患者が急性心筋梗塞などにより逝去するというようなケースも聞かれる．
> - 耳鼻咽喉科一般診療に追われる耳鼻科クリニックにおいてこの SDB 診療に取り組もうとするのであれば，メンタルヘルス科的な要素をもつ患者や循環器呼吸器疾患合併患者の診療には他科との連携を図り，患者の状態を十分に把握したうえで診療することが適切であろう．

本項では実戦的な SDB 検査について述べたが，筆者の経験論と私見が含まれていることをご承知いただければ幸いである．

（鈴木雅明）

引用文献

1) Portable monitoring task force of the American Academy of Sleep Medicine. Clinical guideline for the use of unattended portable monitors in the diagnosis of obstructive sleep apnea in adult patients. J Clin Sleep Med 2007；15(7)：737-47.
2) Suzuki M, et al. Discrepancy in polysomnography scoring for a patient with obstructive sleep apnea hypopnea syndrome. Tohoku J Exp Med 2005；206：353-60.
3) 鈴木雅明．簡易モニター・オート PAP のピットフォール．口腔・咽頭科　2012；25（in press）．
4) Suzuki M, et al. Prevalence of upper airway tumors and cysts among patients who snore. Ann Otol Rhinol Laryngol 2007；116：842-6.
5) Baik UB, et al. Relationship between cephalometric characteristics and obstructive sites in obstructive sleep apnea syndrome. Angle Orthod 2002；72：124-34.
6) Horiuchi A, et al. Measurement techniques predicting the effectiveness of an oral appliance for obstructive sleep apnea hypopnea syndrome. Angle Orthod 2005；75：1003-11.
7) 篠邉龍二郎ほか．睡眠障害の診断・治療・連携ガイドライン．睡眠医療 2008；2：271-8.
8) Olson LG, et al. Correlations among Epworth Sleepiness Scale scores, multiple sleep latency tests and psychological symptom. J Sleep Res 1998；7：248-53.
9) Franco RA Jr, Rosenfeld RM, Rao M. Quality of life for children with obstructive sleep apnea. Otolaryngol Head Neck Surg 2000；123(7)：9-16.

第 10 章　呼吸機能をみる

呼吸機能検査

- 呼吸機能検査は，呼吸の基本機能であるガス交換機能を評価するものである．
- 耳鼻科領域においては，換気機能としての上気道の状態評価，また術前呼吸機能評価に用いられることが多いものと思われる．
- 本項では，非呼吸器専門医において知っておいたほうがよい呼吸機能検査について概説する．

ガス交換

- 呼吸の基本は，酸素を体内に取り入れ，体内で産生された二酸化炭素を体外に排出するガス交換である．
- ガス交換を成立させる要件は，①換気，②肺気量，③拡散能，④換気・血流バランスの4つである．呼吸機能検査はこれらを評価するものである．
- 呼吸機能検査は，呼吸困難などの症状があるとき，低酸素血症など血液ガス異常があるとき，また手術リスク評価などで画像検査とともに行われるものである．

換気：スパイロメトリー検査

- スパイロメトリー（spirometry）検査は，呼吸機能検査の最も基本の検査であり，一般医家においても実施されているものである．
- スパイロメトリー検査は，1回の呼吸運動でどれだけ換気できるかを評価したものであり，肺の大きさは評価していないことに注意すべきである．しかしながら，スパイロメトリー検査から肺全体の状態を推測することは可能である．
- スパイロメトリー検査は，スパイロメータ（spirometer）を用いて測定する．スパイロメータには気量型[★1]と気速型[★2]がある．
- スパイロメータによって測定された結果がスパイログラム（spirogram）である（❷）．
- 測定方法には，静的肺活量検査と努力肺活量検査がある（❷）．
- 努力呼気曲線を，横軸：気量変化，縦軸：気流速度に変換して描出したものがフローボリューム曲線である（❸）．

★1　気量型
気量型は換気量を直接測定するもので，換気量以上のドラムが必要となり機器としては大きい（❶）．

★2　気速型
気速型は気流速をフローセンサーにより測定し，それを積分することにより換気量を算出するものである．機器自体のサイズをコンパクトにすることができ，一般医家が所有しているのは多くがこのタイプである．

❶スパイロメトリー

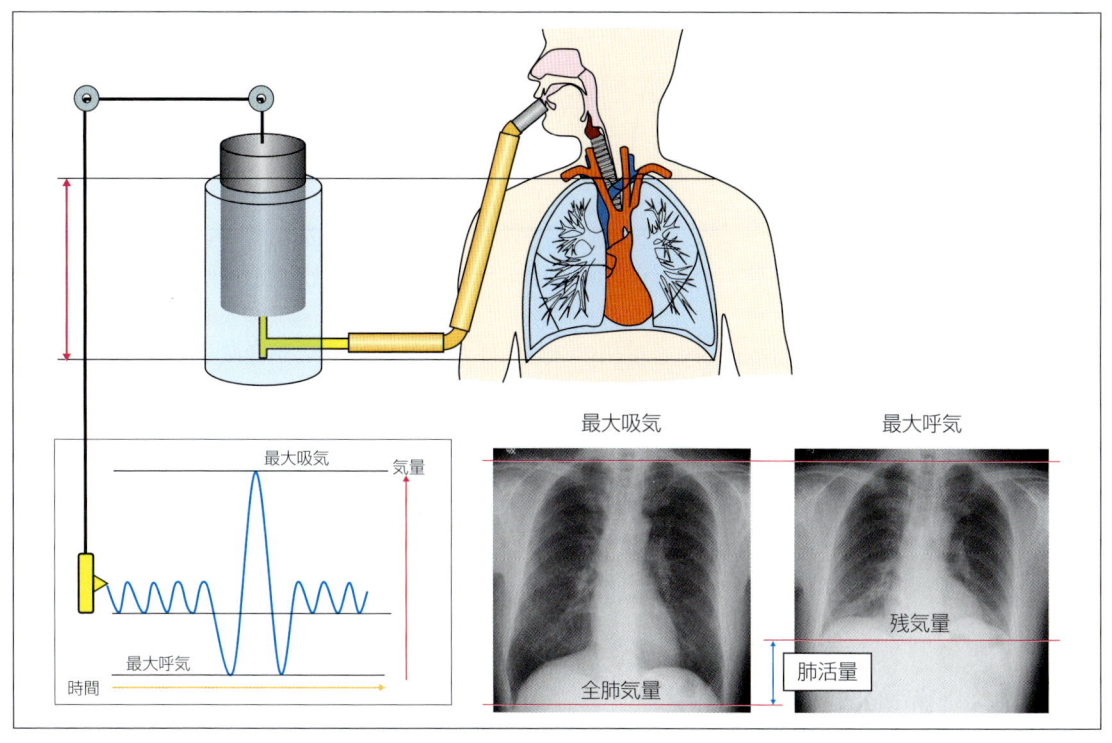

スパイロメトリー検査は換気能力を調べるものである．胸部X線で示されているように，最大吸気時の肺気量が全肺気量で，最大呼気時に残存する肺気量が残気量であり，両者の差が空気の出入りできる量で肺活量である．

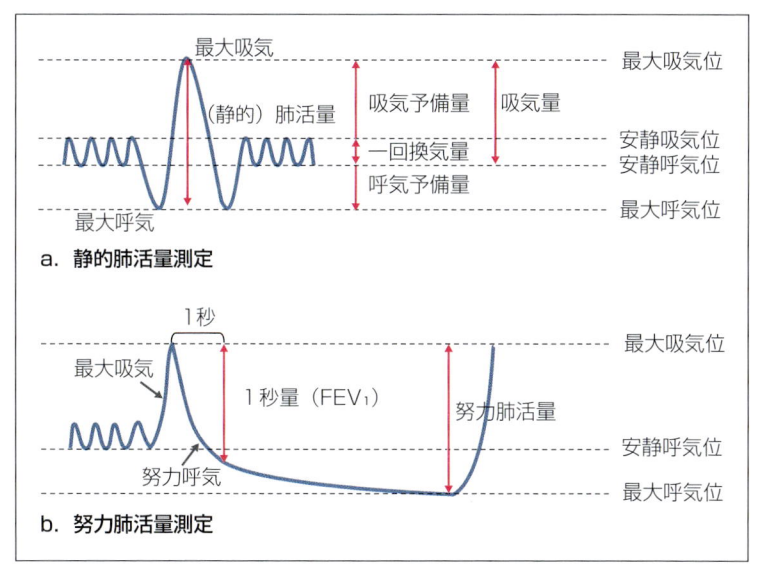

❷スパイログラム

スパイロメトリーで記録された結果がスパイログラムである．静的肺活量測定と努力肺活量測定による波形を示している．静的肺活量測定では，静的肺活量とともに吸気予備量，一回換気量，呼気予備量，そして吸気量が測定できる．努力肺活量測定では，最大吸気後努力呼気1秒間での呼気量：1秒量により気流閉塞性を調べるものである．1秒率＝1秒量／肺活量×100％．
FEV_1：forced expiratory volume in one second（1秒量）

■ スパイログラム（❷）

- 肺活量＝吸気量＋呼気予備量

    ＝（吸気予備量＋一回換気量）＋呼気予備量

- 安静呼吸の呼気から吸気に変わる位置を安静呼気位とよび，これが呼吸運動の基点となっている．この安静呼気位から最大吸気可能な量が吸気量

呼吸機能検査 ● 231

❸努力呼気曲線とフローボリューム曲線

努力呼気曲線は，時間経過に対する気量変化を示しているものである．努力呼気時の気量変化を呼気速度とともに表示したのが，フローボリューム曲線である．気流閉塞が進行するとともに，最大呼気速度，50％肺活量時の呼気速度 $\dot{V}50$，25％肺活量時の呼気速度 $\dot{V}25$ が変化し，努力呼気曲線より感知しやすい．

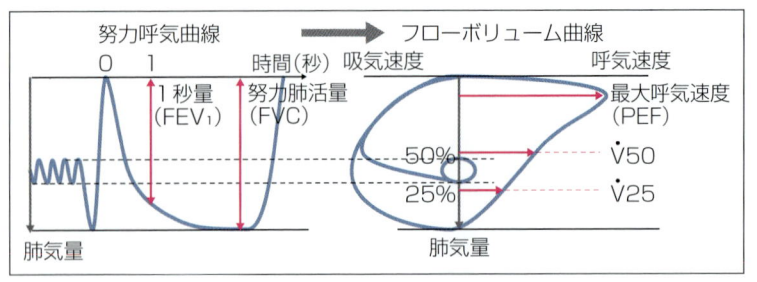

(inspiratory capacity：IC)，最大呼気可能な量が呼気予備量（expiratory reserve volume：ERV）である．また，安静呼吸の安静吸気位（吸気から呼気に変わる点）から最大吸気可能な量が吸気予備量（inspiratory reserve volume：IRV）である．

- 呼気予備量，吸気予備量は，安静呼吸の状態より生体が多くの換気を要求した場合（例：運動）に，一回換気量（tidal volume：TV）を増加できる許容能力を示している．
- 換気量増加の際，一回換気量を増加させるほかに，呼吸数を増加させることでも対応可能であるが，1回吸気した場合，その吸気量のすべてがガス交換に寄与するわけではない．無効換気量とよばれるもので，気道（上気道，下気道）内に吸気された気体はガス交換されずにそのまま呼出される．この解剖学的にガス交換にあずかれない部分を解剖学的死腔とよんでいる．このほかに，生理学的にガス交換にあずかれない部分[★3]を生理学的死腔とよんでいる．これらの死腔は一回換気量内に必ず含まれているので，有効換気量から考えた場合，一回換気量が多くなったほうが換気効率が良いといえる[★4]．
- 肺活量，吸気予備量，呼気予備量などは，換気効率を評価するうえで重要であり，運動耐用能を推測することができる．

■ 肺活量を規定する因子

- 肺活量は，呼吸筋力，肺および胸郭弾性力，そして気道抵抗によって規定されている．

★3
肺塞栓により血流が途絶している肺胞腔など．

★4
換気数が増えると，分時換気量内の無効換気量が増える．

Column　静的肺活量検査と努力肺活量検査

静的肺活量検査は，static にきわめて近い状態での換気能力を測定するものであり，被検者に安静呼吸をしてもらい，その後ゆっくり深呼吸（最大呼気→最大吸気→最大呼気）をさせ，その間の気量変化を測定記録するものである．

一方，努力肺活量検査は，努力呼吸により dynamic な状態での換気能力を測定するものであり，安静呼吸を記録した後に，被検者に最大吸気位（最大に吸気した状態）まで努力吸気してもらい，そして，その最大吸気位から一気に最大呼気位（最大に呼出した状態）まで努力呼出させ，再び一気に努力吸気させる．最大吸気位を時間ゼロとして，時間経過と気量変化との関係をみるもので，その変化を横軸：時間，縦軸：気量変化として描出されたものが努力呼気曲線である．

- 呼吸筋が働かない状態では，肺の弾性収縮力と胸郭の弾性力が平衡状態となり，肺がある程度膨らんだ状態で存在する．この位置が安静呼気位である．
- 吸気では，横隔膜，外肋間筋の吸気筋により，胸郭を広げ肺を膨らませる．この際，肺および胸郭の弾性収縮力に抗するように吸気筋が働く．
- 安静呼吸の場合，吸気時，吸気筋が働くが，呼気時は肺の弾性収縮力で行われ呼気筋は働かない．したがって，呼吸仕事量としては最も少ないといえる．
- 呼気筋は，安静呼気位を超えて呼出する場合に働く．呼出時，気道抵抗の影響も受けるので，呼気筋は，胸郭の弾性拡張力および気道抵抗に抗して，肺の弾性収縮力とともに肺を収縮させていく．
- 最大吸気位は，
  最大吸気筋力＝肺弾性収縮力＋胸郭弾性収縮力
  により決定される．
- 最大呼気位は，
  最大呼気筋力＝胸郭弾性拡張力＋気道抵抗－肺弾性収縮力
  により決定される．

努力肺活量検査 (❷)

- 努力肺活量検査の目的は，気道の閉塞性（狭窄性）を評価するためである．
- 気道の閉塞性（狭窄性）の指標として，努力呼気曲線上の呼出開始1秒間での呼気量を用いる．これが，1秒量（FEV_1）である．気道狭窄が進行すると，1秒量が低下し，努力呼気曲線上の気量変化は遅くなる．
- 軽度の気道狭窄の場合は，1秒量への変化がみられずに努力呼気曲線から判断するのは難しい．その際，フローボリューム曲線を描出させると判別が可能となる（❸）．喫煙や加齢により末梢気道狭窄が生じている場合，低肺気量位の呼気速度が低下する．25％肺活量位，50％肺活量位の呼気速度 $\dot{V}25$，$\dot{V}50$ が，末梢気道狭窄が進行するにつれて低下してくる．$\dot{V}50/\dot{V}25 > 3$ の場合，末梢気道障害ありと判断する．気道狭窄が進行し，1秒量が低下する場合，最大呼気速度（peak expiratory flow：PEF）が低下してくる．これらの変化は，フローボリューム曲線パターンから判断することが容易である（❹）．
- 末梢気道障害の場合，呼気終末期の呼気曲線が下に凸の形をとる．その後，狭窄が進行してくると，呼気曲線全体が下に凸の形をとるようになり，ピークの高さが下がってくる（❹）．
- フローボリューム曲線パターンは，下気道の閉塞性障害のほかにも，肺が硬くなる拘束性換気障害，そして，耳鼻科領域でもある上気道閉塞性障害で特徴的な形をとる（❺）．
- 肺が硬くなる拘束性換気障害の場合，肺活量も低下し，逆釣鐘型をとる．
- 上気道障害の場合，その部位・性質により，3つのパターンに分かれる．胸

> 努力肺活量検査の目的は気道の閉塞性（狭窄性）の評価

> 軽度気道狭窄は，フローボリューム曲線の描出で判別可能

> 閉塞性換気障害では呼気曲線全体が下に凸の形をとる

| a 正常 | b 末梢気道障害 | c 閉塞性換気障害 | d 閉塞性換気障害進行 |

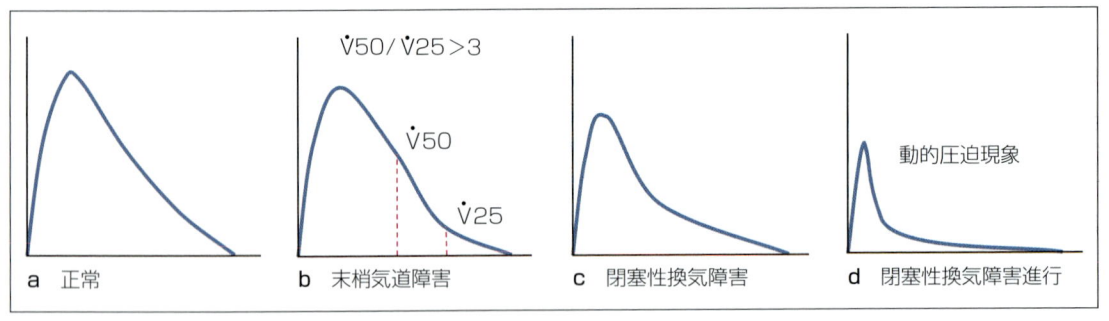

図中: $\dot{V}50/\dot{V}25>3$，$\dot{V}50$，$\dot{V}25$，動的圧迫現象

❹閉塞性換気障害進行によるフローボリューム曲線変化

閉塞性換気障害が進行するとき，はじめに末梢気道障害がみられる．末梢気道障害時，フローボリューム曲線上，$\dot{V}25$が低下し始め，$\dot{V}50/\dot{V}25>3$となる．さらに進行し，最大呼気速度が低下するとともに呼気曲線全体が下に凸の形をとる．重度な閉塞性換気障害へ進行すると，最大呼気速度がさらに低下し，最大呼気速度描出後，急速に呼気速度が低下し，低値で最大呼気位まで推移していく．この波形がみられる場合，動的圧迫現象（dynamic compression phenomenon）がみられているとする．

郭外上気道狭窄性病変の場合，吸気曲線で平坦部分が，胸郭内上気道狭窄性病変の場合は，呼気曲線で平坦部分がみられる．これは，呼吸運動に伴い気道内外の圧較差が変化し，気道内腔が動的に狭窄することから生じる．腫瘍などにより気道内腔が動的に変化しない狭窄病変の場合，呼気・吸気曲線に平坦部分がみられる．

拘束性換気障害 ❻

- 肺弾性力が大きいこと（間質性肺炎など），胸郭弾性力が大きいこと（肥満，火傷など），そして，呼吸筋力が低下すること（神経筋疾患など）は，肺活量（vital capacity：VC）を低下させ，呼吸仕事量を増加させる原因となり，呼吸困難の原因となる．
- %VC＜80％予測VCで，1秒量が肺活量の何割にあたるかを示したのが1秒率（FEV_1%）であるが，そのFEV_1%≧70％の場合，拘束性換気障害ありと評価する．肺活量は換気能力を示しているものであり，それが制限されていることを示している．

> 1秒率≧70％⇨拘束性換気障害あり

閉塞性換気障害 ❻

- 1秒率＜70％かつ%VC≧80％の場合，閉塞性換気障害ありと判断する．
- 1秒率＜70％だけでは，下気道病変か上気道病変かの鑑別ができない．こ

> 1秒率＜70％かつ%VC≧80％⇨閉塞性換気障害あり

> **Advice　肺年齢**
> 最近，スパイロメトリー検査を行うと，肺年齢が結果に記載されるようになっている．肺年齢は，測定されたFEV_1値を100％予測FEV_1値とする年齢を示している．FEV_1を年齢という指標で表し，被検者に，現在の肺機能が，何歳の肺機能と同等なのかを知らしめ，肺の状態を理解させるために用いられる．禁煙指導に用いるとよい．

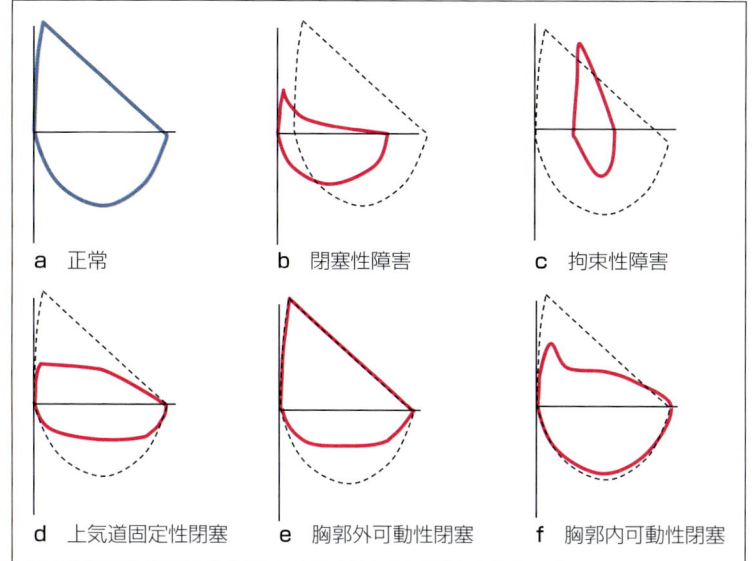

| a 正常 | b 閉塞性障害 | c 拘束性障害 |
| d 上気道固定性閉塞 | e 胸郭外可動性閉塞 | f 胸郭内可動性閉塞 |

❺フローボリューム曲線による病変のパターン認識

フローボリューム曲線パターンから病態を推測することが可能である.
- b：閉塞性障害時，最大呼気速度が小さく，下に凸の呼出波形がみられる.
- c：拘束性換気障害時，逆釣鐘型の呼出波形がみられる.
- d〜f：上気道病変は，固定性閉塞，胸郭外可動性閉塞，胸郭内可動性閉塞により，波形パターンが異なる.

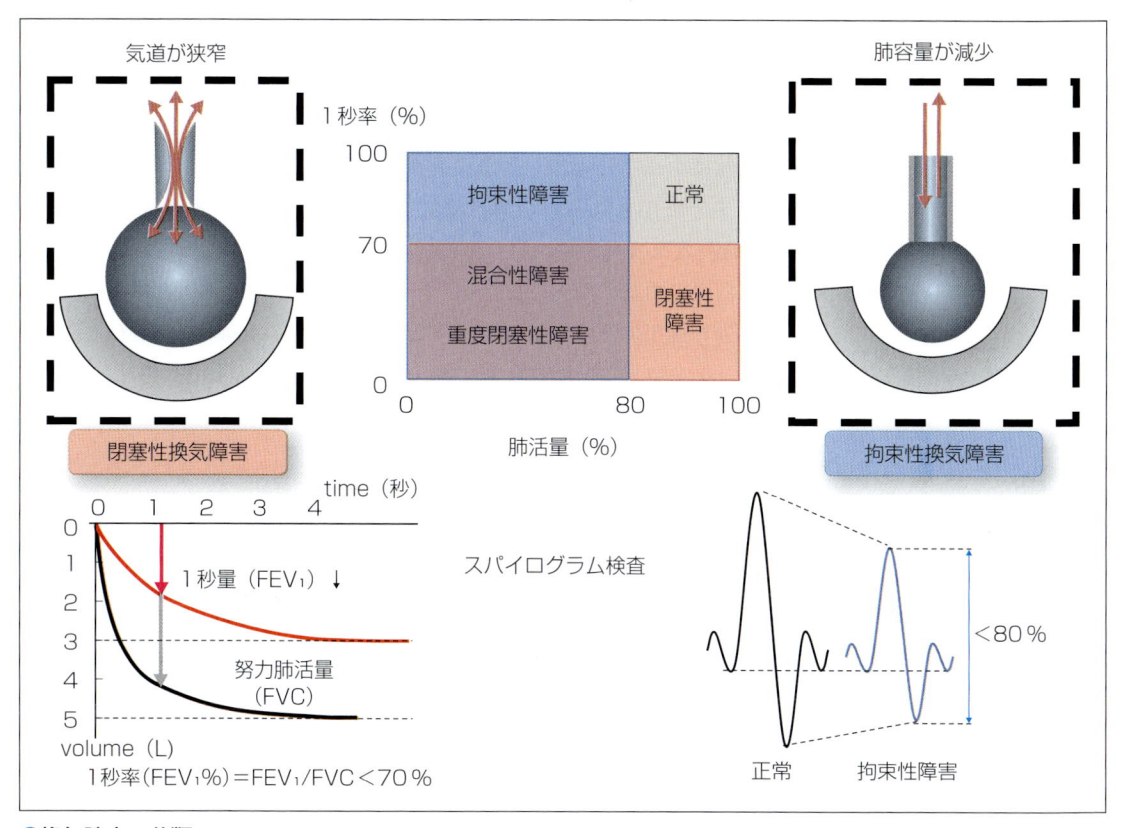

1秒率(FEV₁%)＝FEV₁/FVC＜70％

❻換気障害の分類

1秒率が70％未満のとき，閉塞性換気障害ありとし，肺活量が80％未満のとき，拘束性換気障害ありとする．両者の条件を満たした場合，混合性換気障害とする．混合性換気障害は，重度の閉塞性換気障害時にも認められる．
FVC：forced vital capacity（努力肺活量）．

❼ 閉塞性換気障害を示す上気道病変のフローボリューム曲線からの鑑別

下気道狭窄ばかりでなく，上気道狭窄によっても1秒率は70％未満となる．数値だけでは両者の鑑別は不可能であるが，フローボリューム曲線をみることで鑑別が可能である．数値だけではなく，波形をみる必要性がある好例である．

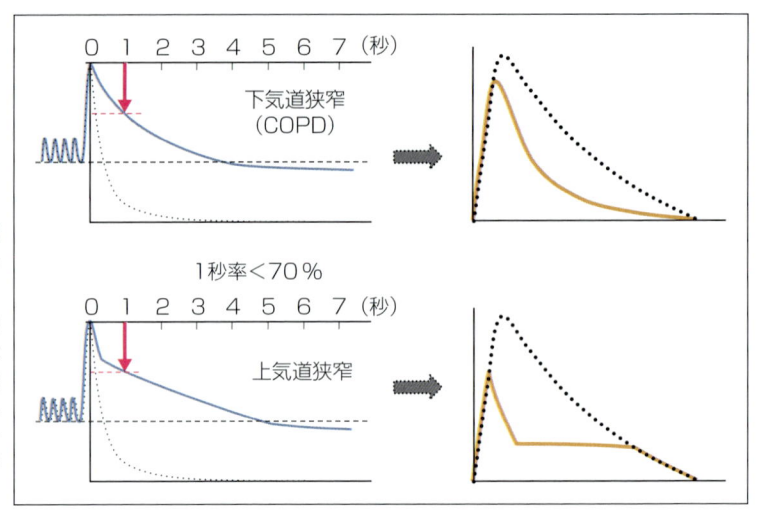

のとき，フローボリューム曲線を描出させることで判断できるので，数値だけではなく測定曲線をみることも重要である．

- 下気道での閉塞性換気障害（COPDや気管支喘息発作期など）の場合，フローボリューム曲線上，呼気曲線が下に凸の形をとる．閉塞性換気障害が進行している場合，最大呼気速度も低下してくる．さらなる進行では，最大呼気速度を描出した後，呼気速度が急速に低下し，低い呼気速度で最大呼気位まで描出される．これを動的圧迫現象（dynamic compression phenomenon）とよんでいる（❹）．
- 上気道病変の閉塞性換気障害では，呼気曲線で最大呼気速度がみられた後，平坦部分を描出する．この場合，胸郭内可変性狭窄病変や上気道固定性狭窄病変（この場合，吸気曲線でも平坦部分が現れる）である（❼）．

混合性換気障害（❻）

%VC＜80％かつ1秒率＜70％
⇨混合性換気障害

- %VC＜80％で，FEV_1％＜70％の場合，混合性換気障害とする．
- 混合性換気障害は，拘束性換気障害と閉塞性換気障害が併存している病態ととらえることができるが，閉塞性換気障害が進行した場合もみられる．
- 閉塞性換気障害が進行すると，気道抵抗増加による呼出制限のため肺活量が低下する[★5]．

★5
気道抵抗増加は，気道内病変のほかに，肺気腫のように肺弾性収縮力が低下した場合もみられ，肺弾性収縮力低下がある場合の呼出制限度は大きくなり，肺活量低下はさらに大きくなる．

気道可逆性検査

- 気道可逆性というのは，気道狭窄が固定性ではなく可変性を有していることを示している．
- 気道可逆性を有する代表的な疾患は気管支喘息であるが，COPDでも認められ，有意な可逆性をもって気管支喘息との診断はできない．
- 呼吸機能検査としての気道可逆性検査は，短時間作用型気管支拡張吸入薬を吸入することで，吸入により1秒量が増加するかで判断する．気管支拡

❽肺気量分画

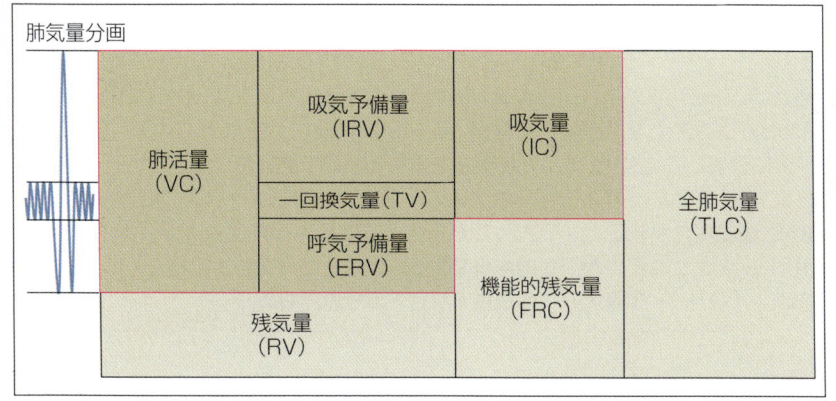

肺気量分画測定により，スパイロメトリーで測定できない残気量，機能的残気量，全肺気量が測定可能となる．肺気量は，吸気予備量，一回換気量，呼気予備量，残気量を最小単位として，これらの組み合わせにより，肺活量，吸気量，機能的残気量，全肺気量が構成される．

張吸入薬にはβ_2刺激薬，抗コリン薬がある．肺活量検査を行った後に，吸入薬を吸入（3〜4吸入）[★6]させ，β_2刺激薬は15〜30分，抗コリン薬は45〜60分後に，再び肺活量検査[★7]を行い，吸入前後での1秒量を評価する．

- 気道可逆性評価は，1秒量の改善量および改善率をもって行う．
    1秒量改善量＝吸入後1秒量−吸入前1秒量
    1秒量改善率＝1秒量改善量／吸入前1秒量×100
1秒量改善量≧200 mLかつ1秒量改善率≧12％であるとき，気道可逆性を有すると判断する．
- 気道可逆性検査は，閉塞性換気障害が認められるときに行われることが多く，気管支拡張薬吸入後，1秒率が正常化した場合，気管支喘息の可能性が高い．
- 気管支拡張薬吸入により，1秒量は有意な変化をしないものの，肺活量や最大呼気速度が改善する場合もある．

★6
被検者の状態により吸入数は減じるが，吸入量が少ないと判断できない場合もある．

★7
努力性だけが行われることが多いが，静的肺気量検査も行ったほうが可逆性評価に有用である．

肺気量検査 ❽

- 肺活量が換気量評価であるのに対し，肺気量分画検査は肺全体の容量を評価するものである．
- 肺実質に障害がない場合，ガス交換を行う肺胞気量は一定であるので，肺気量が増えるほど肺胞数が多くなりガス交換に有利に働く．肺気量は，ガス交換を規定する因子の一つとしてあげられる．
- 安静呼吸は安静呼気位を基点に行っており，安静呼気位の肺気量が機能的残気量（functional residual capacity：FRC）である．
- 最大吸気位は肺全体に含まれる気量であり，全肺気量（total lung capacity：TLC）と称し，これが肺の本当の大きさとなる．
- 最大呼気位でも肺内気量がゼロとなるわけではなく，一定の気量が残存している．これが残気量（residual volume：RV）である．
- 肺気量測定には，ガス希釈法と体プレチスモ法がある．
- ガス希釈法ではガス交通がある部分の肺気量しか測定できないのに対し，

肺活量は換気量評価，肺気量分画検査は肺全体の容量評価

> **Column** ガス希釈法と体プレチスモ法
>
> ガス希釈法は，非吸収性ガス（He，N_2 など）を指標として，肺内ガス濃度と呼気ガス内濃度が再呼吸を繰り返すことで平衡に達することから，肺気量を測定するものである．He を含んだガスを再呼吸させ，呼気ガス内 He 濃度変化が一定となったときの He 濃度と初期 He 濃度との変化から，肺気量を求める．N_2 法は，100％O_2 を吸入させ，肺内 N_2 濃度がすべて 100％O_2 となる時間経過（7〜8分）後に，呼気ガス内 N_2 濃度から肺気量を求めるものである．
>
> 体プレチスモ法は，密閉ボックス内に被検者に入ってもらい，被検者の呼吸運動に伴うボックス内容積変化と口腔内圧変化を測定することにより，肺気量を測定するものである．

- 体プレチスモ法はガス交通がないブラも含んだ肺気量を測定することができる．
- 体プレチスモ法は測定ボックスが必要なこともあり，ガス希釈法よりも検査場所を占有するので，多くの施設ではガス希釈法（He 希釈）にて行っている．

■ 肺気量検査の読み方 ⑨

- 肺活量検査とともに肺気量測定が行われると，拘束性換気障害，閉塞性換気障害病態を肺活量検査単独よりも評価しやすくなる．
- 拘束性換気障害は，肺弾性力増加，胸郭弾性力増加，呼吸筋力低下，気道抵抗増加で起こる．
- 肺弾性力増加の場合，TLC，FRC，RV いずれも低下する．
- 胸郭弾性力増加の場合，TLC，FRC が低下するものの RV は正常である．
- 呼吸筋力低下の場合，FRC は正常であるが，TLC は低下し，RV が増加する．
- 気道抵抗増加の場合，閉塞性換気障害を示し，TLC，FRC 正常で，RV が増加する．気道抵抗増加に肺弾性力低下が伴う場合（COPD），TLC，FRC，RV いずれも増加するが，TLC 増加に比し FRC，RV 増加が大きく，RV/TLC が増加し，VC が低下，混合性換気障害を示すこととなる．
- 上気道障害の場合，肺気量に変化はないので，TLC，FRC，RV は正常となる．
- FRC は安静呼気位での肺気量であり，安静呼吸時のガス交換バッファとして働いている．これは，FRC が小さいと呼吸運動によりガス交換が影響を受けやすくなることを示している．

■ 肺拡散能検査

- ガス交換を成立させる因子として，肺胞とそれに接する毛細血管との間の拡散能が保たれていることが必要である．これを評価するのが肺拡散能検査である．
- 測定法として，一回呼吸法や恒常法がある．

	1秒率	
	≧70%	<70%

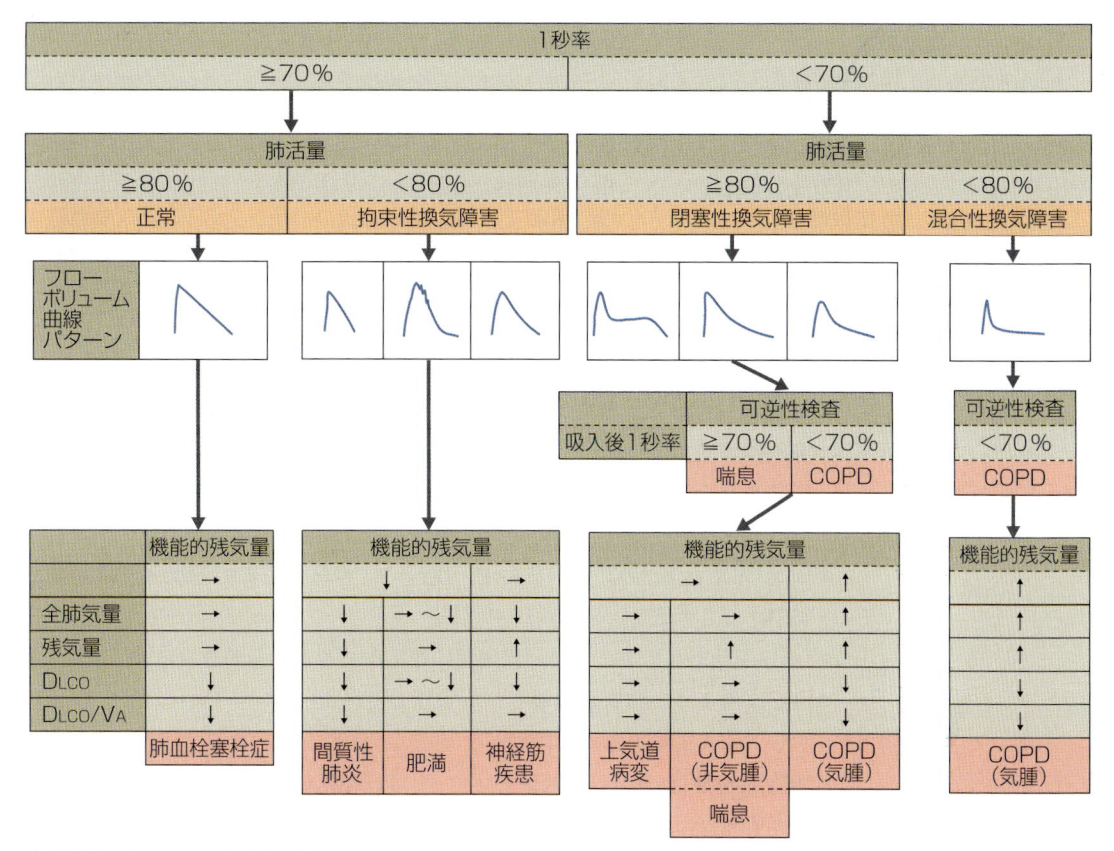

肺活量		肺活量	
≧80%	<80%	≧80%	<80%
正常	拘束性換気障害	閉塞性換気障害	混合性換気障害

フローボリューム曲線パターン

	可逆性検査		可逆性検査
吸入後1秒率	≧70%	<70%	<70%
	喘息	COPD	COPD

	機能的残気量	機能的残気量			機能的残気量			機能的残気量
	→	↓	→	→	→	→	↑	↑
全肺気量	→	↓	→〜↓	↓	→	→	→	→
残気量	→	↓	→	↑	→	→	↑	↑
D_LCO	↓	↓	→〜↓	↓	→	→	↓	↓
D_LCO/V_A	↓	↓	→	→	→	→	↓	↓
	肺血栓塞栓症	間質性肺炎	肥満	神経筋疾患	上気道病変	COPD（非気腫）	COPD（気腫）	COPD（気腫）
						喘息		

❾肺機能所見からの疾患鑑別

肺機能所見をみていく順番であるが，まず，1秒率，肺活量から，換気障害診断をする．その後，フローボリューム曲線波形から，ある程度疾患鑑別が可能である．閉塞性換気障害を認める場合，気道可逆性検査を行う．気管支拡張薬吸入により閉塞性換気障害が正常化する場合，気管支喘息の可能性が高い．正常化しない場合，COPDの可能性が高い．スパイロメトリーから，異常所見が認められた場合，肺気量分画測定，拡散能検査を行うことで，疾患鑑別が容易となる．肺血管障害時，スパイロメトリーが正常であっても拡散能は低下しており，血ガスが異常の場合も，肺気量分画，肺拡散能検査を行うべきである．

- 一回呼吸法は1回の深呼吸により測定する方法であるのに対し，恒常法は安静呼吸を繰り返すなかで測定する方法である．恒常法は，測定時間の問題，血ガス測定の必要性，評価基準の問題であまり行われておらず，多くの施設では一回呼吸法で肺拡散能検査が行われている．

■ 肺拡散能検査の読み方（❾）

- D_{LCO}（pulmonary diffusing capacity；肺拡散能）は，肺胞あたりの拡散能値の総和であるので，肺気量により D_{LCO} は左右される．
- 肺気量に依存しない拡散能を評価するために，肺気量（肺胞換気量〈alveolar ventilation：V_A〉）で D_{LCO} を除する D_{LCO}/V_A を透過性の指標として，D_{LCO} とともに拡散能の指標としている．
- 安静時は正常酸素飽和度であるのに対し，発熱時や運動時に酸素飽和度が低下するのは臨床上よく経験するところである．これには，脈拍数増加に

> **Column　一回呼吸法**
>
> 　一回呼吸法は，CO を指標として，CO を含んだガスを最大呼気位より最大吸気位まで吸気させ，最大吸気位で 10 秒間息止めさせたのち，努力呼出させることで行われる．肺拡散能値（D_{LCO}）は，呼気内の CO 濃度を測定することにより，10 秒間の息止め中に吸収された CO 濃度を算出することにより求める．

> **Column　D_{LCO}/V_A**
>
> 　D_{LCO}/V_A は，肺胞-毛細管コンパートメント 1 単位あたりの拡散能の評価ともとらえることができる．肺胞-毛細管コンパートメントでの拡散能は，肺胞面積の低下（肺気腫），肺胞壁（肺間質）の肥厚（間質性肺炎），毛細血管拡張（肝硬変），肺胞気と血流のバランスの不均等（肺血栓塞栓）などにより低下する．そのほかに，ヘモグロビン低下（貧血），酸素接触時間の短縮（運動，発熱など）によっても拡散能は低下する．

よって，肺胞を通過する毛細管血流速度が増加し，肺胞より赤血球へ拡散するのに要する時間が十分とれないためにガス交換が低下するからである．このような症例では，潜在的に拡散能が低下しているので，精査が必要である．

- D_{LCO}，D_{LCO}/V_A の評価であるが，D_{LCO}/V_A が低下している場合，肺実質障害があると考える．
- D_{LCO} が低下している場合，肺気量に変化があるかどうかをみる．
- COPD のように肺胞が破壊される病態では，D_{LCO}/V_A，D_{LCO} ともに低下を示し，肺実質障害ありと判断する．
- 切除肺の場合，D_{LCO} は低値を示すが，D_{LCO}/V_A は正常である．この場合，肺実質障害はなく，肺気量低下が D_{LCO} 低下の理由であることがわかる．
- 間質性肺炎では，肺が硬くなり，肺気量が低下する疾患である．病態としては，ガス拡散が行われる肺胞周囲の間質が厚くなる．病初期においては，肺拡散能検査での CO 拡散には影響を受けるまでの変化ではないので，D_{LCO}/V_A は正常であるが，肺気量は低下しているため，D_{LCO} は低下する．病期進行に伴い，CO 拡散にも影響がで，D_{LCO}/V_A が D_{LCO} とともに低下してくることとなる．

> **ポイント**
> - 肺機能検査は，呼吸器症状がみられる場合，低酸素血症がある場合，そして手術前には，画像検査とともに，行われるべき検査である．
> - スパイロメトリー検査を行い換気障害がみられる場合，肺気量分画検査，肺拡散能検査を行うようにするとよい．
> - ❾に，各種疾患の肺機能検査の特徴について記した．これを参考に，検査を進めていただきたい．

（小川浩正）

# 第11章 音声・言語の機能検査

第11章 音声・言語の機能検査

実戦的音声機能検査

問診票と面接——VHIとGRBASスケール

- 音声障害の治療の出発点は患者の声を聞くことであり，初診時の問診・面接がすでに重要な検査の一つになる．
- 治療経過中の比較をきめ細かく行い，他施設への紹介の面でも十分な情報を供与するためには，日本の専門施設で多く行われる嗄声（hoarseness）の評価を日常診療のなかで用いることが好ましい．すなわち，診察者が他覚的評価として行う聴覚心理的評価の一つであるGRBASスケールと，受診者が自覚的評価として行うVHI（Voice Handicap Index）を，患者さんを初診する第一線の診療所において習慣的に用いていただくことを勧める．

問診票の応用

- とくに多忙な診療所の診察では，待ち時間を利用した問診票を活用したい．なるべく簡明に患者の主訴，症状，既往歴，身体情報を引き出せる選択型の問診票が好ましい．
- 問診票では，音声障害の契機や期間，具体的に以前の声とどう変化して困っているかを記入してもらうことが必要である．また，身体情報として，年齢，身長体重，喫煙飲酒歴，手術歴，気管内挿管の既往について記入してもらう．
- 職業や生活背景に関しては，必要な情報を選択する目的とプライバシーの問題から，診察室で医師が直接質問するのがよいと考える．
- 患者自身が現在の音声に関してどのように困っているかを把握することが，治療を考えるうえで重要である．いわゆる自覚的評価であり，1997年にJacobsonら[1]が提唱し，それをもとに田口ら[2]が作成した日本語版VHIを❶に示す．
- VHIは機能的側面，身体的側面，感情的側面を問う項目から成っており，それぞれ40点満点（総計120点）で，スコアが大きいほど障害の影響を自覚していることが示される．
- VHIは反回神経麻痺，機能性発声障害，声帯溝症，ポリープ様声帯では総計50点前後の高いスコアを呈することが多い[*1]．
- VHIは手術適応となる症例や難治の音声障害症例にはとくに重要と考えられ，診療所での初診時にぜひ行っていただきたいアンケートである．

音声障害治療の出発点は患者の声を聞くこと

音声に関する悩みを把握するための自覚的評価が日本語版VHI

★1 適切な治療方法の選択や治療効果の評価，さらには音声を頻用する職業への福祉的支援に有用であるとする報告がなされている[3]．

❶Voice Handicap Index（VHI）日本語版

F：機能的側面，P：身体的側面，E：感情的側面，をそれぞれ問う30項目の質問から成る
それぞれの項目に0～4の評点を割り振る
　0：まったく経験ない，1：ほとんど経験ない，2：時々経験する，3：よく経験する，4：常に経験している
F：機能的側面，P：身体的側面，E：感情的側面それぞれ10項目で40点満点，全体では120点満点となる
スコアが大きいほど，声の障害をより頻繁に経験していることを示す

F 1	私の声は人には聞き取りにくい
P 2	話すと息切れがする
F 3	騒がしい部屋では私の声は聞き取りにくいといわれる
P 4	一日のうちで私の声の調子がかわる
F 5	家のなかで家族を呼ぶとき聞き取りにくいといわれる
F 6	なるべく電話はかけないようにしている
E 7	自分の声のために人と話すときは緊張して話す
F 8	自分の声のためにグループでの話などを避けがちである
E 9	私の声に人はいらついているように思う
P 10	人に「その声どうしたの？」とよくたずねられる
F 11	私は自分の声のために友達や近所の人とあまり話をしない
F 12	人と面と向かって話をしているときに相手が私の言ったことを聞き返してくる
P 13	私の声はきしむような感じでかわいている
P 14	私は一所懸命声を出さないと聞こえないと感じている
E 15	人は自分の声が出ないのを理解してくれていない
F 16	この声により，自分の生活や仕事・社会に制限がかかっている
P 17	私の声の明瞭度が自分ではっきりわからない
P 18	私はこの声を変えようと努力している
F 19	私は自分のこの声のために会話から外れていると感じる
P 20	話すのにずいぶん努力している
P 21	夕方になると声が悪くなる
F 22	私の声のおかげで私は損をこうむっている
E 23	私の声を聞くと不安になってくる
E 24	私の声のおかげで外向的になれない
E 25	私の声を聞くと自分がハンディキャップを背負っていると感じる
P 26	話の途中で声を出すのをやめたくなっている
E 27	人が私の声を聞き取れなくて聞き返してくると悩んでしまう
E 28	人が私の声を聞き取れなくて聞き返してくると困ってしまう
E 29	私の声を聞くと無能な人間に思えてくる
E 30	私の声を恥ずかしく思う

（田口亜紀ほか．音声言語医学 2006[2] より）

■ 診察前の心構え

- 音声障害の新患患者と話をする直前には，正常音声を出すために必要な以下の5項目について再確認することがよい．正常な状態をイメージすることにより，どの過程に障害があるかを探しながら話を進めることができる．
  ①呼吸機能が良好であること．
  ②発声時に声門が適度に閉じること．
  ③左右の声帯の形と性状が等しいこと．

④声帯に適度な緊張があること．
⑤声帯粘膜に十分な弾性があり，適度に保湿されていること．

■ 患者の声を聞くときの注意点

- 声が異常かどうかの判断は，患者の年齢・性別・生活環境を加味して診察者が経験により判断するものであるが，喉頭や呼吸機能の異常の有無を考えながら聞き取りをすることがよい．注目するポイントを以下にあげる．
- 声の高さ：中高年女性のホルモン障害では低くなる，男性の変声障害では高すぎる声が続く，加齢変化では女性では低く男性では高くなることが多い，といったことを念頭において聞く．
- 声の大きさ：声が小さすぎる場合，心因性発声障害を含む機能性発声障害，呼吸機能の低下，パーキンソン（Parkinson）病などの神経疾患を疑う．声が大きすぎて受診するケースは少ないが，その場合，難聴や中枢性の失調を疑う．
- スムーズな会話：声が長く出せず話が途切れてしまう場合，声帯麻痺などによる声門閉鎖不全や神経疾患を考える．震える声や話に詰まる場合には，痙攣性発声障害や声帯振戦，抗精神病薬の副作用などを考える．
- 声の質：嗄声の有無と程度を評価する．診察者が他覚的に行う聴覚心理的検査に相当する．後述するGRBASスケールを用いた評価が勧められる．

■ 聴覚心理的検査

- 人と人とのコミュニケーションに重要な声は，聞き手に聴取されて初めて有用なものとなる．そのため声の質を判断するには，聞き取り側の立場で評価されることが重要である．この聞き取り側の評価が聴覚心理的検査であり，音声の評価や話声の評価のためにさまざまな基準が提唱されているが，わが国で広く用いられている音声の聴覚心理的評価に日本音声言語医学会のGRBASスケールがある．

> GRBASスケールは聴覚心理的検査として重要

- 粗糙性Rは声帯ポリープ，反回神経麻痺，喉頭癌の症例で大きい傾向がある．
- 気息性Bは反回神経麻痺，声帯溝症のように声門閉鎖不全をきたす疾患で

Advice　GRBASスケールの評価法と問題点

嗄声の程度（G：grade of hoarseness），粗糙性（R：rough），気息性（B：breathy），無力性（A：asthenic），努力性（S：strained）の5項目から成る．それぞれ0（正常），1（軽度），2（中等度），3（高度）の4段階で評価される．

Rは「ごろごろ声」「がらがら声」，Bは息が抜けるような「漏れる声」，Aは「弱々しい声」，Sはのどを詰めた「無理をしている声」の聴覚印象を表す．記録は全体の嗄声の度合いの印象であるGを含めて，G3R3B0A0S1，G2R2B2A0S0，のように行われる．GRBASスケールの問題点として，①同じ評価者でも再現性が熟練度に依存すること，②評価する診察者のあいだで判定尺度に差が生じること，が指摘されている．解決法は日常的にスケールを判定して熟練度を高める（＝「耳を鍛える」）ことであるが，その基準となる教材資料として音声ならびに喉頭内視鏡所見とGRBAS評価をDVDにしたデータが利用可能である[4]．

大きくなる．
- GRBASスケールは各種音声疾患の声の評価や治療効果判定に有用性が指摘されている．また，廣瀬らの健常者と音声疾患患者におけるGRBASスケールを検討した報告では，G，R，Bの項目に関して有意差が認められている[5]．

喉頭ファイバースコープ検査と声の録音

- 問診に引き続き，声道である咽頭・口腔さらに鼻腔の診察の後，音源に重要な喉頭所見を観察することになる．
- 間接喉頭鏡や硬性側視鏡は経口的に，軟性の喉頭ファイバースコープは経鼻的に挿入することになる．画像の解像やストロボスコープとの併用を考えると硬性側視鏡を用いた検査が望ましい．しかし，反射の強い患者への対応が可能なことや鼻腔・副鼻腔観察にも併用できることから，多くの診療所や地域病院では電子スコープを含む軟性ファイバースコープが設置されている（❷）．本項では後者を用いた検査を述べる．

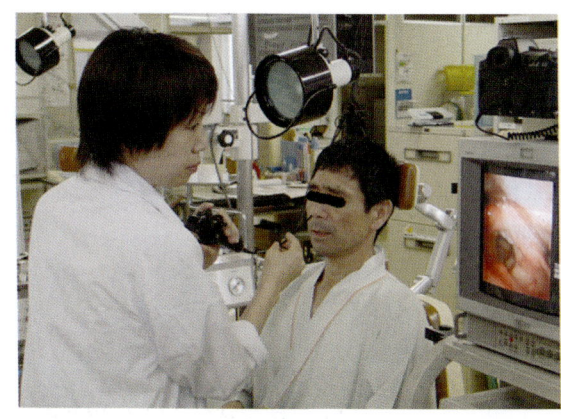

❷軟性ファイバースコープ（電子内視鏡）による喉頭の観察
声の録音を含む動画記録ができることが望ましい．

問診→咽頭・口腔・鼻腔の診察
→次いで喉頭所見の観察

■ 軟性ファイバースコープによる検査
鼻腔の挿入から上咽頭まで

- 検査の開始部位であり，単なるファイバースコープの通過ではなく，患者が不安なく検査を受けられるよう留意することが重要である[★2]．
- 経鼻的に軟性ファイバースコープを挿入するときに，①広い鼻腔側を選択する，②潤滑・除痛のためのゼリーを用いる，③愛護的な操作と患者への声がけを常に心がけることにより発声状態を動画で十分に観察・記録する環境を整える．
- とくに狭い鼻腔の患者では，観察しやすい鼻腔側を診療録に記載しておくと次回の対応がスムーズになる．ほとんどの患者ではリドカイン塩酸塩（キシロカイン®ゼリー）を用いることができるが，ゼリーの使用ないしファイバースコープ検査の刺激により検査後の不快感を訴えるケースもあり，検査の必要性と合併症に関して事前の説明が必要である．
- 鼻腔内でファイバースコープを後方に進めていくときには中鼻道寄りから進めていき，狭い場合には鼻腔底に近い位置で進めることを試してみるのがよい．
- 上咽頭のやや手前で軟口蓋の挙上が確認できる場所で一度ファイバースコープを進めることを止める．この場所で，①「マ，マ，マ」と発声する，②唾液嚥下を促す，③唇を細めて息を吹いてもらう（purse lip blowing），ことにより発声時および発声時以外の軟口蓋の挙上障害がないかどうかを確

★2
垂直に近い座位で，軽く前かがみの姿勢をとり，顎を挙上する姿勢をとると声門の観察が行いやすい．肩と診察椅子のあいだにバスタオルなどを挟んで支えにするのもよい．

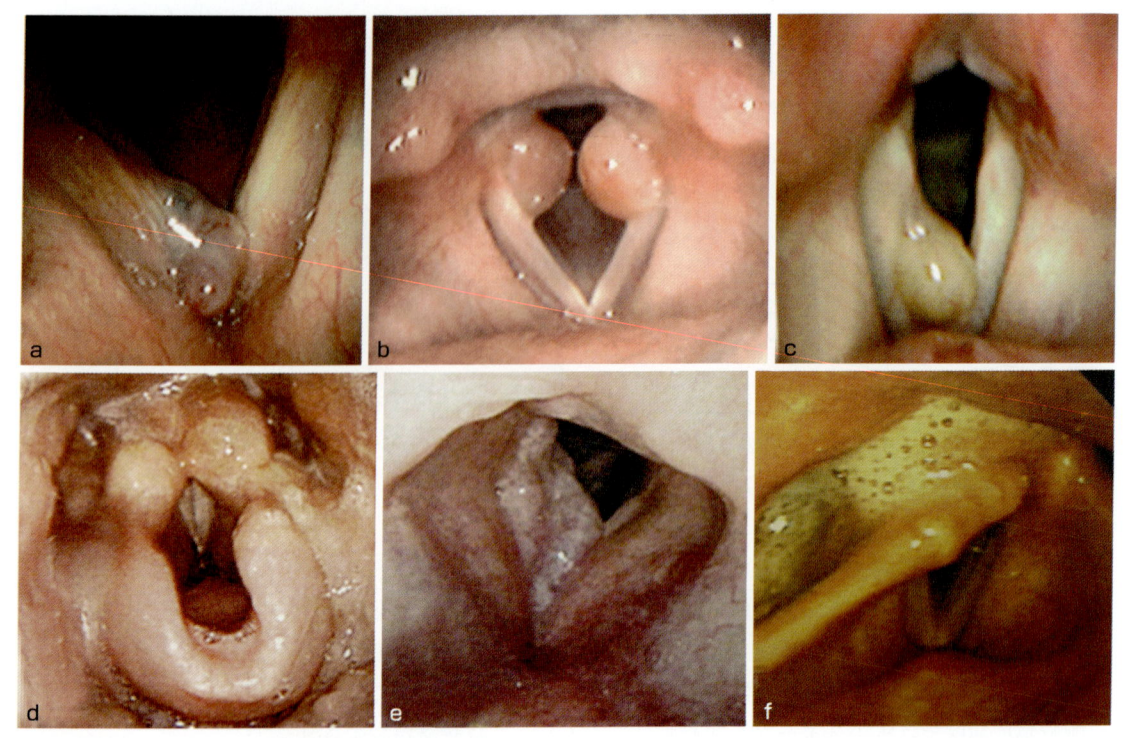

❸ 音声障害の原因となる器質的異常の内視鏡所見
a：声帯ポリープ，b：喉頭肉芽腫，c：声帯囊胞，d：急性炎症に伴う喉頭浮腫，e：声門癌，f：右反回神経麻痺（患側声帯の短縮・萎縮と梨状陥凹の唾液貯留を伴う）．

認する．
- 鼻咽頭の炎症所見や後鼻漏の有無を確認する．

声門を含む喉頭と下咽頭の器質的変化の観察

- 音声障害の原因を診断する最も大事な部分であり，声門のみならず声門下，披裂部，梨状陥凹を含む喉頭・下咽頭全体の器質的変化を観察する．
- 炎症に伴う浮腫・発赤の有無をみる．失声に近い症状を呈する声門下喉頭炎や，嗄声や慢性咳嗽の原因となる逆流性食道炎を示唆する披裂部の浮腫など，声帯以外の病変でも音声障害の主因となることがあることに注意する．
- 声帯の形状の左右差の有無，結節・ポリープ・肉芽の有無，浮腫・萎縮の有無，腫瘍性病変の有無を確認する．
- 観察した所見は画像記録する．代表的な器質的異常所見を❸に示す．

声帯の運動性の観察

- 器質的な変化の観察に続いて，いろいろな声を発声するように促して声と声帯を同時に観察する．
- 動的観察ではいろいろな声を発声するように促し，声と喉頭を観察する．
- 普通の声で，声門閉鎖の状況，左右差の有無，過内転（仮声帯発声）の有無，過緊張（のど詰め）の有無，振動不良な瘢痕部位の有無に関して注目

してみる.
- 高い声・裏声，低い声で，輪状甲状筋の働きによる声帯長の変化や喉頭の上下運動の有無をみる.
- 大きい声，小さい声で普通の声に比べて声帯運動の変化が生じるかどうかをみる.
- 声門間隙を伴う失声の場合，咳払いにより声門閉鎖の促進があるかどうかをみる.
- 観察した所見は音声を含めて動画記録することが望ましいが，動画記録装置を接続していない場合には発声時と安静呼吸時の静止画記録を行う.

すみやかな専門施設への紹介が必要となる喉頭所見

- 気道狭窄に対応できる病院への即時連絡・紹介が必要な所見は以下のとおり.
  ①急性喉頭蓋炎
  ②急性炎症に伴う喉頭浮腫
  ③気道狭窄を伴う声門下喉頭炎
  ④気道狭窄を伴う巨大な声帯ポリープや喉頭肉芽腫
  ⑤気道狭窄を伴う両側反回神経麻痺
  ⑥アレルギー性の機序を疑う喉頭や咽頭の浮腫
- 近日中に専門医への紹介が必要な所見を以下に示す.
  ①扁平上皮癌，声帯白板症，乳頭腫など腫瘍性病変や異型性が疑われる場合
  ②病因の検索と治療が必要な反回神経麻痺
  ③パーキンソン病などが疑われる弱々しい声帯運動が認められる場合
- 精査や手術希望のある場合に専門医への紹介が必要な所見を以下に示す.
  ①声帯の結節，囊胞，ポリープや声帯溝症などの器質的疾患
  ②声帯瘢痕などがあり，より精度の高い硬性側視鏡やストロボスコープによる検査が必要な音声障害
  ③専門医での精査と治療が必要な痙攣性発声障害などの機能性発声障害

■ 声の録音

- 音声障害の客観的記録として声の録音は有用であり，治療の評価や経過観察に用いられる.
- 録音した音声は専門施設への紹介に添付することが可能であり，後日でも音響分析などの検査に用いることができる.
- 録音時にはモノラルのコンデンサー型のマイクを用い，圧縮処理を行わない記録処理・媒体を用いることが好ましい.
- 録音内容として勧められる項目を❹に示す.

❹ 声の録音内容の例

1	患者氏名ないし診療録IDと検査日
2	普通の大きさ・高さでの母音 「イー」「エー」「アー」「オー」「ウー」
3	できるだけ高い声での母音
4	できるだけ低い声での母音
5	文章の音読 ジャックと豆の木，北風と太陽，などの物語の一部を音読する 例）ある日，北風と太陽が力比べをしました．旅人の外套を脱がせたほうが勝ちということに決めて… 1〜2分の内容を自分のペースで読んでもらう
6	話声位（普段の話声の高さ）を聞く 「アイウエオー」と発声し，オーの伸ばした音の高さを話声位とする
7	声域を聞く 上昇音階で声の上限を，下降音階で声の下限を録音する
8	最長発声持続時間 「アー」をできるだけ長く発声し，3回測定して最大値をとる

実戦的音声機能検査 ●247

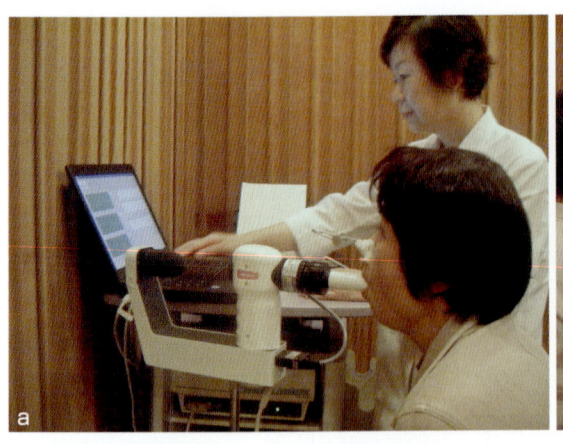

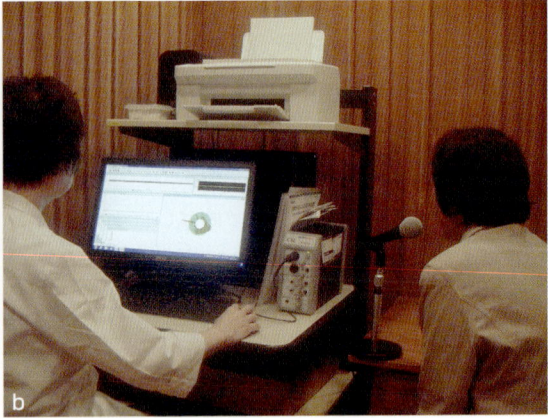

❺空気力学的検査装置(a)および音響分析装置(b)を用いた音声機能検査
a:PA-1000®(ミナト医科学製),b:CSL4500®(KAY-PENTAX製).

空気力学的検査と音響分析

- ともに声の障害を伴う疾患に対して保険適用のある検査であり,音声の他覚的評価に重要な検査であるが,まだ一般の診療所や地域の総合病院に広く普及しているとはいえない状況である.
- 検査操作自体は簡便であり必要とするスペースや消耗品も少ないことから,音声障害の診療に興味をもつ先生方には,ぜひ一般の診療所でも導入を進めていただきたい検査である.
- 検査時の声の録音も可能であり,専門施設への紹介を行う際にも有用なデータが供与できる.
- ここでは両検査の概要にふれるが,詳しくは日本音声言語医学会の編纂する成書を供覧されたい[6].

空気力学的検査

- 呼気を声のエネルギーに変換する効率をみる検査である.
- 最長発声時間(maximum phonation time:MPT),発声時呼気流量(flow),声門下圧・呼気圧,の測定が基本となる.
- 同一の検査装置で声の高さ(pitch)も測定できる.
- ノーズクリップの使用やマウスピースをしっかりくわえて発声することにより,鼻や口から呼気が漏れることを防いで検査を行う(❺-a).

Column 最長発声時間(MPT)

最長発声時間(MPT)は,検査装置を用いなくても診察室でストップウォッチを用いて測定可能である.大きく息を吸ってできるだけ長く「あー」と最後まで声を出してもらい,3回測定して最大値を採用する.男性では14秒以下,女性では9秒以下を異常(短縮)の目安とする.声門閉鎖不全や呼吸機能低下を伴う音声障害で異常を呈する.

■ 音響分析

- 声の音質を客観的に数量で評価する検査である．録音した持続母音で検査を行う．
- サウンドスペクトログラムを作成して声の基本周波数や振幅の変動などを観察することができる．
- 正常な音声でも，音のゆらぎがある[★3]．聴覚的には，これらのゆらぎの大きさが嗄声と関係すると考えられている．
- 正常な音声でも気流などによる雑音が含まれており，雑音の増加は嗄声の原因となる．雑音成分と調波成分のエネルギー比率（noise harmonic ratio：NHR）などが測定される．
- これらの多くのパラメータは音響分析ソフトを備える市販の分析装置を利用して，一検査あたり5分以内の短時間に得ることができる（⑤-b）．ただし，声帯麻痺や呼吸機能低下などにより，持続発声が1〜2秒以内の場合や極端に小さな音量の声の場合には測定が難しくなる．

★3 音のゆらぎ
音声波形の周期のゆらぎ（jitter）と，音声波形の振幅のゆらぎ（shimmer）がある．

> **ポイント**
> - 多くの音声異常のケースを喉頭所見と照合して診察することにより，耳と目を同時に鍛えていくことが重要である．
> - 録音・録画記録は患者への診療経過の説明に有用なことに加え，自らの診療の復習の糧になる．
> - 音声障害の原因としては声帯の器質的な局所病変（炎症，腫瘍，末梢性麻痺など）によるものの頻度が高いが，まれに神経筋疾患，中枢性疾患，抗精神病薬の副作用などによる障害に遭遇することがあることを念頭にいれていただきたい．
> - 専門施設への紹介後には，検査結果や治療経過の返事を求めよう．受診時の記録と見比べることにより，音声障害の診療の向上につながる．

（香取幸夫）

引用文献

1) Jacobson BH, et al. The Voice Handicap Index (VHI)：Development and validation. Am J Speech-Language Pathol 1997；6：66-70.
2) 田口亜紀ほか. Voice Handicap Index 日本語版による音声障害の自覚度評価. 音声言語医学 2006；47(4)：372-8.
3) 兵頭政光ほか. Voice Handicap Index 日本語版を用いた学校教員における音声障害のアンケート調査. 音声言語医学 2010；51(4)：305-10.
4) 日本音声言語医学会. 動画で見る音声障害（DVD）. 東京：インテルナ出版；2005.
5) 廣瀬 肇. 音声障害の臨床. 東京：インテルナ出版；1998.
6) 日本音声言語医学会. 新編 声の検査法. 東京：医歯薬出版；2009.

第11章 音声・言語の機能検査

実戦的言語機能検査

- 言語発達の異常といって受診される場合，言葉がまったく出てこない，滑舌が悪い，サ・タ行の構音が「シャ」「チャ」になるという程度から，話していても他人に理解できないものまでさまざまである．ここでは，構音障害（articulation disorder）で受診した場合の外来での診断の流れを中心に解説する（❶）．
- 構音障害がある場合，聴力検査，言語発達検査，鼻咽腔閉鎖機能検査などを，適宜組み合わせて行うべきである．

言語発達検査

- 言語発達障害とは，予測された生活年齢において，予期された音声の理解や産生ができない状態である．
- 子どもに話しかけて，または親からどのくらい理解できるのか，話すことができるのかを聴取する（❷)[1]．
- 聴力検査は，言語発達に問題がある場合は全例に行われるべきである．
- 広汎性発達障害の徴候（共同注意の欠如）を見逃さない[2]：目が合うか，「あれは何？」など指さしをしたり，絵本を見せて「○○はどれ？」と聞いて的確に指さすことができるか，など．見本をまねして同じものを作ったり，

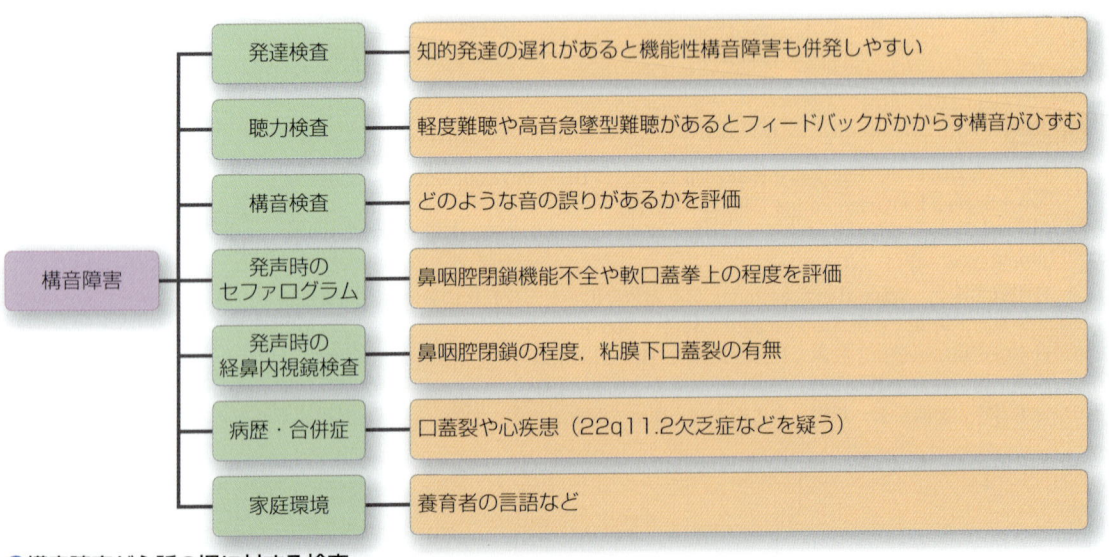

構音障害	発達検査	知的発達の遅れがあると機能性構音障害も併発しやすい
	聴力検査	軽度難聴や高音急墜型難聴があるとフィードバックがかからず構音がひずむ
	構音検査	どのような音の誤りがあるかを評価
	発声時のセファログラム	鼻咽腔閉鎖機能不全や軟口蓋挙上の程度を評価
	発声時の経鼻内視鏡検査	鼻咽腔閉鎖の程度，粘膜下口蓋裂の有無
	病歴・合併症	口蓋裂や心疾患（22q11.2欠乏症などを疑う）
	家庭環境	養育者の言語など

❶構音障害が主訴の児に対する検査

❷正常の言語発達と社会性の発達

	理解できる言葉	表出できる言葉	コミュニケーション
6か月	「ダメ」 名前を呼ぶと振り向く	喃語 泣かずに声を出す	人見知り，あやすと笑う 抱っこをせがむ
1歳	「ちょうだい」 「おいで」 「コップ」など物の名前	「ワンワン」などの単語 ことばをまねして言える	他の子どもに関心をもつ 「ねんね」「おいで」「〜して」に応じられる
2歳	「パパどこ？」 「大きい，小さい」 「洗う」 「赤，青」	「これなあに？」 「自分の名前」 「あった」 「おはよう」をまねして言う	「あとで」と待てる 友達と手をつなぐ
3歳	「机の上から赤いクレヨンとってきて」 物の用途がわかる	日常会話の成立 「今日は誰ときたの？」→「ママ」 「何に乗ってきたの？」→「くるま」	ままごとができる 順番が待てる
4歳	1〜5までの数がわかる 「○○ちゃんはジュースでママはお茶ね」 重文，複文がわかる	「かけっこで1番だった」 「いつ？」→「にちようび」 日にちや曜日，理由が答えられる 助詞が使える	じゃんけんの勝ち負けがわかる しりとり，なぞなぞができる
5歳	絵本やアニメの筋に興味をもつ 10までの数がわかる	テレビや昨日会ったことなどを友達と話をする 接続詞，副詞が使える	ルールを守る

大人に本を読んでもらうことを楽しむことが難しいことが多い[3]（❸）．

- 発達検査[4]：
  ①津守・稲毛式乳幼児精神発達診断：養育者から行動を聞いてチェックする方法であるが，養育者の主観が入る．
  ②新版K式発達検査（0〜14歳），WPPSI（Wechsler preschool and primary scale of intelligence；ウェクスラー未就学児知能検査．3歳10か月〜7歳），WISC-III（Wechsler intelligence scale for children-third edition；ウェクスラー児童用知能検査第3版．5〜16歳）：運動発達，知的発達と言語発達レベル

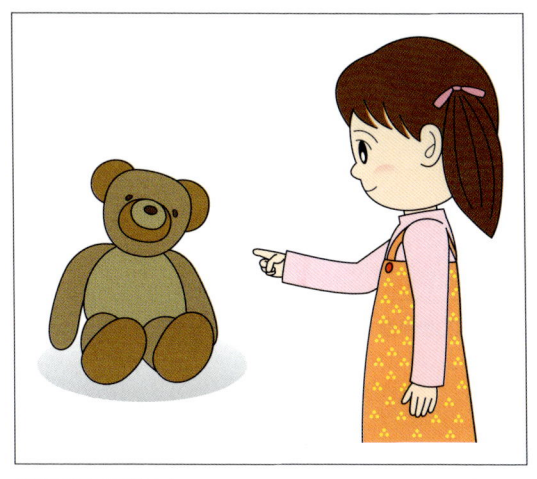

❸子どもの指さし
まだ言葉が出ていなくても，そこに人形があることを教えてくれる（共同注意）．

> **Column** 言語発達遅滞について診察するときの注意
> - 聴力障害，精神発達遅滞，広汎性発達障害，注意欠陥性多動性障害（ADHD），学習障害（LD），特異的言語発達障害（受容性・表出性）を鑑別する．
> - コミュニケーション能力，学習の予後を改善するため，軽度の言語発達障害も含めて早期発見に努めるのが望ましい．
> - テレビやビデオの前に長時間座らせておくことはコミュニケーション能力が得られず，社会性の低下など現代社会の問題となる[5]．

の評価を行うことで，全般的な発達の遅れがあるか，言語だけの遅れがあるのかを評価する．
③言語検査：絵画語彙検査（PVT-R〈Picture Vocabulary Test-Revised〉：3～12歳，❹），ITPA（Illinois test of psycholinguistic abilities）言語学習能力診断検査（3～9歳）では，語彙数や言葉の統制力などを評価する．

構音の検査

■ 正常の構音発達[6]

- 新生児期から乳児期に普遍的な言語から母語に特化した音韻知覚が徐々に発達するとされている（❺）[7]．
  ①出生から生後2か月まで：叫喚声
  ②2～4か月：アー，ウーなどの母音（クーイング）
  ③4か月ごろより[g, k]などの子音が聞かれる．
  ④6か月ごろよりマンマ，などの喃語が聞かれるようになる．
  ⑤さらに徐々に喃語にアクセントと抑揚がつくようになって，まるでおしゃべりしているようなジャーゴンとして現れる．
  ⑥10～15か月くらいで初語が現れる．
- 語音は喉頭で発せられた音を口腔内や咽頭により共鳴を変え，舌，顎，歯列などを用いて狭めたり閉鎖することで呼気の流れを微妙に変えてつくられる（❻）．

■ 鼻咽腔閉鎖機能不全に伴いやすい異常構音（❼）

- 口蓋裂，鼻咽腔閉鎖機能不全などでは，高い

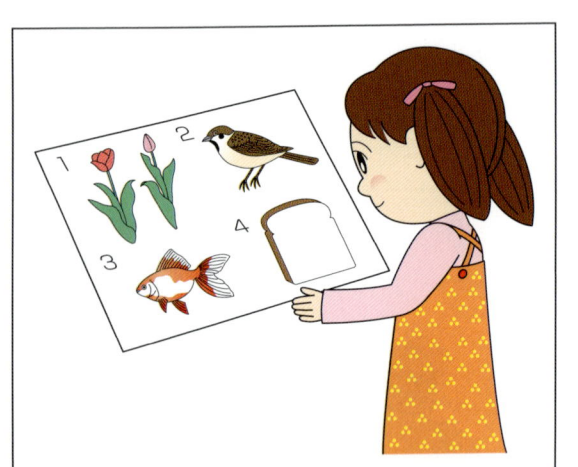

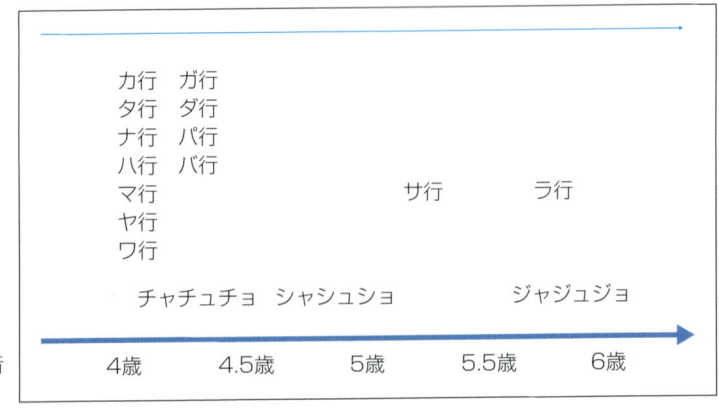

❹絵画語彙検査
「つぼみ」「飛ぶ」に関係する絵を示してもらい，語彙力を評価する．

❺正常の子音獲得時期
およそその年齢の90％以上が正しく構音できる時期．

	4歳	4.5歳	5歳	5.5歳	6歳
カ行 ガ行 タ行 ダ行 ナ行 パ行 ハ行 バ行 マ行 ヤ行 ワ行			サ行		ラ行
			チャチュチョ シャシュショ		ジャジュジョ

口腔内圧を要する音を発声すると，呼気が鼻腔に流出して口腔内圧を高めることができないため，産生した子音が弱くなり，結果的にひずんだ音となる．
- 鼻咽腔を閉鎖しないと出せない音（パ，タ，サなどの破裂音やダなどの摩

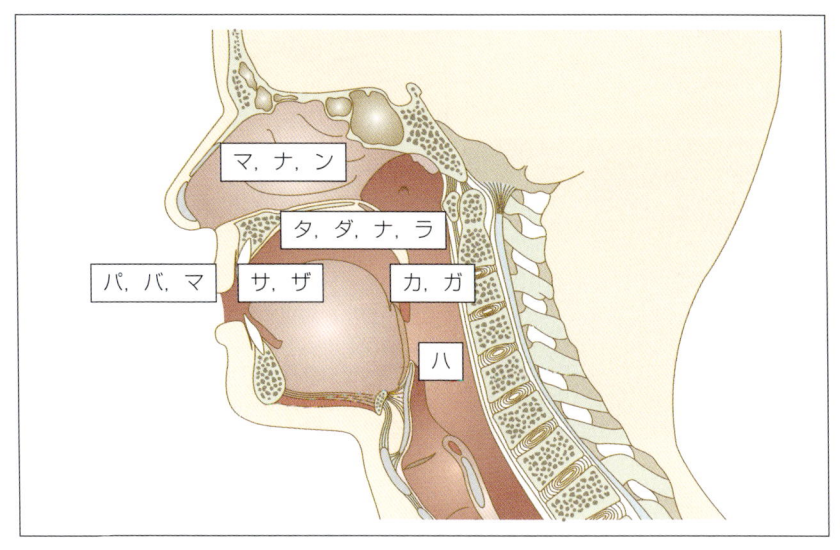

マ, ナ, ン
タ, ダ, ナ, ラ
パ, バ, マ　サ, ザ　カ, ガ
ハ

❻構音に関係している部位

❼代表的異常構音と診断のポイント

	特徴	代表的な例	診断のポイント
声門破裂音	口蓋裂など，鼻咽腔閉鎖機能不全に多い．口腔内圧が保てないため，構音点が喉頭のレベルに後退し，声門で空気をためたり開放したりして発音する方法．咳払いをするような，母音をとぎれとぎれに発音された破裂音になるため何を話しているのか聞き取ることが困難．	「キリン」→「イ・イ・ン」と区切りながら構音	子音の省略のように聞こえる．「アカアカアカ」→「アッアッアッ」kの省略の場合は「アアア」と連続して聞こえる．
咽頭摩擦音	鼻咽腔閉鎖が完全ではなく，わずかな間隙がある．呼気が鼻咽腔を通過するときに生じる気流雑音．		パ，タ，カ，サ行を発音させ，聴覚的に鼻雑音があるか，子音がひずんでいないか．
口蓋化構音	口蓋が浅い症例に多くみられる．歯音，歯茎音が舌尖ではなく，舌中央部の硬口蓋後端で産生される．	タ行→カ行 ダ行→ガ行 サ行→ヒに近い音	ひずみ音であるため，表記できる音に変わる場合は置換である．「カタカタ」といわせて，「カ」と「タ」に明らかな差があるか注目する．
鼻咽腔構音	舌が挙上して呼気は鼻腔に流出する．上咽頭を閉鎖，開放することにより音を産生するため，「ン」「クン」に近い音として聴取される．	「イ」→「ン」	鼻をつまむと構音できなくなる．
側音化構音	舌が口蓋の全面に接しており，舌縁と臼歯のあいだから音を産生する．呼気の漏れ方は口角の片側だけの場合と両側の場合がある．	「シ」→「ヒ」 「チ」→「キ」 「ジ，リ，ニ」→「ギ」	鼻息鏡を下口唇に水平に置くと，側方からの呼気の流出が観察される．安静時の状態に対しての口唇の偏位も重要である．

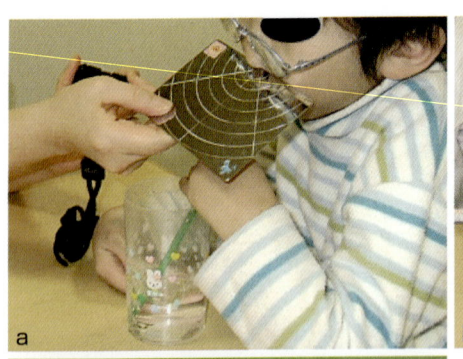

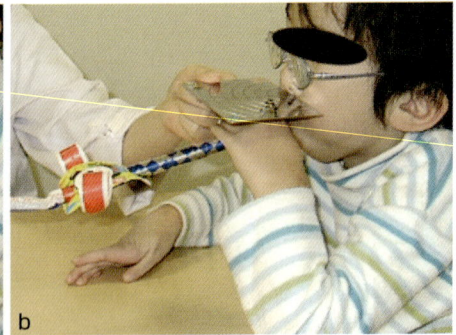

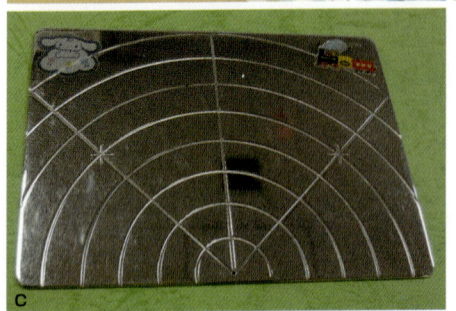

❽ブローイング検査
a：ソフトブローイング．鼻息鏡を当てながら，コップの水をストローで吹いてもらい，鼻から空気が漏れていないかをみる．
b：ハードブローイング．強く巻き笛を吹きながら，鼻に鼻息鏡を当て，鼻から空気が漏れているかをみる．
c：ブローイング検査に使用する鏡．鼻孔に当てて構音させ，鼻息で曇った部位の広がりを1目盛り，2目盛り，と表示する．

擦音）がひずみやすくなる．

■ 鼻咽腔閉鎖機能検査
口腔視診
- 安静時および「アー」と発声したときの軟口蓋の長さ，動き，咽頭後壁と軟口蓋との距離などを診る．また，軟口蓋の動き方に左右差がないかどうかも評価する．

ブローイング検査（❽）
- ソフトブローイング検査：コップの水をストローでそっと吹いてもらい，そのときに呼気が鼻から漏出する程度を鏡の曇りで評価する．
- ハードブローイング検査：ラッパ，巻き笛などを強く吹いて鼻から漏出する呼気の程度を鏡で評価する．

構音検査
構音障害の分類[7]
- 器質性構音障害：唇，舌，口蓋など構音器官の形態や機能異常による（口蓋裂など）．
- 運動障害性構音障害：神経筋系の障害による運動性の発話障害（脳性麻痺，小脳病変など）．
- 機能性構音障害：器質的問題がない構音障害．聴力障害や軽度発達障害，読み書き障害などが関係していることもある．

❾ 誤った構音の聴覚的分類

省略	子音が抜けて母音のみになる 「ハッパ」→「アッパ」 「テレビ」→「テエビ」
置換	音が他の音に置き換えられる 「スイカ」→「スイタ」 「サカナ」→「タカナ」
ひずみ	日本語の音として表記できない音に変わっているもの

❿ 語の配列誤り

音位転換	単語内の音配列順序が変わる	「テレビ」→「テベリ」
音の同化	前後の音に影響されて音が変わる	
音節の脱落	音節が脱落して語形が短くなる	「ハッパ」→「パ」
音の付加	余分な音や音節が加わる	「デンワ」→「デンワン」

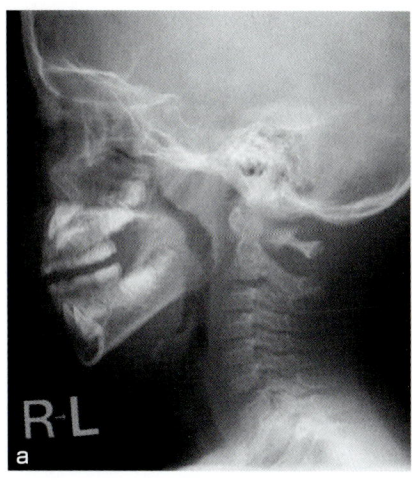

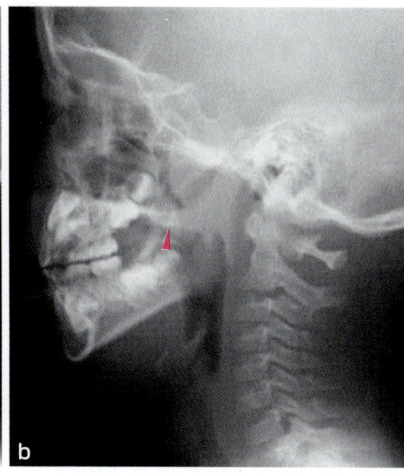

⓫ 正常症例の構音時セファログラム
a:安静時,b:「イー」発声時.
軟口蓋の厚みも十分であり,拳上も良好で発声時にはしっかりと閉鎖している.

構音障害の聴覚的分類
● 構音された音の聞こえ方(構音された音がどのような誤りとして聞こえたか)によって3つに分類される(❾).

語の誤配列による分類
● 語の配列の誤りによって,4つに分類される(❿).

検査方法
● 日常会話場面での観察や物の呼称,復唱をさせることにより単音,音節,単語,文章での構音障害の有無を鑑別する.単音では構音できても,長文になるとひずみが明らかになることも多い[8].
● 構音の誤りのタイプ(置換・省略,ひずみ)や誤りの一貫性,構音の誤りを指摘すると自己修正できるかどうかを把握する.
● 絵カードなど[★1]を用いて,聴覚的に誤った発音や空気が鼻から漏れている程度を評価してもよい.

構音時のセファログラム(頭部X線規格写真)
● 安静時,「アー」「イー」発声時の3場面で撮影し,咽頭腔の深さ,軟口蓋の長さ,厚さ,軟口蓋の拳上の程度を評価する[9](⓫~⓮)

★1
構音検査には,就学前くらいの年齢であれば日本聴能言語士協会・日本音声言語医学会作成の新版構音検査が市販されている.

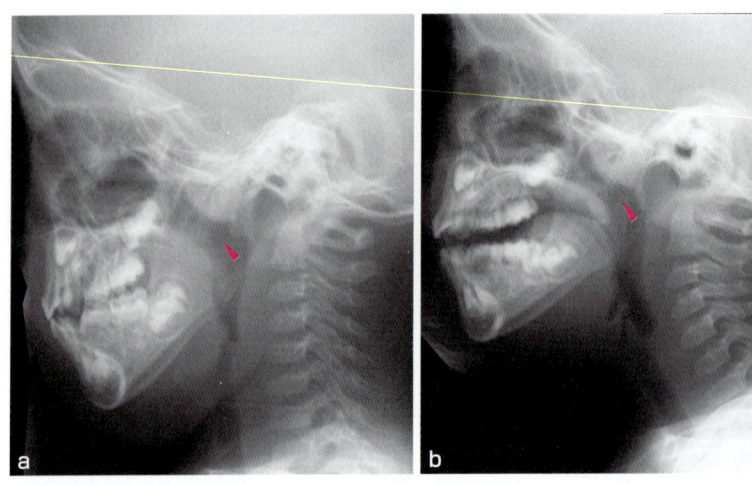

⑫ 鼻咽腔閉鎖機能不全症例の構音時セファログラム
a：安静時，b：「アー」発声時．
軟口蓋が薄く，発声時にもほとんど拳上がみられない．

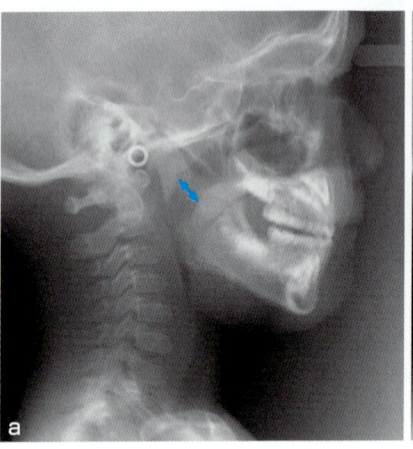

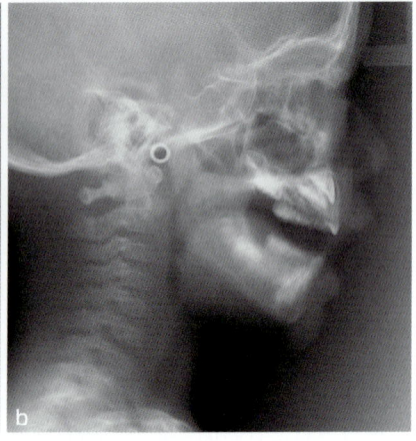

⑬ 深咽頭症例の構音時セファログラム
a：静止時，b：「アー」発声時．
軟口蓋の厚みは正常，運動性も良好であるが，咽頭後壁までの距離があるため（◆▶），鼻咽腔が完全には閉鎖できない．

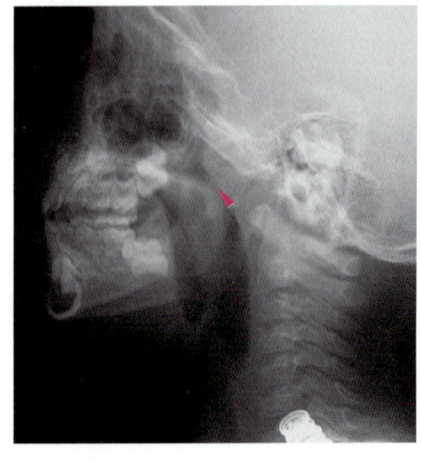

⑭ 粘膜下口蓋裂のセファログラム
「イー」発声時，軟口蓋は拳上するが（▶），完全には閉鎖していない．

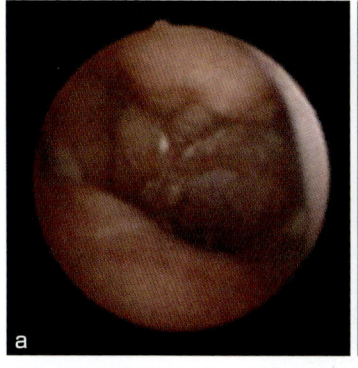

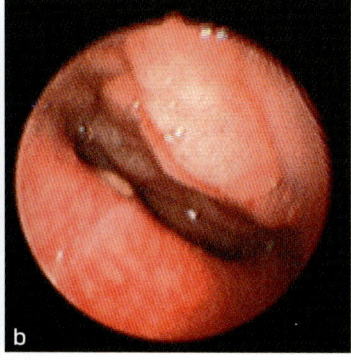

⓯ 鼻咽腔閉鎖機能不全の経鼻内視鏡所見
発声時にも上咽頭は完全に閉鎖することができない.

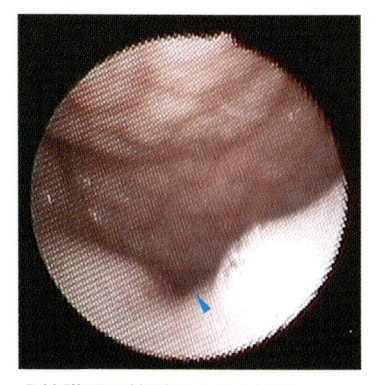

⓰ 粘膜下口蓋裂の経鼻内視鏡所見
軟口蓋の中央が筋層の欠損のためくぼんでみえる（←）．このくぼみのため，上咽頭は完全に閉鎖することができない．

経鼻内視鏡検査

- 経鼻内視鏡を挿入し，上咽頭を観察しながら母音やパ行の破裂音，サ行，シャ行の音節，それらの音を含む単語，短文を復唱させ，鼻咽腔の閉鎖程度，咽頭側壁の動きを評価する（⓯，⓰）．

（守本倫子）

引用文献

1) 洲鎌倫子．言語の発達のみかたとその障害：健診でのチェックポイント．小児内科 2010；42：406-9.
2) 中村みほ．知能の発達のみかたとその障害：健診でのチェックポイント．小児内科 2010；42：392-5.
3) 守本倫子．疾患からみたインフォームドコンセントの実際：言語発達障害．JOHNS 2010；26：1967-70.
4) 橋本俊顕ほか．対人関係，コミュニケーションの発達の見方とその障害：健診でのチェックポイント．小児内科 2010；42：426-30.
5) 田澤雄作．環境因子が小児の精神運動発達に及ぼす影響：養育環境・映像メディア．小児内科 2010；42：466-71.
6) 中西靖子ほか．構音検査とその結果に関する考察．東京学芸大学特殊教育研究施設報告 1972；1：1-41.
7) 佐藤裕子．2.リハビリテーションの実際，E 言語障害，4 機能性構音障害．本田真美ほか編．小児リハビリテーションポケットマニュアル．東京：診断と治療社；2011. p.140-3.
8) 森 洋子．構音障害の診断と対応．小児内科 2010；42：414-6.
9) 守本倫子ほか．2.音声言語ならびに嚥下 1）口蓋裂術後，鼻咽腔閉鎖不全に対するリハビリテーション．耳鼻咽喉科・頭頸部外科 2007；79：107-14.

第12章　嚥下機能をみる

第12章 嚥下機能をみる

実戦的嚥下機能検査

社会背景

- 日本は超高齢社会になり，高齢者の嚥下障害症例の増加が予想される．高齢になれば筋力と神経系の機能は低下するので，走るのが遅くなるのと同様に，嚥下機能が低下するのは自然の摂理である．
- 一般診療所に受診している75歳以上の約1/3が誤嚥しており，全例誤嚥を自覚していない不顕性誤嚥例（サイレントアスピレーション）であった（❶）[1]．誤嚥を自覚していない隠れ嚥下障害例は意外に多い．

誤嚥を自覚していない高齢者の嚥下障害例は意外に多い

誤嚥を防ぐ嚥下のメカニズム

- 嚥下運動は，口腔期・咽頭期・食道期に分類されている．多くの嚥下障害は，咽頭期が主因である．
- 誤嚥を防ぐためには，咽頭期に喉頭がタイミング良く前上方に約30 mm挙上し[2]，喉頭蓋が倒れて喉頭を閉鎖し，声帯と仮声帯も閉じて，食道入口部がタイミング良く0.5秒間開く[3]ことが重要である．
- 正常の嚥下運動は，約0.5〜0.8秒間で終了する．

嚥下障害にて依頼受診した症例

- 近年，嚥下障害依頼例が増加している．多いのは，①嚥下機能低下症例に対する嚥下機能評価，②経管栄養中に経口摂取再開を希望する場合の嚥下機能評価である[4]．

❶耳鼻科一般外来における75歳以上の81例，嚥下内視鏡検査（VE）の結果

	喉頭侵入	誤嚥	症例数	平均年齢
正常群	（−）	（−）	34例（42%）	77.1
喉頭流入群	（＋）	（−）	21例（26%）	79.4
誤嚥群	（＋）	（＋）	26例（32%）	83.1

（西山耕一郎ほか．日気管食道会報 2007[1] より）

Column 咀嚼嚥下について

「よくかめば誤嚥せずに食べられる？」というやや誤った考え方が一部の職種で広まっている．例外はあるが，嚥下機能低下例の多くは，咀嚼嚥下では下咽頭に咀嚼した食物が貯留するので誤嚥のリスクは増大する．ゼリーは砕くと誤嚥の危険性が高くなる．丸飲みは誤嚥しにくいが，窒息しやすい．

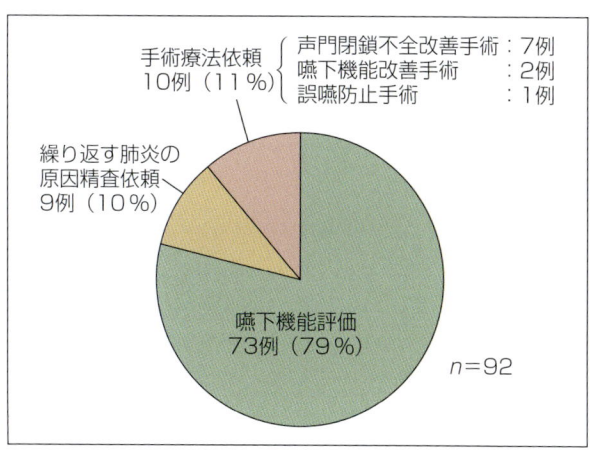

❷ 紹介受診目的(6年間)

（西山耕一郎ほか. 嚥下医学 2011[5]より）

❸ 自覚症状のなかでロジスティック回帰分析結果による影響度の高い症状

正常群／誤嚥群（正分類確率：88%）
食事時間の延長　　　（オッズ比：255.5）
嚥下時に頸部前屈　　（オッズ比：146.3）
痰がのどにからむ　　（オッズ比：39.7）
のどに違和感がある　（オッズ比：16.7）
痰が増えた　　　　　（オッズ比：5.1）
食事中にムセる　　　（オッズ比：4.2）
食事中に咳がでる　　（オッズ比：0.4）
口腔内が汚い　　　　（オッズ比：0.2）

（西山耕一郎ほか. 日耳鼻会報 2010[6]より）

- 紹介受診例では，嚥下機能評価が79%，繰り返す肺炎の原因精査依頼が10%，手術療法依頼が11%という報告もある（❷）[5].
- 最近増加している依頼として，認知症による食事拒否例（摂食障害）の問題もある[7].

嚥下障害の原因は？

- 嚥下障害の原因は多岐にわたる．一般的には脳血管障害が最多であるといわれているが全体の約1/4程度であり，嚥下機能とは直接関係のない合併症による体力低下も約1/4程度で，加齢変化（老衰・廃用），神経筋疾患，認知症，心因性，膠原病，栄養障害などもあり[5]，嚥下障害の病態は多岐にわたる全身病なので，診断には豊富な医学的知識と経験を要する．

誤嚥例の症状

- 一般外来に受診している誤嚥症例は，どのような症状で受診しているのであろうか．一般的には「食事中のムセ」，「食後の咳」などとされる．
- ところが筆者らの検討では，歯が悪くないにもかかわらず「食事時間が30分以上に延長する」，「嚥下時に頸部を前屈させる」，誤嚥により気管支炎や

Column 困った受診形態

80歳以上の老夫婦のみで受診し，若い親族が同席しないのは本当に困る．主治医の紹介状なしの突然受診も困る．主治医の紹介状は必須である．既往歴から嚥下障害の原因が診断でき，経口摂取につながる場合がある．しかしながら，紹介状の内容が「嚥下障害です．よろしくお願いします」だけで，既往歴が何も書いていない場合も難渋する．お薬手帳も必須であり，内服している薬から既往歴と現在の病状がある程度はわかる．

❹病態分類

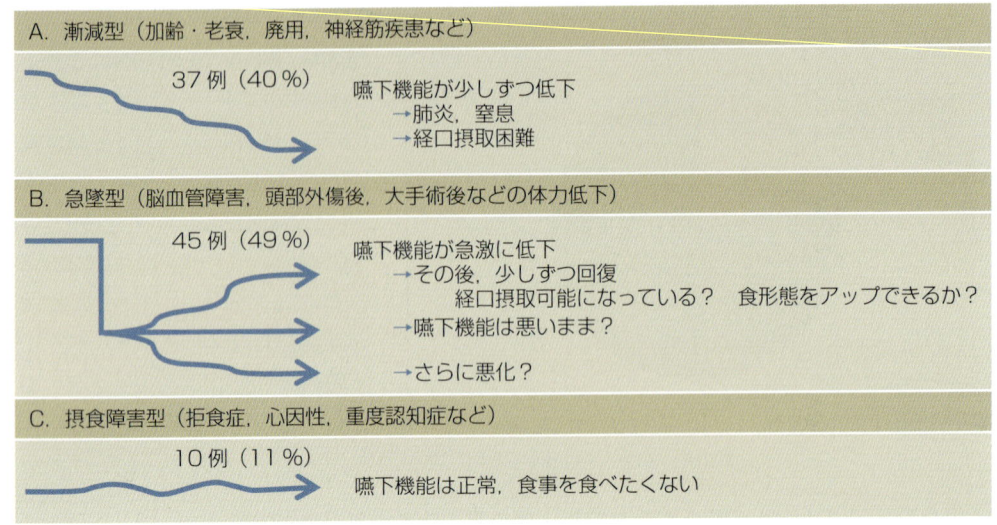

A. 漸減型（加齢・老衰，廃用，神経筋疾患など）
37例（40％）　嚥下機能が少しずつ低下
　　　　　　　→肺炎，窒息
　　　　　　　→経口摂取困難

B. 急墜型（脳血管障害，頭部外傷後，大手術後などの体力低下）
45例（49％）　嚥下機能が急激に低下
　　　　　　　→その後，少しずつ回復
　　　　　　　　経口摂取可能になっている？　食形態をアップできるか？
　　　　　　　→嚥下機能は悪いまま？
　　　　　　　→さらに悪化？

C. 摂食障害型（拒食症，心因性，重度認知症など）
10例（11％）　嚥下機能は正常，食事を食べたくない

n＝92.

軽い肺炎を起こして「痰がのどにからむ」，痰がからんで「喉（のど）に違和感がある」などの症状のオッズ比が高い値を示した（❸）[6]．これらの症状で耳鼻咽喉科外来を受診している症例は意外に多い．

嚥下障害の診断の手順

- 嚥下障害症例を診断する手順を以下に示す．
  ①問診（症状，既往歴，服薬，ADL），精神（認知）・身体機能，栄養状態の評価．
  ②口腔・咽頭・喉頭などの診察により，悪性腫瘍の除外診断．
  ③嚥下機能を評価して重症度を判定する．
  ④嚥下機能を悪化させている病態を診断して，予後予測と治療効果を予測する（❹）．
  ⑤姿勢などの治療環境や治療法を考える．
  ⑥緊急性の高い，気管支炎・肺炎・気道異物への対応，嚥下指導，嚥下リハビリテーション，栄養管理などの治療を行う．
  ⑦再評価を行う．

嚥下機能検査法とその限界

- 嚥下機能の一般的検査法としては，反復唾液嚥下テスト，改訂水飲みテスト，食物テスト，パルスオキシメータ，頸部聴診法などがある[8]．
- しかしながら感度や特異度を考えると，画像診断である嚥下造影検査（videofluoroscopic examination of swallowing：VF）や嚥下内視鏡検査（videoendoscopic examination of swallowing：VE）[9]が，はるかに優ってい

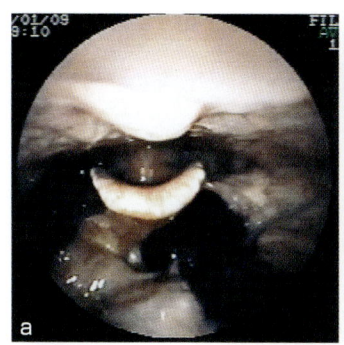

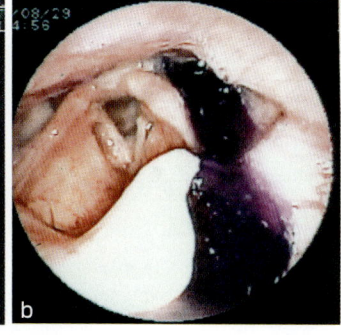

❺ 早期咽頭流入
ホワイトアウトする前に着色水が下咽頭に流れ落ちていくのが観察される.

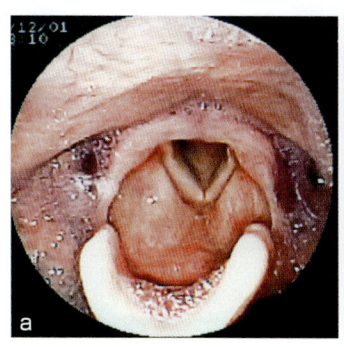

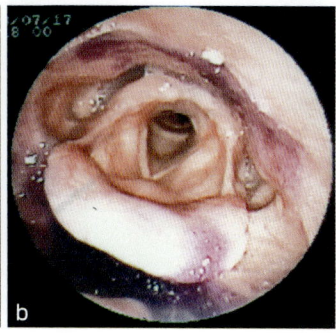

❻ 喉頭流入
喉頭前庭に着色水が観察されるが,声門下には観察されない.

る.
- 耳鼻咽喉科医であれば喉頭内視鏡に精通しているので,嚥下内視鏡検査(VE)を第一選択で使用するが,可能であれば嚥下造影検査(VF)も行い,他は補助診断とすべきであろう.

> VEを第一選択,他は補助診断とすべき

- VEは,喉頭閉鎖の状態や喉頭知覚の評価や食品で検査できるなど有用な点が多いが,咽頭期を直接観察できない欠点があり,喉頭挙上前方運動や食道入口開大が評価できない[10, 11].
- VFは,食塊の動きや喉頭挙上前方運動や食道入口部開大など嚥下運動全般を視覚的に観察できるので,いちばん有用で得られる情報量が多い.しかしながら設備が必要であり,開業医が常用することは難しい.VF検査の必要性を感じたら,専門施設へ紹介すべきであろう.

> VF検査の必要性を感じたら専門施設へ紹介すべき

嚥下内視鏡検査(VE)のポイント

- 内視鏡を鼻腔から静かに刺激を与えないように挿入し,悪性腫瘍の除外診断を行ってから,鼻咽腔閉鎖不全の有無,咽頭残留,不随意運動の有無,発声させて声帯可動性と声門閉鎖を評価する.また空嚥下させて嚥下の惹起性のタイミングやホワイトアウト時間[★1]を評価する.
- 次に着色水2～5mL(必要に応じてトロミ水)を服用させて,口腔内保持,早期咽頭流入(❺),嚥下反射の惹起性,ホワイトアウト時間,喉頭流入(❻),誤嚥(❼),喉頭知覚,痰の喀出状態,咽頭クリアランス,咽頭の左右の収縮などを評価する.

> ★1 ホワイトアウト時間
> 喉頭が挙上し中咽頭腔が閉じる際にハレーションが起こり視野が白く消失する時間.

> 誤嚥があるかないかの診断だけではダメである

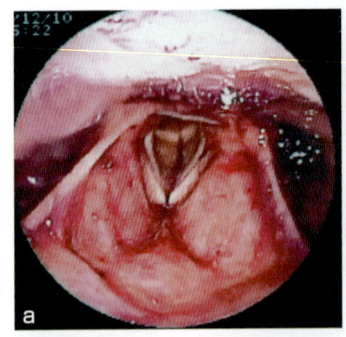

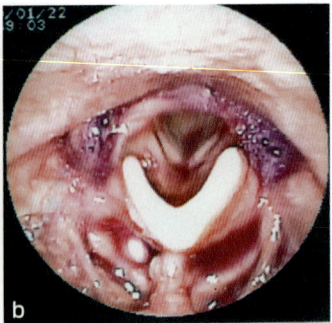

❼**誤嚥**
声門下に着色水が入って誤嚥しているのがわかる.

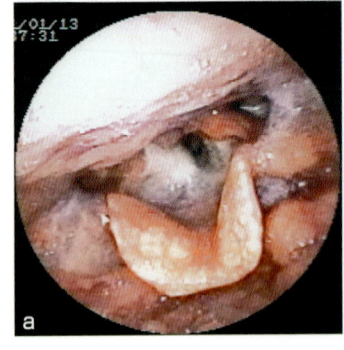

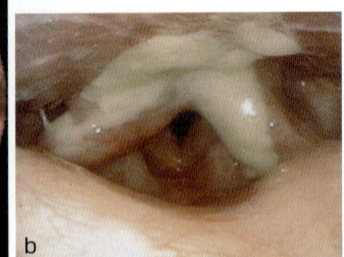

❽**痰の喀出状態の評価**
咳をさせると声門下から多量の痰が喀出される. 気管支炎か肺炎の状態である.

★2
このとき, 多量の痰や黄色粘性痰が喀出された場合には(❽), 去痰薬や気管支拡張薬や抗菌薬の投与を考慮する.

- 咳をさせて, 痰の喀出状態(呼吸機能)を評価する★2.
- 内視鏡の先端で喉頭を刺激して, 喉頭知覚を評価する.
- 可能であればゼリーやプリンやペースト状や半固形の食物を食べてもらい, 食物形態による嚥下動態や代償姿勢による嚥下機能も評価する.
- 声帯の可動性や, 誤嚥の有無だけの評価に終始してはいけない. 詳しくは成書[10-12]を参照されたい.
- 早期に肺炎を診断し, 早期に抗菌薬などを投与すれば, 入院を回避することができる.
- VEは咽頭期を直接観察できないので, 必ず頸部を診察して喉頭挙上と前方運動の速度と, 嚥下反射の惹起を評価して補う. 可能であればVF検査を同時に行うと嚥下動態がよくわかり, VEの診断能力が向上する.
- ホワイトアウト時間が保たれて, 頸部視診で喉頭挙上と嚥下反射の惹起性が良ければ, 食道入口部開大障害を疑う.
- 未熟な操作や, 暴力的なVE検査では, 正しい嚥下機能は評価できない. そのためにも喉頭内視鏡を常用し習熟している耳鼻咽喉科医が, VE検査を積極的に行うべきであろう.

💬 **Advice** 認知症で着色水を飲んでくれないときは
重度の認知症では, 着色水や造影剤を飲むのを拒否する場合がある. このような場合は, 鼻から吸引チューブなどを挿入して下咽頭に滴下させて検査する.

❾嚥下障害の対応法

①原疾患に治療法がある……原疾患の治療
　合併症・低栄養による体力低下，パーキンソン病，多発性筋炎，腫瘍など
　　➡原疾患の投薬などの治療を考える
　　　　　　　　　低栄養にてPEG造設→経口摂取再開率10〜30％

②原疾患に治療法がない，限界の場合……病態診断・嚥下機能評価
　加齢変化，ALS，筋ジストロフィーなど
　　➡対症的あるいは代償的なアプローチを考える
　　➡嚥下リハビリテーション施設に紹介

③保存的治療法に限界……外科的治療
　気道分泌物（痰）の処理が限界────────→気管切開

以下は耳鼻科医の特権だが全体の11％
　声帯麻痺による声門閉鎖不全────────→声門閉鎖不全改善手術
　唾液誤嚥や逆流誤嚥で肺炎を繰り返す───→誤嚥防止手術
　食物誤嚥で嚥下リハビリテーションが限界→嚥下機能改善手術

PEG：内視鏡的胃瘻造設術，ALS：筋萎縮性側索硬化症．

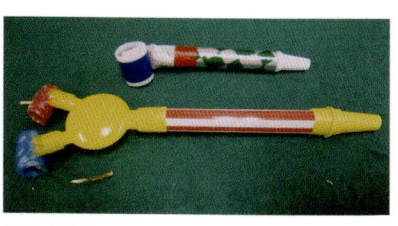

❿吹き戻し

対象症例

- 開業医を受診する嚥下障害例の多くは，前述した加齢変化による漸減型の嚥下機能低下例と，脳血管障害や長期入院などによる廃用症候群の慢性期例である．
- 加齢変化による漸減型の嚥下機能低下は，多くは不顕性誤嚥例であり，食物などを少しずつ誤嚥しており，気管支炎か軽症肺炎を生じている場合が多い[★3]．そのため食物誤嚥の嚥下のリスクを減らすために嚥下指導と，気管支炎と肺炎と栄養管理が中心となる．時に重症肺炎にて緊急入院となる例があるので，注意が必要である．

★3
気管支炎か軽症肺炎を繰り返しているとカロリーを消費するので，食べる量が同じなら体重が減少してくる[1]．

嚥下障害の対処法のポイント

- 原疾患から嚥下障害の病態を診断し，対処法を考える（❾）．

> **Advice　呼吸機能，喀出できるか**
>
> 多少誤嚥しても喀出できれば肺炎にはならない．嚥下運動をさせることが，いちばん良い嚥下リハビリテーションである．喀出できるように，呼吸機能を鍛えることが重要である．呼吸理学療法で，呼吸筋強化訓練・ハフィング・排痰訓練を行えればよいが，難しい場合には発声・歌唱・音読・吹き戻しでもよい（❿）．

> **Column　高齢者の肺炎**
>
> 高齢者はサイトカインの反応が弱いので，肺炎は所見に乏しい．咳を訴えず，発熱しにくい．白血球は上昇せずに核の左方移動のみで，CRPは遅れて上昇し，胸部X線写真でも脱水があると陰影が出現しにくい．

```
嚥下食ピラミッド
            
レベル0    嚥下訓練食    ゼリー　アイソカルクリン　エンゲリード
レベル1    嚥下訓練食    ゼラチン固め　プリン　プロキア　アイソカルゼリー
レベル2    嚥下訓練食    ゼリー寄せ　ヨーグルト　エネリッチ
                       ここから開始もあり
レベル3    嚥下食        ミキサー食・ペース食（パン粥）　具なし茶碗蒸し
                       液体にトロミ　ペースト粥　酵素粥
レベル4    咀嚼困難食    カボチャ煮つけ　バナナ　コシアン　全粥
                       咀嚼を重視　ハンバーグ　場合により液体にトロミ
レベル5    普通食・常食  危険：餅・パン・お握り・肉塊・団子
```

食べやすい食品 ↕ 食べ難い食品

⓫嚥下機能に合わせた食べやすい食形態

（金谷節子，ベッドサイドから在宅で使える嚥下食のすべて．医歯薬出版；2006[13] を参考に作成）

⓬嚥下指導

- 本人・家族に視覚的フィードバック
- 食事に集中・テレビを消す・ながら食をやめさせる
- 頸部前屈，複数回嚥下，一口ごとに咳，交互嚥下
- 1回の食塊量を調整
- 液体に増粘剤（トロミ）の使用
- 嚥下機能に合った誤嚥しにくい適切な食形態
- 呼吸排痰訓練
- 日ごろからの運動を奨励

軽症例は，嚥下指導が重要である

- 嚥下障害の病態は多岐にわたるが比較的多いのは，嚥下反射の惹起遅延，喉頭挙上制限，食道入口部開大不全である．
- 嚥下反射の惹起遅延に対応するためには，頸部前屈や頸部回旋などの姿勢や，嚥下機能に合った食事形態を嚥下食ピラミッド[13]（⓫）から選択して指示する[14]．
- レベル0がいちばん食べやすい誤嚥しにくい食事内容で，レベル5が食べにくい普通食となるが，食道開大不全例の場合にはレベル0で誤嚥しても，レベル2では誤嚥しないので，注意が必要である．
- 外来受診例の多くは軽症の嚥下障害例であり，嚥下指導[15]（⓬）で対応可能である[16]．

> **Column　食べれば元気になる？　元気になれば食べられる？**
> 体力低下や栄養不良で嚥下機能が低下した状態では，無理矢理食べれば誤嚥して誤嚥性肺炎を発症してしまう．体力低下や栄養不良による嚥下機能低下は，体力や栄養不良が改善すれば嚥下機能も改善して食べられるようになる場合もある．

> **Column　薬剤性嚥下障害**
> 薬剤性の嚥下障害は時々経験する．抗精神病薬・抗うつ薬・抗不安薬などは，神経の伝達速度や反射が低下し，認知期を抑制する．この場合，問題の薬剤を中止してもすぐには改善せず，薬効が消失するには約1か月間必要である．お薬手帳は必ず持参させて服薬内容を確認し，可能であれば薬剤の中止をお願いすることは重要である．

専門施設へ紹介するポイント

①声帯麻痺で,気息性嗄声や誤嚥を認める場合
- 術後性反回神経麻痺の自然治癒例は,半年以内に改善する.
- 麻痺が持続し,最長発声持続時間が10秒以下や,液体でムセを認める場合は手術適応となる.
- 明らかに神経を切断した場合や,誤嚥が持続する場合は半年以内でも紹介する.

②肺炎を繰り返す場合や,肺炎が重症な場合
- 誤嚥を繰り返していると気管支炎や軽症肺炎を発症し,カロリーを消費して体重が減少して栄養障害を生じてくる[1].できれば肺炎が重篤となり入院が必要となる前に,早期に診断して治療を開始すべきである.
- 内科系主治医に誤嚥性肺炎のハイリスク群であると連絡し,誤嚥性肺炎の管理や肺炎球菌ワクチンの接種を依頼する.肺炎が重症な場合は,入院加療を依頼する.

③口腔内が汚い場合や,義歯不適合を認める場合
- 口腔内の汚い場合は,歯科に口腔ケアを依頼する.

> **Advice 家族からの多い質問**
>
> **飲み込みをよくするには?**
> 90歳近い高齢者の家族からの多い質問で,「おじいちゃんの飲み込みをよくする薬はないのか? どこかを切れば飲み込みがよくならないのか?」といった質問をしばしば受ける.そのようなときは,「年をとると走るのが遅くなるのと同じように,飲み込みの機能も低下します.年齢変化による嚥下機能低下ですから,そのような薬や手術はありません.嚥下機能は全身の体力に相関します.普段から体力を低下させないように栄養に注意して運動することが大切です」と答えている.
>
> **誤嚥しない食べ物は?**
> 家族からの質問で多いのは,「何なら誤嚥せずに食べられますか?」である.そこで常食している食事内容を持参していただき,嚥下食ピラミッド[13]を参考にしながら食物テストを行い,具体的に食事内容を指示する.食物誤嚥を減らせれば,肺炎のリスクを減らすことができる[14].
>
> **困ったリハビリテーション依頼,手術療法依頼**
> 嚥下リハビリテーションを受ければ,全員が常食経口摂取可能になると思いこんでいる家族がいる.嚥下リハビリテーションのためには,意識が清明で,従名に従い,リハビリテーションに耐えられる体力が必要である.時々,老衰症例に嚥下機能改善手術依頼がくるが,老衰症例には適応はない.

> **Advice 多職種連携**
>
> 嚥下障害の対応には,多職種連携が必要である.嚥下に関連した他職種や他診療科と密接な連携をとるためには職種の垣根を取り払い,医師に対して忌憚のない意見を言えるようにする雰囲気づくりは必要である.一方,耳鼻咽喉科医はその専門性を生かすべく自分の専門領域の研鑽に常に努め,自分の手に負えなければお茶を濁すのではなく,しかるべき耳鼻咽喉科医や他職種に相談すべきである[17].

> **Advice　嚥下機能の回復**
> 　嚥下機能は体力に大きく左右される．体力を低下させないように，日頃から，よくしゃべって運動して，動くことが大切である．一度機能を低下させると，回復させるには，何倍も努力が必要になる．

- 高齢者の後方中央の舌苔は正常範囲内であり[18]，無理に除去する必要はない．
- 義歯に不適合がある場合は調整が必要である．義歯が合わないと咀嚼ができずに食事時間が延長し，誤嚥のリスクが増大する．

④嚥下リハビリテーションを依頼する場合

- 個々の症例の病態に対応したリハビリテーション法を的確に選択し[6, 8, 11, 19]，体力と認知機能がリハビリテーションに耐えられ，本人の意欲があるなら，専門的なリハビリテーション施設に紹介する．そのためには病態診断が重要である．
- ST（言語聴覚士）による専門的な嚥下リハビリテーションが必要であった症例は 10％[4]という報告もあるが，さらに多くの症例を依頼してもよいだろう．
- OT（理学療法士）による呼吸排痰訓練や，栄養士による食事指導は，食物誤嚥による肺炎減少に有効である．

⑤嚥下機能改善手術の適応

- 適切な嚥下リハビリテーションを数か月以上行うが，改善がみられない場合には嚥下機能改善手術[20]を考慮する．
- 手術を行っても経口摂取を保障するものではなく，術後の機能訓練と患者本人の意思の持続が必要である[21]．
- 誤嚥を完全に防止する手術ではないので，喉頭知覚の低下例や，喀出不良例は予後不良である[22]．

⑥誤嚥防止手術の適応

- 唾液誤嚥性肺炎や胃食道逆流誤嚥性肺炎を繰り返す場合で，音声機能を消失してでも肺炎死を確実に防ぐには，誤嚥防止手術の適応となるが，経口摂取を約束するものではない[23]．
- 長期生存，医療費削減，介護者の負担軽減などをもたらすが，在宅療養継続困難など新たな問題もみられており[24]，慎重に選択すべきであろう．

（西山耕一郎）

引用文献

1) 西山耕一郎ほか．一診療所における嚥下障害への取り組み．日気管食道会報 2007；58：384-91．
2) 古川浩三．嚥下における喉頭運動のX線学的解析：特に年齢変化について．日耳鼻

会報 1984；87：169-81.
3) 吉田哲二. 正常嚥下に関する筋電図的ならびにX線的研究. 耳鼻と臨床 1979；25：842-72.
4) 柴 裕子. 在宅における嚥下障害のリハビリテーション. 耳鼻咽喉科・頭頸部外科 2007；79：127-34.
5) 西山耕一郎ほか. 診療所における嚥下障害患者紹介例の検討. 嚥下医学 2011；1：68-76.
6) 西山耕一郎ほか. 耳鼻咽喉科外来における嚥下障害スクリーニング項目の検討. 日耳鼻会報 2010；113：542-8.
7) 西山耕一郎ほか. 高齢者施設における嚥下内視鏡検査（VE）の検討. 口腔・咽頭科学会誌 2011；24：187-90.
8) 藤島一郎. 摂食・嚥下訓練の実際. 藤島一郎監著, 聖隷嚥下チーム編. 嚥下障害ポケットマニュアル. 第3版. 東京：医歯薬出版；2011. p.95-137
9) Langmore SE, et al. Endoscopic and videofluoroscopic evaluations of swallowing and aspiration. Ann Otol Rhinol Laryngol 1991；100：678-81.
10) 嚥下内視鏡検査. 日本耳鼻咽喉科学会編. 嚥下障害診療ガイドライン―耳鼻咽喉科外来における対応 2008年版 嚥下内視鏡検査の実際. 東京：金原出版；2008. p.15-9.
11) 廣瀬 肇ほか. 実践嚥下内視鏡検査（VE）動画で見る嚥下診療マニュアル DVD付き. 東京：インテルナ出版；2011.
12) 兵頭政光はか. 嚥下内視鏡検査におけるスコア評価基準（試案）の作成とその臨床的意義. 日耳鼻会報 2010；113：670-8.
13) 金谷節子. ベッドサイドから在宅で使える嚥下食のすべて. 東京：医歯薬出版；2006. p.23-6.
14) 藤谷順子. 誤嚥を少なくする食事についての助言. 日本医師会雑誌 2009；138：1755-8.
15) 西山耕一郎. 嚥下障害：私の治療戦略. 肥塚 泉編. すぐに役立つ 外来耳鼻咽喉科疾患診療のコツ. 東京：全日本病院出版会；2008. p.165-74.
16) 西山耕一郎ほか. 嚥下障害に対する外来での対応法の試み. 日耳鼻会報 2010；113：587-92.
17) 佐藤公則. 耳鼻咽喉科有床診療所における嚥下障害の取り組み. 耳鼻咽喉科展望 2003；46：299-305.
18) 西山茂夫. 舌乳頭と舌苔. 口腔粘膜疾患診療図説. 東京：金原出版；1970. p.12-3.
19) 大前由紀夫. 嚥下リハビリテーション，特に頭位，体位について. 日気管食道会報 2011；62：485-92.
20) 棚橋汀路. 嚥下不能症に対する機能回復手術. 名大分院年報 1981；9：391-8.
21) 津田豪太. 嚥下障害の管理と手術時期. 耳鼻咽喉科・頭頸部外科 2008；80：547-51.
22) 鮫島靖浩ほか. 嚥下機能改善手術の成績に影響する因子の検討. 耳鼻と臨床 2010；56：S169-75.
23) 梅崎俊郎. 高齢者の誤嚥の対処は？―手術治療の立場から. JOHNS 2011；27：1653-6.
24) 福家智仁ほか. 進行性神経筋疾患における誤嚥防止術と介護者のQOL. 日気管食道会報 2007；58：371-6.

第13章 頸部・甲状腺機能をみる

第13章 頸部・甲状腺機能をみる

実戦的頸部超音波検査

- 頸部領域全般に対する超音波断層像の表示方法，用語，診断基準は公式には定められていない．そこで，臨床の第一線では，便宜的に甲状腺関係の取り決め[1,2]を利用する．しかし，精査を行う場合は個々の臓器や疾患の特徴を反映した基準等が必要で，現在，検討が進んでいる．そのほか，超音波検査に関する基本用語は医用超音波用語集[3]に従った．
- 超音波検査は軟部組織の空間分解能が高く詳細な画像を得ることができる．非侵襲的かつ簡便で，CTやMRIなどのような高価な設備を必要とせず，第一線の医療施設において頸部異常所見の観察，診断を行うために最適の画像診断法である．
- 頸部領域において超音波検査の使用目的は多岐にわたるので，必要に応じて目的にかなった検査を行う．

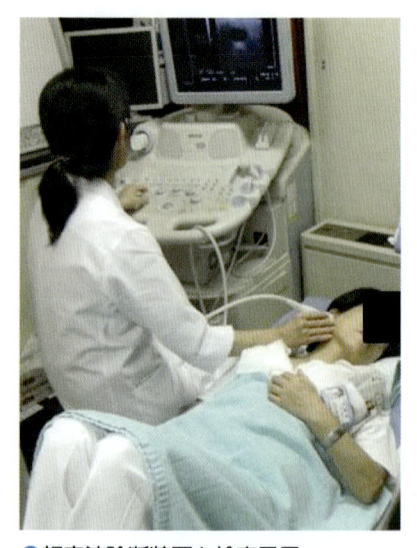

検査に関する基本事項

■ 装置

- 超音波診断装置本体と探触子が必要である（❶，❷）．最近は小型化され，携帯可能な機種も多い．
- 探触子は体表用7.5 MHz以上（10 MHz前後）の高周波数探触子を使う．形状はリニアまたはコンベックス型で，皮膚面と接する部分（視野幅）が4 cm前後のものがよい（❷）．

■ 原理

- 探触子から生体内（媒質）に送信された超音波は，音響インピーダンス（媒質の密度×音速）の異なる境界面で反射し戻ってきて探触子で受信される．音響インピーダンスの差が大きいほど，反射される超音波は強くなる．強い超音波が戻った部位を白く，弱い超音波が戻った部位を黒く表示する方法がBモード法であり，これを二次元表示するといわゆる超音波断層像が得られる．
- ドプラ法の原理を用いたカラードプラ法（カラーフローイメージング）はほとんどの機種で標準装備されており，血流評価に有用である．

❶ 超音波診断装置と検査風景
超音波診断装置本体と探触子が必要である．患者は仰臥位とし，頸部を軽く伸展，膝を屈曲させる．検者は患者の右側で，尾側から頭側を見上げる方向で観察する．画面表示もこの方向に合わせて，横断像では画像左側が患者の右側，縦断像では画像左側が患者の頭側になるように表示する．

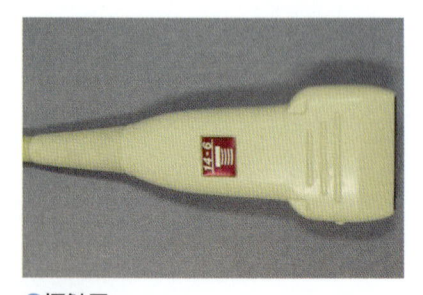

❷ 探触子

検査方法と所見記載に必要な用語
横断像，縦断像について
- 横断像，縦断像は2つの意味で使われ混乱することがある．横断像とは体軸や臓器の長軸に垂直な面での走査により得られる像と定義され[3]，単に横断像と表記すると，頸部全体の走査と個々の臓器の走査[★1]で異なる面を表す場合があることになる．
- そこで，本書では体軸に垂直な面での像を頸部横断像，個々の臓器において長軸に垂直な面での像をそれぞれの臓器の横断像，または単に横断像と記す．
- 縦断像についても同様に，体軸に平行な面での像を頸部縦断像，個々の臓器において長軸に平行な面での像をそれぞれの臓器の縦断像，または単に縦断像と記す．

★1
たとえば顎下腺やリンパ節．

検査時の体位と画像表示（❶）
- 通常は仰臥位で行う．座位による検査も可能だが，情報が少なくなることを理解しておく．

実際の検査
- エコー検査用ゲルを皮膚に塗布し，探触子を原則として皮膚面に対して垂直に当て，滑らすように走査して検査を行う[★2]．凹凸が強く探触子全体を当てにくい場合は，なんらかの音響カプラを使うこともある．

★2
このとき探触子が皮膚と接する面の全体がなるべく均等に当たるように，その結果，モニター画面の全体に画像が描出されるように留意する．

所見記載に必要な基本用語
- エコーレベル：周囲組織と比べたエコー（つまり生体内から戻り探触子に受信された超音波信号）の強さ．
- 低エコー域：周辺部より低いエコーレベルを示す領域（より黒く表示される）．
- 等エコー域：周辺部とほぼ等しいエコーレベルを示す領域．
- 高エコー域：周辺部より高いエコーレベルを示す領域（より白く表示される）．
- 腫瘤性病変の表現
  ・形状：腫瘤像全体から受ける形の印象（整か不整か）．
  ・境界：腫瘤と非腫瘤部，または臓器と他臓器などの接面（明瞭か不明瞭か）．
  ・内部エコー：腫瘤などの内部からのエコー．
  ・後方エコー：腫瘤などの後方にみられるエコー．
- 大きさ測定：原則として最大割面の長軸，短軸およびそれらと直交する軸の3方向で計測するのが望ましいが，おおよその大きさを知るには長軸，短軸2方向の測定でもよい．

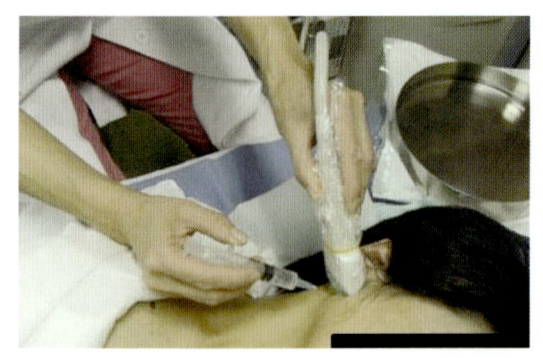

❸超音波ガイド下穿刺吸引細胞診

診療現場における実際の流れ

- 基本検査に必要な知識は解剖で，病像の全体を意識しながら検査する点は触診とまったく同じ考え方であるが，実際の検査は何をどこまで行うかにより異なってくる．超音波画像のみで常に質的診断を確定できるとは限らないので，異常所見が存在すれば，必要に応じて，専門医への紹介などをすみやかに行うことを念頭におく．

明らかな異常所見の存在診断

超音波検査は触診に比べ，より確実に異常所見を検出できる

- 一般臨床現場で最も多いのは，視・触診で頸部腫瘤などの異常を認め，超音波検査でその存在を確認する場合である．超音波検査では触診のみに比べより確実に異常所見を検出できる．
- 最終診断が目的でなく，精査・加療のため連携病院などに紹介するのであれば，この時点における頸部全体の精査は必ずしも必要ない．個数，部位がわかればなおよい．異常所見の超音波画像を患者に見せて説明すると患者も納得しやすい．とくに悪性疾患を否定できないときは，適切な施設への早急な紹介が必須である．

スクリーニング検査

超音波画像の左右を比較することは正常か異常かの判断に有用

- 咽頭異常感や頸部腫脹感などがあり，頸部全体の走査を行う場合である．左右頸部および正中について鎖骨上から耳下部まで走査する．左右を比較することは正常か異常かの判断に役立つ．
- 現場では，「異常なし」と断定することが最も難しく，高い技術が必要とされることになる．

Column 超音波ガイド下穿刺吸引細胞診（fine needle aspiration cytology：FNAC）

画像診断のみで確定診断に至らない病変に対して，適応を厳密に考えたうえで遅れることなく実施する．超音波ガイド下に施行する長所は以下のとおりである．
① 針先が穿刺目的部位に到達したかどうかを画像上で客観的に確認できる．
② 血管その他周囲臓器の副損傷を避けることが容易である．
③ 触診や他の画像診断で検出できない小病変でも穿刺が可能である．
④ 一つの病変のなかで内部の性状が異なる場合，任意の場所から細胞を採取できる．
⑤ ビデオやその他の画像に穿刺状況の記録が可能である．

探触子の向きと針の刺入方向は，頸部においては原則として頸部横断像で交叉法（❸：以前はスライス方向または短軸方向と表現）とするのが最も安全である．

正診率向上のためには，確実な細胞採取ののちに，良好な検体を作製すること，病理診断医や細胞検査士との意思疎通を図ることが重要である．さらに現在は誤解を招きやすい，つまり誤診につながりやすいクラス分類はなるべく使用せず，想定される組織診断名を記載することが推奨されている．

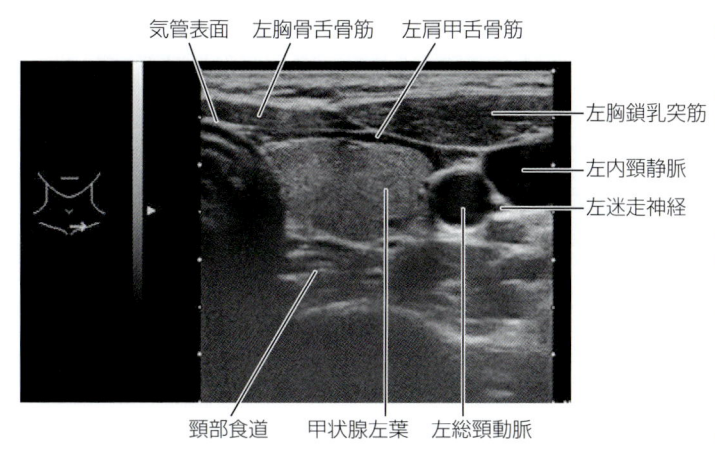

気管表面　左胸骨舌骨筋　左肩甲舌骨筋
　　　　　　　　　　　　　　　　　　　左胸鎖乳突筋
　　　　　　　　　　　　　　　　　　　左内頸静脈
　　　　　　　　　　　　　　　　　　　左迷走神経

頸部食道　甲状腺左葉　左総頸動脈

❹ **甲状腺レベル（左頸部横断像）**
甲状腺：内部エコーは均質でエコーレベルは高い．迷走神経：内部エコー低，総頸動脈と内頸静脈のあいだに存在する．
一般に動脈の横断像は円形で内部無エコー，拍動が観察される．静脈の場合，横断像の形状はさまざまで探触子を当てる圧や呼吸によって容易に変化する．また，呼吸を止め腹圧をかけるよう指示しながら（バルサルバ法），探触子を軽く浮かせるようにすると，内腔が良く拡張する．筋肉は内部のエコーレベルが全体に低く，点状または線状の高エコー域が散在し，走行に従って連続的に描出される．脈管も連続して描出することが可能である．左側では頸部食道が描出される．

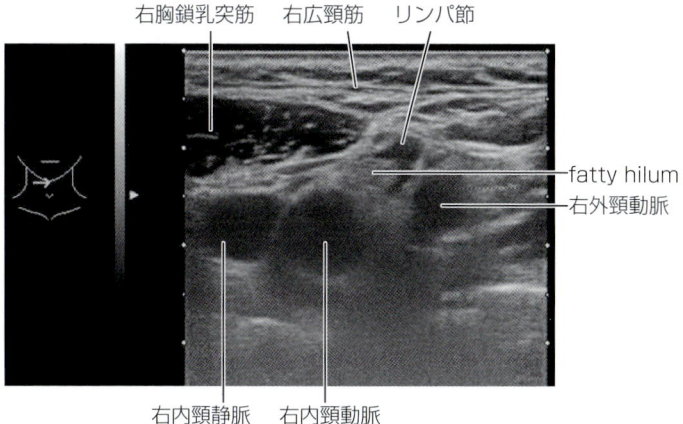

右胸鎖乳突筋　右広頸筋　リンパ節

　　　　　　　　　　　　fatty hilum
　　　　　　　　　　　　右外頸動脈

右内頸静脈　右内頸動脈

❺ **頸動脈分岐部レベル（右頸部横断像）**
分岐部上にリンパ節の描出されることが多い．形状整，境界明瞭，リンパ節門周囲の脂肪組織およびリンパ節髄質から成る fatty hilum（リンパ節門付近の高エコー域）が，線状または楕円形の高エコー域として観察される．正常リンパ節は小さい場合，描出されないこともあるが，描出される大きさの場合は反応性リンパ節とほぼ同所見であり，超音波検査で両者を鑑別することは難しい．

精査

- 異常所見が発見された場合，さらなる精査が必要か，経過をみてよいかの判断が必要となる場合もある．
- 頸部全体を走査し，異常所見が単数か複数か，部位はどこかなど，病像全体を把握し，診断に結び付ける努力をする必要がある．
- 時間をおかず他施設に紹介する場合は必須ではない．

正常所見

- 基本画像と正常所見を示す．

■ 甲状腺レベル（左頸部横断像）❹

- 甲状腺レベルの頸部横断像である．甲状腺，総頸動脈，内頸静脈，胸鎖乳突筋，迷走神経などが描出される．

■ 頸動脈分岐部レベル（右頸部横断像）❺

- 分岐部近辺レベルの頸部横断像である．外頸動脈，内頸動脈，内頸静脈，胸

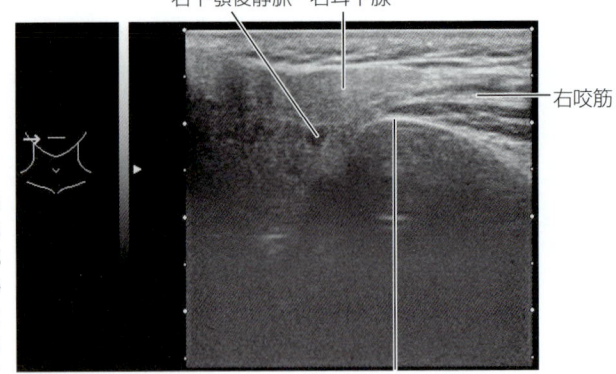

❻**耳下腺レベル（右頸部横断像）**
正常耳下腺は，耳前部では下顎骨下顎枝および咬筋の浅層に存在し，その後方では下顎枝と乳様突起のあいだに存在する．後方部分の形状は整で逆三角形，内部エコーは，比較的均一である．そのほか，下顎後静脈，乳様突起が判別できる．骨は表面で超音波がほとんど反射するので高エコーレベルとなり，その後方は無エコーとなる．したがって，骨全体が超音波検査によって描出されることはない．

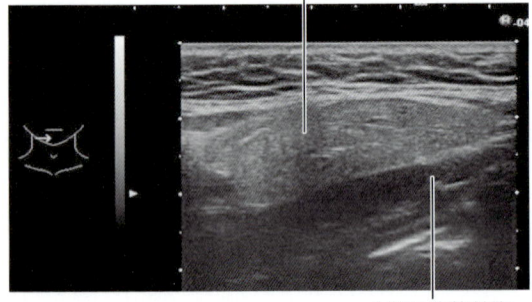

❼**顎下腺レベル（右顎下腺部縦断像）**
顎下腺は，通常，耳下腺よりやや低エコーである．顎下腺の底面に顎二腹筋前腹が接している．

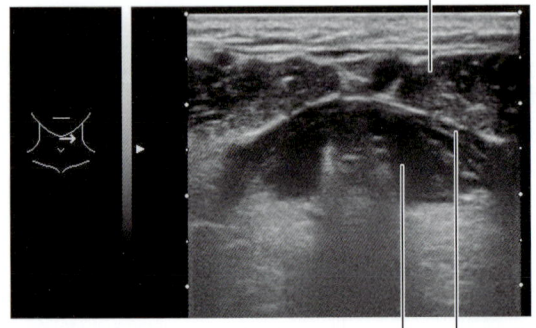

❽**オトガイ下レベル（頸部正中オトガイ下部横断像）**
顎二腹筋前腹，顎舌骨筋，オトガイ舌骨筋などの口腔底筋群が描出される．

鎖乳突筋などが描出され，上下に動かすと総頸動脈，分岐部も描出される．
- 右頸部検査の場合は心持ち頭部を左に，左頸部の場合は頭部を右に向けるとより観察しやすくなる．

■ 耳下腺レベル（右頸部横断像）❻
- 耳下部の頸部横断像である．耳下腺横断像が描出される．
- 耳介の直下に探触子を当て，頸部横断像とほぼ同じ面で描出するとわかりやすい．

■ 顎下腺レベル（右顎下腺部縦断像）❼
- 探触子を下顎骨と平行に当てた断層面である．

■ オトガイ下レベル（頸部正中オトガイ下部横断像）❽
- 頸部正中で舌骨と平行にそして皮膚と垂直に探触子を当てるので，頸部横断像とは異なる断層面となる．

代表疾患

■ 耳下腺多形腺腫 ❾
- 形状整，境界明瞭，内部エコーは低エコーで，ほぼ均一．後方エコーは増強することがある．しかし病理所見により，高エコーが混在，不均

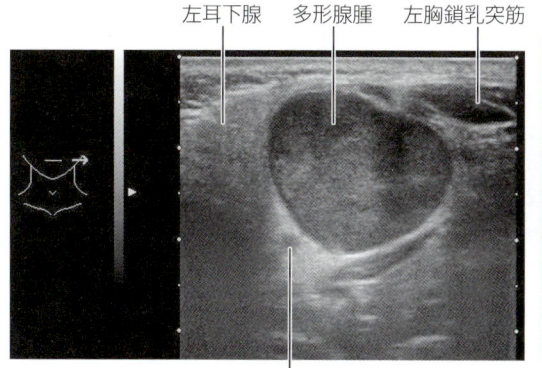

❾耳下腺多形腺腫（左横断像）

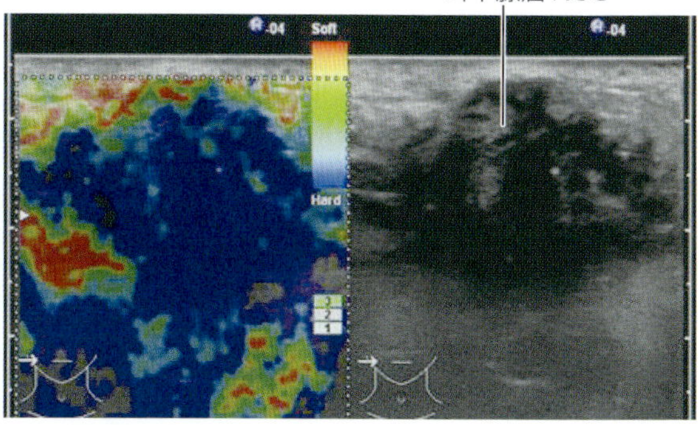

❿耳下腺癌 NOS（右横断像）
左：エラストグラフィー，右：Bモード法．
エラストグラフィー（Topics「エラストグラフィー」参照）では青く（硬く）表示される．

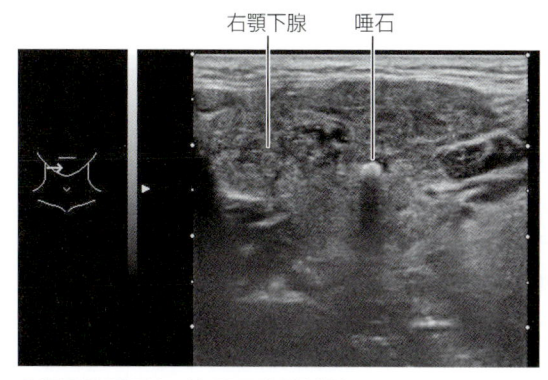

⓫顎下腺唾石症（右顎下腺縦断像）
骨と同じく超音波は唾石の表面でほとんど反射するので，唾石の全体を描出することはできない．

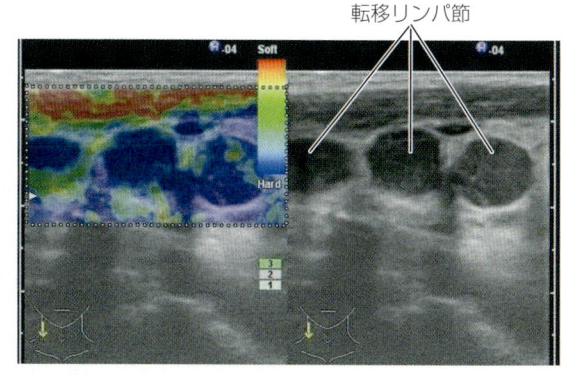

⓬転移リンパ節（扁平上皮癌，右頸部縦断像）
左：エラストグラフィー，右：Bモード法．
エラストグラフィーでは青く（硬く）表示される．

一となることもある．

■ 耳下腺癌 NOS（⓾）
- 典型例で形状不整，境界不明瞭，内部エコー不均一である．
- しかし，悪性腫瘍のなかには，大きくなれば「悪性型」を呈するものの腫瘍が小さいうちは典型的所見とならない場合があること，さらには大きくなっても典型的な「悪性型」を呈さない腫瘍があることに留意する．

■ 顎下腺唾石症（⓫）
- 顎下腺内に音響陰影を伴う高エコー域を認める．

■ 転移リンパ節（扁平上皮癌）（⓬）
- 複数の転移リンパ節が存在する．
- 癌細胞がリンパ節外に浸潤する前は形状整，境界明瞭である．内部エコーは点状高エコーで，fatty hilum は消失する．癌細胞がリンパ節外に浸潤す

> **Topics** エラストグラフィー
>
> エラストグラフィー（elastography）は，組織になんらかの圧を加え解除することを繰り返して得られる歪みの程度が異なることを利用して，組織の硬度を計算し画像表示する方法で，触診では不可能だった硬さに関する情報を共有できることと，触知不能な部位の病変も判別できることの2点において画期的な新技術であり，急速に普及しつつある．触診所見と同様，悪性腫瘍は硬く（⑩，⑫），良性腫瘍は軟らかく表示されるのが一般的である．

> **Topics** カラードプラ法（カラーフローイメージング）
>
> ドプラ法により得られた血流速度をBモード像に重畳して血流パターンを実時間表示する．正常リンパ節ないし反応性リンパ節では，リンパ節門からリンパ節内に均等に分布する血流を確認できるが，この血流パターンが変化したときはリンパ節内小転移巣の存在を疑う必要がある（⑬）．
>
> 耳下腺多形腺腫とWarthin腫瘍の鑑別にも有用である．多形腺腫では，腫瘍内の血流信号は疎で乏しく，血流信号がある場合，直線的に追跡可能であるのに対し，Warthin腫瘍では，嚢胞状の部位以外では細かい血流信号が腫瘍全体に確認できることが多い．

ると形状不整，境界不明瞭となる．
- 頭頸部癌悪性腫瘍であることが判明している場合，見落としのないよう，厚み6mm以上，高エコー域の偏位（さらにカラードプラ法併用による血流分布の偏位）といった基準で厳密に診断を行う[4]．

■ 悪性リンパ腫（⑭）

- 境界明瞭，内部エコー低で均一，形状にくびれがあり，複数のリンパ節が折り重なるように腫脹する．

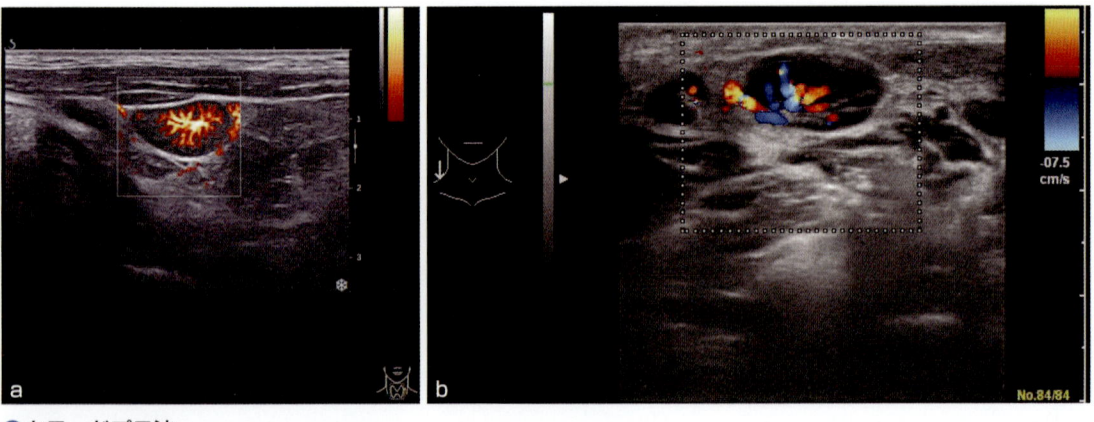

⑬カラードプラ法
a：反応性リンパ節腫脹，b：転移リンパ節．
反応性リンパ節腫脹では，リンパ節門から血流が均等に分布している．bは血流パターンが偏位し，リンパ節内部に転移巣の存在が疑われる．

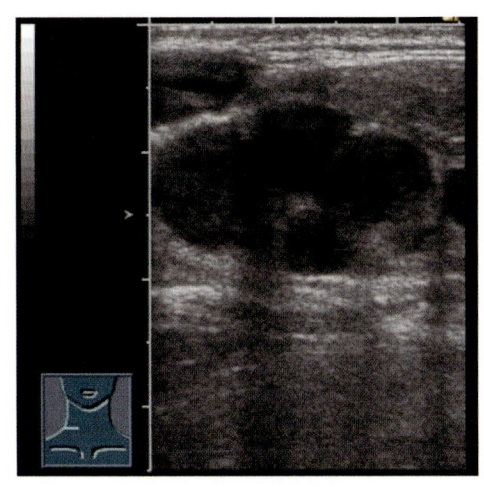

⓮悪性リンパ腫（右頸部横断像）　　⓯迷走神経鞘腫（左縦断像）

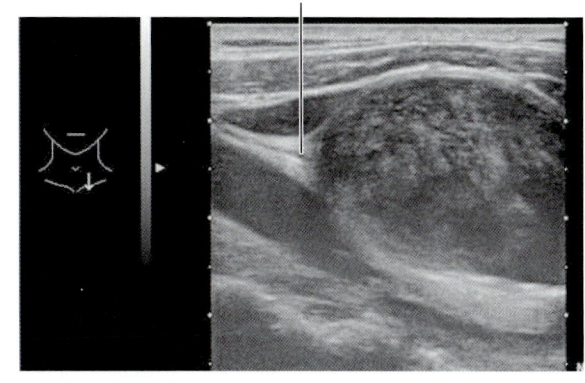

⓰甲状腺結節（腫瘤）超音波診断基準

	⟨主⟩				⟨副⟩	
	形状	境界の明瞭性・性状	内部エコー		微細高エコー	境界部低エコー帯
			エコーレベル	均質性		
良性所見	整	明瞭平滑	高〜低	均質	（−）	整
悪性所見	不整	不明瞭粗雑	低	不均質	多発	不整／無し

（日本超音波医学会用語診断基準委員会．Jpn J Med Ultasonics 2011[2] より）

■ 迷走神経鞘腫（⓯）

- 形状整，境界明瞭で，内部エコーはやや不均一，迷走神経に連続している．
- 一般に，神経鞘腫の内部エコーは病理像を反映し，内部エコー均一から不均一と各種パターンを示す．エコーレベルも低エコーから高エコーとさまざまで一定の特徴はない．由来神経が太い場合，腫瘍端が紡錘状に索条物（つまり由来神経）へつながっていく所見が認められる．そのほか横断像で，周囲大血管との位置関係が由来神経の推定に役立つ．
- 孤立性リンパ節転移との鑑別は，臨床上，きわめて重要である．

■ その他

- 脂肪腫や血管腫も特徴的な所見がみられる．
- また急性化膿性耳下腺炎，流行性耳下腺炎など耳下腺や顎下腺のびまん性疾患において特異的所見はないが，炎症の時期や，そのときに起きている病態によってそれぞれの病理所見を反映した超音波所見がみられる．炎症

> **Column　腫瘤性病変の質的診断**
>
> 頸部領域で定められているのは2011年改訂の甲状腺結節（腫瘤）に関する基準[2] のみであり，これを頸部すべての疾患に応用するのは必ずしも適切とはいえない（とくに副所見）が，参考のために掲載しておく（⓰）．

細胞が浸潤している部位は，低エコー域となり血流の増加が認められることが多い．化膿性炎症例では膿の貯留部は低エコー域に高エコーの部分が混在する所見となる．

（古川政樹，古川まどか）

引用文献

1) 日本超音波医学会超音波医用機器に関する委員会．超音波断層像（乳腺・甲状腺）の表示方法について．Jpn J Med Ultrasonics 1986；13：400-1.
2) 日本超音波医学会用語診断基準委員会．甲状腺結節（腫瘤）超音波診断基準．Jpn J Med Ultrasonics 2011；38：667-8.
3) 日本超音波医学会用語診断基準委員会．日本超音波医学会編．医用超音波用語集．第4版．2005.
4) Furukawa MK, Furukawa M. Diagnosis of lymph node metastases of head and neck cancer and evaluation of effects of chemoradiotherapy using ultrasonography. Int J Clin Oncol 2010；15（1）：23-32.

第13章 頸部・甲状腺機能をみる

甲状腺機能検査

- 甲状腺疾患の鑑別のための検査について述べる．
- 耳鼻咽喉科・頭頸部外科で扱う疾患は，主に甲状腺腫を伴う疾患である．
- 甲状腺腫はびまん性甲状腺腫（diffuse goiter）と結節性甲状腺腫（nodular goiter）に分けられ，結節性甲状腺腫であれば，まず腫瘍性疾患の鑑別が重要となる．

> 甲状腺腫の性状に応じた甲状腺疾患の鑑別が重要

結節性甲状腺腫

- 鑑別すべき代表的疾患を❶に示した．
- 以下に外来での視診・触診の要点を簡単に述べる．
- 視診では，明らかな甲状腺の腫大があれば確認できる．また，甲状腺機能亢進症に特徴的な眼球突出に注意する．
- 触診では腫大がないか，結節の存在の有無，あればその硬さ，表面の性状，圧痛の有無，可動性などを記載する．女性は喉頭の位置が高いので比較的触診が容易だが，男性は喉頭の位置が低いので嚥下させたりして甲状腺全体を十分に触診することが必要となる．

> ❶結節性甲状腺腫の鑑別
> - 腺腫
> - 腺腫様甲状腺腫
> - 乳頭癌
> - 濾胞癌
> - 髄様癌
> - 未分化癌
> - 悪性リンパ腫

■ 超音波検査

- まず，視触診の後に外来でするべき検査は超音波検査である．
- 超音波検査の特徴的所見を次に示す．

> 外来では視触診の次に超音波検査

腺腫

- 乳頭腺腫は嚢胞周辺組織に乳頭状増殖を示す大型濾胞構造がみられる嚢胞性病変で，超音波画像では液貯留を示す低エコー域の中や周辺に腫瘤像を認めることが多い．
- 濾胞腺腫は円形ないし楕円形を呈し，内部エコーも比較的均一である．境界は明瞭で，周辺低エコー帯を伴うことが多い（❷）．石灰化を伴うこともある．

腺腫様甲状腺腫

- 結節性病変のなかで最も頻度が高い疾患である．
- 多発性変化を伴うようになると，大小不同の結節や嚢胞が混在する．
- 注意すべきは悪性疾患の合併で，腺腫様甲状腺腫は境界不鮮明で内部エコー

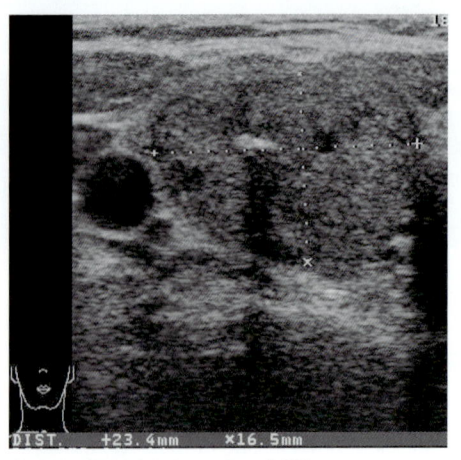

❷濾胞腺腫症例（57歳，女性）
内部に石灰化を伴っている．

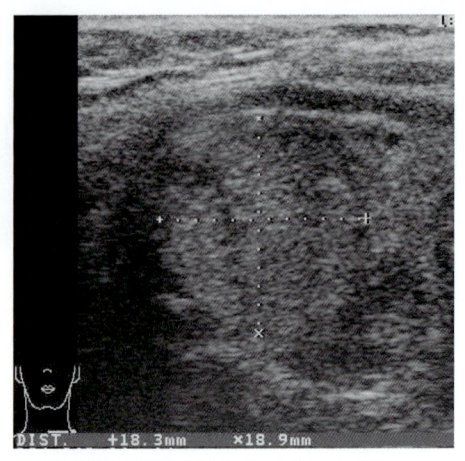

❸腺腫様甲状腺腫症例（50歳，女性）

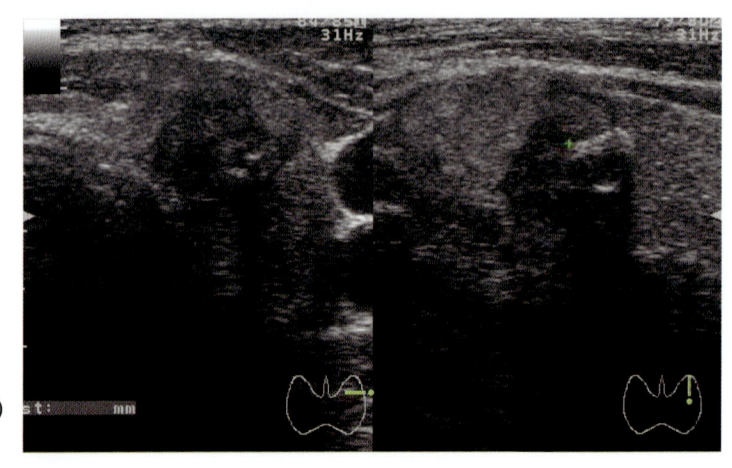

❹乳頭癌症例（67歳，男性）
内部に石灰化あり．

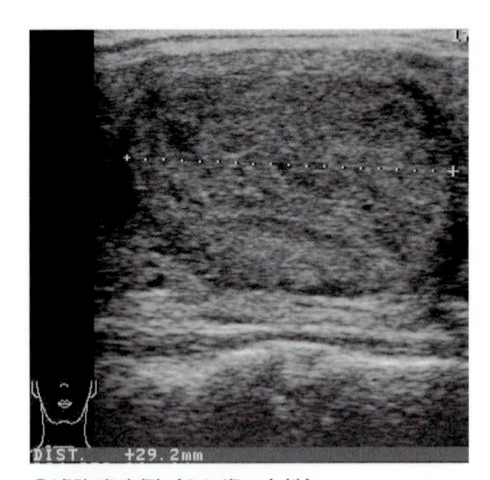

❺濾胞癌症例（30歳，女性）

が低く，石灰化を伴うこともあり，とくに乳頭癌との鑑別が困難な場合がある（❸）．

乳頭癌

- 大小不同の石灰化を伴う低エコーの不整形腫瘤陰影として認められる．内部エコーは不均一で，砂状エコー輝点は乳頭癌に特徴的な所見である．境界不鮮明で，境界部低エコー帯の出現率は低くなる．囊胞病変に乳頭癌が合併することがあるので，乳頭状病変があるときには精査が必要である（❹）．

濾胞癌

- 不均一な内部エコーを呈する腫瘤で，不整な辺縁低エコー帯を有することが多い．しかしながら，腺腫と同じ内部均一な充実性腫瘤の像を呈することもあるので，

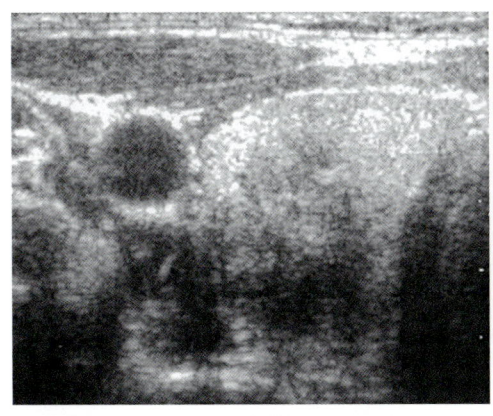

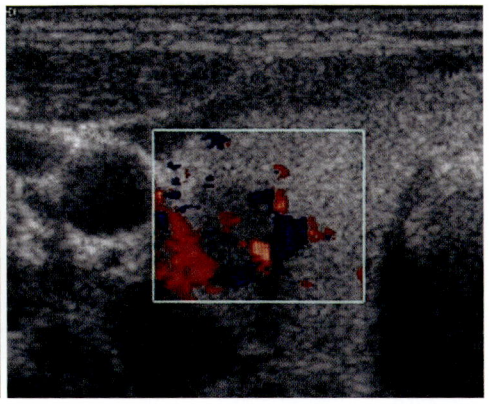

❻髄様癌症例（31歳，女性）
右はカラードプラ．

超音波だけでは鑑別困難なことがある（❺）．

髄様癌
- 多彩な像を呈するが，孤立性で楕円形の整った形の腫瘤として認められることが多い．内部エコーは低エコーが多く，ボタン状，卵殻状の石灰化が認められることがある（❻）．

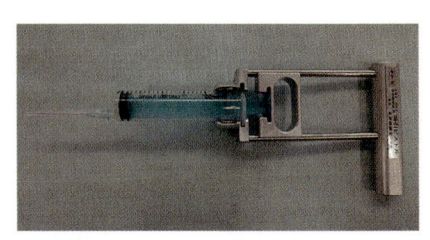

❼注射針とシリンジを装着した吸引細胞診用吸引ピストル（千葉大1外科式）

未分化癌
- 急激な増大傾向を示し，非常に不均一な内部エコーを呈する．周囲組織への浸潤傾向を認めることも多く，また環状の石灰化像が特徴的とされる．

■ 穿刺吸引細胞診
- 次にするべき検査は細胞診である．表在性で，ある程度の大きさの腫瘤以外は超音波ガイド下に行う．
- 用いられる器具を❼に示した．多くの機種が用いられているが，これは東北大学病院の外来で用いられているものである．
- 検体を採取したら，直ちに固定することが肝要である．
- 濾胞腺腫と濾胞癌の鑑別は細胞診では困難である．

■ サイログロブリン（Tg）
- サイログロブリン（thyroglobulin：Tg）は，乳頭癌では一般に高値を示すが，良性腫瘍や囊胞性病変でも上昇し，癌のマーカーとはいえない．乳頭癌術後の経過観察に用いることができる．

■ カルシトニン
- 髄様癌で過剰分泌がみられ，この腫瘍の腫瘍マーカーとして有用である．

RET遺伝子の変異

- 家族性甲状腺髄様癌（familial medullary thyroid carcinoma：FMTC），多発性内分泌腫瘍症（multiple endocrine neoplasia：MEN）では，全身の細胞にRET遺伝子の変異が認められており，MEN2A（髄様癌，褐色細胞腫，副甲状腺腺腫）では主にエキソン10，11に，MEN2B（髄様癌，褐色細胞腫，粘膜神経腫，Marfan様体型）ではエキソン16に，FMTCではエキソン10，11，13，14に変異が集中している．散発性のものでは腫瘍細胞にRET遺伝子のエキソン10，11の変異が高率に認められる．

CEA

- 髄様癌の80％にCEA（carcinoembryonic antigen；癌胎児性抗原）の上昇が認められ，逆にCEA上昇から本症が疑われることもある．

インターロイキン2受容体（IL-2R）

- インターロイキン2受容体（interleukin-2 receptor：IL-2R）は，T細胞の放出したIL-2を結合することにより，そのT細胞を活性化，増殖させる．
- IL-2Rはα，β，γ鎖から成り，α鎖の一部が血中に放出されたものが可溶性IL-2Rで，この血中IL-2R値は悪性リンパ腫，ATL（成人T細胞性白血病）の病態や治療効果とよく相関するので，これらの疾患の腫瘍マーカーとなっている[*1]．

びまん性甲状腺腫

- まず鑑別に用いられる検査について述べる．

TSH

- TSH（thyroid stimulating hormone）は，甲状腺刺激ホルモンで脳下垂体から分泌される．
- 甲状腺ホルモンが血中に不足すると上昇し，過剰になると低下するフィードバック機構が存在する．下垂体腺腫で上昇することもある．

遊離サイロキシン（FT$_4$）

- サイロキシン（thyroxine：T$_4$）は，甲状腺機能亢進症で上昇し，甲状腺機能低下症では減少するが，甲状腺機能の異常以外でもサイロキシン結合蛋白（thyroxine-binding protein：TBP）が増加しているとき（妊娠など）には増加し，逆にTBPが減少しているとき（ネフローゼ症候群など）には減少する．
- しかし血中の遊離サイロキシン（free T$_4$：FT$_4$）[*2]は，TBPの濃度変化には依存していない．このため甲状腺機能をよく反映すると考えられ，甲状腺機能の診断に有用である．

★1 このほか，川崎病，慢性関節リウマチ，SLE（全身性エリテマトーデス）などの自己免疫疾患においても活動性を示すマーカーとなるといわれている．

★2 血中のFT$_4$
FT$_4$は総T$_4$の0.05％前後である．

TRAb
- TSH受容体に対する自己抗体である．
- 甲状腺細胞膜上にあるTSHが結合する受容体に結合し，TSHと同様に細胞内のcAMPを増加させ甲状腺ホルモンの合成を促進する．しかし，TSHとは異なりネガティブフィードバックを受けないため，バセドウ（Basedow）病の原因になると考えられている．

TgAb
- サイログロブリンに対する自己抗体である．
- サイログロブリンは甲状腺のみに発現する蛋白であり，この抗体が陽性の場合は橋本病（慢性甲状腺炎）が疑われる．

TPOAb
- 甲状腺ペルオキシダーゼ（thyroid peroxidase：TPO）に対する自己抗体である．
- TgAb同様，この抗体が陽性の場合は橋本病の可能性が高い．

MCPA（マイクロゾームテスト〈抗甲状腺マイクロゾーム抗体〉）
- 後にペルオキシダーゼに対する抗体であることが判明した抗マイクロゾーム抗体（凝集法で判定）は，バセドウ病や橋本病で高率に陽性となる．
- しかし，成人では数％前後の陽性率を示しており，潜在性の甲状腺疾患の可能性を示すと考えられる．また，糖尿病や各種自己免疫疾患（膠原病）でも陽性を示す．

- フローチャート（⑧）にあるようにTSH値が低下し，FT_4が上昇しているいわゆる甲状腺機能亢進症の状態にある場合，TRAbが陽性であれば，まずバセドウ病を疑う．TRAbが陰性であっても^{123}Iシンチグラムで摂取が亢進していればバセドウ病の診断となる．^{123}Iシンチグラムで摂取が亢進していなければ無痛性甲状腺炎である．亜急性甲状腺炎は有痛性腫瘤を認め，CRPや赤沈の亢進などの炎症所見が高度であるため比較的容易に診断される．甲状腺ホルモンの服用があれば医原性甲状腺中毒症が疑われる．
- 次にTSH値，FT_4が正常範囲にある場合，すなわちeuthyroidの状態であれば，TgAb，TPOAb（あるいはMCPA）を測定し，これらが陰性であれば単純性甲状腺腫であり，TgAb，TPOAb（あるいはMCPA）のいずれかが陽性であれば橋本病を疑う．
- 次にTSH値が上昇し，FT_4が低下しているいわゆる甲状腺機能低下症の状態にある場合，TgAb，TPOAb（あるいはMCPA）を測定し，TgAb，TPOAb（あるいはMCPA）のいずれかが陽性であれば橋本病の診断となるが，すべて陰性であっても橋本病の疑いは残る．

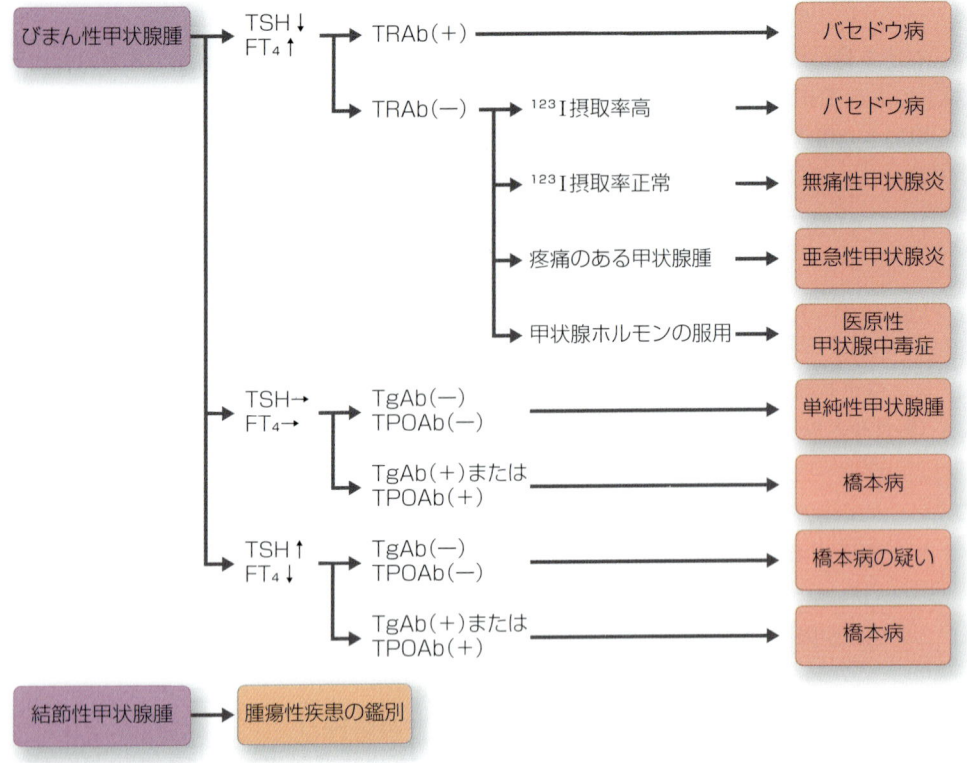

```
びまん性甲状腺腫 ─┬─ TSH↓    ─┬─ TRAb(+) ──────────────→ バセドウ病
                 │   FT₄↑    │
                 │           └─ TRAb(−) ─┬─ ¹²³I摂取率高 ─→ バセドウ病
                 │                       ├─ ¹²³I摂取率正常 ─→ 無痛性甲状腺炎
                 │                       ├─ 疼痛のある甲状腺腫 → 亜急性甲状腺炎
                 │                       └─ 甲状腺ホルモンの服用 → 医原性甲状腺中毒症
                 │
                 ├─ TSH→    ─┬─ TgAb(−) TPOAb(−) ─────→ 単純性甲状腺腫
                 │   FT₄→    └─ TgAb(+)またはTPOAb(+) ─→ 橋本病
                 │
                 └─ TSH↑    ─┬─ TgAb(−) TPOAb(−) ─────→ 橋本病の疑い
                     FT₄↓    └─ TgAb(+)またはTPOAb(+) ─→ 橋本病

結節性甲状腺腫 ──→ 腫瘍性疾患の鑑別
```

❽ 甲状腺腫の鑑別診断フローチャート
TPOAb は MCPA でも可．

　以上，甲状腺腫の性状に応じた甲状腺疾患の鑑別について，必要とされる検査法を中心に解説した．

（志賀清人）

参考文献

1. 日本内分泌外科学会・日本甲状腺外科学会編．甲状腺腫瘍診療ガイドライン2010年版．東京：金原出版；2010.
2. 浜田　昇．甲状腺疾患診療パーフェクトガイド．改訂第2版．東京：診断と診療社；2011.

付録
患者への説明用 イラスト集

外来で患者さんに説明をする際，所見を具体的に絵で示すと理解が得られやすくなると考え，代表的な疾患の説明に役立つイラストをいくつか考案しました．コピーなどをして，それぞれの病状に応じた所見や文字を書き込み，患者さんへの説明にご活用ください．

聴覚・平衡機能 ……………………………………………………… 288
- 聴覚伝導路と平衡機能の仕組みを示しました．
- 感音難聴やめまい症の説明にご使用ください．

顔面神経の走行 ……………………………………………………… 289
- 顔面神経の走行を示しました．
- 顔面神経麻痺の説明にご使用ください．

頸部所見 ……………………………………………………………… 290
- 頸部の正面，左右側面像を示しました．
- 頸部の代表的な構造物を示しました．頸部腫瘍性疾患などの説明にご使用ください．

嚥下のしくみ ………………………………………………………… 291
- 嚥下の各期の状態について側面と前額面を示しました．
- 嚥下機能障害の説明にご使用ください．

CT所見 ……………………………………………………………… 292
- 頭頸部領域の水平断CT所見を示しました．
- 側頭骨，副鼻腔，口腔・咽頭，喉頭，甲状腺・頸部の所見が記載できるようにしてあります．

本イラスト集については，下記ウェブサイトにてご登録いただきますと，画像データをダウンロードしてご利用いただけます．
http://www.nakayamashoten.co.jp/bookss/define/series/ent.html

聴覚・平衡機能

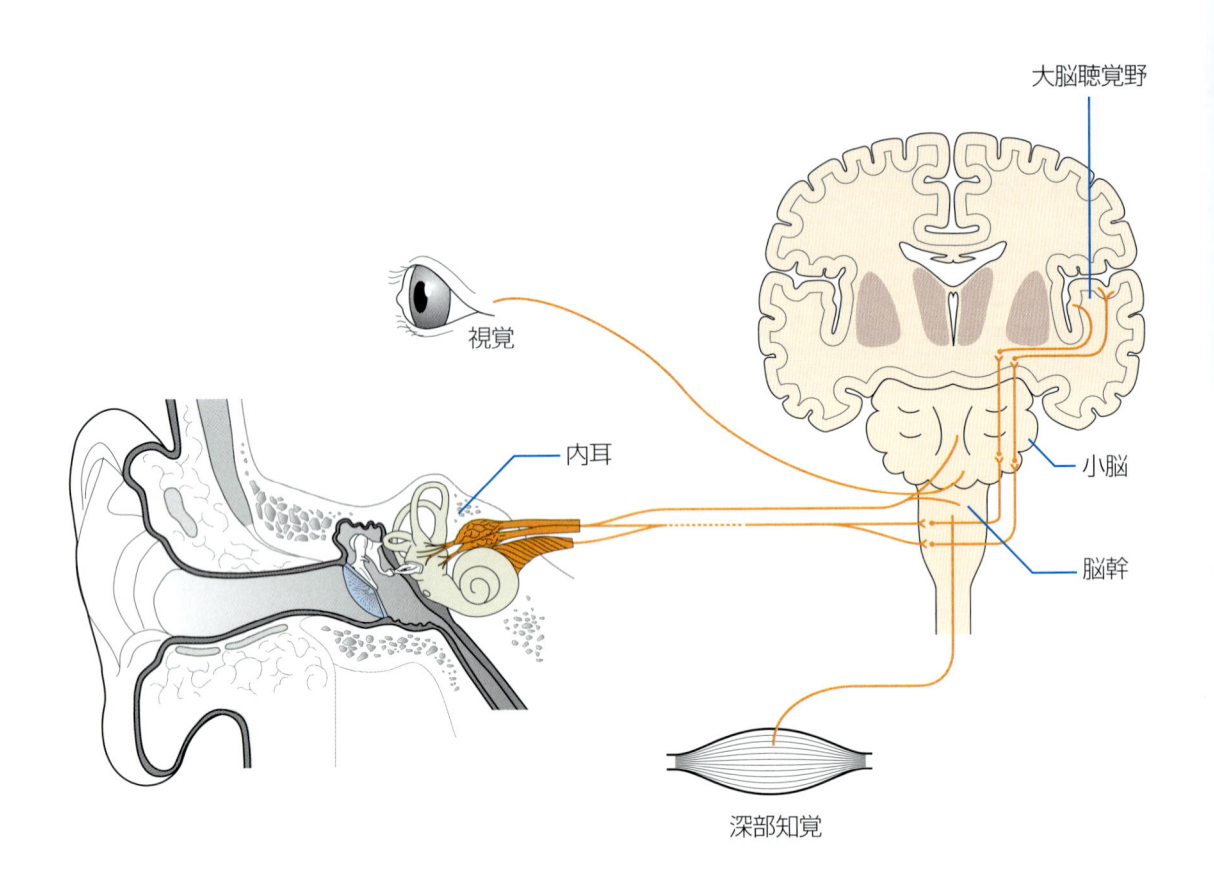

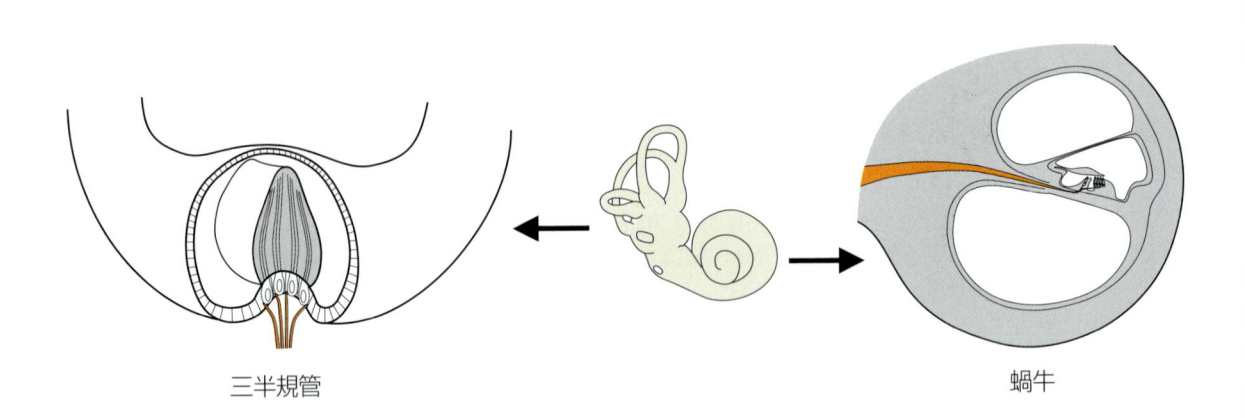

大脳聴覚野
視覚
内耳
小脳
脳幹
深部知覚

三半規管
蝸牛

顔面神経の走行

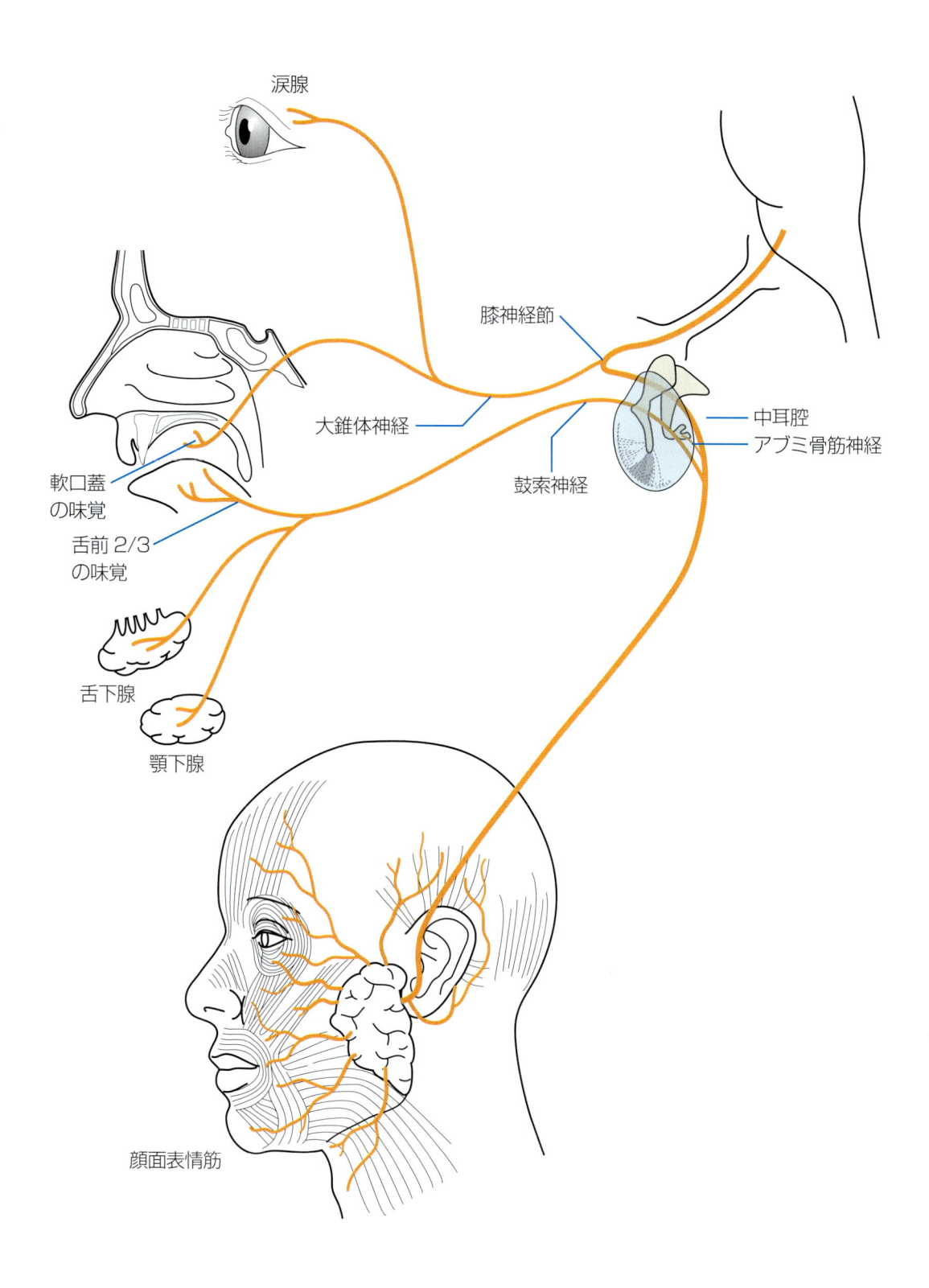

- 涙腺
- 膝神経節
- 大錐体神経
- 中耳腔
- アブミ骨筋神経
- 鼓索神経
- 軟口蓋の味覚
- 舌前2/3の味覚
- 舌下腺
- 顎下腺
- 顔面表情筋

付録 289

頸部所見

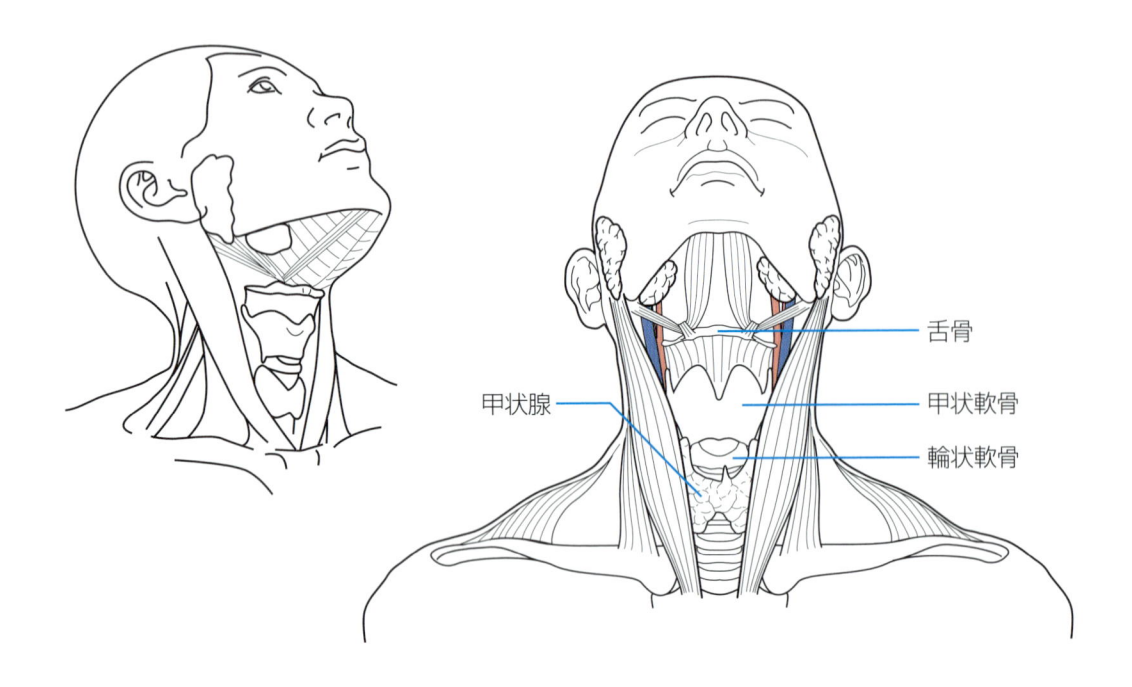

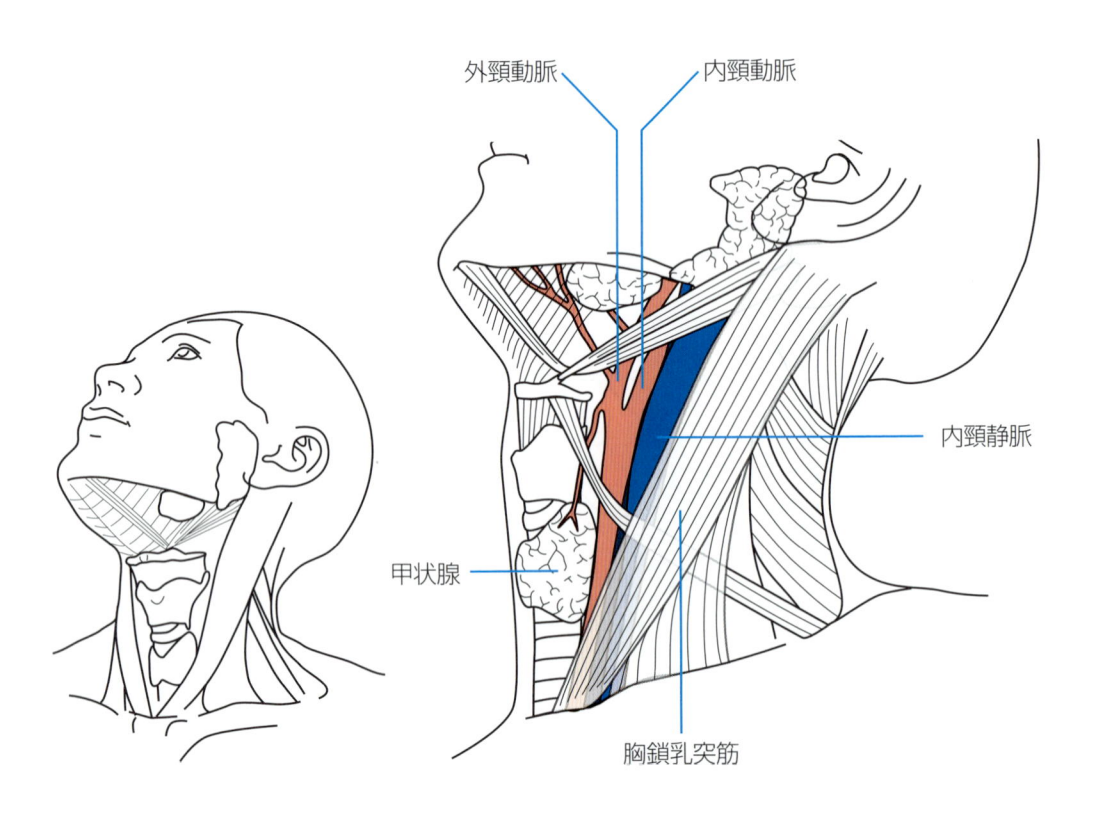

舌骨
甲状腺
甲状軟骨
輪状軟骨

外頸動脈
内頸動脈
内頸静脈
甲状腺
胸鎖乳突筋

嚥下のしくみ

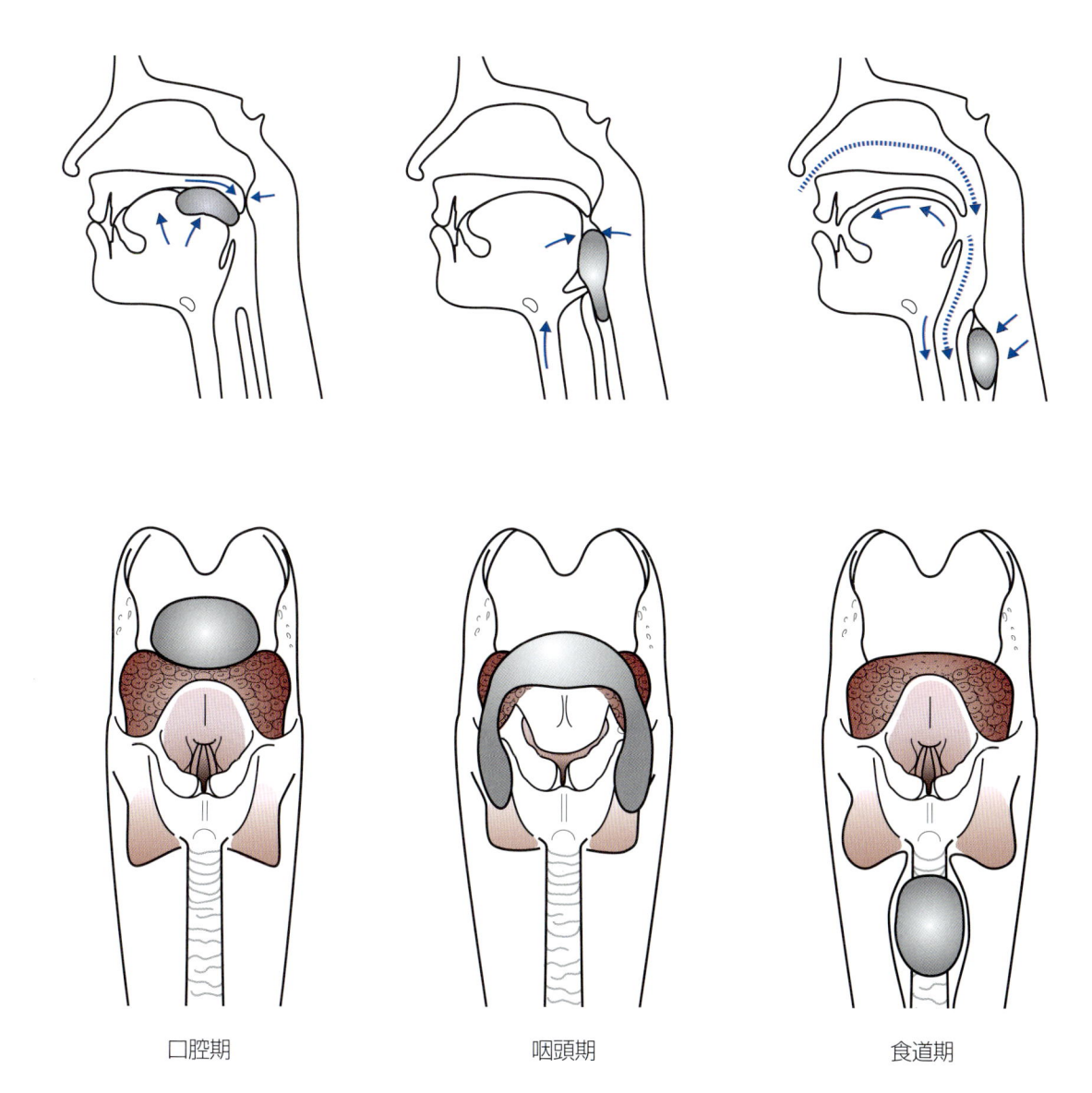

口腔期　　　　　　　咽頭期　　　　　　　食道期

CT所見

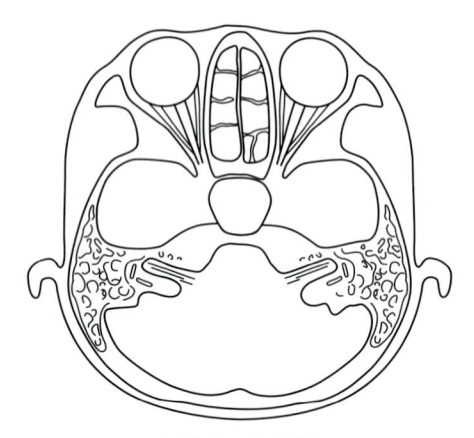

側頭骨・篩骨洞

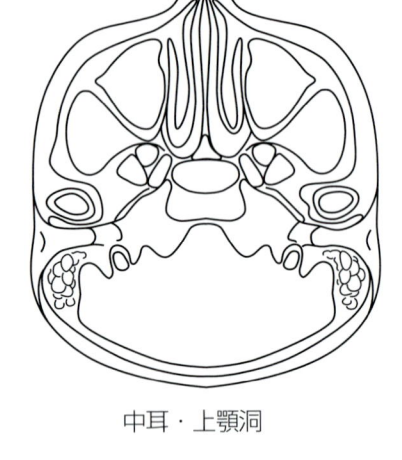

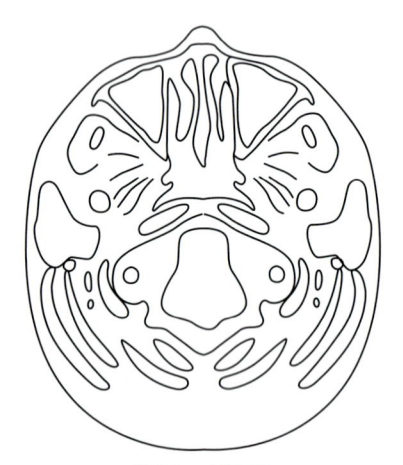

中耳・上顎洞

鼻腔・上咽頭

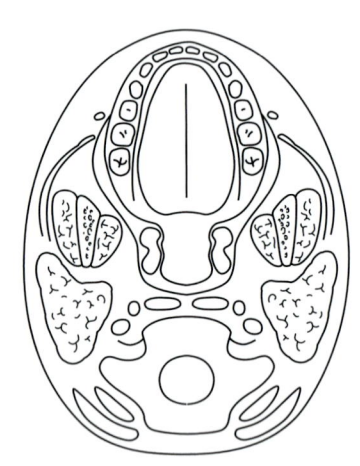

口腔・中咽頭

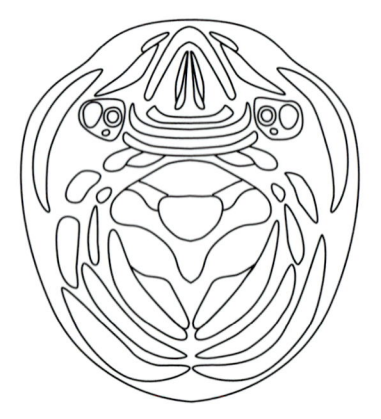

下咽頭・喉頭

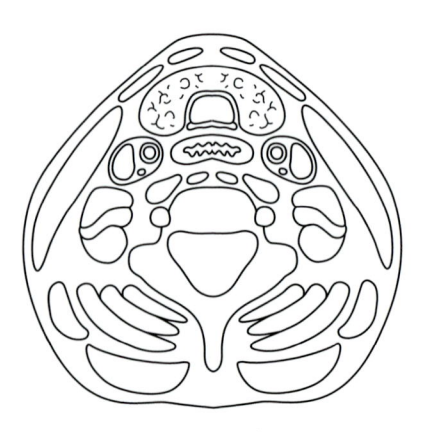

甲状腺・頸部

索引

和文索引

あ

悪性リンパ腫	278
右頸部横断像	279
頭振り眼振検査	147
アブミ骨筋	82
アブミ骨筋反射検査	82, 102
アブミ骨筋反射の神経経路	83
アリナミン注射液®	199
アリナミンテスト	209
アレルギー検査	169
アレルギー性鼻炎	168
アンテリオール法	212, 215

い

閾値検査	137
閾値上聴力検査	117
異常構音	252
一回呼吸法	240
一過性閾値上昇	115
遺伝子検査	176
咽喉頭のX線画像診断	33
インターロイキン2受容体	284
咽頭後部軟部組織	33
咽頭側面計測	34
咽頭摩擦音	253
インピーダンスオージオメトリー	120
インフルエンザ菌のグラム染色像	174

う

ウイルス抗体価測定法と対象ウイルス	178
ウインドウ期	187
ウェーバー法	64, 65
ウォータース撮影法	31

え

エプワース睡眠尺度	227
エラストグラフィー	278
嚥下機能検査（法）	260, 262
嚥下指導	266, 260

嚥下障害	
原因	261
診断の手順	262
対応法	265
嚥下内視鏡検査	262, 263
嚥下リハビリテーション	268

お

オージオグラム	68
聴力型	69, 70
オトスコープ	54
音の同化	255
音の付加	255
音位転換	255
音響性アブミ骨筋反射	132
音響性耳小骨筋反射	120
音響鼻腔計測検査	213, 215, 216
音響分析	248, 249
音叉による聴力検査	64
音声機能検査	242
音声障害	246
音節の脱落	255

か

絵画語彙検査	252
外耳道悪性腫瘍	28
外側半規管	
三次元再構成像	6
前後断	6
レベル	2
開放耳管の検出	54, 55, 57
下咽頭	18
下咽頭頸部食道癌	36
核医学診断装置	21
顎下腺唾石症	277
顎顔面形態規格写真	226
覚醒維持検査	227
拡散強調画像	15
ガス希釈法	238
ガス交換	230
家族性甲状腺髄様癌	284
蝸電図	120
蝸電図検査	133
カラードプラ法	278

カラーフローイメージング	278
カルシトニン	283
簡易モニタースコアリング	223
感音難聴	115
鑑別	118
責任部位の診断	99
病態	71
換気障害の分類	235
眼振検査	148
感染症検査	173
癌胎児性抗原	284
顔面神経からの神経分岐	86
顔面神経鼓室部（三次元再構成像）	7
顔面神経乳突部（三次元再構成像）	7
顔面神経麻痺	162
診断	86

き

気管後部軟部組織	33
きこえの評価例	144
器質的異常の内視鏡所見	246
気速型	230
基底板の能動運動理論	96
気道可逆性検査	236
キヌタ・アブミ関節	
冠状断像	5
軸位断像	4
機能性難聴	123, 127
検査	123
診断	99
嗅覚域値検査	208
嗅覚検査法	206
嗅覚障害	
診断手順	206
診断法	209
嗅覚同定能検査	208
急性喉頭蓋炎	34
胸郭外可動性閉塞	235
胸郭内可動性閉塞	235
狭帯域光観察	38
気量型	230
筋疾患の診断	87

く

空気力学的検査	248
クラミジア	184, 187
クラミジアの咽頭感染	184
グラム染色	174
クリック音刺激	121

け

経鼻内視鏡検査	257
頸部 MRI	
横断像	14, 16
拡散強調画像	15
矢状断像	17
正常代表画像	12
頸部間隙	19
解剖	18
頸部超音波検査	272
頸部の非造影 MRA	15
血清亜鉛値	202
結節性甲状腺腫	281
言語機能検査	250
言語発達検査	250
言語発達遅滞	251
検体採取法	175
検体保存法	175
顕微鏡検査	173

こ

高位頸静脈球	25, 26
構音検査	252, 254
構音時セファログラム	255
構音障害	250
聴覚的分類	255
分類	254
構音発達	252
口蓋化構音	253
抗菌薬の選択	180
口腔・咽頭に関連する STI	182
口腔・咽頭梅毒	181
抗原検査	177
抗甲状腺マイクロゾーム抗体	285
好酸球	169
甲状腺機能検査	281
甲状腺結節超音波診断基準	279
甲状腺腫の鑑別診断フローチャート	286
甲状腺ペルオキシダーゼ	285
硬性鏡の種類	51

拘束性換気障害	234
拘束性障害	235
抗体検査	177
喉頭	18
喉頭内視鏡写真	49
喉頭ファイバースコープ検査	245
後迷路性難聴	115, 125, 127
原因疾患	125
診断	85
誤嚥	261, 264
コールドウェル撮影法	31
語音聴取閾値検査	88, 92
語音聴力検査	88, 116, 123, 131, 138
語音聴力検査のマスキング	93
コーンビーム CT	8
語音弁別検査	88
手順	90
語音明瞭度曲線の測定	139
語音明瞭度の測定	139
語音了解閾値検査	88, 92
語音了解閾値検査用紙	92
呼吸機能検査	230
固定周波数ピッチマッチ検査	111, 112
語の誤配列による分類	255
鼓膜形成術の適応判定と対応	56, 58
鼓膜穿孔	54, 79
鼓膜張筋	82
鼓膜のみかた	46
混合性換気障害	236
混合難聴病態	72

さ

細菌学的ブレイクポイント	180
細菌の培養検査手順	176
最小発育阻止濃度	179
最小鼻腔断面積	216
最長発声時間	248
サイログロブリン	283
嗄声	242
詐聴	123

し

子音獲得時期	252
視運動性眼振検査	156, 157
耳音響放射	120, 123
種類	96
耳音響放射検査	96, 127
自覚的視性垂直位検査	151

耳下腺癌 NOS	277
耳下腺多形腺腫	276
耳管開放症	75
耳管機能検査	54
耳管機能検査装置	
TTAG モード	58
音響耳管法モード	57
加圧減圧法モード	56
耳管逆通気検査	54
耳管鼓室口のレベル	4
自記オージオメトリー	116, 119, 123
磁気共鳴画像	12
軸位断 CT	2, 3, 25
刺激音	104
耳小骨筋	82
耳小骨筋反射	82, 123
視神経管 CT	10
耳石器機能検査	151
持続気道陽圧療法	224
自発耳音響放射	96
視標追跡検査	156
脂肪抑制画像	14
耳鳴	106
耳鳴検査	106
耳鳴再訓練療法	106
耳鳴問診票	107
重心動揺検査	159, 160
重心動揺図	159
終夜睡眠ポリグラフ	222
受動的耳管開大圧の測定	56
シュラー法	24, 25
腫瘍性病変の質的診断	280
シュワバッハ法	66
純音聴力検査	68, 123
純水	13
上顎洞開口部 CT	9
上気道固定性閉塞	235
上鼓室疎通性の判定	77
小児の鼻閉	218
上皮乳頭内血管ループ	39
静脈性嗅覚検査	209
食道における IPCL のパターン分類と治療方針	41
心因性難聴	123
診断	123
診断の進め方	124
心因性鼻閉症	220
神経・筋疾患の診断	87

神経興奮性検査　164
真珠腫性中耳炎　26
滲出性中耳炎　26, 77, 78
心理音響学的検査　131
診療情報提供書（紹介状）　153

す

錐体尖コレステリン肉芽腫　129
錐体部病変　28
睡眠時呼吸障害　222
睡眠モニターの分類　223
髄様癌　283
スクラッチエキス　171
スクラッチテスト　170, 171
スクリーニング検査　274
ステンバース法　24, 25
スパイログラム　231
スパイロメータ　230
スパイロメトリー検査　230
スピーチオージオグラム　91

せ

性感染症　181
　　動向　190
声帯の運動性の観察　246
静的肺活量検査　232
声門破裂音　253
赤外線カメラ　159
赤外線ビデオフレンツェル眼鏡　159
赤外線フレンツェル眼鏡　147
セファロメトリー　226
前額断 CT　25
穿刺吸引細胞診　283
腺腫様甲状腺腫　282
前庭眼反射利得　152
前頭洞開口部 CT　9
前鼻鏡検査　168

そ

造影 MRI　14
側音化構音　253
側頭骨 CT
　　冠状断像　5
　　三次元再構成像　6
　　軸位断像　2
　　正常代表画像　2
咀嚼嚥下　260

た

体プレチスモ法　238
唾液腺　18
唾液分泌テスト　200
他覚的聴力検査　84
多断面再構成法　6
多点感圧センサーシート　228
多発性内分泌腫瘍症　284
探触子　272
痰の喀出状態の評価　264

ち

中咽頭　18
中耳手術　6
中枢性めまいを疑う問診事項　150
中頭蓋窩の下垂　26
超音波ガイド下穿刺吸引細胞診　274
超音波検査　272
超音波診断装置　21
聴覚心理（的）検査　115, 244
聴神経腫瘍　27, 130
聴性定常反応　121, 104, 123
聴性定常反応検査　101
聴性脳幹反応　121, 123
聴性脳幹反応検査　100, 127
聴力検査　147
聴力図　68

て

低音障害型オージオグラムの鑑別　75
定点把握疾患　191
ティンパノグラム　79, 81
　　型分類　77
　　ピーク高の異常　80
　　M 型の──　81
　　鋸歯状の──　81
ティンパノメトリー　77
テーストディスク®　198, 203
転移リンパ節　277
伝音難聴　72
　　診断　84
電気生理学的検査　123
電気生理学的診断に基づく麻痺の
　回復パターン　165
電気味覚計　196, 199

と

頭位眼振　156

頭蓋内病変　155
頭頸部表在癌の定義　40, 42
同時耳音響放射　96
同側刺激　83
特異的 IgE 抗体検査　170
特異的 IgE 抗体定量検査　171
努力呼気曲線　232
努力肺活量検査　232, 233

な

内視鏡　51
　　観察深度　43
　　種類　45
内耳性難聴　115, 125, 127
　　診断　84
中耳内視鏡の汎用　51
内服用亜鉛製剤　205
軟性ファイバースコープによる検査　245
難聴
　　鑑別　69
　　種類　69, 71
　　程度　68

に

匂い受容のメカニズム　208
日常生活口臭アンケートによる自己
　評価法　207
日中傾眠の評価　227
乳頭癌　282

ね

粘膜下口蓋裂
　　経鼻内視鏡所見　257
　　セファログラム　256

の

脳幹障害の診断　87
能動的耳管開大の検査　57
ノズル法　213

は

肺炎球菌のグラム染色像　174
肺拡散能検査　238
　　読み方　239
肺活量を規定する因子　232
肺機能所見からの疾患鑑別　239

肺気量検査	237
読み方	238
肺気量分画	237
梅毒	185, 190
第1期	181, 182
第2期	182, 183
梅毒血清反応	185
梅毒血清反応定量検査	185
肺年齢	234
培養検査	174
発達検査	251
パッチテスト	60
鼻のX線画像診断	29
バランステスト	117, 119
半規管機能検査	152
反対側刺激	83
ハント症候群	163
反復睡眠潜時検査	227

ひ

ピークフロー検査	213, 217
ピークフローメータ	217
鼻咽腔構音	253
鼻咽腔内視鏡	51
鼻咽腔閉鎖機能検査	254
鼻咽腔閉鎖機能不全	252
経鼻内視鏡所見	257
鼻咽腔ファイバースコピー	225
鼻腔通気度計	214
鼻腔通気度検査	212, 213, 215
鼻腔容積	216
鼻汁好酸球	169
歪成分耳音響放射	96, 98
鼻中隔彎曲症	221
ピッチマッチ検査	111
鼻部	
CTの正常代表画像	8
MRI	10, 11
鼻副鼻腔疾患における画像の役割	29
皮膚テスト	170
鼻閉（感）	212, 221
診断法	219
びまん性甲状腺腫	284
表情筋運動スコアによる重症度評価	164
微量液体希釈法による薬剤感受性の測定	179

ふ

ファンクショナルゲイン測定	141
副鼻腔炎	221
ブリューニングス耳鏡	54
ブレイクポイント	180
ブローイング検査	254
フローセンサー	224
フローボリューム曲線	232, 234
——による病変のパターン認識	235
プロスルチアミン注射液	199

へ

平均純音聴力と語音弁別能との関係	91
平衡機能検査	147, 150
閉塞性障害	235
ベケシー・オージオメトリー	131
ベル麻痺	162
扁平上皮癌	277

ほ

方向感検査	132
補充現象	115, 119
補充現象検査	101
ポステリオール法	214
補聴器装用閾値の測定	141
補聴器適合検査	136, 137
補聴器適合検査の指針（2010）	136
ホワイトアウト時間	263

ま

マイクロゾームテスト	285
マスキング	94
マスク法	213
末梢性顔面神経麻痺	162

み

味覚異常の起こり方	200
味覚異常問診票	198
味覚検査法	196
味覚障害	196
診断の進め方	201
診療の工夫	197
耳のX線画像診断	24

む

ムコイド型肺炎球菌のコロニー	176

無呼吸低呼吸指数	224
無呼吸・低呼吸スコアリング基準	223

め

迷走神経鞘腫	279
メッツテスト	84, 133
めまい	
検査法	159
疾患の分類（耳鼻咽喉科診療所）	149
診察	146
診療手順	150
メンソール	220

や

柳原40点法	164

ゆ

誘発筋電図検査	165
誘発耳音響放射	96, 97
誘発テスト	171
遊離サイロキシン	284

ら

ラウドネスバランス検査	112
ラムゼイ・ハント症候群	162

り

淋菌	184, 187
淋菌分離培養検査	188
臨床的ブレイクポイント	180
輪状軟骨後部軟部組織	33
リンネ法	66

ろ

ロールオーバー現象	116, 117
濾紙ディスク（法）	196, 198, 202
濾胞癌	282
濾胞腺腫	282

わ

ワニの涙	86

欧文索引

数字

3D Accuitomo F17®	21
57-S 語表	89
67-S 語表	89

A

ABLB（alternate binaural loudness balance）検査	117, 131, 132
ABR（auditory brainstem response）	100, 121, 123, 127
ABR 反応波形	121
acoustic reflex（AR）	82
acoustic rhinometry	215
acute epiglottitis	34
AIDS	191
allergic rhinitis	168
American Academy of Sleep Medicine（AASM）の分類	222
apnea hypopnea index（AHI）	224
articulation disorder	250
ASSR（auditory steady-state response）	101, 104, 121, 123
audiogram	68
auditory neuropathy	128, 134
障害部位	135

B

Békésy audiometry	131
Bell palsy	162
Brünings 耳鏡	54

C

Caldwell 法	30
CBCT	20
CEA（carcinoembryonic antigen）	284
continuous positive airway pressure（CPAP）	224
CT 検査	133

D

DICOM	22
distortion product OAE（DPOAE）	96
Dix-Hallpike テスト	150
D_{LCO}/V_A	240
DPOAE	98

E

EB ウイルス抗体価と意義	178
ECT（emission computed tomography）	21
electrocochleography	120
electroneurography（ENoG）	165
empty nose syndrome	220, 221
Epworth sleepiness scale（ESS）	227
ETT	156
excessive daytime sleepiness（EDS）	227

F

facial palsy	162
familial medullary thyroid carcinoma（FMTC）	284
fine needle aspiration cytology（FNAC）	274
fMRI	22
Fowler test	117
FPD	20
functional hearing loss	123

G

GRBAS スケール	242
評価法と問題点	244

H

HIV	183, 186, 190, 191
感染症診断基準	186
感染に関連する口腔病変	184
hoarseness	242
HSV	183, 185
HSV-1	183

I

inner ear hearing loss	115, 125
interleukin-2 receptor（IL-2R）	284
IPCL パターン分類	40, 41
食道における――	41

L

LAMP 法	186

M

maintenance of wakefulness test（MWT）	227
malingering	123
mass curve	72
MASTER®	105
MCPA	285
menthol	220
Metz test	85, 133
MIC（minimum inhibitory concentration）	179
minimum cross-sectional area（MCA）	216
MPT	248
MR cisternography	152
MRA（MR angiography）	15, 152
MRI（magnetic resonance imaging）	12
横断像	16
危険性	13
撮影方法	13
装置	22
特徴	12
内耳道断面像	130
MR 血管撮影	15
multiple endocrine neoplasia（MEN）	284
multiple sleep latency test（MSLT）	227

N

nasal cycle	218
nasal obstruction	212
nasal volume	216
NBI（narrow band imaging）	38
――による診断の流れ	42
nerve excitability test（NET）	164

O

OAE（otoacoustic emission）	96, 120, 123, 127
OKP	156, 157
olivo-ponto-cerebellar degeneration	157
OM line	30
OSA-18	227
小児睡眠呼吸障害アンケート	228
OsiriX	22

P

PACS	22
patulous Eustachian tube	75
PA 法	30
PCR（polymerase chain reaction）法	176
peak nasal flowmetry	217
Pittsburgh Sleep Quality Index（PSQI）	227
polysomnograph（PSG）	222
postcricoid soft tissue（PC）	33
postpharyngeal soft tissue（PP）	33
psychogenic hearing loss	123
PTP（press-through-package）	35
pure tone audiometry	68

R

Ramsay Hunt 症候群	162
recruitment phenonenon	115
reflex decay	85
retrocochlear deafness	125
retrocochlear hearing loss	115
retrotracheal soft tissue（RT）	33
RET 遺伝子の変異	284
Rinne 法	66

S

S 状静脈洞前方偏移	25
S 状静脈洞の前方偏移症例	26
Schüller 法	24
Schwabach 法	66
SDB（sleep disordered breathing）	222
SDB 患者の最近の傾向	229
self-recording audiometry	116
sensorineural hearing loss	115
SISI（short increment sensitivity index）検査	117, 131
Sonnenkalb 法	24
speech audiometry	88
spirometry	230
spontaneous OAE（SOAE）	96
SR（stapedial reflex）	82, 102
閾値	85
測定法	102
陽性	84
Stenvers 法	24
stiffness curve	72
stimulus-frequency OAE（SFOAE）	96
STI（sexually transmitted infection）	181, 182
STI 検査	181

T

T1 強調画像	13
T2 強調画像	13
T&T オルファクトメータ®	199
temporary threshold shift（TTS）	115
TEOAE（transiently evoked OAE）	96, 97
TEOAE 所見	122
TgAb	285
thyroglobulin（Tg）	283
thyroxine（T_4）	284
Tinnitus Handicap Inventory（THI）	110
tinnitus retraining therapy（TRT）	106
音響療法	113
TPO（thyroid peroxidase）	285
TPOAb	285
TR-06®	199
TRAb	285
TSH（thyroid stimulating hormone）	284
tympanometry	77

V

VHI（Voice Handicap Index）	242
日本語版	243
videoendoscopic examination of swallowing（VE）	262
visual analogue scale（VAS）	207
VOR gain	152

W

Waters 法	30
Weber 法	64
well demarcated brownish area	41

ENT 臨床フロンティア
"Frontier" Clinical Series of the Ear, Nose and Throat

実戦的耳鼻咽喉科検査法

2012年5月15日　　初版第1刷発行 ⓒ〔検印省略〕
2013年9月30日　　第2刷発行

専門編集 .... 小林俊光

発行者 .... 平田　直

発行所 .... 株式会社 中山書店
　　　　　　　　　〒 113-8666　東京都文京区白山 1-25-14
　　　　　　　　　TEL 03-3813-1100（代表）　振替 00130-5-196565
　　　　　　　　　http://www.nakayamashoten.co.jp/

装丁 .... 花本浩一（麒麟三隻館）

DTP・本文デザイン ...... 株式会社明昌堂

印刷・製本 .... 三松堂株式会社

ISBN978-4-521-73459-0

Published by Nakayama Shoten Co., Ltd.　　　　　　　Printed in Japan
落丁・乱丁の場合はお取り替えいたします

・本書の複製権・上映権・譲渡権・公衆送信権（送信可能化権を含む）は株式
　会社中山書店が保有します.

・**JCOPY** ＜（社）出版者著作権管理機構　委託出版物＞
　本書の無断複写は著作権法上での例外を除き禁じられています．複写される
　場合は，そのつど事前に，(社)出版社著作権管理機構（電話 03-3513-6969,
　FAX 03-3513-6979, e-mail: info@jcopy.or.jp）の許諾を得てください.

本書をスキャン・デジタルデータ化するなどの複製を無許諾で行う行為は，
著作権法上での限られた例外（「私的使用のための複製」など）を除き著作権
法違反となります．なお，内部的に業務上使用する目的で上記の行為を行うことは，私的使用には該当せず違法です．また私的使用のためであっても，代行業者等の第三者に依頼して使用する本人以外の者が上記の行為を行うことは違法です．

医療機器総合メーカー、ウェルチ・アレンの耳鼻咽喉科領域製品バリエーション

ウェルチ・アレン 耳鼻鏡
デジタルマクロビュー

患者さんへの説明に、診断の記録に…

- USBポートへの接続の末で観察画像がPC画面に表示できます。
- 画像の取り込みや回転、拡大が可能です。
- 付属のウェルチ・アレン ビューアをインストールすることでフル画面表示や動画撮影、画像の保存場所設定等、さらなる付加機能が充実しました。
- マクロビューの便利機能はそのままに

※システム動作環境
- OS環境：Windows XP SP2 以上
- ハード環境：USBポート（USB2.0）

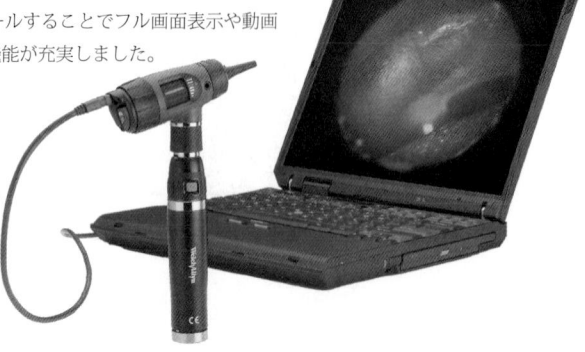

NEW インピーダンスオージオメータ
ウェルチ・アレン マイクロティンプ3

迅速に、簡単に…
すべての年齢を対象としたティンパノメトリー検査機器

- 新たな機能として加わった1000-Hzのクイック解析モードでは、6カ月未満の乳児も検査することが可能。
- 数秒で検査完了 - 幼児や集中することの難しい患者さんでも簡単に検査可能。
- LCD画面は見やすいコントラストで結果はすぐに解析、印刷。
- 見やすいグラフで左右並べて、中耳の機能を測定。
- 検査結果は何回でも印刷可能で、さらなる専門診断、処置、専門医への紹介に。

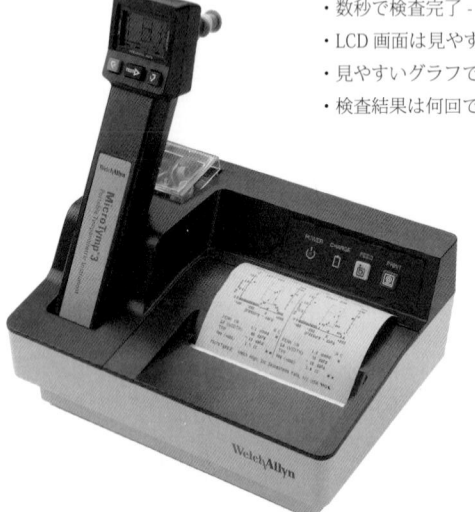

検査開始

検査開始

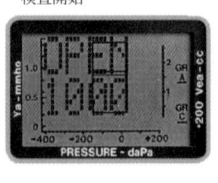

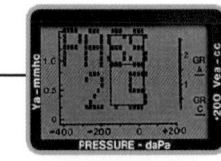

PASS(パス)

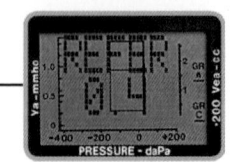

REFER(要精査)

WelchAllyn®

ウェルチ・アレン・ジャパン株式会社
〒101-0074
東京都千代田区神田錦町3-15 錦精社ビル6F
TEL. 0120-117-720 FAX. 0120-773-353
www.welchallyn.jp

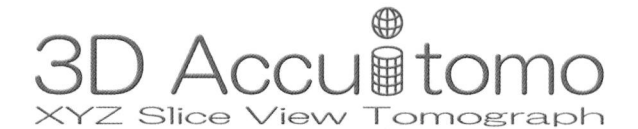

3D Accuitomo
XYZ Slice View Tomograph

- 低被ばく線量
- 高解像度 （20Lp/cm以上）
- 低アーチファクト
- オートポジショニング撮影
- コンパクトサイズ

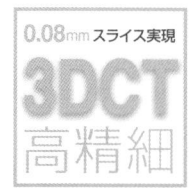

0.08mm スライス実現
3DCT 高精細

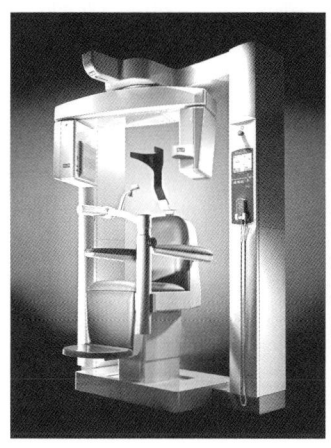

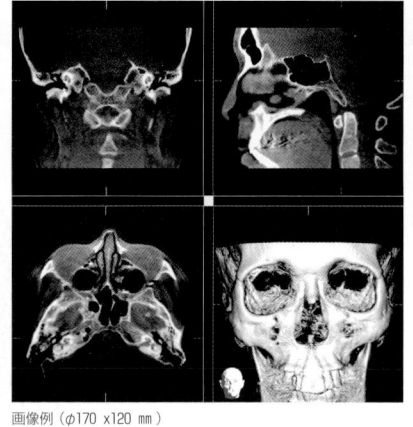

画像例（φ170 ×120 mm）

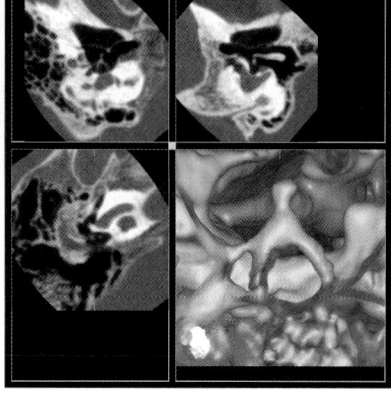

あぶみ骨ボリュームレンダリング（φ30×30 mm ズーム再構成）

■製造販売・販売元

株式会社 モリタ製作所
Thinking ahead. Focused on life.

〒612-8533　京都市伏見区東浜南町680番地
TEL (075) 605 2323　FAX (075) 605 2355
E-mail : jm-med@jmorita-mfg.co.jp
http://www.jmorita-mfg.co.jp
東京営業所／名古屋営業所／九州営業所
フランクフルト／ロサンゼルス／バンコック

（お問合せ先　医療機器部）
※サンプルデータをお送りします。
左記のお問合せ先までご連絡ください。

嗅覚測定用基準臭（医薬品）T&Tオルファクトメーター

■特　長
* 基準嗅覚検査適用（1回450点）
* バラエティに富んだ5種類のニオイ
* 域値判定が可能（7～8種類の濃度）
* 嗅覚障害の程度、治療効果の判定
* 労災補償判定

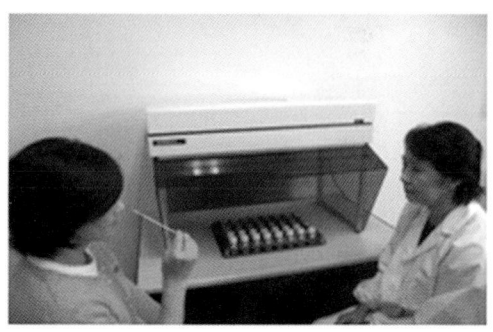

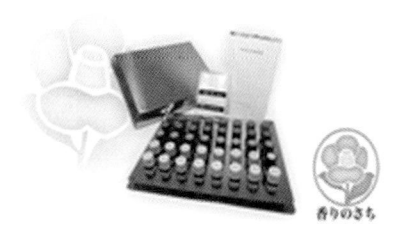

●製品内容
①嗅覚測定用基準臭（40本）
②セット容器（金属製）
③ニオイ紙（500本入）
④オルファルトグラム（評価表）

① 第一薬品産業株式会社
http://www.j-ichiyaku.com

〒103-0025
東京都中央区日本橋茅場町 1-6-16
TEL：03-3666-6773　FAX：03-3666-0598

実地医家の日常診療で遭遇する実際的なテーマを中心にとりあげ，
診療実践のスキルと高度な専門知識をわかりやすく解説

ENT［耳鼻咽喉科］臨床フロンティア

全10冊

編集委員●小林俊光（東北大学）髙橋晴雄（長崎大学）浦野正美（浦野耳鼻咽喉科医院）

●B5判／並製／オールカラー／各巻平均280頁／本体予価13,000円

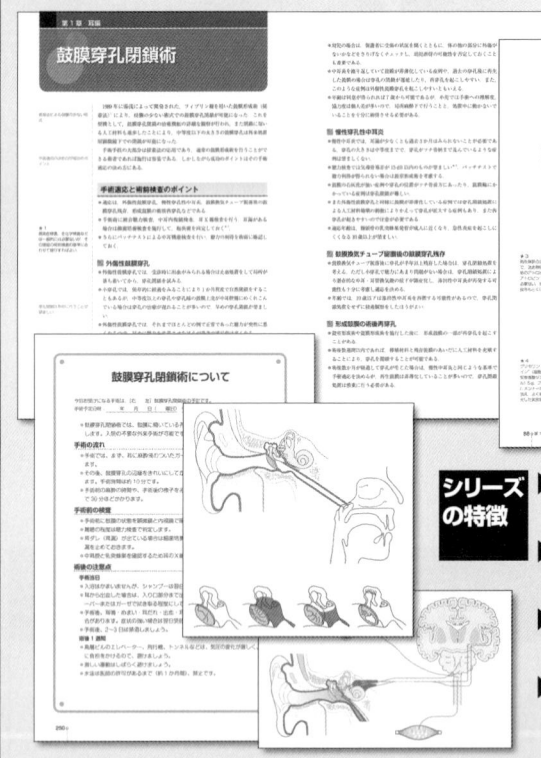

シリーズの特徴

▶ 実地医家の日常診療に求められる**身近なテーマ**が中心

▶ 高度な専門知識と診療実践のスキルを**わかりやすく，かつビジュアルに提示**

▶ **高度な機器がなくても可能**な検査, 処置, 小手術などに重点をおいた解説

▶ 患者説明用の文例やイラスト集など, **インフォームド・コンセント**の際にも活用できるツールを提供
（イラスト集は弊社ホームページより画像データをダウンロードしてご利用いただけます）

全10冊の構成と専門編集

	タイトル	編集	価格
■	実戦的耳鼻咽喉科検査法	小林俊光（東北大学）	定価（本体13,000円+税）
■	耳鼻咽喉科の外来処置・外来小手術	浦野正美（浦野耳鼻咽喉科医院）	定価（本体13,000円+税）
■	急性難聴の鑑別とその対処	髙橋晴雄（長崎大学）	定価（本体13,000円+税）
■	めまいを見分ける・治療する	内藤 泰（神戸市立医療センター中央市民病院）	定価（本体13,000円+税）
■	がんを見逃さない─頭頸部癌診療の最前線	岸本誠司（東京医科歯科大学）	定価（本体13,000円+税）
■	のどの異常とプライマリケア	久 育男（京都府立医科大学）	定価（本体13,000円+税）
■	口腔・咽頭疾患, 歯牙関連疾患を診る	黒野祐一（鹿児島大学）	定価（本体13,000円+税）
□	風邪症候群と関連疾患─そのすべてを知ろう	川内秀之（島根大学）	
□	子どもを診る・高齢者を診る─耳鼻咽喉科外来診療マニュアル	山岨達也（東京大学）	
□	耳鼻咽喉科 最新薬物療法マニュアル─選び方・使い方	市村恵一（自治医科大学）	

※諸事情によりタイトルなど変更する場合がございます. ※ ■は既刊です.

お得なセット価格のご案内

全10冊予価合計
130,000円+税
↓
セット価格
117,000円+税

13,000円おトク!!

※お支払は前金制です.
※送料サービスです.
※お申し込みはお出入りの書店または直接中山書店までお願いします.

中山書店 〒113-8666 東京都文京区白山1-25-14　TEL 03-3813-1100　FAX 03-3816-1015
http://www.nakayamashoten.co.jp/